Ch. Kopkow, B. Elsner

Physiotherapie evidenzbasiert
Band 2

Christian Kopkow, Bernhard Elsner (Hrsg.)

Physiotherapie evidenzbasiert – Band 2

Aktuelle Studien für Lehre, Forschung und Praxis

2. Auflage

Mit Beiträgen von: Wencke Ackermann, MSc, Neustadt in Holstein; Michael Adams, Hildesheim; Dr. Carolin Bahns, Senftenberg; Dr. Linda Baumbach, Hamburg; Prof. Dr. Heiner Baur, Bern; Katharina Bopp, Furtwangen; Prof. Dr. Tobias Braun, Köln; Dr. Hanna Brodowski, Lübeck; Dr. Marina Paula Bruderer-Hofstetter, Bern; Anne Katrin Brust, Lübeck; Ann Katrin Cordes, Hamburg; Prof. Dr. med. Christian Dettmers, Konstanz; Marco Dippner, MSc, Senftenberg; Dr. Gabriele Eckhardt, Haan; Prof. Dr. Katja Ehrenbrusthoff, Bochum; Dr. Nadia El-Seoud, Oldenburg; Alexander Elser, Hildesheim; Prof. Dr. med. Bernhard Elsner, Lübeck; Robert-Christopher Eschke, Lübeck; Jo-Isabelle Flor, MSc, Lübeck; Natalie Friedl, BSc, MSc, Bad Radkersburg; Prof. Dr. med. Anna Gorsler, Beelitz-Heilstätten; Dr. med. nuiv. Jean-Pascal Grenier, MSc, Innsbruck; Prof. Dr. Christian Grüneberg, Bochum; Erik Halm M. ed., Senftenberg; Dr. rer. medic. Lisa Happe, Berlin; Eric Haschock, Senftenberg; Annett Heitling MSc, MSc, Lübeck; Dominik Heußner, Bochum; Anne Jarck, MSc, Lübeck; Prof. Dr. med. Michael Jöbges, Konstanz; Andres Jung, Ulm; Prof. Dr. Michael Jung, Darmstadt; Prof. Dr. habil. Sven Karstens, Trier; Prof. D. Christian Kopkow, MPH, Senftenberg; Apl. Prof. Dr. rer. soc. Inga Krauß, Tübingen; Anne Marie Kroll, MSc, Trier; Sabine Lamprecht, MSc, Kirchheim/Teck; Prof. Dr. med. Joachim Liepert, Konstanz; Kateřina Luxemburgová, MSc, Berlin; Detlef Marks, Zihlschlacht; Josephin Meyer, MSc, Berlin; Tobias Michels, Osnabrück; Prof. Dr. Andrea Pfingsten, Regensburg; Prof. Dr. med. Thomas Platz, Greifswald; Dr. Anne-Kathrin Rausch Osthoff, Winterthur; Martin Römhild, BSc, Emmerthal; Dr. Adrian Roesner, MSc, Lübeck; Katrin Rösner, MSc, Lübeck; Prof. Dr. habil. Susanne Saal, Jena; Prof. Dr. Axel Schäfer, Hildesheim; Katja Schimske, MSc, Senftenberg; Johannes Soff, MSc, Berlin/Düsseldorf; Pauline-Marie Spieß, Berlin; Jesko Streeck, Alzey; PD Dr. rer. hum. biol. Tibor Szikszay, Lübeck; Dr. Volker Völzke, Hattingen; Franziska Weber, Bochum/Utrecht

ELSEVIER

Elsevier GmbH, Bernhard-Wicki-Str. 5, 80636 München, Deutschland
Wir freuen uns über Ihr Feedback und Ihre Anregungen an kundendienst@elsevier.com

ISBN 978-3-437-45125-6 eISBN 978-3-437-06582-8

Aus Gründen der Barrierefreiheit sind die Bilder in elektronischen Ausgaben dieses Buches mit Alt-Text-Beschreibungen (Alternativ-Text) versehen, die von Elsevier bereitgestellt werden. Mehr Informationen erhalten Sie unter https://www.elsevier.com/about/accessibility.

Bücher und Zeitschriften, die von Elsevier veröffentlicht werden, entsprechen den geltenden Produktsicherheitsanforderungen. Für etwaige Bedenken oder Fragen zur Produktsicherheit wenden Sie sich bitte an unseren autorisierten Vertreter, Elsevier B.V., productsafety@elsevier.com.

Elsevier nimmt eine neutrale Position in Bezug auf territoriale Meinungsverschiedenheiten oder Zuständigkeitsansprüche in seinen veröffentlichten Inhalten ein, einschließlich Landkarten und institutionellen Zugehörigkeiten.

2. Auflage 2026

Wichtiger Hinweis: Die medizinischen Wissenschaften unterliegen einem sehr schnellen Wissenszuwachs. Der stetige Wandel von Methoden, Wirkstoffen und Erkenntnissen ist allen an diesem Werk Beteiligten bewusst. Sowohl der Verlag als auch die Autorinnen und Autoren und alle, die an der Entstehung dieses Werkes beteiligt waren, haben große Sorgfalt darauf verwandt, dass die Angaben zu Methoden, Anweisungen, Produkten, Anwendungen oder Konzepten dem aktuellen Wissensstand zum Zeitpunkt der Fertigstellung des Werkes entsprechen.
Der Verlag kann jedoch keine Gewähr für Angaben zu Dosierung und Applikationsformen übernehmen. Es sollte stets eine unabhängige und sorgfältige Überprüfung von Diagnosen und Arzneimitteldosierungen sowie möglicher Kontraindikationen erfolgen. Jede Dosierung oder Applikation liegt in der Verantwortung der Anwenderin oder des Anwenders. Die Elsevier GmbH, die Autorinnen und Autoren und alle, die an der Entstehung des Werkes mitgewirkt haben, können keinerlei Haftung in Bezug auf jegliche Verletzung und/oder Schäden an Personen oder Eigentum, im Rahmen von Produkthaftung, Fahrlässigkeit oder anderweitig übernehmen.

Für die Vollständigkeit und Auswahl der aufgeführten Medikamente übernimmt der Verlag keine Gewähr.
Geschützte Warennamen (Warenzeichen) werden in der Regel besonders kenntlich gemacht (®). Aus dem Fehlen eines solchen Hinweises kann jedoch nicht automatisch geschlossen werden, dass es sich um einen freien Warennamen handelt.

Bibliografische Information der Deutschen Nationalbibliothek
Die Deutsche Nationalbibliothek verzeichnet diese Publikation in der Deutschen Nationalbibliografie; detaillierte bibliografische Daten sind im Internet über https://www.dnb.de abrufbar.

26 27 28 29 30 5 4 3 2 1

In ihren Veröffentlichungen verfolgt die Elsevier GmbH das Ziel, genderneutrale Formulierungen für Personengruppen zu verwenden. Um jedoch den Textfluss nicht zu stören sowie die gestalterische Freiheit nicht einzuschränken, wurden bisweilen Kompromisse eingegangen. Selbstverständlich sind **immer alle Geschlechter** gemeint.

Planung: Laura Eichhorn; Projektmanagement: Sophie Eckart, Karin Kühnel
Redaktion: Dr. med. Sibylle Tönjes, Kiel
Bildredaktion und Rechteklärung: Katja Sieger-Schauer, München
Herstellung: Dietmar Radünz, Leipzig
Satz: Thomson Digital, Noida/Indien
Druck und Bindung: Printer Trento S.r.l., Trento/Italien
Umschlaggestaltung: SpieszDesign, Neu-Ulm

Aktuelle Informationen finden Sie im Internet unter **www.elsevier.de**

Statt eines Vorworts – Evidenzbasierte Physiotherapie ist keine Kochbuch-Physiotherapie – von wegen!

Bernhard Elsner, Christian Kopkow

Da die Herausgeber dieses Buchs persönlich die Vorwörter zu Büchern meist überblättern und ein gleiches Verhalten auch anderen unterstellen, entstand für dieses Buch eine neue Idee. Wir wollten ein neues Rezept ausprobieren und hoffen, es schmeckt.

Rezept: Evidenzbasierte Physiotherapie à la moderne

Portionen: Für individuelle Patientinnen und Patienten
Vorbereitungszeit: Lebenslanges Lernen
Kochzeit: Variabel, je nach Beschwerdebild
Schwierigkeit: Anspruchsvoll, aber lohnenswert

Zutaten

- 1 große Prise klinische Erfahrung
- 200 g **bestverfügbare wissenschaftliche Evidenz** (am besten frisch aus Peer-Reviewed Journals)
- 150 ml **Patientenpräferenzen und -ziele**
- 1 Schuss **kritisches Denken**
- 1 Handvoll **individuelle Kontextfaktoren** (Alter, Beruf, Lebensstil)
- Nach Geschmack: **ethische Überlegungen, kulturelle Aspekte**

Zubereitung

1. **Vorbereitung der Arbeitsfläche:**
   Stelle sicher, dass deine Wissensbasis aktuell ist. Räume alte Mythen beiseite wie z. B. Bewegung bei Arthrose ist schädlich (Bricca et al., 2025) und mach Platz für neue Studien, Metaanalysen und Leitlinien.
2. **Basis anrühren:**
   - In eine große Schüssel gibst du deine individuelle **klinische Erfahrung.** Damit ist deine Kompetenz und dein Urteilsvermögen gemeint, welches du durch klinische Erfahrung und klinische Praxis erworben hast (Sackett et al., 1996).
   - Diese Basis gibt dem Gericht Struktur, sollte aber nicht alleine serviert werden (Sackett, 2000) – sonst besteht die Gefahr, dass du reine Erfahrungsmedizin kochst.
3. **Wissenschaftliche Evidenz untermischen:**
   - Gib bestverfügbare **wissenschaftliche Evidenz** hinzu. Je frischer, desto besser – achte auf Qualität (z. B. systematische Reviews, RCTs, Empfehlungen von Fachgesellschaften) und kaufe nicht bei dubiosen Händlerinnen und Händlern ein (Grudniewicz et al., 2019, Bianchini et al., 2020, Cook et al., 2018).
   - Rühre gut um – die Evidenz muss sich gleichmäßig in deiner klinischen Erfahrung verteilen. Achtung: Nicht blind übernehmen! Manche Zutaten passen nicht in jedes Rezept.
4. **Patientenpräferenzen einarbeiten:**
   - Füge die Wünsche von Patientinnen und Patienten hinzu. Frage: Was ist der Patientin bzw. dem Pateinten wichtig? Was sind die individuellen Ziele? Was wurde bisher ausprobiert?
   - Diese Zutat ist oft unterschätzt, aber sie verleiht dem Gericht eine ganz persönliche Note – sonst schmeckt's vielleicht „medizinisch korrekt", aber nicht nachhaltig und ist nicht effektiv, wie einige renommierte Spitzenköchinnen und Spitzenköche meinen (Dawes et al., 2005)
5. **Kontext und Kultur würzen:**
   - Nun kommt die feine Würze: **Individuelle Umstände** wie Beruf, soziales Umfeld oder Stresslevel.
   - Auch kulturelle oder spirituelle Aspekte können wichtig sein. Dieser Schritt erfordert Fingerspitzengefühl – nicht zu viel, nicht zu wenig.
6. **Mit kritischem Denken abschmecken:**
   - Zum Schluss gibst du einen Schuss **kritisches Denken** dazu. Probiere, hinterfrage, evaluiere. Was funktioniert – und was nicht? Wo fehlen Daten?
   - Schmeckt das Gericht zu gut, um wahr zu sein? Dann prüfe die Zutaten noch einmal.

Serviervorschlag

- Präsentiere die zubereitete Evidenzbasierte Physiotherapie à la moderne **transparent und verständlich.** Erkläre deinem Gegenüber, warum du welche „Zutaten" gewählt hast.
- Gemeinsam entscheidet ihr (Fried, 2016), ob das Gericht „so servierfertig" ist oder ob noch etwas fehlt (z. B. mehr Aufklärung, andere Übungen, alternative Strategien).

Beilagenempfehlung

- Regelmäßige **Evaluation des Therapieverlaufs**
- Gute **Dokumentation** der Zutaten und Zubereitung
- Offenheit für neue Rezepte, z. B. durch Fortbildung oder Intervision

Warnhinweis

Dieses Rezept ersetzt keine individuelle Untersuchung und Therapieplanung und ist nicht für Mikrowellen-Denken geeignet.

Eine evidenzbasierte Physiotherapie braucht Zeit, Neugier und manchmal die Bereitschaft, alte Rezepte neu zu denken und alte Kochkünste aus der Küche zu verbannen (Wensing, 2025). Nicht immer schmeckt das Gericht gut, manchmal auch ganz anders als erwartet. Wichtig ist, dass alle Zutaten verwendet werden – sonst ist es keine Evidenzbasierte Physiotherapie à la moderne. Es gab schon Restaurants, die wirklich eine ganz falsche Zubereitungsform gewählt haben (Greenhalgh et al., 2014, Ioannidis, 2017, Ioannidis, 2016).

Fazit der Chefköche

Evidenzbasierte Physiotherapie ist kein starres Menü, sondern ein kreatives, reflektiertes Kochhandwerk – mit dem Ziel, Patientinnen und Patienten nicht nur satt zu machen, sondern wirklich zu nähren. Und wie bei jedem guten Rezept: Es lebt davon, wenn es mit Herz, Verstand und Verantwortung zubereitet wird.

Verzehranleitung der Kapitel

Die in diesem Buch vorgestellten Evidenzhäppchen dürfen ganz nach Ihrem Geschmack verzehrt werden; entweder peu-a-peu oder alles auf einmal. Sie sind nach einem einheitlichen Schema aufgebaut, damit sie leichter verdaulich sind. Nach einer Einleitung wird das übersetzte Abstract der Studie dargestellt, gefolgt von einem zusammenfassenden Kommentar mit Praxistipp und wissenschaftlicher Einordnung. Und weil es manchmal schnell gehen muss in der Küche sowie in der Praxis gibt es am Ende eines jeden Kapitels eine Take-Home-Message mit den wichtigsten Handlungsleitungen. Wir haben für dieses Vorwort eine generative KI genutzt (ChatGPT 4o; wir haben den Inhalt überprüft sowie bearbeitet und übernehmen die volle Verantwortung für den Inhalt der Veröffentlichung), und auch alle Autorinnen und Autoren erklären ob und wenn ja welche KI und KI-gestützten Technologien im Schreibprozess genutzt wurden. Jedes Kapitel schließt mit Literaturangaben ab, die durchaus als Einladung verstanden werden dürfen nachzulesen.

Wir freuen uns, dass Sie die 2. Auflage des Buches Physiotherapie evidenzbasiert in den Händen halten und hoffen, Sie legen das Buch nach der Lektüre des Vorworts nicht zurück. Wir wünschen *Bon Appétit und gutes Gelingen, denn anders als bei der Suppe können viele und immer mehr werdende Köchinnen und Köche die evidenzbasierte Physiotherapie nicht verderben, sondern nur besser machen.*

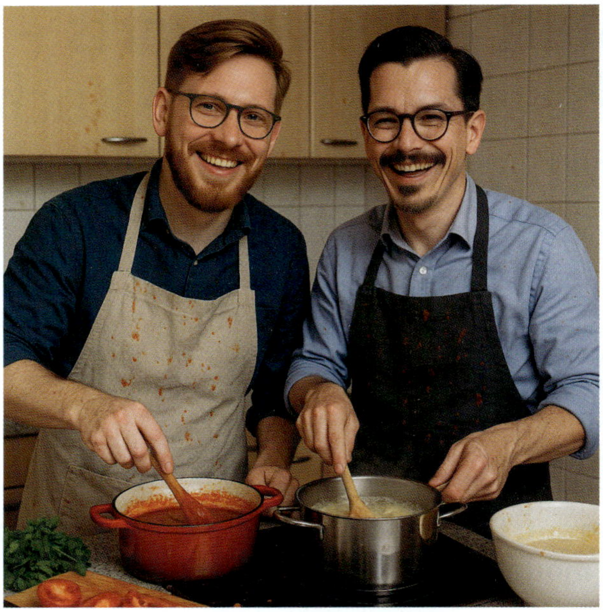

Prof. Christoph Kopkow und Prof. Bernhard Elsner
Senftenberg und Lübeck im September 2025

LITERATUR

BIANCHINI, C., COSENTINO, C., PACI, M. & BACCINI, M. 2020. Open Access Physical Therapy Journals: Do Predatory Journals Publish Lower-Quality Randomized Controlled Trials? *Arch Phys Med Rehabil,* 101, 969–977.

BRICCA, A., JUHL, C. B. & ROOS, E. M. 2025. Exercise Therapy "Wears Down" My Knee Joint: Myth or Reality? *Journal of Orthopaedic & Sports Physical Therapy,* 55, 463–467.

COOK, C. E., CLELAND, J. A. & MINTKEN, P. E. 2018. Manual Therapy Cures Death: I Think I Read That Somewhere. *Journal of Orthopaedic & Sports Physical Therapy,* 48, 830–832.

DAWES, M., SUMMERSKILL, W., GLASZIOU, P., CARTABELLOTTA, A., MARTIN, J., HOPAYIAN, K., PORZSOLT, F., BURLS, A. & OSBORNE, J. 2005. Sicily statement on evidence-based practice. *BMC Medical Education,* 5, 1.

FRIED, T. R. 2016. Shared Decision Making — Finding the Sweet Spot. *New England Journal of Medicine,* 374, 104–106.

GREENHALGH, T., HOWICK, J. & MASKREY, N. 2014. Evidence based medicine: a movement in crisis? *BMJ,* 348, g3725.

GRUDNIEWICZ, A., MOHER, D., COBEY, K. D., BRYSON, G. L., CUKIER, S., ALLEN, K., ARDERN, C., BALCOM, L., BARROS, T., BERGER, M., CIRO, J. B., CUGUSI, L., DONALDSON, M. R., EGGER, M., GRAHAM, I. D., HODGKINSON, M., KHAN, K. M., MABIZELA, M., MANCA, A., MILZOW, K., MOUTON, J., MUCHENJE, M., OLIJHOEK, T., OMMAYA, A., PATWARDHAN, B., POFF, D., PROULX, L., RODGER, M., SEVERIN, A., STRINZEL, M., SYLOS-LABINI, M., TAMBLYN, R., VAN NIEKERK, M., WICHERTS, J. M. & LALU, M. M. 2019. Predatory journals: no definition, no defence. *Nature,* 576, 210–212.

IOANNIDIS, J. P. A. 2016. Evidence-Based Medicine Has Been Hijacked: A Report to David Sackett. *Journal of Clinical Epidemiology.*

IOANNIDIS, J. P. A. 2017. Hijacked evidence-based medicine: stay the course and throw the pirates overboard. *Journal of Clinical Epidemiology,* 84, 11–13.

SACKETT, D. L. 2000. *Evidence based medicine : how to practice and teach EBM,* Edinburgh [u.a.], Churchill Livingstone.

SACKETT, D. L., ROSENBERG, W. M. C., GRAY, J. A. M., HAYNES, R. B. & RICHARDSON, W. S. 1996. Evidence based medicine: what it is and what it isn't. *BMJ,* 312, 71–72.

WENSING, M. 2025. Implementierungsforschung im Gesundheitswesen. *In:* PFAFF, H., NEUGEBAUER, E., ERNSTMANN, N., HÄRTER, M. & HOFFMANN, F. (eds.) *Versorgungsforschung* Wiesbaden: Springer.

Adressen

Herausgeber

Prof. Dr. habil. Bernhard Elsner
Universität Lübeck
Institut für Gesundheitswissenschaften
Studiengang Physiotherapie
und
Fraunhofer-Einrichtung für Individualisierte und Zellbasierte Medizintechnik
Lübeck

Prof. Dr. Christian Kopkow, MPH
Brandenburgische Technische Universität
Cottbus – Senftenberg
Fakultät für Humanwissenschaften
Institut für Gesundheit
Fachgebiet Physiotherapie

Autorinnen und Autoren

Wencke Ackermann, MSc
Kinderzentrum Pelzerhaken
Neustadt in Holstein

Michael Adams
HAWK – Hochschule für angewandte Wissenschaft und Kunst Hildesheim/Holzminden/Göttingen
Fakultät Soziale Arbeit und Gesundheit
Hildesheim

Dr. Carolin Bahns
Brandenburgische Technische Universität
Cottbus – Senftenberg
Fakultät für Humanwissenschaften
Institut für Gesundheit
Fachgebiet Physiotherapie

Dr. Linda Baumbach
Zentrum für Bioinformatik
Universität Hamburg

Prof. Dr. Heiner Baur
Berner Fachhochschule Gesundheit
Fachbereich Physiotherapie

Katharina Bopp
Hochschule Furtwangen (HFU)
Fakultät III: Health, Medical & Life Sciences

Prof. Dr. Tobias Braun
HSD Hochschule Döpfer
Standort Köln
Fachbereich Gesundheit

Dr. Hanna Brodowski
Universität zu Lübeck
Institut für Gesundheitswissenschaften
Studiengang Physiotherapie

Dr. Marina Bruderer-Hofstetter
Berner Fachhochschule Gesundheit
Fachbereich Physiotherapie und Institut Alter
Bern (CH)

Anne Katrin Brust
Fraunhofer-Einrichtung für Individualisierte und Zellbasierte Medizintechnik IMTE
AI Motion Labs
Lübeck
und
Universität Lübeck
Institut für Gesundheitswissenschaften
Studiengang Physiotherapie

Ann Katrin Cordes
MAH Medizinische Akademie Hamburg
Berufsfachschule für Physiotherapie

Prof. Dr. med. Christian Dettmers
Ärztliche Leitung Schwerpunkt MS
Kliniken Schmieder Konstanz

Marco Dippner, MSc.PT
Brandenburgische Technische Universität
Cottbus – Senftenberg
Fakultät für Humanwissenschaften
Studiengang Therapiewissenschaften I
Campus Senftenberg

Dr. Gabriele Eckhardt
Rehazentrum Burgerland GmbH
Haan – Solingen – Wuppertal

Prof. Dr. Katja Ehrenbrusthoff
Hochschule Bochum
Standort Gesundheitscampus
Fachbereich für Pflege-, Hebammen- und Therapiewissenschaften (FPHT)
Studienbereich Physiotherapie

Dr. Nadia El-Seoud
Carl von Ossietzky Universität Oldenburg
Fakultät VI – Medizin und Gesundheitswissenschaften
Department für Versorgungsforschung
Abteilung für Geriatrie

Alexander Elser
HAWK – Hochschule für angewandte Wissenschaft und Kunst Hildesheim/Holzminden/Göttingen
Fakultät Soziale Arbeit und Gesundheit
Hildesheim

Prof. Dr. med. Bernhard Elsner
Universität Lübeck
Institut für Gesundheitswissenschaften
Studiengang Physiotherapie

Robert-Christopher Eschke
Universität Lübeck
Institut für Gesundheitswissenschaften
Studiengang Physiotherapie

Jo-Isabelle Flor, MSc
Universität Lübeck
Institut für Gesundheitswissenschaften
Studiengang Physiotherapie

Natalie Friedl, MSc, BSc
Reha – Radkersburger Hof
Bad Radkersburg
Österreich

Prof. Dr. med. Anna Gorsler
Fachklinik für Neurologische Frührehabilitation
Kliniken Beelitz GmbH
Beelitz-Heilstätten

Dr. med. nuiv. Jean-Pascal Grenier, MSc
Medizinische Universität Innsbruck
Klinik für Innere Medizin II
Österreich

Prof. Dr. Christian Grüneberg
Hochschule Bochum
Standort Gesundheitscampus
Fachbereich für Pflege-, Hebammen- und Therapiewissenschaften
Leiter Studienbereich Physiotherapie

Erik Halm MEd
Brandenburgische Technische Universität
Cottbus – Senftenberg
Fakultät für Humanwissenschaften
Institut für Gesundheit
Fachgebiet Physiotherapie
Campus Senftenberg

Dr. rer. medic. Lisa Happe
MEDIAN Kliniken
Unternehmenszentrale
Berlin

Eric Haschock
Brandenburgische Technische Universität
Cottbus – Senftenberg
Fakultät für Humanwissenschaften
Institut für Gesundheit
Studiengang Therapiewissenschaften

Annett Heitling, MSc, MSc
Universität Lübeck
Institut für Gesundheitswissenschaften
Studiengang Physiotherapie

Dominik Heußner
Hochschule Bochum
Standort Gesundheitscampus
Fachbereich für Pflege-, Hebammen- und Therapiewissenschaften
Studienbereich Physiotherapie

Anne Jarck, MSc
Universität Lübeck
Institut für Gesundheitswissenschaften
Studiengang Physiotherapie

Prof. Dr. med. Michael Jöbges
Kliniken Schmieder
Konstanz

Andres Jung, MSc
Universitätsklinikum Ulm
Institut für Allgemeinmedizin

Prof. Dr. Michael Jung
iba University of Cooperative Education
Internationale Berufsakademie
Campus Darmstadt

Dr. rer. medic Bärbel Junginger, BSc, MT (OMPT)
www.physiotherapie-junginger.de

Dr. rer. medic Bärbel Junginger, BSc, MT (OMPT)
Gastwissenschaftlerin, Klinik für Gynäkologie, Campus Virchow Klinikum, Charité Universitätsmedizin Berlin
Evidenzbasierte Physiotherapie
Fort- und Weiterbildung „Junginger-Baessler-Konzept" www.beckenboden-fortbildung.de

Prof. Dr. habil. Sven Karstens
Hochschule Trier
FB Informatik; Therapiewissenschaften

Prof. D. Christian Kopkow, MPH
Brandenburgische Technische Universität
Cottbus – Senftenberg
Fakultät für Humanwissenschaften
Institut für Gesundheit
Fachgebiet Physiotherapie

Apl. Prof. Dr. rer. soc. Inga Krauß
Universitätsklinikum Tübingen
Medizinische Klinik
Abteilung Sportmedizin
AG Trainingswissenschaft und Biomechanik

Anne Marie Kroll, MSc
Hochschule Trier
Fachbereich Informatik; Therapiewissenschaften

Sabine Lamprecht, MSc
HSH Lamprecht GbR
Kirchheim/Teck
Prof. Dr. med. Joachim Liepert
Kliniken Schmieder
Allensbach

Kateřina Luxemburgová, MSc
Berlin

Detlef Marks
Rehaklinik Zihlschlacht
Zihlschlacht
Schweiz

Josephin Meyer, MSc
Charité – Universitätsmedizin Berlin
Klinik für Anästhesiologie und Intensivmedizin CCM/CVK

Tobias Michels
Hochschule Osnabrück
Fakultät Wirtschafts- und Sozialswissenschaften

Prof. Dr. Andrea Pfingsten
Ostbayerische Technische Hochschule Regensburg
Fakultät Sozial- und Gesundheitswissenschaften
Leitung Studiengang Physiotherapie

Prof. Dr. med. Thomas Platz
BDH-Klinik Greifswald und
AG Neurorehabilitation der Universitätsmedizin Greifswald
Institut für Neurorehabilitation und Evidenzbasierung, An-Institut

Dr. Anne-Kathrin Rausch Osthoff
ZHAW – Zürcher Hochschule für Angewandte Wissenschaften
Department Gesundheit
Institut für Physiotherapie
Winterthur
Schweiz

Dr. Adrian Roesner
Universität Lübeck
Institut für Gesundheitswissenschaften
Studiengang Physiotherapie

Martin Römhild, BSc
Forschungs- & Bildungsinstitut für evidenzorientierte Medizin – FIEOM
Emmerthal

Katrin Rösner, MSc
Universität Lübeck
Institut für Gesundheitswissenschaften
Studiengang Physiotherapie

Prof. Dr. habil. Susanne Saal
Ernst-Abbe-Hochschule Jena
Fachbereich Gesundheit und Pflege

Prof. Dr. Axel Schäfer
HAWK – Hochschule für angewandte Wissenschaft und Kunst Hildesheim/Holzminden/Göttingen
Fakultät Soziale Arbeit und Gesundheit
Studiengänge Ergotherapie, Logopädie, Physiotherapie
Hildesheim

Katja Schimske, MSc in Engineering
Brandenburgische Technische Universität Cottbus – Senftenberg
Fakultät für Humanwissenschaften
Institut für Gesundheit
Fachgebiet Physiotherapie

Johannes Soff, MSc
Deutsche Krebsgesellschaft e. V.
Berlin
und
Heinrich-Heine-Universität Düsseldorf
Medizinische Fakultät
Institut für Medizinische Soziologie

Pauline-Marie Spieß
Charité – Universitätsmedizin
Berlin School of Public Health

Jesko Streeck
Physiotherapiepraxis Osteo Fit
Alzey

PD Dr. rer. hum. biol. Tibor Szikszay
Universität Lübeck
Institut für Gesundheitswissenschaften
Studiengang Physiotherapie
und
Pain and Exercise Research Luebeck (P.E.R.L),

Dr. rer. medic. Volker Völzke
VAMED Klinik Hattingen
Neuropsychologische Ambulanz

Franziska Weber
Hochschule Bochum
Standort Gesundheitscampus
Fachbereich für Pflege-, Hebammen- und Therapiewissenschaften
Studienbereich Physiotherapie
und
Utrecht University
University Medical Center Utrecht, Brain Center
Department of Rehabilitation, Physiotherapy Science & Sports
Niederlande

Erklärung zu KI und KI-gestützten Technologien im Schreibprozess

Soweit nicht anders gekennzeichnet, haben die Autorinnen und Autoren keine KI-gestützten Technologien verwendet.

Abbildungsnachweis

Der Verweis auf die jeweilige Abbildungsquelle befindet sich bei allen Abbildungen im Werk am Ende des Legendentextes in eckigen Klammern. Alle nicht besonders gekennzeichneten Grafiken und Abbildungen © Elsevier GmbH, München.

F210-054 Hinman RS et al. Telerehabilitation consultations with a physiotherapist for chronic knee pain versus in-person consultations in Australia: the PEAK non-inferiority randomised controlled trial. Lancet. 2024;403(10433):1267–1278. doi:10.1016/S0140-6736(23)02630-2

F461-006 Taylor JA et al. Explicit and implicit contributions to learning in a sensorimotor adaptation task. J Neurosci. 2014;34(8):3023–3032. doi:10.1523/JNEUROSCI.3619-13.2014

F742-009 Petersson AH et al. No need for subacromial decompression in responders to specific exercise treatment: a 10-year follow-up of a randomized controlled trial. J Shoulder Elbow Surg. 2025;34(6):e477–e487. doi:10.1016/j.jse.2024.10.027

F1193-002 Hutting N et al. What to Look Out for, What to Do, and When: 3 Key Messages for Safely Treating Neck Pain, Headache, and/or Orofacial Symptoms in Musculoskeletal Rehabilitation Settings. J Orthop Sports Phys Ther. 2023;53(2):59–63. doi:10.2519/jospt.2022.11568

F1230-001 Borda MG et al. Assessment and management of frailty in individuals living with dementia: expert recommendations for clinical practice. Lancet Healthy Longev 2025 Jan;6(1):100666. doi: 10.1016/j.lanhl.2024.100666

F1231-001 Santa Mina D et al. Multiphasic Prehabilitation Across the Cancer Continuum: A Narrative Review and Conceptual Framework. Front Oncol. 2021;10:598425. Published 2021 Jan 11. doi:10.3389/fonc.2020.598425 doi: 10.3389/fonc.2020.598425

F1232 Tsay JS, Kim HE, McDougle SD et al. 2024. Fundamental processes in sensorimotor learning: Reasoning, Refinement, and Retrieval. doi:10.31234/osf.io/x4652

F1233 Wilterson SA, Taylor JA. 2021. Implicit visuomotor adaptation remains limited after several days of training. eNeuro 8:ENEURO.0312–20.2021. https://doi.org/10.1523/ENEURO.0312-20.2021

F1234 Łukaniszyn M et al. Digital Twins Generated by Artificial Intelligence in Personalized Healthcare. Applied Sciences. 2024; 14(20):9404. https://doi.org/10.3390/app14209404

F1235-001 Rosen RC et al. Development and evaluation of an abridged, 5-item version of the International Index of Erectile Function (IIEF-5) as a diagnostic tool for erectile dysfunction. Int J Impot Res. 1999;11(6):319–326. doi:10.1038/sj.ijir.3900472

F1236-001 Izquierdo M et al. Global consensus on optimal exercise recommendations for enhancing healthy longevity in older adults (ICFSR). J Nutr Health Aging. 2025;29(1):100401. doi:10.1016/j.jnha.2024.100401

H360-002 Hutting N et al. Considerations to improve the safety of cervical spine manual therapy. Musculoskelet Sci Pract. 2018;33:41–45. doi:10.1016/j.msksp.2017.11.003

H652-001 Weber F et al. Blended Care in Patients With Knee and Hip Osteoarthritis in Physical Therapy: Delphi Study on Needs and Preconditions. JMIR Rehabil Assist Technol. 2023;10:e43813. Published 2023 Jul 7. doi:10.2196/43813

L231 Stefan Dangl, München

M1678 Anne Jarck, Lübeck

X421 Microsoft Copilot

Fehler gefunden?

An unsere Inhalte haben wir sehr hohe Ansprüche. Trotz aller Sorgfalt kann es jedoch passieren, dass sich ein Fehler einschleicht oder fachlich-inhaltliche Aktualisierungen notwendig geworden sind.

Sobald ein relevanter Fehler entdeckt wird, stellen wir eine Korrektur zur Verfügung. Mit diesem QR-Code gelingt der schnelle Zugriff.

https://else4.de/9783437451256

Wir sind dankbar für jeden Hinweis, der uns hilft, dieses Werk zu verbessern. Bitte richten Sie Ihre Anregungen, Lob und Kritik an folgende E-Mail-Adresse: kundendienst@elsevier.com

Inhaltsverzeichnis

I Didaktik

1 Diagnostisches Momentum in der klinischen physiotherapeutischen Entscheidungsfindung 2
Anne Jarck

2 Erwerb von Beratungskompetenzen durch eine praxisnahe Ausbildung 5
Hanna Brodowski

3 Effektive Implementierung in der Physiotherapie 8
Alexander Elser

4 Nachhaltigkeit in der Physiotherapie 11
Nadia El-Seoud und Katharina Bopp

II Digitalisierung und Technologien

5 Der digitale Zwilling 16
Robert Christopher Eschke

6 Kognitives Eigentraining 20
Volker Völzke

7 Physiotherapeutische Teletherapie in der Rehabilitation – Versorgung der Zukunft? . . . 22
Tobias Michels

8 Virtual Reality in der Sturzprävention: Evaluation des Interventionsprogramms HOLOBalance 25
Lisa Happe

9 Videospielbasierte Ermittlung des Sturzrisikos 28
Martin Römhild

10 Digitale Apps zur Verbesserung der Mobilität in der Neurorehabilitation 30
Detlef Marks und Tobias Braun

III Geriatrie, Innere Medizin und Pelvic Health

11 Leitlinien zur Untersuchung und Behandlung von Frailty bei Menschen mit Demenz 34
Tobias Braun

12 Umfassendes geriatrisches Assessment – Messinstrumente für Mobilität und Motorik 41
Tobias Braun

13 Reaktives Gleichgewichtstraining bei älteren Erwachsenen 46
Anne Katrin Brust

14 Frühmobilisation: Eine Frage des TEAM-Works? 49
Josephin Meyer

15 Kardiorespiratorische Leistungsfähigkeit älterer Menschen – eine Frage der Dosierung? 55
Susanne Saal

16 Prähabilitation entlang des Krebskontinuums: ein Überblick und konzeptioneller Rahmen . . 58
Johannes Soff

17 Pathophysiologie der Belastungsinkontinenz: Was behandeln wir eigentlich? 62
Bärbel Junginger

18 Wie kann die Physiotherapie bei erektiler Dysfunktion helfen? 68
Linda Baumbach

IV Muskuloskelettale Physiotherapie

19 Einfluss von negativer Sprache auf Krankheitsüberzeugungen und Ängste 73
Ann Katrin Cordes

20 Verhaltensorientiertes Gehtraining und Edukation im Rahmen der Sekundärprävention von lumbalen Rückenschmerzen 76
Axel Schäfer

21 Physiotherapeutische Versorgung bei muskuloskelettalen Beschwerden 82
Carolin Bahns und Christian Kopkow

22 Implementierung evidenzbasierter Bewegungs- und Schulungsprogramme in der Physiotherapie 85
Erik Halm

23 **Chronische muskuloskelettale Schmerzen bei Jugendlichen** . . . 88
Michael Adams

24 **Wirksamkeit therapeutischer Übungen bei Fibromyalgie** . . . 91
Adrian Roesner

25 **Pain Neuroscience Education bei chronischen Schmerzen** . . . 93
Andrea Pfingsten

26 **Prognose von akuten, subakuten und chronischen lumbalen Rückenschmerzen** . . . 96
Tibor M. Szikszay

27 **Trainingstherapie als Erstlinienbehandlung bei Greater Trochanteric Pain Syndrome (GTPS)** . . . 99
Jesko Streeck und Jean-Pascal Grenier

28 **Elektrophysikalische Therapien bei Arthrose: sinnvolle Ergänzung oder verzichtbar?** . . . 103
Carolin Bahns

29 **Behandlung der Gonarthrose mit Yoga oder muskelkräftigenden Übungen?** . . . 106
Inga Krauß

30 **Videotherapie oder Physiotherapie in Präsenz bei chronischen Knieschmerzen?** . . . 110
Franziska Weber und Christian Grüneberg

31 **Ganzkörpervibrationstraining als Ergänzung zur konventionellen Bewegungstherapie bei Gonarthrose** . . . 116
Pauline-Marie Spieß

32 **Übungsprogramme zur Förderung von Fitness, Mobilität und funktioneller Kapazität bei Menschen mit Beinamputation** . . . 119
Katja Schimske

33 **Spezifische Übungsbehandlung statt operativer Dekompression bei subakromialem Impingement: Ergebnisse nach zehn Jahren** . . . 122

34 **Wirksamkeit manueller Mobilisationstechniken bei unspezifischen Nackenschmerzen** . . . 125
Dominik Heußner

35 **Sicherheit und Sorgfalt bei der Behandlung von Nackenschmerzen in der physiotherapeutischen Praxis** . . . 128
Katja Ehrenbrusthoff

V Neurologie

36 **Botulinumtoxin-Injektionen** . . . 136
Michael Jöbges

37 **Nutzen einer intensiven schädigungsorientierten Armrehabilitation im chronischen Stadium nach Schlaganfall** . . . 140
Thomas Platz

38 **Bobath: evidenzbasierte Therapie oder widerlegte Theorie?** . . . 144
Gabriele Eckhardt

39 **Aerobes Training nach Schlaganfällen** . . . 147
Kateřina Luxemburgová

40 **Spezialisierte Physiotherapie bei funktionellen Bewegungsstörungen (Physio4FMD)** . . . 150
Sabine Lamprecht

41 **Effekte eines Trainings der nichtbetroffenen oberen Extremität nach Schlaganfall** . . . 154
Joachim Liepert

42 **Rehabilitation nach Schlaganfall: Erkenntnisse mit Fragezeichen** . . . 157
Katrin Rösner

43 **Diagnostik und Therapie mittels virtueller Realität und künstlicher Intelligenz beim visuospatialen Neglect** . . . 163
Marco Dippner

44 **Gehtraining bei Multipler Sklerose** . . . 166
Christian Dettmers

VI Pädiatrie

45 **Funktionelles Krafttraining bei Kindern und Jugendlichen mit Zerebralparese** . . . 170
Wencke Ackermann und Natalie Friedl

46 **Wirksamkeit von Interventionen bei Kindern mit Zerebralparese – Teilhabe in den Fokus rücken** . . . 174
Anne Marie Kroll und Sven Karstens

47 **Verbesserung der Motorik bei Kindern und Jugendlichen mit Zerebralparese - Pilates oder Plyometrie?** 177
Annett Heitling

48 **Effektivität der CIMT bei Kindern mit unilateraler Zerebralparese oder einem hohen Risiko dafür** 180
Michael Jung

49 **Bewertung supportiver Therapien in der pädiatrischen Onkologie anhand patientenberichteter Ergebnisse** 183
Jo-Isabelle Flor

VII **Trainingslehre und Sportphysiotherapie**

50 **Explizite Strategien beim sensomotorischen Lernen: das 3R-Modell** 186
Anna Gorsler und Bernhard Elsner

51 **Wie gelingt eine evidenzbasierte Dosierung eines sensomotorischen Trainings?** 192
Hiner Baur

52 **Sprungdiagnostik mit Smartphone und gezieltem Feedback** 196
Eric Haschock

53 **Bewegung als Medizin im Alter** 198
Anne-Kathrin Rausch Osthoff und Marina Bruderer-Hofstetter

54 **Wirksamkeit der Prähabilitation vor größeren Operationen** 202
Tobias Braun und Andrés Jung

Glossar 207

I Didaktik

1 Diagnostisches Momentum in der klinischen physiotherapeutischen Entscheidungsfindung . . 2

2 Erwerb von Beratungskompetenzen durch eine praxisnahe Ausbildung 5

3 Effektive Implementierung in der Physiotherapie 8

4 Nachhaltigkeit in der Physiotherapie 11

KAPITEL

1 Diagnostisches Momentum in der klinischen physiotherapeutischen Entscheidungsfindung

Anne Jarck[1]

1.1 Einleitung

Ein erster Schritt in Richtung physiotherapeutischer Autonomie war die Einführung der **Blankoverordnung** in der deutschen Versorgungslandschaft (Spitzenverband Bund der Krankenkassen et al. 2024). Damit erhalten Physiotherapeuten und -therapeutinnen erstmals die Möglichkeit, anhand einer ärztlichen Diagnose im Bereich der Schulter selbstständig über die Art der Heilmittel, die Anzahl der Termine und die Frequenz der Termine zulasten der gesetzlichen Krankenversicherung zu entscheiden.

Mit diesem neuen Handlungsspielraum gewinnt das **Clinical Reasoning (CR)** zunehmend an Bedeutung. Es umfasst alle Denk- und Entscheidungsprozesse, die bei der Behandlung von Patienten und Patientinnen eine Rolle spielen (Klemme 2014). Als Basis für die physiotherapeutische Diagnosestellung und den daraus abgeleiteten Therapieplan ist die frühzeitige Identifikation von Fehlerquellen im CR entscheidend. Dazu gehören auch kognitiven Verzerrungsmechanismen, wie das **diagnostische Momentum,** das die Tendenz beschreibt, eine gestellte Diagnose unkritisch zu übernehmen (Satya-Murti und Lockhart 2015) und selbst bei neuen oder widersprüchlichen Befunden an einer initialen (Fehl-) Einschätzung festzuhalten. In ihrer Studie von 2023 untersuchen Aron et al. dieses Phänomen in der Physiotherapie.

1.2 Abstract der Studie

Aron A, Cunningham S, Yoder I, Gravley E, Brown O, Dickson C (2023): Diagnostic momentum in physical therapy clinical reasoning. *J Eval Clin Pract* 30: 73–81. doi:10.1111/jep.13884
https://doi.org/10.1111/jep.13884

Abstract

Diagnostisches Momentum in der klinischen physiotherapeutischen Entscheidungsfindung

Begründung und Zielsetzung

Ein diagnostisches Momentum liegt vor, wenn auch ohne hinreichende Evidenz von einer bestimmten Diagnose ausgegangen wird. Da immer mehr Physiotherapeutinnen und -therapeuten eigenständig und direkt mit den Patientinnen und Patienten arbeiten, muss der Einfluss der ärztlichen Diagnose auf die von ihnen durchgeführte Untersuchung und Behandlung ermittelt werden. Mit dieser Studie sollte geklärt werden, ob es in der Physiotherapie ein diagnostisches Momentum gibt und ob es beim Erkennen klinischer Warnsignale hinderlich ist.

Methodik

Die Online-Umfrage mit zwei randomisierten Fallszenarien wurde von 75 zugelassenen, praktizierenden Physiotherapeutinnen und -therapeuten ausgefüllt. Sie erhielten jeweils eines der beiden Szenarios: einen Patienten, der wegen Schmerzen in der linken Schulter zur Physiotherapie überwiesen wurden und Red Flags für einen Myokardinfarkt aufwies, oder einen ähnlichen Fall mit zusätzlichen Ergebnissen eines Belastungs-EKGs, die einen Myokardinfarkt ausschlossen. Die Befragten sollten angeben, ob sie den Patienten behandeln oder an einen anderen Gesundheitsdienstleister überweisen würden und ihre Entscheidung begründen. Die Unterschiede zwischen den Gruppen wurden mit dem t-Test für unabhängige Stichproben und dem Chi-Quadrat-Test analysiert. Die Begründungen der Entscheidung wurden einer thematischen Analyse unterzogen.

Ergebnisse

Aufgeschlüsselt nach Alter, Geschlecht, Erfahrungsjahren, Spezialisierungen, primärer Fallzahl und Praxissetting fanden sich bei der klinischen Entscheidungsfindung keine signifikanten Unterschiede. Von denen, die den Fall ohne Belastungs-EKG erhielten, wählten 31,4 % die Überweisung im Gegensatz zu 12,5 % in der Gruppe, die das Ergebnis des zusätzlichen Belastungs-EKGs kannte. Ein

[1] Universität zu Lübeck, Institut für Gesundheitswissenschaften, Schleswig-Holstein, Deutschland

negatives Belastungs-EKG wurde von 65,7 % derjenigen, denen das Ergebnis des Belastungs-EKGs vorlag, als wichtigster Grund für die Entscheidung angegeben, ohne Überweisung selber zu behandeln.

Schlussbemerkung

Diese Studie legt nahe, dass praktizierende Physiotherapeutinnen und -therapeuten von ärztlichen diagnostischen Entscheidungen dermaßen beeinflusst werden können, dass sie Hinweise auf einen möglichen Myokardinfarkt übersehen.

1.3 Kommentar

1.3.1 Zusammenfassung

Das Untersucherteam um Aron et al. (2023) aus den USA zeigt, dass diagnostische Informationen, wie ein negatives Belastungs-EKG, klinische Entscheidungen stark beeinflussen und ihre Interpretation oft unkritisch übernommen wird, obwohl weiterhin Red Flags vorhanden sind. Beiden Gruppen wurden identische klinische Symptome (Schulterschmerzen, eingeschränkte Beweglichkeit) und potenzielle Red Flags für einen Myokardinfarkt vorgelegt. Der entscheidende Unterschied war ein negatives Belastungs-EKG als Zusatzinformation in der zweiten Gruppe, das einen Herzinfarkt vermeintlich ausschließen sollte. Die Teilnehmenden mussten entscheiden, ob sie den Patienten selber weiterbehandeln oder an ärztliches Personal überweisen. Zusätzlich war eine schriftliche Begründung möglich. Die Ergebnisse zeigen, dass das diagnostische Momentum die Überweisungsrate zu ärztlichem Personal trotz vorhandener Red Flags signifikant reduzierte.

1.3.2 Wissenschaftliche Einordnung

Die Studie von Aron et al. (2023) liefert einen ersten Einblick in die Rolle des diagnostischen Momentums in der physiotherapeutischen Entscheidungsfindung. Durch die Kombination aus quantitativen und qualitativen Methoden vermittelt das Autorenteam ein tiefes Verständnis der Denk- und Entscheidungsprozesse.

Diese Ergebnisse lassen sich jedoch nur begrenzt auf Deutschland übertragen, da sich die Gesundheitssysteme sowie die Rollen der Physiotherapeutinnen und -therapeuten in den USA und Deutschland unterscheiden. Zudem basiert die Datenerhebung auf hypothetischen Szenarien, was die Praxisnähe einschränkt. In einem realen Setting wären eine vollständige Befunderhebung und eine direkte Patientenbefragung möglich. Bezüglich des Erkennens von Red Flags in Deutschland zeigte einzig die Studie von Beyerlein et al. (2010), dass nur etwa die Hälfte der Physiotherapeutinnen und -therapeuten medizinisch kritische Fälle korrekt identifizieren konnte.

Beide Studien verdeutlichen die bestehenden Herausforderungen beim sicheren Erkennen ernsthafter Erkrankungen im Kontext einer zunehmenden Autonomie in der physiotherapeutischen Versorgung.

1.3.3 Praxistipp

Klinische Entscheidungen in der Physiotherapie sollten nicht allein auf ärztlichen Befunden beruhen, sondern immer in der Zusammenschau mit Symptomatik, Anamnese und individuellen Risikofaktoren getroffen werden, um Red Flags frühzeitig zu erkennen. Ein Bewusstsein für mögliche Denkfehler und äußere Einflüsse ist dabei zentral. Die Entscheidungsoptionen gehen über die Wahl „behandeln oder überweisen" hinaus. Auch abgestufte Vorgehensweisen wie eine Behandlung unter Beobachtung oder in Rücksprache mit dem behandelnden Arzt bzw. der Ärztin sind elementar. Frühzeitiger interdisziplinärer Austausch bei unklaren oder risikobehafteten Symptomen erhöht die Patientensicherheit.

Die Studie von Aron et al. (2023) zeigt, dass das diagnostische Momentum kritische Fehldeutungen begünstigen kann, etwa bei einem Myokardinfarkt mit Schulterbeschwerden. Daher sollte die gezielte Erfassung von Warnzeichen – vor allem bei unspezifischen Beschwerden – fester Bestandteil jeder Anamnese sein. Regelmäßige Fortbildungen zur Differenzialdiagnostik stärken die klinische Entscheidungsqualität und tragen dazu bei, kognitive Verzerrungen frühzeitig zu erkennen. In ➤ Abb. 1.1 sind Red Flags, akute Symptome und Risikofaktoren beispielhaft für kardiovaskuläre Erkrankungen nach Informationen der World Heart Federation (WHF) (2023) dargestellt.

TAKE HOME MESSAGE

Diagnostische Befunde sollten nicht unreflektiert übernommen, sondern im Rahmen der physiotherapeutischen Entscheidungsfindung stets kritisch hinterfragt werden. Ein systematisches Vorgehen bei der Bewertung klinischer Symptome und Befunde sowie ein regelmäßiger interdisziplinärer Austausch sind essenziell, um Versorgungsqualität und Patientensicherheit im Rahmen zunehmender Autonomie zu gewährleisten

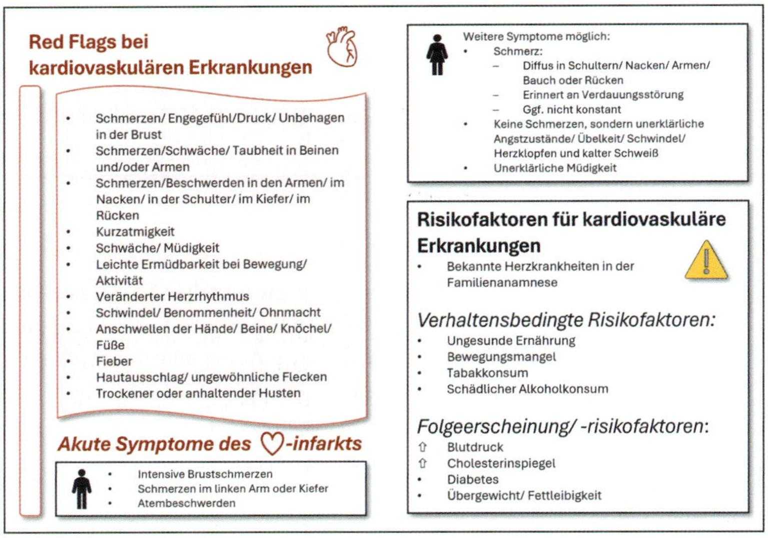

Abb. 1.1 Red Flags, akute Symptome und Risikofaktoren von kardiovaskulären Erkrankungen nach Informationen der WHF [M1678]

LITERATUR

Beyerlein C, Stieger A, Wietersheim J (2010): Erkennen deutsche Physiotherapeuten anhand von Fallbeispielen Risikofaktoren (Red Flags) für die Behandlung? *Manuelletherapie* 14(05): 184–192.

Klemme B, Siegmann G (Hrsg.) (2015): Clinical Reasoning. Therapeutische Denkprozesse lernen. Unter Mitarbeit von Julia Köster, Annika Kruse und Katrin Kunze. 2., überarbeitete und erweiterte Auflage. Stuttgart, New York: *Georg Thieme Verlag.*

Satya-Murti S, Lockhart J (2015): Recognizing and reducing cognitive bias in clinical and forensic neurology. *Neurol Clin Practice* 5(5): 389–396. DOI: 10.1212/CPJ.0000000000000181

Spitzenverband Bund der Krankenkassen, Bundesverband selbstständiger Physiotherapeuten – IFK, Physio Deutschland – Deutscher Verband für Physiotherapie e. V., VDB-Physiotherapieverband e. V., Verband für Physiotherapie – Vereinigung für die Physiotherapeutischen Berufe (VPT) e. V. (2024): Vertrag nach § 125a SGB V über die Heilmittelversorgung mit erweiterter Versorgungsverantwortung der Physiotherapie und deren Vergütung i. d. F. vom 01.11.2024.

World Heart Federation (2023): Cardiovascular Disease (CVD) | World Heart Federation. world-heart-federation.org/what-is-cvd

KAPITEL

Hanna Brodowski

2 Erwerb von Beratungskompetenzen durch eine praxisnahe Ausbildung

2.1 Einleitung

Physiotherapeuten und -therapeutinnen sind, so der Weltverband für Physiotherapie, qualifiziert und beruflich verpflichtet, ihren Patienten Empfehlungen für das Selbstmanagement auszusprechen (World Physiotherapy 2023). Die Beratung zu Verhaltensänderungen und zur Gesundheitsförderung sollte ein wesentlicher Bestandteil der physiotherapeutischen Versorgung sein. Jeder Kontakt ist somit eine Chance, die Gesundheit der Patientinnen und Patienten positiv zu beeinflussen, insbesondere bei chronischen oder Langzeit-Erkrankungen. Doch wie können schwierige Themen angesprochen werden? Und woran erkenne ich, ob Patientinnen und Patienten offen und bereit sind, sich Ratschläge zum Rauchen oder zu körperlicher Aktivität anzuhören? Wie reagiere ich, wenn dies nicht der Fall ist? Beratung in der Physiotherapie ist schon lange keine einseitige paternalistische Wissensvermittlung mehr, sondern ein aktiver, patientenzentrierter und iterativer Prozess. Einen Konsens darüber, wie Physiotherapeutinnen und -therapeuten einen gesunden Lebensstil und die Selbstmanagementfähigkeiten ihrer Patientinnen und Patienten im Detail fördern sollen, gibt es nicht. Umso wichtiger ist die Frage: Wie können Studentinnen und Studenten der Physiotherapie befähigt werden, dieses Selbstverständnis zu leben? Und wie erwerben sie das Wissen und das Selbstvertrauen, um ihrer Verantwortung gerecht zu werden?

2.2 Abstract der Studie

Osborn-Jenkins L, Day E, Payne H, White R, Roberts L (2024): Advice-giving skills in pre-registration physiotherapy training. *Physiother Theory Pract* 40(10): 2355–2369.
DOI: 10.1080/09593985.2023.2247485
https://doi.org/10.1080/09593985.2023.2247485

Abstract

Beratungskompetenz in der physiotherapeutischen Ausbildung vor der Zulassung

Hintergrund

Angesichts der zunehmenden Bedeutung des Selbstmanagements bei der Behandlung von Patientinnen und Patienten müssen alle in der Gesundheitsversorgung Tätigen sehr gute Kompetenzen darin entwickeln, die Patientinnen und Patienten so zu beraten und zu unterstützen, dass ein optimales Ergebnis erzielt wird.

Ziele

In dieser Studie wird untersucht, wie angehende Physiotherapeutinnen und -therapeuten Wissen, Kompetenzen und Selbstvertrauen bei der Beratung von Patientinnen und Patienten in der klinischen Praxis erwerben.

Methodik

Mit Hilfe von Zufallsstichproben wurden 50 Bachelor- und Masterstudentinnen und -studenten der Physiotherapie aller Studienjahre an einer Universität in Südengland (Vereinigtes Königreich), rekrutiert. Mit den BSc-Studentinnen und -Studenten, die sich im ersten Ausbildungsjahr befanden, wurden halbstrukturierte Interviews durchgeführt (n = 13). Außerdem wurden sechs Fokusgruppen aus BSc- und MSc-Studentinnen und -Studenten gebildet: Drei Gruppen (n = 15 Studentinnen und Studenten) befanden sich in der Mitte ihrer Ausbildung und drei Gruppen (n = 22 Studentinnen und Studenten) in ihrem letzten Jahr.

Ergebnisse

Bei der thematischen Analyse wurden sechs Themen ermittelt: Beratungsinhalt, patientenzentrierter Ansatz, Durchführung, Erwerb, Wahrnehmung und Inanspruchnahme der Beratung. Die Studentinnen und Studenten legten großen Wert auf die Beratung und bedienten sich dabei zahlreicher Lernmöglichkeiten. Sie fühlten sich jedoch trotzdem nicht ausreichend vorbereitet, um diese Fähigkeit in der Praxis einzusetzen. Außerdem gaben sie an, dass die von ihnen durchgeführte Beratung davon beeinflusst wurde, dass sie als Studentin oder Student wahrgenommen wurden und durch die Benotung der Praktika unter Leistungsdruck standen.

Zusammenfassung

In der Physiotherapie ist der Erwerb herausragender Kompetenzen bei der Förderung des Selbstmanagements essenziell. In dieser Studie werden die Herausforderungen aufgezeigt, mit denen sich die Studentinnen und Studenten bei der Entwicklung dieser Fähigkeiten konfrontiert sehen. Die Lehrenden an Hochschulen und in Praxen müssen die Studentinnen und Studenten dabei unterstützen und die Voraussetzungen dafür schaffen, das diese das Wissen und die Kompetenzen erwerben, die sie für eine selbstbewusste und qualitativ hochwertige Beratung der Patientinnen und Patienten benötigen.

2.3 Kommentar

2.3.1 Zusammenfassung

An einer britischen Universität wurden Studentinnen und Studenten der Physiotherapie zu ihren Ansichten und Erfahrungen befragt, wie sie die notwendigen Kompetenzen und das Wissen erwerben, um Patienten und Patientinnen zu beraten. Dazu wurden Studentinnen und Studenten in drei Ausbildungsphasen befragt: a) Studentinnen und Studenten in der frühen Phase der Ausbildung ohne praktische klinische Erfahrungen, b) Studentinnen und Studenten in der mittleren Phase mit ein bis drei Praktikumseinsätzen sowie c) Studentinnen und Studenten im letzten Ausbildungsjahr.

Die Studentinnen und Studenten betonten den hohen Stellenwert der Beratung. Dabei beschränkten sich die Beratungsinhalte nach ihren Angaben nicht nur auf körperliche Aspekte sondern sollten auch die psychische Gesundheit adressieren. Dies entspricht dem Ansatz der Gesundheitsförderung. Die Studierenden beschrieben ihre Erfahrungen bei der Beratung und was ihnen geholfen hat oder helfen könnte, die hierfür erforderlichen Kompetenzen weiterzuentwickeln. Als wichtig wurden Fachwissen, sprachliche Fähigkeiten und die Interessen der Patientinnen und Patienten angegeben. In allen drei Studienarmen konnten sechs Schlüsselthemen identifiziert werden, deren Bedeutung sich jedoch abhängig vom Ausbildungsstand unterschied. Den Studierenden war bewusst, dass Informationen in Beratungsgesprächen selbstbewusst vermittelt werden müssen und dass sich die dafür nötige Sicherheit erst mit der Zeit und durch Erfahrung entwickelt. Um Wissen zu erwerben und zu vertiefen, griffen sie vorwiegend auf digitale Ressourcen wie Apps, Podcasts oder Online-Videos zurück. Persönliche Lernprozesse wie die Reflexion der eigenen Erfahrungen, spielten eine untergeordnete Rolle. Interessant ist, dass fortgeschrittene Studierende im Vergleich zu Anfängern andere Methoden der Informationsbeschaffung nannten, nämlich auch das Lernen durch Beobachtung oder die Befragung von Peers oder anleitenden Personen. Mit zunehmendem Wissensstand zeigte sich zudem eine Verschiebung der Informationsbeschaffung weg von allgemeinen Quellen wie digitalen Suchmaschinen hin zu leitlinienbasierten evidenzorientierten Inhalten.

Nach Aussage der Studentinnen und Studenten beeinflusste es maßgeblich die Wahrnehmung und das Vertrauen der Patientinnen und Patienten, ob sie von den anleitenden Personen lediglich als Studierende oder bereits als vollwertige Teammitglieder vorgestellt wurden. Ein positives Feedback der Patientinnen und Patienten sowie der anleitenden Personen stärkte das Selbstvertrauen und die Selbstwirksamkeit der Studentinnen und Studenten in der Beratung. Obwohl die Interviewten betonten, wie wichtig es sei, die Patientinnen und Patienten zu verstehen, ihnen zuzuhören und sie individuell zu beraten, bemerkten sie gleichzeitig kritisch, dass sie sich in Prüfungssituationen eher auf die Erwartungen der prüfenden Personen konzentrierten als auf die Bedürfnisse der zu beratenden Patientinnen und Patienten.

Abschließend diskutieren die Autorinnen und Autoren der Studie, dass ein Simulationstraining am Lernort der universitären Ausbildung den Übergang in das klinische Umfeld erleichtern und die klinische Kompetenz fördern könne. Ein geschützter Rahmen, Echtzeit-Feedback sowie Zeit für die Nachbesprechung und Reflexion werden als Vorteile genannt. Jedoch merken sie angesichts früherer Untersuchungen (Wright et al. 2018) an, dass sich das im Simulationstraining erlangte Selbstvertrauen – einschließlich der Kommunikationsfähigkeiten – möglicherweise nicht ohne Weiteres auf neue klinische Bereiche übertragen lasse. So bevorzugten auch die Interviewten in dem vorliegenden Artikel die Lernmöglichkeiten während der klinischen Praktika gegenüber den Lernmöglichkeiten am Lernort Universität.

2.3.2 Wissenschaftliche Einordnung

Die Untersuchung liefert Hinweise darauf, wie der Lernprozess der Studierenden in der klinischen Ausbildung gewinnbringend begleitet werden kann. In der qualitativen Forschung sind Transparenz und Klarheit von großer Bedeutung. Und so wurde die standardisierte COREQ-Berichterstattungsrichtlinie (Tong, Sainsbury und Craig 2007) bei der Durchführung und Berichterstattung der Studie genutzt. Das methodische Vorgehen beinhaltete halbstrukturierte Interviews (Gruppe a) bzw. Fokusgruppen (Gruppe b und c). Das Material aus den drei Studienarmen wurde zunächst getrennt analysiert, um jeder Kohorte einen induktiven Ansatz zu gewährleisten. Erst nach Abschluss dieser Phase erfolgte die weitere Analyse des gesamten Datensatzes.

Hinsichtlich der Übertragbarkeit der Ergebnisse ist anzumerken, dass die Untersuchung lediglich einen Querschnitt an einer britischen Universität abbildet. Eine vergleichbare Untersuchung gibt es in Deutschland bisher nicht. Der von den

Autorinnen und Autoren einleitend erwähnte Ansatz „Making Every Contact Count" (MECC) (Public Health England, NHS England, Health Education England 2016) wurde im Vereinigten Königreich entwickelt. Er zielt darauf ab, jede Interaktion zwischen Fachpersonal und Patientinnen und Patienten zu nutzen, um Verhaltensänderungen zu unterstützen und gesundheitsfördernde Botschaften zu vermitteln. Dazu gehören auch niedrigschwellige (Online-)Schulungen für Fachpersonal im Gesundheitswesen. Zwar existieren in Deutschland Programme und Initiativen mit ähnlicher Zielsetzung, jedoch ist denkbar, dass Beratung und Gesundheitsförderung für die im Vereinigten Königreich Interviewten einen höheren Stellenwert besitzen und sie mit dem MECC-Ansatz vertrauter sind, als es bei deutschen Studierenden der Fall ist.

Der Auftrag der Gesundheitsförderung gilt für Physiotherapeutinnen und -therapeuten weltweit. Auch in Deutschland ist die Unterstützung der Studentinnen und Studenten der Physiotherapie während der praktischen Einsätze äußerst relevant. Insgesamt zeigt diese Untersuchung, wie wichtig eine stärkere Betonung der Kommunikationsfähigkeiten in der physiotherapeutischen Ausbildung ist. Ausbildungsstätten sollten sicherstellen, dass Studierende das Wissen und die Kompetenzen erlangen, die sie für erfolgreiche gesundheitsfördernde Beratungsgespräche benötigen.

Eine von den Autorinnen und Autoren nicht im Detail diskutierte, jedoch implizit angenommene Prämisse ist, dass Physiotherapeutinnen und -therapeuten, die sich auf eine evidenzbasierte Praxis der Gesundheitsförderung einlassen, einen wesentlichen Beitrag zur Verbesserung der Gesundheit ihrer Patientinnen und Patienten leisten. Um diese Annahme zu überprüfen, müssen in zukünftigen Studien auch die Adressaten (Patienten und Patientinnen) einbezogen werden. Nur sie können Auskunft darüber geben, wie sie die Ratschläge von Physiotherapeutinnen und -therapeuten umsetzen, welches Vertrauensverhältnis besteht und ob ein (langfristiger) Beratungserfolg erreicht wird.

2.3.3 Praxistipp

Die angemessene Beratung von Patientinnen und Patienten im klinischen Alltag setzt die Kenntnis der Beratungsinhalte und eine gute Kommunikation voraus. Ein simulationsbasiertes Kommunikationstraining kann zwar den Übergang von der Uni in das klinische Umfeld erleichtern, allerdings scheinen Studentinnen und Studenten der Physiotherapie am besten während ihrer praktischen Einsätze zu lernen, wie sie Patienten und Patientinnen beraten sollten. Daher sollten anleitende Physiotherapeutinnen und -therapeuten ein Umfeld schaffen, in dem sich die Studentinnen und Studenten ausprobieren können. Dazu gehören eine stärkere Betonung der Kommunikationsfähigkeiten, eine positive Lernatmosphäre, in der aus Fehlern gelernt werden darf, ausreichend Zeit zur Reflexion und falls gewünscht, eine Nachbesprechung mit den anleitenden Personen oder auch Feedback der Patienten und Patientinnen.

Vor dem Hintergrund, dass die Studentinnen und Studenten in dem vorliegenden Artikel das Gefühl hatten, aufgrund fehlender theoretischer Lehrinhalte nicht ausreichend auf die Beratung vorbereitet worden zu sein, liegt es nahe, die notwendigen theoretischen Inhalte bereits am Lernort Uni zu vermitteln. Ergänzend sollten Strategien und didaktische Ansätze in den Unterricht integriert werden, um Studierende zu lebenslangem Lernen anzuregen. Dazu gehören die Förderung der Selbstständigkeit, die Vernetzung mit anderen Lernenden, Zeit für Reflexionsphasen, vielfältige Lernressourcen und die Verknüpfung von theoretischem Wissen und praktischen Anwendungssituationen.

TAKE HOME MESSAGE

Studentinnen und Studenten sollten im Rahmen ihrer Ausbildung darauf vorbereitet werden, mit ihren Patienten und Patientinnen über die Gesundheitsförderung zu sprechen. Dabei sind besonders die klinischen Ausbildungsorte geeignet, um das fachliche Wissen anzuwenden, Kommunikationsfähigkeiten zu trainieren und Selbstvertrauen zu erlangen.

LITERATUR

Public Health England, NHS England, Health Education England (2016): Making Every Contact Count (MECC): Consensus Statement. http://www.makingeverycontactcount.co.uk/evidence/guidance/

Tong A, Sainsbury P, Craig J (2007): Consolidated criteria for reporting qualitative research (COREQ): a 32-item checklist for interviews and focus groups. *Int J Qual Health Care* 19(6): 349–357. DOI: 10.1093/intqhc/mzm042

World Physiotherapy (2023): Policy statement: Description of physiotherapy. London, UK. Verfügbar auf: https://world.physio/policy/ps-descriptionPT

Wright A, Moss P, Dennis DM, et al. (2018): The influence of a full-time, immersive simulation-based clinical placement on physiotherapy student confidence during the transition to clinical practice. *Adv Simul (Lond.)* 3:3. DOI: 10.1186/s41077-018-0062-9

KAPITEL

3

Alexander Elser

Effektive Implementierung in der Physiotherapie

3.1 Einleitung

Die Implementierung evidenzbasierter Interventionen in die physiotherapeutische Praxis wird als wesentlicher Bestandteil einer nachhaltig qualitativ hochwertigen Versorgung angesehen. In der Praxis zeigt sich jedoch häufig, dass neu implementierte Prozesse nicht dauerhaft Bestand haben (Ataman et al. 2022). Johanna Fritz und ihre Kolleginnen führten deshalb im Jahr 2024 einen Scoping Review durch, um Empfehlungen zu generieren, wie eine nachhaltige Implementierung von evidenzbasierten Interventionen und eine Verhaltensänderung bei Physiotherapeutinnen und -therapeuten gezielt gefördert werden kann.

3.2 Abstract der Studie

Fritz J, Stridsberg SL, Holopainen R (2024): Sustainable implementation efforts in physio- and occupational therapy: a scoping review. *Implement Sci Commun* 5(1): 138.
DOI: 10.1186/s43058-024-00676-8
https://doi.org/10.1186/s43058-024-00676-8

Abstract

Methoden zur nachhaltigen Implementierung in der Physio- und Ergotherapie: ein Scoping Review

Hintergrund

Angehörige der Gesundheitsberufe halten sich oft nicht an evidenzbasierte Leitlinien. Die Umsetzung evidenzbasierter Methoden in der Gesundheitsversorgung erfordert eine systematische Unterstützung, aber es ist immer noch unklar, welche Strategien das Befolgen von Leitlinien in der klinischen Praxis fördern. Verfahren zur Verhaltensänderung können zur detaillierteren Beschreibung von Umsetzungsstrategien beitragen. In diesem Review wurde die Art der Studien betrachtet, welche die Nachhaltigkeit des klinischen Verhaltens von Physiotherapeutinnen und -therapeuten (PTs) sowie Ergotherapeutinnen und -therapeuten (OTs) bei der Umsetzung evidenzbasierter Methoden in der Gesundheitsversorgung untersuchen. Es wurden zwei Forschungsfragen gestellt: (1) Welche Implementierungsstrategien werden in Studien verwendet, die nachhaltige und nicht nachhaltige Veränderungen im klinischen Verhalten von PTs und OTs untersucht haben? (2) Welche Techniken zur Verhaltensänderung werden in Studien mit nachhaltigen und nicht nachhaltigen Veränderungen des klinischen Verhaltens von PTs und OTs eingesetzt?

Methodik

Der Scoping Review wurde in Übereinstimmung mit den Empfehlungen und der PRISMA-ScR-Checkliste durchgeführt. Es wurden sechs Datenbanken durchsucht. Eingeschlossen wurden Studien, die Veränderungen im klinischen Verhalten von PTs oder OTs vor und mindestens sechs Monate nach dem Ende einer Implementierungsintervention untersuchten.

Ergebnisse

Insgesamt wurden 5.130 Studien gesichtet, von denen 29 eingeschlossen wurden. Davon beschrieben 21 Studien nachhaltige und acht Studien nicht nachhaltige Ergebnisse. In den Studien, in denen über nachhaltiges klinisches Verhalten berichtet wurde, kamen im Durchschnitt sieben Umsetzungsstrategien zum Einsatz. 45 % der Studien unterstützten die Umsetzung über einen Zeitraum von 12–24 Monaten und 86 % der Interventionen waren theoriebasiert. In den einbezogenen Studien wurden 22 Umsetzungsstrategien ermittelt. Nur zwei von ihnen definierten die Umsetzungsstrategien im Sinne von Techniken zur Verhaltensänderung.

Zusammenfassung

Studien, die nachhaltige Ergebnisse betrachten, zeichnen sich durch längere Durchführungszeiträume, mehr Durchführungsstrategien, mehr theoriegestützte Interventionen und mehr Techniken zur Verhaltensänderung aus. Audit und Feedback, Ressourcen, Problemlösung und Communities of Practice waren Umsetzungsstrategien, Problemlösung, Verhaltensdemonstration und soziale Unterstützung Verhaltensänderungstechniken, die in Studien mit nachhaltigen Ergebnissen zum klinischen Verhalten von PTs und OTs häufiger vorkamen. Unsere Studie zeigt auch, wie wichtig gut beschriebene Umsetzungsstudien sind.

Studienregistrierung
Das Protokoll für den Scoping Review wurde im Open Science Framework, OSF-Register registriert (DOI: 10.17605/OSF.IO/DUYQM).

3.3 Kommentar

3.3.1 Wissenschaftliche Einordnung

Die nachhaltige Implementierung evidenzbasierter Interventionen ist weiterhin eine zentrale Herausforderung in der physiotherapeutischen Forschung. Obwohl Physiotherapeutinnen und -therapeuten eine positive Einstellung zur evidenzbasierten Behandlung haben, wird diese nur wenig in der Praxis angewandt (Braun et al. 2022). Von den 29 im Scoping Review analysierten Studien beschrieben 21 eine nachhaltige Implementierung von evidenzbasierten Interventionen und Verhaltensänderungen bei Physiotherapeutinnen und -therapeuten. In den Studien mit erfolgreicher nachhaltiger Implementierung wurden häufig lange Unterstützungsphasen (12–24 Monate) angeboten, mehrere Implementierungsstrategien (Median: 7) eingesetzt und Theorien der Implementierungsforschung (86 %) bei der Entwicklung genutzt. Als Implementierungsstrategien wurden häufig Schulungen zur Vermittlung von Wissen und praktischen Kompetenzen, Audit und Feedback, der Einsatz von Wissensvermittlerinnen und Wissensvermittlern in den Praxen, eine direkte Problemlösung in der Situation sowie soziale Unterstützung innerhalb und außerhalb der Situation durch die Bildung von Interessengruppen eingesetzt. Zudem zeigt sich, dass die eingesetzten Techniken zur Verhaltensänderung häufig unzureichend und inkonsistent beschrieben werden (Fritz et al. 2024), obwohl Taxonomien dazu existieren (Michie et al. 2011).

Diese Ergebnisse bestätigen andere Studien, die empfehlen, Theorien und Modelle der Implementierungsforschung für die Entwicklung von Implementierungsstrategien zu nutzen (Proctor et al. 2023). Ein weiterer Punkt, der in zukünftigen Studien berücksichtigt werden sollte, ist, dass das klinische Verhalten in Implementierungsstudien oft nur durch Selbstberichte und selten durch direkte Beobachtungen gemessen wird (Fritz et al. 2024), obwohl diese oft nicht aussagekräftig sind, da das eigene Verhalten von Physiotherapeutinnen und -therapeuten oft verzerrt wahrgenommen wird (Fritz und Overmeer 2023).

3.3.2 Praxistipp

Um eine nachhaltige Implementierung evidenzbasierter Interventionen in die Praxis zu fördern, können physiotherapeutische Organisationen zentrale Aspekte berücksichtigen. Zunächst sollten alle Maßnahmen individuell an die jeweilige Situation angepasst werden, da der Erfolg maßgeblich von den spezifischen Rahmenbedingungen der Einrichtung und des Teams abhängt. Bei der Planung der Implementierung und der Entwicklung der Implementierungsstrategie sollten theoriebasierte Modelle wie der Knowledge to Action Cycle (KTA-Zyklus) (Graham et al. 2006) und das Theoretical Domains Framework (Cane, O'Connor und Michie 2012) herangezogen werden, um eine angepasste Strategie zu entwickeln und alle Beteiligten gezielt zu unterstützen. Der Review zeigte darüber hinaus, dass die Nutzung und das Zusammenspiel unterschiedlicher Implementierungsstrategien die Wahrscheinlichkeit langfristiger Veränderungen im Verhalten der Physiotherapeutinnen und -therapeuten erhöht. Als positiv für eine nachhaltige Implementierung erwiesen sich unter anderem Schulungen, wie Vorträge und Workshops, Audit- und Feedbackverfahren, gegenseitige Unterstützung in den Einrichtungen durch die Bildung von kollegialen Gruppen sowie lokale Wissensvermittlerinnen und Wissensvermittler, die andere Physiotherapeutinnen und -therapeuten bei der Implementierung der neuen Intervention unterstützen können. Außerdem ist für eine nachhaltige Verhaltensänderung eine langfristige Unterstützung der Implementierung meist über zwölf Monate von Vorteil.

TAKE HOME MESSAGE

- Theorie- und strategiebasierte Planung: Die erfolgreiche und nachhaltige Implementierung evidenzbasierter Interventionen in die Physiotherapie erfordert eine systematische und theoriebasierte Planung. Die Anwendung von Modellen wie dem Knowledge to Action Cycle und dem Theoretical Domains Framework trägt dazu bei, relevante Barrieren und förderliche Faktoren im Setting zu identifizieren und gezielt zu adressieren.
- Vielfältige und nachhaltige Maßnahmen: Der Scoping Review zeigt deutlich, dass die Kombination mehrerer Implementierungsstrategien, z. B. Training, Audit und Feedback, kollegialen Gruppen und Wissensvermittlerinnen und -vermittlern in Verbindung mit einer mindestens zwölfmonatigen Unterstützungsphase wichtig für den nachhaltigen Erfolg sind.
- Bei Implementierungsprojekten sollten objektive Methoden wie direkte Beobachtungen eingesetzt werden, um tatsächliche Verhaltensänderungen zuverlässig erfassen zu können.

LITERATUR

Ataman R, Ahmed S, Zidan A, Thomas A (2022): Understanding how newly implemented rehabilitation best practices are sustained: a realist review. *Arch Phys Med Rehabil* 103(12): 2429–2443. DOI: 10.1016/j.apmr.2022.05.016

Braun T, Ehrenbrusthoff K, Bahns C, Happe L, Kopkow C (2022): Adherence to and influencing factors of evidence-based practice in physiotherapeutic care in Germany: a cross-sectional study. *Z Evid Fortbild Qual Gesundhwes* 168: 8–20. DOI: 10.1016/j.zefq.2021.10.004

Cane J, O'Connor D, Michie S (2012): Validation of the theoretical domains framework for use in behaviour change and implementation research. *Implement Sci* 7, 37. DOI: 10.1186/1748-5908-7-37

Fritz J, Overmeer T (2023): Do physical therapists practice a behavioral medicine approach? a comparison of perceived and observed practice behaviors. *Phys Ther* 103(5): pzad025. DOI: 10.1093/ptj/pzad025

Graham ID, Logan J, Harrison MB, et al. (2006): Lost in knowledge translation: time for a map? *J Contin Educ Health Prof* 26(1): 13–24. DOI: 10.1002/chp.47

Michie S, Ashford S, Sniehotta FF, Dombrowski SU, Bishop A, French DP (2011): A refined taxonomy of behaviour change techniques to help people change their physical activity and healthy eating behaviours: The CALO-RE taxonomy. *Psychol Health* 26(11): 1479–1498. DOI: 10.1080/08870446.2010.540664

Proctor EK, Bunger AC, Lengnick-Hall R, et al. (2023): Ten years of implementation outcomes research: a scoping review. *Implement Sci* 18(1): 31. DOI: 10.1186/s13012-023-01286-z

KAPITEL

4

Nadia El-Seoud und Katharina Bopp

Nachhaltigkeit in der Physiotherapie

4.1 Einleitung

Die Welt und damit auch die Gesundheitsversorgung steht vor Herausforderungen durch die Folgen der zunehmenden Überschreitung der planetaren Belastungsgrenzen, z. B. durch den Klimawandel, denen es zu begegnen gilt und deren Folgen möglichst gering zu halten sind. Daher hat die Agenda 2030 der United Nations (2015) dazu aufgefordert, die Zukunft nachhaltig zu entwickeln.

Nachhaltigkeit kann als noch relativ neues Thema der Physiotherapieforschung bezeichnet werden. Dennoch zeigt sich die Relevanz des Themas auch für die Physiotherapie anhand der Häufigkeit aktueller Publikationen im Gesundheitswesen zu diesem Thema. Dabei werden die verschiedenen Aspekte von Nachhaltigkeit in der Physiotherapie bzw. im Gesundheitssektor aufgegriffen. Zentral sind u. a. Untersuchungen, die sich mit den ökologischen Auswirkungen von Physiotherapie und ihren Praktiken befassen, z. B. mit der Reduktion von Abfall, Energieverbrauch und dem Einsatz von Ressourcen wie es Baier et al. (2023) aufzeigen, die den Fokus auf umweltfreundliche Praktiken und die Minimierung des ökologischen Fußabdrucks sowie die Vergrößerung des Handabdrucks in der Physiotherapie legen.

Einen anderen Forschungsansatz zu diesem Thema zeigen Plaisant, Richter und Maric (2025) in der Studie *Advancing the deliberate implementation oft the concept of sustainability and its alternatives in physical therapy research, practice, and education.* Darin betrachten sie ausführlich, wie sich das Nachhaltigkeitsverständnis und -konzept in der aktuellen Literatur entwickelt haben und gezielt die Umsetzung von Nachhaltigkeit vorangetrieben wird.

4.2 Abstract der Studie

Maric F, Plaisant M, Richter R (2025): Advancing the deliberate implementation of the concept of sustainability and its alternatives in physical therapy research, practice, and education. *Physiother Theory Pract* 41(6): 1239–1253.
DOI: 10.1080/09593985.2024.2395486
https://doi.org/10.1080/09593985.2024.2395486

Abstract

Fördern einer bewussten Umsetzung des Nachhaltigkeitskonzepts und seiner Alternativen in der physiotherapeutischen Forschung, Praxis und Ausbildung

Hintergrund
Nachhaltigkeit ist in allen Bereichen der Gesellschaft zu einer allgegenwärtigen Erfordernis geworden, auch im Gesundheitswesen. Anknüpfend an den breiten Diskurs über eine nachhaltige Entwicklung wird die Nachhaltigkeit auf soziale, ökologische und ökonomische Belange mit unterschiedlichem Nachdruck und oft im Sinne von Langlebigkeit verwendet.

Ziel
Eine detaillierte Analyse des Nachhaltigkeitskonzepts in der aktuellen physiotherapeutischen Literatur und das Fördern einer angemessenen Umsetzung in der Zukunft.

Methodik
Ausgehend von einer kritischen Darstellung der vorherrschenden Nachhaltigkeitsmodelle führten wir eine kritische Diskursanalyse durch, um (1) die Umsetzung des Nachhaltigkeitskonzepts in der physiotherapeutischen Fachliteratur zu untersuchen und (2) dessen bisherige Verwendung vor dem Hintergrund des breiteren Diskurses über Nachhaltigkeit kritisch zu bewerten.

Ergebnisse
Unsere Analyse ergab, dass der Schwerpunkt auf der Kostenwirksamkeit von Gesundheitsmaßnahmen liegt und dass in der physiotherapeutischen Literatur so genannte *schwache* und *starke* Nachhaltigkeitsmodelle verwendet werden. Erst allmählich halten andere Modelle und ein breiterer kritischer Diskurs der Nachhaltigkeit Einzug in die physiotherapeutische Literatur.

Schlussbemerkung
In der Physiotherapie fehlt eine umfassende Untersuchung des allgemeinen und berufsspezifischen Verständnisses von Nachhaltigkeit. Eine differenzierte Auseinandersetzung mit Nachhaltigkeit und ihren Alternativen ist notwendig, um ihre sinnvolle Umsetzung in physiotherapeutischer Forschung, Ausbildung und Praxis sicherzustellen.

4.3 Kommentar

4.3.1 Zusammenfassung

Die Studie befasst sich mit der gezielten Umsetzung von Nachhaltigkeit in der physiotherapeutischen Forschung, Praxis und Ausbildung. Nachhaltigkeit wird dabei als ein vielschichtiges Konzept betrachtet. Die Autoren analysieren die bisherige Verwendung des Begriffs Nachhaltigkeit in der physiotherapeutischen Fachliteratur und identifizieren drei Dimensionen der Nachhaltigkeit, die wirtschaftliche, soziale und ökologische Aspekte umfassen.

Darüber hinaus konnten die beiden Autoren und die Autorin drei Basismodelle des Nachhaltigkeitskonzepts identifizieren, welche die drei Dimensionen (Wirtschaft, Soziales, Umwelt) einbeziehen: das Drei-Säulen-Modell, das Venn-Diagramm und das Nest-Modell (bzw. das Modell der konzentrischen Kreise oder auch Vorrangmodell der Nachhaltigkeit).

Das Drei-Säulen-Modell betrachtet Ökologie, Ökonomie und Gesellschaft als drei getrennte Säulen der Nachhaltigkeit, die gleichermaßen erfüllt sein müssen, um diese umfänglich zu ermöglichen. Das Venn-Diagramm erfasst ebenso drei Anteile aber auch deren Schnittmengen und zeigt damit, dass Nachhaltigkeit durch ein Gleichgewicht zwischen den Dimensionen erreicht wird. Beide Modelle werden aufgrund eines eher schwachen Nachhaltigkeitsverständnisses kritisiert, da die drei Dimensionen zwar scheinbar alle gleichberechtigt sind, als vordergründig aber die Wirtschaftlichkeit ausgemacht wird.

Das Nest-Modell stellt Nachhaltigkeit in Form von Kreismodellen dar, wobei die Ökonomie als Teil der Gesellschaft und diese beiden Dimensionen als Teil der Ökologie betrachtet werden. Das Nest-Modell kann im Vergleich zum Drei-Säulen-Modell und zum Venn-Diagramm als stark nachhaltig bewertet werden, da der Erhalt ökologischer Lebensbedingungen als grundlegend für das menschliche Wohlergehen angesehen werden.

Weiter wird kritisiert, dass alternative Konzepte der Nachhaltigkeit, z. B. indigene Wissensbestände oder ökologische sowie soziale und umweltbezogene Gerechtigkeit und postkoloniale Diskurse nur unzureichend in die Modelle einbezogen werden.

Durch eine kritische Diskursanalyse werden drei wissenschaftliche Artikel untersucht, um herauszufinden, wie Nachhaltigkeit derzeit in der Physiotherapie interpretiert und umgesetzt wird. Die Ergebnisse zeigen, dass Nachhaltigkeit oft nur oberflächlich behandelt wird, sich häufig auf Kostenreduzierung oder Langlebigkeit bezieht und eine umfassendere Integration notwendig ist. Letztere setzt voraus, dass mindestens die soziale und ökologische Nachhaltigkeit mehr Berücksichtigung finden. Darüber hinaus erfordert dies langfristig ein Umdenken, das Nachhaltigkeit als komplexes Konzept versteht. Diesen Paradigmenwechsel forderten Maric und Nicholls bereits 2020.

4.3.2 Wissenschaftliche Einordnung

Durch eine kritische Diskursanalyse identifizieren Maric, Plaisant und Richter (2025) Lücken in der bisherigen Forschung zu Nachhaltigkeit in der Physiotherapie. Bei der Diskursanalyse handelt es sich um eine qualitative Forschungsmethodologie, die ihren Ursprung u. a. in den Sozialwissenschaften hat. Diese verfolgt mit Traue, Pfahl und Schürmann (2019) den Zweck, „übersituative und überindividuelle Praktiken der Wissens- bzw. Sinnproduktion zu analysieren“. Analysiert wird hier die Literatur, die sich mit dem Nachhaltigkeitskonzept in der Physiotherapie befasst. Entsprechend ist diese Studie Gegenstand und Anlass für einen Transformationsprozess im Bereich der Physiotherapie. Sie enthält Elemente der sozialkritischen und der poststrukturalistischen Paradigmen 1. Diese Form der Forschung ist ein Beispiel dafür, dass evidenzbasierte Physiotherapie sich einer Vielfalt wissenschaftstheoretischer Perspektiven bedienen kann und muss, um komplexen Problemstellungen, wie der Klimakrise, wissenschaftlich begegnen zu können (Maric und Nicholls 2020).

4.3.3 Praxistipp

Die Umsetzung eines Nachhaltigkeitskonzepts in der Physiotherapie kann auf mehreren Ebenen erfolgen. Dabei sollten alle Ebenen gleichermaßen berücksichtigt werden:

Ökologische Nachhaltigkeit, indem der ökologische Fußabdruck von Praxen und Kliniken reduziert wird und nachhaltige Mobilität (Handabdruck) gefördert wird.

Soziale Nachhaltigkeit, indem Gesundheitsförderung und Prävention gestärkt werden, langfristige Gesundheitsstrategien gewählt werden und Physiotherapie für benachteiligte Gruppen zugänglich gemacht wird (El-Seoud 2023).

Wirtschaftliche Nachhaltigkeit, indem kosteneffektive und ressourcenschonende Therapieansätze genutzt werden, z. B. langfristig wirksame Therapieansätze, statt kurzfristiger symptomatischer Behandlungen. Dieser Aspekt des Nachhaltigkeitskonzepts wird auch über Aus- und Weiterbildungen gestärkt, die Nachhaltigkeitsthemen in die physiotherapeutische Ausbildung integrieren.

Stärkung alternativer Konzepte, indem Planetary Health & One Health in die Physiotherapie einbezogen werden und ein Verständnis darüber entwickelt wird, wie Umweltveränderungen die Gesundheit beeinflussen.

TAKE HOME MESSAGE

Nachhaltigkeit in der Physiotherapie bedeutet nicht nur Umweltschutz, sondern auch soziale Gerechtigkeit, wirtschaftliche Stabilität und langfristige Gesundheitsförderung. Eine nachhaltige Physiotherapie kann dazu beitragen, die Gesundheit der Menschen und des Planeten Erde zu bewahren.

Eine differenzierte Auseinandersetzung mit allgemeinen und berufsbezogenen Verständnissen von Nachhaltigkeit erfordert mehr Verantwortungsübernahme und Berücksichtigung der sozial-ökologischen Transformation. Ein Ansatz ist, den Mensch als Teil der Umwelt zu sehen und dies in die Forschung, Ausbildung und Praxis der Physiotherapie zu übertragen.

LITERATUR

Baier L, Richter R, Maric F, Höppner H (2023): Umweltverantwortlich Handeln in der Physiotherapie, in: Hartung S, Wihofszky P (Hrsg.): *Gesundheit und Nachhaltigkeit.* Berlin, Heidelberg: Springer, Springer Reference Pflege – Therapie – Gesundheit, S. 1–11.

El-Seoud (2023): *Perspektiven lebensweltorientierter Physiotherapie. Eine qualitative Studie.* 1. Aufl. Springer VS.

Haase LA, Bopp K, Maric F. Physiotherapiewissenschaft umfassend verstehen: Ein angewandter Überblick über gängige Forschungsparadigmen (Teil 2). Physioscience 2025;21(03):109–115. Doi:10.1055/a-2462-8464.

Maric F, Nicholls D (2020): Paradigm shifts are hard to come by: looking ahead of COVID-19 with the social and environmental determinants of health and the UN SDGs. *Eur J Physiother* 22(6): 379–381. DOI: 10.1080/21679169.2020.1826577

Traue B, Pfahl L, Schürmann L (2019): Diskursanalyse, in: Baur N, Blasius J (Hrsg.) *Handbuch Methoden der empirischen Sozialforschung.* Wiesbaden: Springer VS, S. 565–583.

United Nations (2015): Transforming our World: The 2030 agenda for sustainable development. United Nations A/RES/70/1.

II Digitalisierung und Technologien

5 Der digitale Zwilling 16

6 Kognitives Eigentraining 20

7 Physiotherapeutische Teletherapie in der Rehabilitation – Versorgung der Zukunft? 22

8 Virtual Reality in der Sturzprävention: Evaluation des Interventionsprogramms HOLOBalance 25

9 Videospielbasierte Ermittlung des Sturzrisikos 28

10 Digitale Apps zur Verbesserung der Mobilität in der Neurorehabilitation 30

KAPITEL

5

Robert Christopher Eschke

Der digitale Zwilling

5.1 Einleitung

Die Vorstellung eines in der digitalen Welt existierenden, physiologisch, anatomisch und genomisch identischen Zwillings ist längst nicht mehr nur Stoff aus Science-Fiction-Romanen. Der erste digitale Zwilling wurde im Rahmen der Apollo Raumfahrtmissionen der NASA in den 1960er Jahren realisiert. Durch den Einsatz KI-gestützter Computer-Simulationen physikalischer Prozessen und Sensorsysteme, konnten Kursabweichungen in Echtzeit erkannt und unmittelbar korrigiert werden (Douthwaite et al. 2021). Der Begriff *digitaler Zwilling* wurde später von Michael Grieves (2005) im Kontext des Produktlebenszyklusmanagements (PLM) geprägt. Der digitale Zwilling ist das virtuelle Abbild eines physischen Objekts und begleitet digital den gesamten Lebenszyklus von der Entwicklung über die Produktion bis hin zur Nutzung und Wartung (Grieves 2005).

Mit Beginn der 2010er Jahre hielt das Konzept zunehmend Einzug in die Medizin. Dies wurde vor allem durch technologische Fortschritte im Bereich des Internets der Dinge sowie durch KI-basierte Datenanalysen ermöglicht. Insbesondere tragbare Sensoren erlaubten erstmals die Echtzeit-Überwachung von Gesundheitsparametern und Abweichungen vom physiologischen Kurs. Zunächst entstanden digitale Abbilder einzelner Organe, mit denen virtuell Medikamentenwirkungen getestet werden konnten, ohne dass Menschen realen Risiken ausgesetzt waren. Fortschritte in der Genomik eröffneten schließlich die Möglichkeit, auch zelluläre Prozesse zu modellieren und dadurch hoch individualisierte Therapieansätze zu entwickeln (Katsoulakis et al. 2024).

Seit den 2020er Jahren gewinnen durch künstliche Intelligenz (KI) erzeugte digitale Zwillinge im Gesundheitswesen zunehmend an Bedeutung. Sie versprechen eine grundlegende Veränderung der medizinischen Versorgung durch ein bislang unerreichtes Maß an Personalisierung, Prognosegenauigkeit und Prävention (Łukaniszyn et al. 2024). Gleichzeitig wirft ihr Einsatz jedoch auch bedeutende ethische, datenschutzrechtliche und regulatorische Fragen auf, insbesondere hinsichtlich der Sicherheit sensibler Gesundheitsdaten, der Nachvollziehbarkeit algorithmischer Entscheidungen sowie der bislang nicht standardisierten Nutzung von Prompts zur Steuerung generativer KI-Modelle. Diese Faktoren bergen die Gefahr einer eingeschränkten Reproduzierbarkeit und Nachvollziehbarkeit sowie einer möglichen Entmenschlichung klinischer Entscheidungsprozesse.

5.2 Abstract der Studie

Łukaniszyn M, Majka Ł, Grochowicz B, Mikołajewski D, Kawala-Sterniuk A (2024): Digital Twins Generated by Artificial Intelligence in Personalized Healthcare. *Applied Sciences* 14(20): 9404
DOI: 10.3390/app14209404
https://doi.org/10.3390/app14209404

Abstract

KI-generierte digitale Zwillinge in der personalisierten Medizin

Zu den Strategien, die digitale Gesellschaften im Gesundheitswesen verfolgen, gehören die rasche Entwicklung digitaler Zwillinge von Menschen und menschlichen Organen für die medizinische Forschung sowie der Einsatz von KI in der klinischen Praxis, um preisgünstiger, schneller und effektiver wirksame Behandlungen entwickeln zu können. Erleichtert wird dies durch die Verfügbarkeit großer historischer Datensätze aus früheren klinischen Studien und anderen realen Datenquellen (z. B. biometrische Daten, die von mobilen Geräten erfasst werden). Anhand von KI-generierten digitalen Zwillingen sind mithilfe von KI-Modellen im Einzelfall Vorhersagen von künftigen Behandlungsergebnissen möglich, sodass In-silico-Interventionsstrategien schneller evaluiert werden können. Inzwischen entwickeln digitale Zwillinge die Fähigkeit, sich in Echtzeit gemäß ihrer entsprechenden physischen Person zu aktualisieren und sich mit zahlreichen diagnostischen und therapeutischen Geräten zu verbinden. Aufgrund der komplexen technologischen Herausforderungen, der regulatorischen Perspektiven und der komplexen Fragen bezüglich Sicherheit und Vertrauen benötigt diese Form der personalisierten Medizin

Schützenhilfe. Die Herausforderung besteht auch darin, verschiedene Datensätze und Omics so zu kombinieren, dass die großen Datensätze schnell interpretiert werden können, um Gesundheits- und Krankheitsindikatoren zu erstellen und Stichproben sowie Längsschnittanalysen zu erleichtern. Es gibt zahlreiche Möglichkeiten (simulierte klinische Studien, Krankheitsvorhersage, Fernüberwachung des Gesundheitszustands, der Behandlungsfortschritte und der Anpassung des Behandlungsplans von Patienten und Patientinnen), mit denen sich die Patientenversorgung verbessern lässt. Diese stehen insbesondere im Umfeld von Smart Cities und Smart Territories sowie durch die breitere Nutzung von 6G, Blockchain (und bald vielleicht Quantenkryptographie) und dem Internet der Dinge (IoT) sowie durch medizinische Technologien wie Multiomics zur Verfügung. Aus praktischer Sicht erfordert dies nicht nur eine effiziente Validierung, sondern auch die nahtlose Integration in die bestehende Gesundheitsinfrastruktur.

5.3 Kommentar

5.3.1 Zusammenfassung

Der Review von Łukaniszyn et al. (2024) gibt einen systematischen Überblick über den aktuellen Forschungsstand zu KI-generierten digitalen Zwillingen (Digital Twins, DTs) in der personalisierten Medizin. Im Fokus steht die Nutzung multimodaler Gesundheitsdaten und maschinellen Lernens zur Optimierung von Diagnostik, Therapie und Prävention. Durch die bibliometrische Analyse von 317 Publikationen aus den Jahren 2019 bis 2024 identifizieren die Autorinnen und Autoren zentrale Forschungsfelder, wobei die meisten Beiträge aus der Informatik, Ingenieurwissenschaft und Medizin stammen. Digitale Zwillinge basieren auf strukturierten und unstrukturierten Daten, etwa aus elektronischen Patientenakten, Wearables oder genomischen Daten. Eine besondere Rolle spielt die Integration sogenannter Multiomics-Daten zur präzisen Modellierung individueller biologischer Prozesse.

Die Architektur digitaler Zwillinge umfasst mehrere Schritte von der Datensammlung über Simulation und Validierung bis hin zur klinischen Anwendung. Zu den Einsatzgebieten zählen unter anderem die Vorhersage von Krankheitsverläufen, die virtuelle Operationsplanung, die individualisierte Pharmakotherapie und das Monitoring chronischer Erkrankungen. Trotz des Potenzials gibt es technische, ethische und regulatorische Problemfelder, insbesondere hinsichtlich Interoperabilität, Datenschutz und fehlender Standards. Die zukünftige Forschung sollte sich auf transparente, datenschutzkonforme und skalierbare Lösungen konzentrieren, die datengetriebene mit physikbasierten Modellen verbinden. Die Entwicklung und Integration digitaler Zwillinge folgt dabei einem elfstufigen, strukturierten Prozessmodell, das von der Datenerhebung bis zur kontinuierlichen Weiterentwicklung im klinischen Einsatz reicht (➤ Tab. 5.1).

Tab. 5.1 Phasen bei der Erstellung von KI-generierten digitalen Zwillingen in der personalisierten Gesundheitsversorgung [F1234]

Nr.	Schritt (Deutsch)	Beschreibung
1	Datenerhebung	Zusammentragen umfassender und unterschiedlicher Patientendaten, wie elektronischen Patientenakten, genetischen Informationen, Daten zur Lebensführung sowie Echtzeitdaten von Wearables, um eine detaillierte Grundlage für den digitalen Zwilling zu schaffen.
2	Datenintegration und -vorverarbeitung	Integration und Vorverarbeitung der zusammengetragenen Daten mittels Standardisierung, Bereinigung und Organisierung (z. B. normalisiert, balanciert), um Konsistenz und Modellierungsbereitschaft sicherzustellen.
3	Auswahl und Entwicklung von Modell/Algorithmus	Auswahl und Weiterentwicklung von KI-Algorithmen und Modellen zum maschinellen Lernen, um die physiologischen Systeme, den Gesundheitszustand und potenzielle Reaktionen auf Behandlungen abzubilden. Dies kann zur leichteren Initialisierung anhand vorbereiteter Vorlagen erfolgen.
4	Simulation und Kalibrierung	Simulation des digitalen Zwillings mithilfe der verarbeiteten Daten. Kalibrieren des Modells, sodass es den aktuellen Gesundheitszustand des Patienten bzw. der Patientin widerspiegelt. Dazu werden die Parameter so angepasst, dass der digitale Zwilling die typischen Merkmale des Patienten bzw. der Patientin, die für die klinische Diagnose relevant sind, genau abbildet. Auch Richtung und Ausmaß ihrer Veränderungen sollten denen beim Patient bzw. bei der Patientin entsprechen.
5	Validierung und Testung	Durch eine strenge Validierung und Testung mit realen Ergebnissen wird sichergestellt, dass der konstruierte digitale Zwilling den zu erwartenden Gesundheitsverlauf und das Ansprechen auf verschiedene Interventionen zuverlässig vorhersagt.
6	Personalisierung und Anpassung	Der digitale Zwilling wird durch patientenspezifische Faktoren personalisiert und kontinuierlich mit neuen Daten aktualisiert, um Veränderungen im Gesundheitszustand im Laufe der Zeit widerzuspiegeln und dafür zu sorgen, dass er aktuell bleibt (mit dem physischen Original übereinstimmt).

Tab. 5.1 Phasen bei der Erstellung von KI-generierten digitalen Zwillingen in der personalisierten Gesundheitsversorgung [F1234] *(Forts.)*

Nr.	Schritt (Deutsch)	Beschreibung
7	Integration in klinische Prozesse	Der digitale Zwilling wird in klinische Abläufe integriert und unterstützt das medizinische Personal in Echtzeit bei Entscheidungen, bei der Therapieplanung und beim Monitoring der klinischen Fortschritte. Anfangs kann dies über die Infrastruktur medizinischer Simulationszentren erfolgen.
8	Feedback und Verfeinerung	Während des Einsatzes im klinischen Alltag wird das Feedback des medizinischen Fachpersonals kontinuierlich erfasst und werden die Ergebnisse überwacht, sodass das Modell ständig verbessert und verfeinert werden kann(sowohl die Technologie an sich, mit Betriebssystem und Vorlagen, als auch der jeweilige digitale Zwilling (der gesunden oder erkrankten Personen).
9	Ethische und regulatorische Konformität	Die Einhaltung ethischer Standards und gesetzlicher Vorgaben ist essenziell, insbesondere Patienteneinwilligung, Datenschutz und rechtliche Fragestellungen.
10	Implementierung und Monitoring	Schließlich wird der digitale Zwilling bei der personalisierten Gesundheitsversorgung eingesetzt und kontinuierlich überwacht, um Leistung und Effektivität zu beurteilen und bei Bedarf weitere Anpassungen vorzunehmen.
11	Kontinuierliche Weiterentwicklung	Ein digitaler Zwilling ist nie „fertig". Er entwickelt sich durch technologische und patientenseitige Veränderungen ständig weiter. Nach dem Tod des Patienten bzw. der Patientin kann ein digitaler Zwilling anonymisiert für Lehre, Lernen, Simulation und die Entwicklung künftiger Zwillinge genutzt werden.

5.3.2 Wissenschaftliche Einordnung

Die Erstellung von digitalen Zwillingen ist zu dem jetzigen Zeitpunkt primär in der medizinischen Forschung verortet und wurde in der physiotherapeutischen Forschung bisher lediglich ansatzweise thematisiert. Obwohl die Nutzung in der medizinischen Forschung stetig Fortschritte macht, werden KI-Systeme in der Physiotherapie allenfalls additiv verwendet, was das eigentliche Potenzial für die Zukunft nur erahnen lässt (Mikołajewska, Masiak und Mikołajewski 2024).

5.3.3 Praxistipp

Die Erstellung digitaler Zwillinge von Patientinnen und Patienten hat in der physiotherapeutischen Versorgung bislang noch keinen systematischen Einzug gehalten und wird derzeit nur in Ansätzen wissenschaftlich untersucht (Mikołajewska, Masiak und Mikołajewski 2024). Dennoch kommen bereits heute im Praxisalltag KI-basierte Werkzeuge, etwa Sprachmodelle wie ChatGPT, zum Einsatz, um individualisierte Untersuchungs- und Behandlungsentscheidungen zu unterstützen (Bilika et al. 2024). Obwohl hierbei kein Phasenmodell verfolgt wird, entsteht bereits eine erste, wenn auch unvollständige, Version eines digitalen Zwillings. Für eine sinnvolle und sichere Anwendung entscheidend ist jedoch eine vollständige, qualitativ hochwertige Dateneingabe sowie die präzise und kontextbezogene Formulierung von Prompts. Nur so kann ein realitätsnaher digitaler Zwilling entstehen, der auf validen und klinisch relevanten Informationen basiert. Die Qualität der KI-Ausgabe hängt maßgeblich von der Qualität der Eingabe ab. Ein effektiver Prompt sollte daher:

- zielgerichtet formuliert sein (z. B. im Hinblick auf eine evidenzbasierte Therapieempfehlung),
- kontextbezogene Angaben enthalten (z. B. Alter, Art und Dauer der Beschwerden, Begleitsymptome, Therapieziel),
- und einen Bezug zu wissenschaftlichen Quellen herstellen (z. B. Leitlinien, aktuelle Studienlage).

Je klarer das Anliegen formuliert und je spezifischer der klinische Kontext beschrieben ist, desto präziser fällt die Antwort des KI-Systems aus und umso größer ist ihr praktischer Nutzen. Zugleich muss stets gewährleistet sein, dass sämtliche Eingaben anonymisiert erfolgen und keine sensiblen personenbezogenen Daten verarbeitet werden.

Sorgfältig durchdachte Prompts können somit eine wertvolle Unterstützung bei der evidenzbasierten Entscheidungsfindung und Therapieplanung sein (Bilika et al. 2024). Sie ersetzen jedoch keinesfalls die klinische Urteilskraft und Erfahrung der behandelnden Therapeutinnen und Therapeuten.

TAKE HOME MESSAGE

Digitale Zwillinge, die mittels Künstlicher Intelligenz generiert werden, bilden individuelle Gesundheitszustände hochgradig personalisiert und dynamisch ab. Dadurch eröffnen sie neue Wege in Diagnostik, Therapie und Prävention. Sie beruhen auf der Integration verschiedenster Datenquellen, von genomischen Informationen bis hin zu Echtzeitdaten aus Wearables, und entwickeln sich durch lernende Algorithmen kontinuierlich weiter.
Um einen möglichst realitätsnahen digitalen Zwilling zu erschaffen, wird bei der Erstellung auf die 11-Punkte-Architektur hingewiesen, da sich auf diese Weise eine standardisierte und vollumfängliche digitale Kopie des Patienten bzw. der Patientin generieren lässt. Auch das Übertragen von und die Verknüpfung mit Daten aus unterschiedlichen medizinischen und therapeutischen Sektoren kann die Ähnlichkeit des digitalen Zwillings mit dem realen Zwilling enorm verbessern.
Trotz ihres großen Potenzials gibt es noch technische, ethische und regulatorische Problemfelder, die vor der breitflächigen Anwendung in der klinischen Praxis und Forschung gelöst werden müssen.

ERKLÄRUNG ZU KI UND KI-GESTÜTZTEN TECHNOLOGIEN IM SCHREIBPROZESS

Beim Erstellen dieses Artikels hat der Autor Robert-Christopher Eschke ChatGPT verwendet, um den Review zu übersetzen, zusammenzufassen und sprachliche Anpassungen im selbst verfassten Text durchzuführen. Nach der Nutzung dieses Tools hat der Autor den Inhalt nach Bedarf überprüft und bearbeitet und übernimmt die volle Verantwortung für den Inhalt der Veröffentlichung.

LITERATUR

Bilika P, Stefanouli V, Strimpakos N, Kapreli EV (2024): Clinical reasoning using ChatGPT: Is it beyond credibility for physiotherapists use? *Physiother Theory and Pract* 40 (12): 2943–2962. DOI: 10.1080/09593985.2023.2291656

Douthwaite JA, Lesage B, Gleirscher M, et al. (2021): A modular digital twinning framework for safety assurance of collaborative robotics. *Front Robot AI*, 8: 758099. DOI: 10.3389/frobt.2021.758099

Grieves MW (2005): Product lifecycle management: The new paradigm for enterprises. *International Journal of Product Development* 2(1/2): 71.

Katsoulakis E, Wang Q, Wu H, et al. (2024): Digital twins for health: A scoping review. *Npj Digi Med* 7(1): 77. DOI: 10.1038/s41746-024-01073-0

Mikołajewska E, Masiak J, Mikołajewski D (2024): Applications of artificial intelligence-based patient digital twins in decision support in rehabilitation and physical therapy. *Electronics 13*(24), 4994. DOI: 10.3390/electronics13244994

KAPITEL

6 Kognitives Eigentraining

Volker Völzke

6.1 Einleitung

Ein hoher Anteil neurologischer Patientinnen und Patienten weist alltagsrelevante kognitive Defizite auf. Hier zeigen sich je nach Ätiologie (z. B. Schlaganfall, Schädel-Hirn-Trauma) unterschiedliche Häufigkeiten und Schweregrade. Diese Defizite haben insbesondere langfristig eine sehr hohe Alltagsrelevanz durch Einschränkungen der Teilhabe. Vor allem in der Frühphase der Rehabilitation ist die Selbsteinschätzung der kognitiven Defizite (engl. Awareness of Deficit) bei den Betroffenen limitiert (Gauggel 2018). Sie fokussieren stark auf motorische Defizite. Die Bedeutung des multidisziplinären Teams in der Entwicklung der Selbsteinschätzung erscheint daher hochgradig bedeutsam (Völzke 2021). Zur Entwicklung der Selbsteinschätzung gehören auch das angeleitete Eigentraining (Winson, Wilson und Bateman 2017) und die supervidierte Therapie. Hier spielen kognitive Übungen/Therapien am PC oder in einer App eine herausragende Bedeutung. Optimalerweise können Betroffene in diesem Setting ohne den Druck der Untersuchungssituation Erfahrungen mit der eigenen Leistungsfähigkeit sammeln. Langfristig ist die Entwicklung von Selbsteffizienz („Ich habe gelernt, welche Übungen/Therapie für mich gut und hilfreich sind.") ein entscheidender Aspekt des Therapieerfolgs (Frommelt, Thöne-Otto und Grötzbach 2024).

6.2 Abstract der Studie

Gavelin HM, Lampit A, Hallock H, Sabatés J, Bahar-Fuchs A (2020): Cognition-oriented treatments for older adults: a systematic overview of systematic reviews. *Neuropsychol Rev* 30(2): 167–193.
DOI: 10.1007/s11065-020-09434-8
https://doi.org/10.1007/s11065-020-09434-8

Abstract

Kognitionsorientierte Behandlungsansätze bei älteren Erwachsenen: eine systematische Übersicht von systematischen Reviews

Kognitionsorientierte Behandlungen, zu denen in der Regel kognitives Training, kognitive Rehabilitation und kognitive Stimulation gezählt werden, sind vielversprechende Ansätze, um die Verschlechterung kognitiver und funktioneller Kompetenzen bei älteren Erwachsenen zu verhindern. Wir führten einen systematischen Review von Metaanalysen durch, in denen die Wirksamkeit kognitionsorientierter Behandlungen auf kognitive und nicht kognitive Endpunkte bei älteren Erwachsenen mit und ohne kognitive Beeinträchtigung untersucht wurde. Die Qualität der Reviews wurde mit dem AMSTAR-Instrument („A Measurement Tool to Assess Systematic Reviews 2) bewertet. Von den 51 als geeignet eingestuften Reviews flossen 46 in die quantitative Synthese ein. Die Nachweissicherheit der 46 Metaanalysen wurde bei neun als moderat (20 %), bei 13 als niedrig (28 %) und bei 24 als kritisch niedrig (52 %) eingestuft. Obwohl die meisten Reviews gepoolte Effektgrößen für objektive kognitive Endpunkte angaben, fanden sich nur wenige nicht kognitive Ergebnisse mit möglicher Relevanz. Ein niedriger mittlerer Effektschätzer für die Kognition wurde für das kognitive Training bei gesunden älteren Erwachsenen (mittleres Hedges' g = 0,32; Bereich 0,13–0,64; 19 Reviews), leichter kognitiver Beeinträchtigung (mittlerer Hedges' g = 0,40; Bereich 0,32–0,60; 5 Reviews) und Demenz (mittleres Hedges' g = 0,38, Bereich 0,09–1,16; 7 Reviews) ermittelt. Auch für die kognitive Stimulation bei Demenz war der mittlere Effektschätzer für die Kognition niedrig (mittleres Hedges' g = 0,36, Bereich 0,26–0,44; 5 Reviews). Die Metaregression ergab, dass ein höherer AMSTAR-Wert mit höheren Effektschätzern für kognitive Endpunkte verbunden war. Die vorliegende Evidenz unterstützt die Wirksamkeit kognitionsorientierter Behandlungen zur Verbesserung der kognitiven Leistung bei älteren Erwachsenen. Inwieweit diese Effekte klinisch relevant sind, bleibt wegen fehlender hochwertiger Evidenz und der Heterogenität der beschriebenen Ergebnisse unklar. In zukünftigen Studien sollten relevante nicht kognitive Ergebnisse konsistenter einbezogen werden. Außerdem sollten Metaanalysen in diesem Bereich methodische Standards besser einhalten. PROSPERO-Registrierungsnummer: CRD42018084490.

6.3 Kommentar

6.3.1 Zusammenfassung

Eine Metaanalyse fasst wissenschaftliche Ergebnisse unterschiedlicher Studien zusammen. Dazu werden die Studien nach festgelegten Kriterien in die Metaanalyse aufgenommen und zusammenfassend bewertet (AMSTAR 2). In der aktuellen Metaanalyse wurde Studien zum Effekt von computergestützter kognitiver Stimulation, kognitivem Training bzw. Therapie bei älteren Menschen (Gesunde, gemischte Gruppe, Personen mit leichter kognitiver Störung, mit Demenz, Morbus Parkinson und Schlaganfall) zusammengefasst und bewertet. Insgesamt wurden 35 Artikel berücksichtigt.

6.3.2 Wissenschaftliche Einordnung

Metaanalysen sind ein sehr wichtiger Bestandteil der empirischen Forschung zur kognitiven Stimulation, zum kognitiven Training bzw. zur kognitiven Therapie auch im Eigentraining.

6.3.3 Praxistipp

Neurorehabilitation ist multidisziplinär, ganzheitlich und teilhabeorientiert. Entsprechend bedeutsam ist die Kooperation aller Disziplinen. Optimalerweise geht der Blick jeder Disziplin über den Tellerrand hinaus. Betroffene werden hinsichtlich der Interaktion von Motorik, Sensorik, Kognition und Emotionen aufgeklärt und geschult, zum Eigentraining motiviert und entsprechend unterstützt. Verbesserte oder stabile kognitive Fähigkeiten wirken sich parallel auf alle Aspekte der Teilhabe aus. Daher ist auch der Hinweis auf die Sinnhaftigkeit und den Nutzen von kognitivem Training im Gesamtkontext bedeutsam.

TAKE HOME MESSAGE

Kognitive Stimulation, kognitives Training bzw. kognitive Therapie haben sich in der Alternsforschung und neurorehabilitativen Praxis bewährt und zeigen empirisch nachweisbare Effekte. Sie wirken wahrscheinlich auch auf nichtkognitive Aspekte, wie Zufriedenheit, Selbsteffizienz und Lebensqualität. Sinnvollerweise werden Betroffene aber auch ältere Personen von allen Berufsgruppen auf die Sinnhaftigkeit kognitiver Aufgaben bzw. einer kognitiven Stimulation im Alltag hingewiesen.

LITERATUR

Frommelt P, Thöne-Otto A, Grötzbach H (2024): *Neuro-Rehabilitation. Ein Praxisbuch für interdisziplinäre Teams.* 4. Aufl. Berlin: Springer.

Gauggel S (2016):. *Störung der Krankheitseinsicht.* 1. Aufl. Göttingen: Hogrefe.

Völzke V (2021): Die therapeutische Beziehung in der Neurorehabilitation. *Psychotherapie im Dialog* 22; 1–6. DOI 10.1055/a-1215-2704

Winson R, Wilson B, Bateman A (2017): *The Brain Injury Rehabilitation Workbook.* New York: Guilford Press.

KAPITEL

7

Tobias Michels

Physiotherapeutische Teletherapie in der Rehabilitation – Versorgung der Zukunft?

7.1 Einleitung

Die digitale Praxis (digital Practice), zu der auch die physiotherapeutische Teletherapie gehört, wurde 2019 von der „Digital Physical Therapy Practise Task Force“ der World Physio und der International Network of Physiotherapy Regulatory Authorities (INPTRA) wie folgt definiert: „*Der Begriff „digitale Praxis“ bezeichnet Gesundheitsdienstleistungen, Unterstützung und Informationen, die aus der Ferne über digitale Kommunikation und Geräte bereitgestellt werden.*“ Eine aktuelle Erhebung zeigt, dass nur etwa 1 % der Physiotherapiepraxen in Deutschland diese Möglichkeit nutzen (Hambloch et al. 2024). Um einen Einblick in die internationale Studienlage zu geben und die Wirkungsnachweise der physiotherapeutischen Teletherapie in verschiedenen Anwendungsgebieten zu beleuchten, wird in diesem Artikel der Rapid Overview von Seron et al. (2021) näher vorgestellt.

7.2 Abstract der Studie

Seron P, Oliveros MJ, Gutierrez-Arias R, et al. (2021): Effectiveness of telerehabilitation in physical therapy: a rapid overview. *Phys Ther* 101(6):pzab053.
DOI: 10.1093/ptj/pzab053
https://doi.org/10.1093/ptj/pzab053

Abstract

Wirksamkeit der Telerehabilitation in der Physiotherapie: ein Rapid Overview

Ziel
In diesem Artikel wird die verfügbare Evidenz aus systematischen Reviews über die Telerehabilitation in der Physiotherapie zusammengetragen.

Methodik
Durchsucht wurden die Datenbanken Medline/PubMed, EMBASE und Cochrane Library. Darüber hinaus wurden die Archive in PROSPERO, Epistemonikos und PEDro berücksichtigt. Eingeschlossen wurden systematische Übersichtsarbeiten zu verschiedenen Erkrankungen, Populationen und Kontexten, bei denen die zu bewertende Intervention Telerehabilitation durch Physiotherapie ist. Endpunkte waren die klinische Wirksamkeit abhängig von der jeweiligen Erkrankung, Funktionalität, Lebensqualität, Patientenzufriedenheit, Therapietreue und Sicherheit. Die Datenakquise und die Bewertung des Verzerrungsrisikos wurden von einem Gutachter durchgeführt, die nicht unabhängige Verifizierung durch einen zweiten Gutachter. Die Ergebnisse wurden in den Tabellen und Abbildungen des Artikels qualitativ dargestellt.

Ergebnisse
Von den einbezogenen 53 systematischen Reviews wurden 17 mit einem geringen Verzerrungsrisiko bewertet, befassten sich 15 mit der kardiorespiratorischen Rehabilitation, 14 mit Erkrankungen des Bewegungsapparats und 13 mit der Neurorehabilitation. Die übrigen 11 Reviews betrafen andere Erkrankungen oder Rehabilitationsarten. Von den Reviews mit geringem Verzerrungsrisiko ermittelten 13 eine Überlegenheit der Telerehabilitation gegenüber der Rehabilitation vor Ort oder keiner Rehabilitation. Insgesamt 17 Studien fanden keine Unterschiede zwischen den Gruppen. 35 Übersichtsarbeiten mit unklarem oder hohem Verzerrungsrisiko zeigten uneinheitliche Ergebnisse.

Zusammenfassung
Trotz der widersprüchlichen Ergebnisse könnte die Telerehabilitation in der Physiotherapie bei Erkrankungen wie Arthrose, lumbalen Rückenschmerzen, Hüft- und Kniegelenkersatz, Multipler Sklerose sowie im Rahmen der kardialen und pulmonalen Rehabilitation mit physikalischen Maßnahmen vor Ort vergleichbare oder bessere Ergebnisse erzielen als keine Rehabilitation. Klinische Studien und systematische Reviews müssen unbedingt in besserer Qualität durchgeführt werden.

Auswirkungen
Die Bereitstellung der besten verfügbaren Evidenz zur Wirksamkeit der Telerehabilitation für Fachkräfte, vor allem für Physiotherapeutinnen und -therapeuten, wird sich auf den Entscheidungsprozess auswirken und somit nicht nur während der COVID-19-Pandemie, sondern auch in Zukunft zu besseren klinischen Ergebnissen führen. Die Ermittlung von Forschungslücken wird auch dazu beitragen, relevante und neue Forschungsfragen zu formulieren.

7.3 Kommentar

7.3.1 Zusammenfassung

Seron und Kolleginnen und Kollegen haben einen Rapid Overview von systematischen Reviews durchgeführt, um die Anwendung der Therapieform im Bereich der muskuloskelettalen Beschwerden, neurologischen Erkrankungen, kardiopulmonalen Erkrankungen und „anderen" Erkrankungen in verschiedenen Kontexten und Bevölkerungsgruppen zu untersuchen. Die Autorinnen und Autoren erstellten eine Übersicht im Rapid-Review-Format gemäß der PRISMA-Deklaration für systematische Reviews. Es wurde eine systematische Recherche in den Datenbanken Medline/PubMed, EMBASE und Cochrane Library durchgeführt sowie das PROSPERO-Archiv durchsucht und die gefilterten Datenbanken PEDro und Epistemonikos genutzt. Eingeschlossen wurden Reviews über muskuloskelettale Erkrankungen (14 Studien), neurologische Erkrankungen (13 Studien), kardiopulmonale Erkrankungen (15 Studien) und „andere" (z. B. chronische Schmerzen oder Übergewicht, insgesamt elf Studien). Verglichen wurde die physiotherapeutische Teletherapie mit der üblichen Rehabilitation oder keiner Rehabilitation. Die betrachteten primären Endpunkte waren die klinische Effektivität, die Funktionalität und die gesundheitsbezogene Lebensqualität. Die eingeschlossenen 53 Studien wurden mit dem Risk of Bias in Systematic Reviews Tool (ROBIS) auf ihr Verzerrungsrisiko untersucht. Insgesamt wurde für 17 Reviews ein geringes, für 24 Reviews ein hohes Risiko und für zwölf Reviews ein unklares Verzerrungsrisiko ermittelt.

Für die muskuloskelettalen Erkrankungen fand sich bei sieben Reviews ein geringes Verzerrungsrisiko. In einer Studie (Cottrell et al. 2017) war die Telerehabilitation hinsichtlich klinischer Effektivität und Funktionalität vorteilhafter als die Rehabilitation vor Ort.

Für die neurologischen Erkrankungen gab es drei Reviews mit einem geringen Verzerrungsrisiko und es fand sich für die Telerehabilitation überwiegend kein Vorteil gegenüber der Rehabilitation. Leichte Vorteile für die Teletherapie gab es nur in einigen Primärstudien. In zwei von drei Studien (Khan et al. 2015 und Rintala et al. 2018) war die Telerehabilitation klinisch effektiver als die Rehabilitation vor Ort.

Für die kardiopulmonalen Erkrankungen gab es vier Reviews mit einem geringen Verzerrungsrisiko. Während Huang et al. (2015) für die Telerehabilitation eine höhere klinische Effektivität ermittelten als für die Rehabilitation vor Ort, fanden die anderen Studien keinen Unterschied zwischen den Vergleichsgruppen.

Für die „anderen" Erkrankungen gab es drei Reviews mit einem geringen Verzerrungsrisiko. In dieser Gruppe war die Telerehabilitation klinisch deutlich effektiver als keine Rehabilitation. Bei den untersuchten Beschwerden handelte es sich um Probleme mit Übergewicht (Adipositas) und Müdigkeit (Fatigue) bei Patientinnen und Patienten, die eine Krebserkrankung überstanden hatten.

Trotz der durchaus positiven Tendenzen in den Reviews mit geringen Verzerrungsrisiko weisen die Autorinnen und Autoren darauf hin, dass der Gesamteindruck nicht fälschlicherweise zu positiv bewertet werden sollte. Allerdings sind positive Ergebnisse zu sehen und ist angesichts der sich stetig weiterentwickelnden technischen Möglichkeiten zu erwarten, dass die physiotherapeutische Telemedizin in Deutschland ein wirksames Mittel zur Rehabilitation werden kann.

7.3.2 Wissenschaftliche Einordnung

Obwohl es zu diesem Thema viele systematische Reviews in der internationalen Literatur gibt und die Daten positive Ergebnisse zeigen, ist es notwendig, die physiotherapeutische Teletherapie stärker im deutschen Gesundheitssystem zu erforschen. Um nicht ähnliche Interpretationsschwierigkeiten mit den Ergebnissen zu bekommen, wie bei dem hier vorgestellten Rapid Overview, sollte in Deutschland in den kommenden Jahren Wert darauf gelegt werden, dass die klinischen Studien eine gute Methodik und ausreichende Gruppengrößen aufweisen. Dadurch würden qualitativ hochwertige systematische Reviews möglich werden, die eine präzisere Bewertung der physiotherapeutischen Teletherapie und der verschiedenen Anwendungsgebiete in Deutschland zulassen.

7.3.3 Praxistipp

Die Ergebnisse zeigen, dass die physiotherapeutische Teletherapie in allen vier beschriebenen Teilbereichen in Bezug auf die Rehabilitation gleichwertige oder bessere Ergebnisse erzielt als die Rehabilitation vor Ort. Es gibt zahlreiche vielversprechende Anwendungsgebiete für die physiotherapeutische Teletherapie, bei denen aber immer der individuelle Kontext der Patientinnen und Patienten bedacht werden muss. Im Zuge der fortschreitenden Digitalisierung in Deutschland bietet sich aktuell die Möglichkeit, staatliche Subventionen für die Anschaffung von Hard- und Software zu beantragen, um eine digitale Versorgung anbieten zu können (in Höhe von 950 bzw. 300 Euro). Informationen zu den Subventionierungen wurden von den maßgebenden Physiotherapieverbänden veröffentlicht und sind kostenfrei verfügbar. Des Weiteren hat der Staat bereits mit dem *Gesetz zur Beschleunigung der Digitalisierung des Gesundheitswesens* signalisiert, dass digitale Versorgungsformen zukünftig mehr in den Fokus rücken werden.

TAKE HOME MESSAGE

Die in der Studie beschriebenen, von der Teletherapie profitierenden Anwendungsbereiche, die gesetzlichen Rahmenbedingungen, die steigenden Anforderungen an das Gesundheitswesen und die aktuelle Subventionierung der Hard- und Software für die physiotherapeutische Teletherapie sollten von den Physiotherapiepraxen in Deutschland für eine Erweiterung ihres Versorgungsangebots genutzt werden.

LITERATUR

Cottrell MA, Galea OA, O'Leary SP, Hill AJ, Russell T (2017): Real-time telerehabilitation for the treatment of musculoskeletal conditions is effective and comparable to standard practice: a systematic review and meta-analysis. *Clin Rehabil* 31(5): 625–638. DOI: 10.1177/0269215516645148

Gesetz zur Beschleunigung der Digitalisierung des Gesundheitswesens (Digital-Gesetz – DigiG) (2024). *Bundesgesetzblatt I, Nr. 101 vom 25.03.2024.*

Hambloch P, Peine J, Schlenz P, Soldanski C (2024): *Eckdaten zur Situation der deutschen Physiotherapieeinrichtungen.* 2. Aufl. Köln: ETL ADVISION & Verlag für Prävention & Gesundheit GmbH.

Huang K, Liu W, He D, et al. (2015): Telehealth interventions versus center-based cardiac rehabilitation of coronary artery disease: a systematic review and meta-analysis. *Eur J Prev Cardiol* 22(8): 959–971. DOI: 10.1177/2047487314561168

Khan F, Amatya B, Kesselring J, Galea M (2015): Telerehabilitation for persons with multiple sclerosis. *Cochrane Database Syst Rev* 2015(4): CD010508. DOI: 10.1002/14651858.CD010508.pub2

Rintala A, Päivärinne V, Hakala S, et al. (2019): Effectiveness of technology-based distance physical rehabilitation interventions for improving physical functioning in stroke: a systematic review and meta-analysis of randomized controlled trials. *Arch Phys Med Rehabil* 100(7): 1339–1358. DOI: 10.1016/j.apmr.2018.11.007

World Physiotherapy. *Report of the World Physiotherapy/INPTRA digital physical therapy practice task force.* London, UK: World Physiotherapy; 2019.

KAPITEL

8

Lisa Happe

Virtual Reality in der Sturzprävention: Evaluation des Interventionsprogramms HOLOBalance

8.1 Einleitung

Im Jahr 2022 stürzten in Deutschland 23,8 % der über 65-Jährigen mindestens einmal innerhalb der letzten zwölf Monate (Robert Koch-Institut, 2024). Für Personen mit Sturzrisiko sind ganzheitliche Interventionen erforderlich. Es wird empfohlen, mit funktionellen Übungen zu arbeiten, damit das Erlernte gut im Alltag umgesetzt werden kann. Die Übungen sollten anspruchsvoll aber sicher durchführbar sein. Eine Kontrolle und Anpassung der Übungen wird empfohlen (Montero-Odasso et al. 2022). Der Fachkräftemangel im Gesundheitswesen und vor allem die Versorgungssituation in strukturschwachen Regionen verdeutlichen den Bedarf an neuen Interventionsformen. Die hier beschriebene Studie vergleicht den Einsatz eines VR-Systems zur Durchführung eines multisensorischen Sturzpräventionsprogramms mit dem OTAGO-Programm.

8.2 Abstract der Studie

Pavlou M, Flavell CA, Mostajeran Gourtani F, et al. (2024): Feasibility and acceptability of the HOLOBalance telerehabilitation system compared with standard care for older adults at risk of falls: the HOLOBalance assessor blinded pilot randomised controlled study. *Age and Ageing* 53(10): afae214.
DOI: 10.1093/ageing/afae214
https://doi.org/10.1093/ageing/afae214

Abstract

Durchführbarkeit und Akzeptanz des HOLOBalance-Telerehabilitationssystems im Vergleich zur Standardversorgung bei sturzgefährdeten älteren Erwachsenen: die randomisierte kontrollierte HOLOBalance Studie mit verblindeten Untersuchern

Hintergrund

Stürze verursachen hohe sozioökonomische Kosten. Informations- und Kommunikationstechnologien ermöglichen die Bereitstellung und Überwachung von multisensorischen (MSR) Physiotherapieprogrammen. Die HOLOBalance-Plattform bietet patientenorientierte, individualisierte MSR-Programme unter Verwendung von Augmented-Reality-Hologrammen an.

Ziele

Ermitteln von Sicherheit, Akzeptanz und Machbarkeit der Plattform, Untersuchung der Vorteile für die Gehfunktion und das dynamische Gleichgewicht sowie Erheben von Daten für eine finale Studie.

Design und Setting

Einfach verblindete, randomisierte, kontrollierte Machbarkeits-Pilotstudie. Die Interventionen wurden in drei europäischen Ländern in klinischen Einrichtungen oder bei den Teilnehmenden zu Hause durchgeführt.

Teilnehmende

In die Studie wurden von Mai bis August 2021 nicht in Pflegeheimen lebende ältere Erwachsene (Durchschnittsalter 73 Jahre, 64,2 % Frauen) mit erhöhtem Sturzrisiko aufgenommen.

Methodik

Die Teilnehmenden wurden nach dem Zufallsprinzip einem achtwöchiges klinischen oder häuslichen MSR-Telerehabilitationsprogramm oder einem OTAGO-Programm (Kontrollgruppe) zugewiesen. Die Machbarkeit wurde anhand von Compliance, Zufriedenheit und unerwünschten Ereignissen ermittelt. Zu den klinischen Ergebnissen, die innerhalb einer Woche vor und nach der Intervention (verblindet) bewertet wurden, gehörten das Functional Gait Assessment (FGA), der Mini-BESTest und die kognitive Funktion.

Ergebnisse

Von den 109 (n = 289 gescreent) rekrutierten und randomisierten Teilnehmenden beendeten 76,15 % die Studie gemäß Studienplan. Die Abbrecherquote war in beiden Gruppen ähnlich. In der Kontrollgruppe wurden unerwünschte Ereignisse gemeldet (n = 3). Von den Teilnehmenden würden 69 % die HOLOBalance-Intervention weiterempfehlen. Die Ergebnisse waren für die häusliche und klinikbasierte Variante der jeweiligen Interventionen ähnlich; die Daten wurden für die Analyse kombiniert. Das FGA (95 %-Konfidenzintervall: 1,63, 4,19) und der Mini-BESTest (95 %-Konfidenzintervall 1,46, 3,93) verbesserten sich in der HOLOBalance-Gruppe stärker, wobei für den FGA eine klinisch relevante Veränderung von 4/30 festgestellt wurde.

Zusammenfassung
HOLObalance war machbar und für sturzgefährdete ältere Erwachsene akzeptabel, wobei sich FGA und Mini-BEST stärker verbesserten als beim OTAGO-Programm. Eine finale Studie ist gerechtfertigt.

8.3 Kommentar

8.3.1 Wissenschaftliche Einordnung

Die in dieser Studie untersuchte HOLOBalance-Intervention ist eine Kombination von Gleichgewichtsübungen mit multisensorischen Aufgaben, Dual-Task und kognitiven Übungen. Es bildet dieses Training in VR ab und bietet einen virtuellen Physiotherapeuten, der den Teilnehmenden Feedback gibt und sie unterstützt. Ergänzend werden Sensoren eingesetzt, um die Trainingsdurchführung zu evaluieren und die Übungen individuell anzupassen bzw. Progression zu gestalten.

Primäre Endpunkte waren die Akzeptanz (z. B. Rekrutierungsrate, Abbrecherquote), unerwünschte Ereignisse, Anwendbarkeit (z. B. notwendige Abweichungen vom Implementierungsprotokoll) und die subjektive Wahrnehmung der HOLOBalance-Intervention (strukturierte Interviews). Sekundäre Endpunkte waren Balance- und Gangbeurteilungen (Mini-BESTest, FGA), Kognitionstests (MoCA) sowie subjektive Parameter wie Sturzangst, wahrgenommene Beeinträchtigung und Motivation.

Die Adhärenz ist bei der HOLObalance-Intervention mit 83 % als gut zu bewerten. Es wurden keine schwerwiegenden unerwünschten Ereignisse dokumentiert. Insgesamt traten keine unerwünschten Ereignisse im Zusammenhang mit der HOLOBalance-Anwendung auf. In den Interviews gaben jedoch 76 % der Teilnehmenden technische Probleme bei der Nutzung an. Obwohl 71 % auch von einer subjektiven Verbesserung der Balance berichteten, würden 31 % das System nicht weiterempfehlen, da es technisch noch nicht ausgereift genug sei. Bei den sekundären Endpunkten zeigte sich eine signifikante Überlegenheit der Interventionsgruppe beim FGA und Mini-BESTest gegenüber der Kontrollgruppe. Dabei wurden auch die Werte für die minimale klinisch bedeutsame Veränderung (MCID) und für die minimale detektierbare Veränderung (MDC) angegeben. Dies ist notwendig, um über die rein statistische Signifikanz hinaus Rückschlüsse auf die praktische Relevanz der Ergebnisse ziehen zu können. Da kein Follow-up erfolgte, ist keine Aussage zu langfristigen Effekten möglich.

Die Studie sollte eigentlich in drei Ländern (Deutschland, Griechenland und Vereinigtes Königreich) durchgeführt werden. Im Vereinigten Königreich wurde jedoch die angestrebte Stichprobengröße (n = 120) durch die wegen der COVID-19-Pandemie stark erschwerte Rekrutierung verfehlt. Die Rekrutierung erfolgte primär über Einrichtungen für ältere Menschen sowie akademische Lehrkrankenhäuser. Daher ist anzunehmen, dass schlechter vernetzte oder gesundheitlich stärker eingeschränkte ältere Personen in der Studie unterrepräsentiert waren.

In der Studie wurde Public and Patient Involvement genutzt, um gemeinsam das Programm und die verwendeten Messinstrumente zu entwickeln und zu testen sowie die Studie zu konzipieren. Die Beteiligung der Zielgruppe an Forschungsprojekten gewinnt unter dem Stichwort „Partizipative Forschung“ auch in Deutschland zunehmend an Bedeutung und hat insbesondere im fachlichen Kontext, aber auch bei der Entwicklung von Interventionen großes Potenzial.

8.3.2 Praxistipp

Bei der praktischen Umsetzung komplexer Trainingsprogramme, insbesondere solcher mit digitalen Komponenten, werden in der Literatur häufig zwei Probleme angegeben: zum einen eine mangelnde fachliche Expertise auf Seiten der Physiotherapeutinnen und -therapeuten, zum anderen Probleme bei der Trainingsüberwachung und -progression (Buttery et al. 2014). Da dies unter Umständen zu einem signifikant schlechteren Abschneiden derartiger Trainings hinsichtlich ihrer Effektivität führen kann (Pavlou et al. 2024), sind strukturierte Teamschulungen und standardisierte Durchführungsanweisungen essenziell, um Qualität und Konsistenz von komplexen Trainingsinterventionen zu gewährleisten.

Bevor eine VR-basierte Interventionen im Versorgungsalltag eingesetzt werden, sollten die Systeme umfassend getestet werden. Der Fokus sollte auf einer hohen Benutzerfreundlichkeit mit intuitiver Bedienung liegen. Die Software sollte möglichst eine Individualisierung und Anpassung der Programme und Übungen ermöglichen. Die Hardware, also die VR-Brille, sollte ein geringes Gewicht haben und möglichst kabellos funktionieren. Ebenso wichtig ist die betreute Einführung der Patientinnen und Patienten in die Handhabung, um Sicherheit und Effektivität der Anwendung zu gewährleisten.

TAKE HOME MESSAGE

Die Verwendung von Virtual Reality auch bei älteren Menschen im Rahmen eines Selbsttrainings zeigte bereits vielversprechende Ergebnisse. Die kontinuierliche technische Optimierung der Systeme wird in Zukunft technische Hürden weiter abbauen. Bei aller technischen Entwicklung bleibt jedoch die Einführung und Anleitung durch geschultes Fachpersonal elementar für eine erfolgreiche Nutzung.

LITERATUR

Buttery AK, Husk J, Lowe D, Treml J, Vasilakis N, Riglin J (2014): Older people's experiences of therapeutic exercise as part of a falls prevention service: survey findings from England, Wales and Northern Ireland. *Age Ageing* 43(3): 369–374. DOI: 10.1093/ageing/aft182

Montero-Odasso M, van der Velde N, Martin FC, et al.; Task Force on Global Guidelines for Falls in Older Adults (2022): World guidelines for falls prevention and management for older adults: a global initiative. *Age Ageing* 51(9): afac205. DOI: 10.1093/ageing/afac205

Robert Koch-Institut (2024). Stürze (ab 65 Jahre) Gesundheitsberichterstattung des Bundes [zitiert: 31. Juli 2025]. Verfügbar auf https://gbe.rki.de/

KAPITEL

9

Martin Römhild

Videospielbasierte Ermittlung des Sturzrisikos

9.1 Einleitung

Stürze sind im fortgeschrittenen Lebensalter allein in Deutschland für > 4 % der Morbidität (Disability Adjusted Live Years – DALY) und 2,5 % der Todesfälle verantwortlich (IHME 2025). Etwa jeder Vierte über 65-jährige stürzt mindestens einmal pro Jahr. In der Altergruppe 85+ trifft dies sogar auf ein Drittel zu (Robert Koch Institut 2024). Dies führt zu einem hohen Leidensdruck der Betroffenen und ihrer Angehörigen sowie zu erheblichen Kosten für das Gesundheitssystem.

Periphere Neuropathien erhöhen das Sturzrisiko und können bekanntlich aus unterschiedlichen Gründen entstehen. Die häufigste Ursache ist der in Industrienationen immer häufiger auftretende (IDF 2025) Diabetes mellitus Typ 2 (Lehmann et al. 2020). Die „Verzuckerung" der roten Blutkörperchen (gemessen am glykierten Hämoglobin – HbA_{1c}) verändert den Stoffwechsel in der Peripherie massiv und führt langfristig zum Untergang der peripheren Nervenenden (Zhu et al. 2023). Es entsteht die sogenannte diabetische Neuropathie mit sensomotorischen Veränderungen, welche die Wahrscheinlichkeit für Stürze deutlich erhöhen (Reeves, Orlando und Brown 2021).

Zur Reduktion des Sturzrisikos werden gezielte Präventionsprogramme empfohlen. Allerdings bedarf es einer zuverlässigen Vorhersagestrategie, um gefährdete Personen zu identifizieren. Die bisher üblichen Assessments weisen häufig eine eingeschränkte Genauigkeit auf.

Im Rahmen eines groß angelegten Forschungsprojekts der Otto-von-Guericke Universität Magdeburg zur Fußgesundheit von Diabetikerinnen und Diabetikern veröffentlichte das Forschungsteam um Antao Ming eine Proof-of-Concept-Kohortenstudie. Das primäre Ziel der Studie war es, aus einem videospielbasierten Trainingsprogramm das Modell mit den bestmöglichen Vorhersageparametern (Prädiktoren) zu ermitteln und diese den bisher üblichen Assessments gegenüberzustellen.

9.2 Abstract der Studie

Ming A, Schubert T, Marr V, Hötzsch J, Stober S, Mertens PR (2024): Video game-based application for fall risk assessment: a proof-of-concept cohort study. *EClinicalMedicine* 78: 102947.
DOI: 10.1016/j.eclinm.2024.102947
https://doi.org/10.1016/j.eclinm.2024.102947

Abstract

Videospielbasierte Anwendung zur Bewertung des Sturzrisikos: eine Proof-of-Concept-Kohortenstudie

Hintergrund

Stürze sind eine wichtige Ursache für Morbidität und Mortalität, insbesondere bei älteren Menschen mit Polyneuropathie und kognitivem Abbau. Herkömmliche Instrumente zur Bewertung des Sturzrisikos haben einen geringen Vorhersagewert und gehen nicht auf spezifische Schwachstellen ein. Diese Studie zielt darauf ab, die Entwicklung eines innovativen, ansprechenden Sturzprognosewerkzeugs für eine Hochrisikokohorte mit Diabetes voranzutreiben.

Methodik

In dieser Proof-of-Concept-Kohortenstudie unterzogen sich 152 Teilnehmende mit Diabetes zwischen dem 01. Juli 2020 und dem 31. Mai 2022 klinischen Untersuchungen zur Abschätzung des individuellen Sturzrisikos (TUG-Test, dynamischer Gangindex (DGI), Berg-Balance-Scale [BBS])) und nahmen an einer videospielbasierten Sturzrisikobewertung mit sensorbestückten Einlegesohlen als Steuerungseinheiten teil. Dazu spielten sie vier verschiedene Videospiele, die jeweils so angelegt waren, dass sie gezielt bestimmte Fähigkeiten ausloteten, die für das Vermeiden von Stürzen relevant sind: Geschicklichkeit, Reaktionszeit, Sensibilität, Ausdauer, Gleichgewicht und Muskelkraft. Die Daten wurden beim Spielen im Sitzen und im Stehen erhoben. Durch Datenanalysen mit binären maschinellen Lernmodellen wurden die teilnehmenden klassifiziert und ein Vergleich mit den tatsächlichen Sturzereignissen der letzten 24 Monate durchgeführt.

Ergebnisse

Insgesamt hatten 22 der 152 Teilnehmenden (14,5 %) in den letzten 24 Monaten mindestens einen Sturzereignis erlebt. Die bereinigte Genauigkeit der Risikoklassifizierung von TUG, DGI und BBS erreichte 58,7 %,

58,3 % bzw. 47,5 %. Die Datenanalyse der Spielsitzungen im Sitzen und im Stehen ergab zwei Modelle mit sechs Prädiktoren aus den vier Spielen mit einer Genauigkeit von 82,8 % bzw. 88,6 % (Fläche unter der Receiver-Operating-Characteristic Curve 0,84 (95 %-Konfidenzintervall: 0,77–0,91) bzw. 0,91 (95 %-Konfidenzintervall: 0,85–0,97). Kernfähigkeiten, die sich zwischen den Gruppen deutlich unterschieden, waren die Ausdauer (0,6 ± 0,1 vs. 0,5 ± 0,2; p = 0,03) und das Gleichgewicht (0,7 ± 0,2 vs. 0,6 ± 0,2; p = 0,05). Durch die KI-gestützte Analyse konnte eine Liste von Spielmerkmalen extrahiert werden, die hochsignifikante Vorhersagewerte aufwiesen, wie die Reaktionszeiten bei bestimmten Aufgaben, Abweichungen von idealen Lenkrouten in Parcours und druckbezogene Parameter.

Schlussfolgerung

Die auf Videospielen basierende Bewertung des Sturzrisikos übertrifft somit die herkömmlichen klinischen Bewertungsinstrumente und -werte (z. B. TUG, DGI und BBS) und könnte in Zukunft eine neue Ressource für die Patientenbewertung darstellen. Weitere Forschungen mit größeren, heterogenen Kohorten sind erforderlich, um diese Ergebnisse zu validieren und insbesondere die zukünftige Sturzwahrscheinlichkeit sowohl im klinischen als auch im ambulanten Bereich vorherzusagen.

9.3 Kommentar

9.3.1 Wissenschaftliche Einordnung

Ergebnisse

Von den 152 Teilnehmenden waren 22 in den letzten 24 Monaten mindestens einmal gestürzt. Alle absolvierten die Referenztests und das videospielbasierte Trainingsprogramm. Die Genauigkeit lag zwischen 47,5 % bei der Berg-Balance-Scale (BBS) und etwa 58 % beim Timed Up-and-Go-Test (TUG) und dem Dynamic-Gait-Index (DGI). Das durch die KI-generierte Modell aus dem videospielbasierten Trainingsprogramm identifizierte Stürze hingegen in 82–88 % der Fälle.

Die Ergebnisse der Studie zeigen somit eine deutlich höhere Zuverlässigkeit beim Erkennen durch das videospielbasierte Trainingsprogramm als durch bisher übliche Assessments.

Limitationen

Es ist zu bedenken, dass es sich bei dieser Veröffentlichung um eine retrospektive Beobachtung handelt. Daher räumt das Forschungsteam ein, „dass unser Algorithmus eher dazu geeignet ist, Personen mit einer Sturzanamnese zu identifizieren, als zukünftige Stürze direkt vorherzusagen". Dies ist allerdings im Rahmen einer Proof-of-Concept-Studie (PoC) völlig normal. Diese Art wissenschaftlicher Untersuchungen/Experimente dient vor allem dem Machbarkeitsnachweis. Es geht dabei nicht um die Vollständigkeit oder Optimierung eines Prozederes sondern eher um einen Nachweis, *dass es geht.* Häufig werden PoCs zu Beginn als prototypischer Teil eines Gesamtprojekts verwendet.

Die Autorinnen und Autoren verweisen vor allem darauf, dass die Sturzrate (22 von 152 Testpersonen = 14,5 % in den letzten zwei Jahren) nicht dem üblichen Querschnitt der Population entspricht. Dieser liegt typischerweise bei 25–30 % pro Jahr. Durch das retrospektive Design, das sich der selbstberichteten Stürze durch die Teilnehmenden bedient, sind Erinnerungsverzerrungseffekte möglich. Allerdings basieren die Daten zur Inzidenz ebenfalls auf retrospektiven Erhebungen (Robert Koch Institut 2024). Zudem könnten Interventionen, wie Physiotherapie, oder allein die Zeit zwischen dem berichteten Sturz und der Messung in dieser Studie, das Risikoprofil deutlich verändert haben.

9.3.2 Praxistipp

Der wahrscheinlich wichtigste Praxistipp, der sich aus dieser Veröffentlichung ableiten lässt, ist die Tatsache, dass die aktuellen Strategien (BBS, TUG, DGI), die zur Ermittlung des Sturzrisikos verwendet werden, starken Einschränkungen unterliegen. Aufgrund des massiven Beitrags von Stürzen zu Morbidität und Mortalität sollten Physiotherapeutinnen und -therapeuten den Menschen aus typischen Risikogruppen gezielte Maßnahmen zur Prävention anbieten, auch wenn die Assessments im konkreten Fall nicht für ein erhöhtes Risiko sprechen.

TAKE HOME MESSAGE

KI-generierte Modelle könnten in Zukunft zur Erstellung von Testbatterien genutzt werden und dadurch dazu beitragen, treffsicherere Assessments zu entwickeln. Zum aktuellen Zeitpunkt sind diese allerdings noch in der Entwicklung und können somit noch nicht in den Praxisalltag einfließen.

LITERATUR

Institute for Health Metrics and Evaluation (IHME) (2025): *GBD Compare.* https://vizhub.healthdata.org/gbd-compare

International Diabetes Federation (IDF) (2025): *The Diabetes Atlas.* 11th ed. www.diabetesatlas.org

Lehmann HC, Wunderlich G, Fink GR, Sommer C (2020): Diagnosis of peripheral neuropathy. *Neurol Res Pract* 2: 20. DOI: 10.1186/s42466-020-00064-2

Reeves ND, Orlando G, Brown SJ (2021): Sensory-motor mechanisms increasing falls risk in diabetic peripheral neuropathy. *Medicina (Kaunas)* 57(5): 457. DOI: 10.3390/medicina57050457

Robert Koch-Institut (2024): Stürze (ab 65 Jahre). Gesundheitsberichterstattung des Bundes. www.gbe.rki.de

Zhu J, Hu Z, Luo Y, et al. (2023): Diabetic peripheral neuropathy: pathogenetic mechanisms and treatment. *Front Endocrinol (Lausanne)* 14: 1265372. DOI: 10.3389/fendo.2023.1265372

KAPITEL 10

Detlef Marks und Tobias Braun

Digitale Apps zur Verbesserung der Mobilität in der Neurorehabilitation

10.1 Einleitung

Die Verbesserung der Mobilität nach oder mit einer neurologischen Erkrankung ist ein zentrales Ziel der physiotherapeutischen Versorgung. Um klinisch bedeutende Verbesserungen der Mobilität zu erzielen und das motorische Lernen bestmöglich zu fördern, sollte die motorische Rehabilitation entsprechend dauerhaft ausgelegt sein und viele Wiederholungen beinhalten (Lohse, Lang und Boyd 2014, Kwakkel et al. 2023). Diese Form der Rehabilitation benötigt in der Regel die Supervision bzw. Anleitung durch therapeutisches Personal (Stewart et al. 2017), weshalb eine Umsetzung aufgrund begrenzter zeitlicher oder organisatorischer Ressourcen oftmals weder im stationären noch im ambulanten Setting möglich ist.

Angebote aus dem Bereich E-Health könnten diesen Ressourcenmangel ausgleichen oder zumindest mildern. Unter E-Health werden Anwendungen zusammengefasst, *„die zur Unterstützung der Behandlung und Betreuung von Patientinnen und Patienten die Möglichkeiten nutzen, die moderne, digitale Informations- und Kommunikationstechnologien bieten"* (BMG 2025). Eine konkrete Möglichkeit sind Apps, die zum Beispiel auf dem Smartphone oder Tablet der Patientinnen und Patienten installiert sind und ergänzende, selbstgesteuerte Trainingseinheiten begleiten, die wiederum von spezialisierten Physiotherapeutinnen und -therapeuten supervidiert werden, um besser Mobilitätsergebnisse zu erzielen. Die Forschungsgruppe um Rendell et al. (2024) hat mit einem systematischen Review untersucht, welche Gesundheits-Apps für mobile Endgeräte (sogenannte „Mobile Health Apps") für ein Mobilitätstraining bei Patientinnen und Patienten mit neurologischen Erkrankungen geeignet sein könnten.

10.2 Abstract der Studie

Rendell R, Pinheiro M, Wang B, et al. (2024): Digital apps to improve mobility in adults with neurological conditions: a health app-focused systematic review. *Healthcare* 12(9): 929.
DOI: 10.3390/healthcare12090929
https://doi.org/10.3390/healthcare12090929

Abstract

Digitale Apps zur Verbesserung der Mobilität von Erwachsenen mit neurologischen Erkrankungen: systematisches Review von Gesundheits-Apps

Die Bereitstellung von Bewegungsübungen über eine Smartphone-Anwendung (App) für Menschen, die an einer neurologischen Rehabilitation teilnehmen, kann mobilitätsbezogene Outcomes verbessern. Allerdings ist es für Verbraucherinnen und Verbraucher ebenso wie für Ärztinnen und Ärzte schwierig, qualitativ hochwertige und geeignete Apps auszuwählen. In dieser Studie sollte ermittelt werden, (1) welche Mobile-Health-Apps (mHealth-Apps) für die Verordnung von Bewegungsübungen für Erwachsene mit neurologischen Erkrankungen geeignet sind, (2) wie gut diese Apps Telegesundheitsstrategien einbeziehen und (3) wie gut diese Apps in Bezug auf Qualität und Fähigkeit zur Verhaltensänderung bewertet werden. Der australische Apple iTunes Store wurde systematisch mit Hilfe eines Suchcodes und manuell nach Apps durchsucht, die für das Bewegungstraining in der neurologischen Rehabilitation geeignet sind. Zusätzlich wurde in bekannten App-Stores und nach webbasierten Apps gesucht. Geschulte Forscherinnen und Forscher extrahierten die Daten der eingeschlossenen Apps, einschließlich populationsspezifischer Merkmale, der Qualität anhand der Mobile App Rating Scale (MARS) und des Verhaltensänderungspotenzials anhand der App Behaviour Change Scale (ABACUS). Die einbezogenen Apps (n = 18) boten < 50 bis > 10.000 Übungen an, viele waren kostenpflichtig (n = 13), und die Hälfte enthielt telemedizinische Funktionen. Die Qualität der Apps war mäßig (mittlerer MARS-Wert von 3,2/5 und SD von 0,5) und das Potenzial für Verhaltensänderungen gering (mittlerer ABACUS-Wert von 5,7/21 und SD von 2,1). Für die Verschreibung von Bewegungsübungen für Menschen mit neurologischen Erkrankungen sind nur wenige hochwertige Apps verfügbar.

10.3 Kommentar

10.3.1 Wissenschaftliche Einordnung

Das systematische Review von Rendell et al. beschreibt eine methodisch robuste und vertrauenswürdige Untersuchung zur Anwendung von Apps im E-Health-Bereich, die zu ähnlichen Ergebnissen wie Studien aus anderen medizinischen Gebieten kommt, in denen das große Potenzial von Apps zur Unterstützung von Trainingsprogrammen beschrieben wurde. Dies konnte für Rückenschmerzen (Machado et al. 2016), Kniegelenksersatz (Bahadori, Wainwright und Ahmed 2020), in der kardiologischen Rehabilitation (Meddar et al. 2022), bei Asthma (Ramsey et al. 2019) und bei Schmerz (Terhorst et al. 2021) mit vergleichbaren Ergebnissen gezeigt werden.

Die Autorinnen und Autoren mutmaßen, dass vor dem Hintergrund der raschen Entwicklung von mobilen Gesundheits-Apps weitere Verbesserungen im Angebot zu erwarten sind. Deshalb wirkt sich der Zeitraum der Suche (Dez. 2020 bis zur Publikation des Artikels April 2024) wahrscheinlich auf die Ergebnisse aus. Es ist zu erwarten, dass zwischenzeitlich weitere Apps zur Unterstützung der motorischen Rehabilitation entwickelt wurden; einige Apps sind mittlerweile wahrscheinlich auch nicht mehr verfügbar (Burns et al. 2021). Zudem sind die Ergebnisse der Untersuchung nicht vollständig auf den deutschsprachigen Raum übertragbar, wenn die App nicht in deutscher Sprache bzw. im deutschen App-Store verfügbar ist. Eine weitere Limitation des Reviews ist, dass lediglich der australische iTunes-Store durchsucht wurde, wobei die länder- bzw. gerätespezifischen Unterschiede vermutlich zu vernachlässigen sind.

Inwieweit die Verwendung von E-Health-Angeboten zu klinisch relevanten Verbesserungen der Mobilität führen kann bzw. wie effektiv diese mobilen Gesundheits-Apps tatsächlich sind, ist zurzeit noch unklar. Erste Untersuchungen mit vielversprechenden Ergebnissen dazu haben bereits begonnen (Rintala et al. 2023, Gäumann et al. 2024).

10.3.2 Praxistipp

Die Verwendung von E-Health-Anwendungen kann ein guter, in der Regel kostengünstiger Ansatz sein, um das Training bzw. die Physiotherapie zur Verbesserung der Mobilität bei Patientinnen und Patienten mit neurologischen Erkrankungen im stationären und ambulanten Bereich zu unterstützen. Technische Barrieren, wie z. B. die fehlende Verfügbarkeit eines digitalen Endgeräts oder einer (stabilen) Internetverbindung, sollten der Vergangenheit angehören, da mittlerweile mehr als 90 % der deutschen Bevölkerung das Internet nutzen bzw. ein Smartphone besitzen (We Are Social Deutschland 2022). In der Schweiz nutzen 99 % der Bevölkerung das Internet und 96 % ein Smartphone (STATISTA 2025).

Die Autorinnen und Autoren schlussfolgern, dass aktuell nur eine geringe Anzahl qualitativ hochwertiger Apps zur Unterstützung des Mobilitätstrainings bei Patientinnen und Patienten mit neurologischen Erkrankungen zur Verfügung steht, weshalb das geplante Ranking der verfügbaren Apps nicht erstellt wurde. Zudem wären laut der Autorinnen und Autoren mit solch einem Ranking nicht alle technischen Aspekte (z. B. der Datensicherheit) abgebildet gewesen. Außerdem sollten Aspekte von Login/Account in die Bewertung mit einfließen. Im Review wurde nur die Perspektive von klinisch tätigen Personen und nicht von Betroffenen oder App-Entwickelnden abgebildet – Aspekte, die in die zukünftige Entwicklung von Apps einfliessen sollten.

Aufgrund der großen Anzahl der zur Verfügung stehenden Apps sowie der erheblichen Heterogenität ihrer Qualität scheint es notwendig, individuell mit den betroffenen Patientinnen und Patienten zu evaluieren, welches Produkt aufgrund von Anwendbarkeit und Umfang genutzt werden könnte. Vor allem bei Patientinnen und Patienten mit neurologischen Erkrankungen sollten spezifische Symptome, beispielsweise kognitive Beeinträchtigungen, Sprachstörungen und Einschränkungen der Sehfähigkeit, bei der Auswahl der Apps berücksichtigt werden. So kann die Akzeptanz und Anwendbarkeit der Apps erhöht und ein Mehrwert in der Behandlung erreicht werden. Rendell et al. haben diese Aspekte untersucht und beispielsweise herausgefunden, dass 28 % der Apps eine angepasste Bedienungsoberfläche/Display hatten (für Personen mit körperlich-motorischen Einschränkungen), 83 % verfügten über eine Anpassung für sprachliche Einschränkungen (z. B. eine „Voice-Over-Bildschirmleser-Option“) und 67 % hatten ein vereinfachtes Design, damit Personen mit kognitiven Einschränkungen die App besser bedienen können.

Das Austesten einer kostenlosen Version der App, die meist in Funktion und Umfang reduziert ist, kann zeigen, ob und inwiefern die Nutzerinnen und Nutzer mit der App zurechtkommen bzw. davon profitieren könnten.

Folgende Apps können ein Mobilitätstraining in der Neurorehabilitation unterstützen:

- Caspar-App: Ihre Caspar App für Rehabilitation und die Nachsorge zuhause. Caspar Clinic. Digitales Centrum für Gesundheit. https://caspar-clinic.de/reha-therapie-konzept/caspar-app-rehabilitation/ (ownerraidboxes 2022)
- HeadApp Home: www.headapp.com/de/headapphome (letzter Zugriff 12.08.2025) (HeadApp Kognitive Rehabilitation 2024)
- MARTHA App: https://www.fh-campuswien.ac.at/studium-weiterbildung/aktuell/news-und-events/app-mit-uebungsvideos-fuer-schlaganfallpatientinnen.html (Wien 2025)

TAKE HOME MESSAGE

Die Verwendung von Apps auf einem mobilen Endgerät (z. B. Smartphone) zur Verbesserung der Mobilität scheint eine sinnvolle Ergänzung zur konventionellen Therapie bei Patientinnen und Patienten mit neurologischen Erkrankungen zu sein, v. a. im poststationären/ambulanten Setting. Die anfallenden Kosten sind überschaubar. Die Heterogenität der angebotenen Apps erlaubt jedoch zurzeit noch keine eindeutigen Empfehlungen, sodass die Apps individuell ausprobiert werden sollten. Aspekte, die dabei berücksichtigt werden sollten, sind unter anderem die Bedienbarkeit der App über den Touchscreen sowie Modifikationen für bestimmte Nutzergruppen mit Neurologie-typischen Symptomen und Einschränkungen bzgl. der Sprache, des Visus, der Kognition und der Feinmotorik.

LITERATUR

Bahadori S, Wainwright TW, Ahmed OH (2020): Smartphone apps for total hip replacement and total knee replacement surgery patients: a systematic review. Disabil Rehabil 42(7): 983–988. DOI: 10.1080/09638288.2018.1514661

Bundesministerium für Gesundheit (2025): *E-Health.* Stand: 20. Februar 2025. www.bundesgesundheitsministerium.de/service/begriffe-von-a-z/e/e-health (letzter Zugriff 18.12.2025).

Burns SP, Terblanche M, Perea J, et al. (2021): mHealth intervention applications for adults living with the effects of stroke: A scoping review. *Arch Rehabil Res Clin Transl* 3(1): 100095. DOI: 10.1016/j.arrct.2020.100095

Gäumann S, Ziller C, Paulissen N, et al. (2024): START – the Swiss tele-assisted rehabilitation and training program to support transition from inpatient to outpatient care in the subacute phase after a stroke: feasibility, safety and performance evaluation. *Front Digit Health* 6: 1496170. DOI: 10.3389/fdgth.2024.1496170

Kwakkel G, Stinear C, Essers B, et al. (2023): Motor rehabilitation after stroke: European Stroke Organisation (ESO) consensus-based definition and guiding framework. *Eur Stroke J* 8(4): 880–894. DOI: 10.1177/23969873231191304

Lohse KR, Lang CE, Boyd LA (2014): Is more better? Using metadata to explore dose-response relationships in stroke rehabilitation. *Stroke* 45(7): 2053–2058. DOI: 10.1161/STROKEAHA.114.004695

Machado GC, Pinheiro MB, Lee H, et al. (2016): Smartphone apps for the self-management of low back pain: A systematic review. *Best Pract Res Clin Rheumatol* 30(6): 1098–1109. DOI: 10.1016/j.berh.2017.04.002

Meddar JM, Ponnapalli A, Azhar R, Reading Turchioe M, Duran AT, Creber RM (2022): A structured review of commercially available cardiac rehabilitation mHealth applications using the mobile application rating scale. *J Cardiopulm Rehabil Prev* 42(3): 141–147. DOI: 10.1097/HCR.0000000000000667

Ramsey RR, Caromody JK, Voorhees SE, et al. (2019): A systematic evaluation of asthma management apps examining behavior change techniques. *J Allergy Clin Immunol Pract* 7(8): 2583–2591. DOI: 10.1016/j.jaip.2019.03.041

Rintala A, Kossi O, Bonnechère B, Evers L, Printemps E, Feys P (2023): Mobile health applications for improving physical function, physical activity, and quality of life in stroke survivors: a systematic review. *Disabil Rehabil* 45(24): 4001–4015. DOI: 10.1080/09638288.2022.2140844

STATISTA (2025): *Anzahl der Internetnutzer, der Social-Media-Nutzer sowie der mobilen Internetnutzer in der Schweiz im Jahr 2025.* Verfügbar auf: https://de.statista.com/statistik/daten/studie/529765/umfrage/internetnutzer-vs-social-media-nutzer-in-der-schweiz/ (letzter Zugriff 18.12.2025).

Stewart C, McCluskey A, Ada L, Kuys S (2017): Structure and feasibility of extra practice during stroke rehabilitation: A systematic scoping review. *Aust Occup Ther J* 64(3): 204–217.

Terhorst Y, Messner E-M, Schultchen D, et al. (2021): Systematic evaluation of content and quality of English and German pain apps in European app stores. *Internet Interv* 24: 100376. DOI: 10.1016/j.invent.2021.100376

We Are Social Deutschland GmbH (2022): *Digital 2022 Report: 72,6 Millionen Deutsche nutzen Social Media.* Verfügbar auf: https://wearesocial.com/de/blog/2022/02/digital-2022-report-726-millionen-deutsche-nutzen-social-media (letzter Zugriff: 18.12.2025).

Wien FC (2025): App mit Übungsvideos für Schlaganfallpatient*innen. Verfügbar auf: https://www.fh-campuswien.ac.at/studium-weiterbildung/aktuell/news-und-events/app-mit-uebungsvideos-fuer-schlaganfallpatientinnen.html (letzter Zugriff: 18.12.2025)

III Geriatrie, Innere Medizin und Pelvic Health

11 Leitlinien zur Untersuchung und Behandlung von Frailty bei Menschen mit Demenz 34

12 Umfassendes geriatrisches Assessment – Messinstrumente für Mobilität und Motorik. 41

13 Reaktives Gleichgewichtstraining bei älteren Erwachsenen. 46

14 Frühmobilisation: Eine Frage des TEAM-Works? 49

15 Kardiorespiratorische Leistungsfähigkeit älterer Menschen – eine Frage der Dosierung? 55

16 Prähabilitation entlang des Krebskontinuums: ein Überblick und konzeptioneller Rahmen 58

17 Pathophysiologie der Belastungsinkontinenz: Was behandeln wir eigentlich? 62

18 Wie kann die Physiotherapie bei erektiler Dysfunktion helfen? 68

KAPITEL 11

Tobias Braun

Leitlinien zur Untersuchung und Behandlung von Frailty bei Menschen mit Demenz

11.1 Einleitung

Demenz ist weltweit eine der wichtigsten Ursachen von Pflegebedürftigkeit und hat erhebliche physische, psychische, soziale und wirtschaftliche Auswirkungen auf die Betroffenen, ihre Familien, Pflegekräfte und die Gesellschaft (WHO 2025). Im Jahr 2020 litten weltweit mehr als 50 Millionen Menschen an einer Demenz – diese Zahl wird bis 2050 voraussichtlich auf 152 Millionen steigen (Alzheimer's Association International Conference 2021).

Neben den kognitiv-emotionalen Leitsymptomen ist Demenz auch mit eingeschränkter körperlicher Leistungsfähigkeit und einem erhöhten Risiko von Stürzen und Knochenbrüchen assoziiert (Wang et al. 2014, DGN und DGPPN 2023). Physiotherapeutinnen und -therapeuten können die körperliche Funktionsfähigkeit und das Wohlbefinden von Menschen mit Demenz durch gezielte Maßnahmen zum Erhalt und zur Wiederherstellung der Bewegungs- und Funktionsfähigkeit fördern (Connolly et al. 2025). Bisher gibt es jedoch keine physiotherapeutischen Leitlinien für die Versorgung von Menschen mit Demenz (Evans, van den Berg und Lewis 2024).

Frailty ist ein physiologisches Syndrom mit einer reduzierten Reserve und verminderten Abwehrfähigkeit von Stressoren, das mit einem erhöhten Risiko für negative Gesundheitsereignisse assoziiert ist (Morley et al. 2013, Bauer et al. 2024). Bei älteren Menschen mit Frailty stehen nicht ausreichend physische, kognitive und/oder soziale Ressourcen zur Verfügung, um adäquat auf Stressoren reagieren zu können. Daher können interne (z. B. Krankheiten, Infektionen oder Verletzungen) und externe Stressoren (z. B. Verlust eines Angehörigen, innerfamiliäre Konflikte) schlechter bewältigt werden und es steigt das Risiko für negative Gesundheitsereignisse (Benzinger et al. 2024). Hierzu gehören beispielsweise Stürze, Krankenhauseinweisungen, Pflegebedürftigkeit, eine reduzierte Lebensqualität, die Entwicklung kognitiver Beeinträchtigungen und die Mortalität (Clegg et al. 2013). Frailty wird als eigenständiges geriatrisches Syndrom mit multifaktorieller Genese angesehen, das bei der Gesundheitsversorgung geriatrischer Patientinnen und Patienten eine bedeutsame Rolle spielt (Clegg et al. 2013, Bauer et al. 2024).

Bei Personen mit Demenz erhöht Frailty die Komplexität der Gesundheitsversorgung und die Pflege der Betroffenen (Waite et al. 2021). Menschen mit Demenz und Frailty sind im Vergleich zu Menschen nur mit Demenz deutlich vulnerabler gegenüber Stressoren (Ward et al. 2025). Während Demenz vor allem die kognitiven Fähigkeiten beeinträchtigt, kommt bei Frailty eine körperliche Komponente hinzu, welche die Widerstandsfähigkeit und die Fähigkeit zur Erholung von Stressfaktoren mindert (Borda und Patino-Hernandez 2017, Kojima, Liljas und Iliffe 2019). Die Prävalenz von Frailty bei Menschen mit Demenz ist bisher nicht gut untersucht. Aktuelle Reviews weisen jedoch darauf hin, dass mindestens 51 % der Menschen mit Demenz in der Akutversorgung von Frailty betroffen sind und mindestens 24 % der Menschen mit Demenz im häuslichen Setting das Frailty-Syndrom aufweisen (Koria et al. 2022). Bei Menschen mit milder und moderater Alzheimer-Demenz scheint jede dritte Person von Frailty betroffen zu sein (Kojima et al. 2017). Darüber hinaus haben mehrere Studien gezeigt, dass ältere Menschen mit Demenz und stark ausgeprägter Frailty eine ungünstigere Prognose und einen schlechteren Gesundheitsverlauf haben als Menschen mit einem geringeren Grad an Frailty (Borda et al. 2022, Ward et al. 2025). Die ➤ Abb. 11.1a zeigt die funktionelle Prognose einer Person mit Demenz alleine bzw. mit Demenz und Frailty. ➤ Abb. 11.1b illustriert das Ziel der umfassenden Interventionen, auf die in den Empfehlungen der Leitlinie verwiesen wird. Ein weiteres häufiges Szenario (in den beiden Abbildungen nicht dargestellt) besteht darin, dass Frailty dem Beginn der Demenz vorangeht, aber denselben synergistischen negativen Effekt aufweist.

Es gibt internationale Leitlinien mit Empfehlungen für die Versorgung von Menschen mit Demenz (Ngo und Holroyd-Leduc 2015, Jeon et al. 2022) bzw. mit Frailty (Si et al. 2023). Die Praxisleitlinie von Borda et al. 2025 gibt erstmals Empfehlungen für die Untersuchung und Behandlung von Frailty bei Menschen mit Demenz (Borda et al. 2025). Die Leitlinie richtet sich an alle Gesundheitsfachpersonen, die Menschen mit Demenz versorgen, darunter auch Physiotherapeutinnen und -therapeuten.

11.2 Abstract der Studie

Borda MG, Landi F, Cederholm T, et al. (2025): Assessment and management of frailty in individuals living with dementia: expert recommendations for clinical practice. *Lancet Healthy Longev* 6(1): 100666.
DOI: 10.1016/j.lanhl.2024.100666
https://doi.org/10.1016/j.lanhl.2024.100666

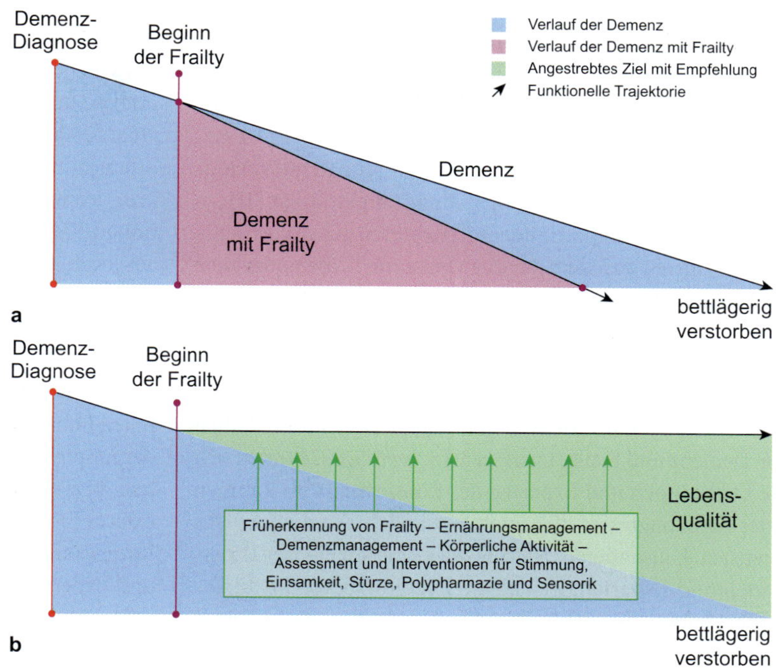

Abb. 11.1 (a) Funktionelle Prognose einer Person nur mit Demenz oder mit Demenz und Frailty. (b) Ziel der umfassenden Interventionen, die in den Empfehlungen aufgeführt werden. Ein weiteres häufiges Szenario ist eine der Demenz vorausgehende Frailty, die jedoch denselben negativen synergistischen Effekt aufweist. Die Abbildung wurde mit BioRender.com erstellt. [F1230-001]

Abstract

Untersuchung und Management von Frailty bei Menschen mit Demenz: Expertenempfehlungen für die klinische Praxis

Frailty erschwert die Pflege von Menschen mit Demenz und erhöht ihre Anfälligkeit für negative Gesundheitsereignisse. Dieser als Personal View gekennzeichnete Artikel stellt Empfehlungen von Expertinnen und Experten für die Behandlung von Frailty bei Menschen mit Demenz vor. Er richtet sich an Versorgungsleistende im Gesundheitswesen, insbesondere an solche in der Primärversorgung. Zunächst wurde ein sogenannter Rapid Review durchgeführt. Bei dem darauf folgenden Konsensverfahren mit 18 internationalen Expertinnen und Experten für Demenz und Frailty wurden bestimmte Kernbereiche zusammengestellt: die Diagnose von Frailty, die Erhebung des Ernährungsstatus und das Ernährungsmanagement, körperliche Aktivität, Sturzprävention und das Management von Polypharmazie. In den Empfehlungen werden das frühzeitige Erkennen von Frailty und ein umfassender, interdisziplinärer Versorgungsansatz betont. Letzterer zielt darauf ab, Alltagsfunktionen, Lebensqualität und Unabhängigkeit der Betroffenen zu erhalten. Außerdem wird in den Empfehlungen die Bedeutung von individualisierten Maßnahmen, regelmäßigen Kontrollen und von der Einbeziehung psychosozialer Unterstützung in den therapeutischen Ansatz unterstrichen. Mit diesen Empfehlungen wird eine wichtige Lücke der vorhandenen klinischen Leitlinien geschlossen und erhalten Versorgungsleistende im Gesundheitswesen eine praktische Hilfe für den Umgang mit Frailty bei Menschen mit Demenz.

11.3 Kommentar

11.3.1 Wissenschaftliche Einordnung

Das Ziel der Autorinnen und Autoren war es, praktische Handlungsempfehlungen für die Versorgung von Menschen mit Demenz und Frailty zu entwickeln.

Die Leitlinie entstand im Kontext eines von der Europäischen Union geförderten internationalen Konsortiums, das sich dem interdisziplinären Management von Frailty bei Menschen mit Demenz widmet. Entwickelt wurden die Empfehlungen von einer Gruppe aus 18 Expertinnen und Experten, die sich unter anderem durch ausgewiesene klinische Erfahrung und Forschungstätigkeit auf den Themengebieten Demenz und Frailty sowie durch methodische Kompetenzen für die Erstellung von Evidenzsynthesen bzw. Leitlinien auszeichneten. In einem initialen virtuellen Meeting wurden in einem informellen Prozess zunächst die Kerngebiete der Leitlinie identifiziert, die letztendlich auch die 16 Themenbereiche der Leitlinien bilden, wie die Diagnose von Frailty, Ernährungsmanagement, körperliche Aktivität, Einsamkeit, Stürze, Polypharmazie und sensorische Beeinträchtigungen.

Es folgte ein zweistufiger Prozess mit sogenannten Rapid Reviews und anschließender Konsentierung der Empfehlungen durch die Expertinnen und Experten. Rapid Reviews („Beschleunigte Reviews") sind eine Form der Evidenzsynthese, bei der Komponenten des systematischen Review-Prozesses vereinfacht oder weggelassen werden, um zeitnah Informationen zu einer bestimmten Fragestellung zu gewinnen (Tricco et al. 2015). Vier Expertinnen und Experten aus der Arbeitsgruppe führten zu jedem der oben genannten Themengebiete einen Rapid Review in drei wissenschaftlichen Datenbanken durch, um aktuelle Evidenzen zu finden. Die Suchstrategie ist im Anhang des Leitlinien-Artikels beschrieben. Für die Leitlinie wurden Studien ausgewählt, die Interventionen und Untersuchungen bei Menschen mit allen Arten und Stadien von Demenz und Frailty untersuchten. Im Mai 2024 trafen sich die Expertinnen und Experten des Konsortiums im Rahmen eines Fachkongresses mehrmals persönlich, um die Empfehlungen zu konsentieren. Hierfür präsentierten die vier Expertinnen und Experten, welche die Literaturrecherche durchgeführt hatten, die Ergebnisse in Untergruppen, formulierten Empfehlungen und diskutierten diese, um einen Konsens zu erzielen. Die endgültigen Empfehlungen berücksichtigten neue Erkenntnisse der gesamten Expertengruppe und führten zu einem umfassenden Konsensdokument.

Die Leitlinien werden von den Autorinnen und Autoren als sogenannte „Experten-Empfehlungen für die klinische Praxis" betitelt. Die Evidenzstärke ist somit schwach und die Leitlinie kann als sogenannte S1-Leitlinie (Expertengruppe erarbeitet im informellen Konsens eine Leitlinie) angesehen werden, sofern die Entwicklungsstadien der Arbeitsgemeinschaft der Wissenschaftlichen Medizinischen Fachgesellschaften (AWMF) als Klassifizierung herangezogen werden (Kopp, Encke und Lorenz 2002). Eine methodische Stärke der Leitlinie ist, dass die Autorengruppe aus insgesamt 18 international renommierten Expertinnen und Experten bestand, die über eine hohe klinische und wissenschaftliche Expertise für die Themen Demenz und Frailty verfügen. Eine genaue Betrachtung zeigt jedoch, dass die Autorengruppe sich überwiegend aus Medizinerinnen und Medizinern aus Europa und Nordamerika zusammensetzt. Fachpersonen mit nichtmedizinischer Expertise, z. B. aus dem Bereich Bewegungs- und Physiotherapie, sowie solche von anderen Kontinenten sind nicht ausreichend repräsentiert.

Die Evidenzgrundlage für diese Leitlinien wurde mithilfe von Rapid Reviews generiert. Rapid Reviews liefern durch methodische Vereinfachungen und Abkürzungen zwar schneller Ergebnisse als klassische systematische Reviews, jedoch birgt diese Beschleunigung auch spezifische methodische Schwächen, welche die Aussagekraft und Zuverlässigkeit der Ergebnisse beeinträchtigen können. In der Leitlinie ist der Prozess der Literaturrecherche nicht hinreichend transparent und vollständig beschrieben, was Nachvollziehbarkeit und Reproduzierbarkeit einschränkt und an sich schon eine Limitation der Leitlinie ist. Aus den knappen Beschreibungen kann jedoch geschlussfolgert werden, dass einige methodisch wertvolle Prozesse nicht angewendet wurden. Es ist nicht beschrieben, ob die Auswahl der Studien im Vier-Augen-Prinzip erfolgte und wie viele Personen die Daten extrahierten. Eine Qualitätsbewertung der eingeschlossenen Studien erfolgte offensichtlich nicht. Zudem sind die Ein- und Ausschlusskriterien nicht präzise formuliert, sodass insgesamt von einem hohen Risiko für Auswahl- und Publikationsverzerrungen ausgegangen werden muss.

Der Konsentierungsprozess ist ebenfalls nur äußerst oberflächig und nicht transparent beschrieben. Offensichtlich wurden keine formellen Konsentierungsmethoden angewendet, wie z. B. ein Delphi-Verfahren, die für die Entwicklung von Leitlinien üblich sind und die Vertrauenswürdigkeit und Qualität der Empfehlungen erhöhen. In der Leitlinie ist nicht beschrieben, in welchem Umfang die jeweiligen Empfehlungen auf externer Evidenz (z. B. den Ergebnissen eines systematischen Reviews) oder den (klinischen) Erfahrungen der Expertinnen und Experten basieren.

Hauptziele bei der Versorgung von älteren Menschen mit Demenz und Frailty sollten der Erhalt der Selbständigkeit bei Alltagsaktivitäten, Lebensqualität, Würde und Unabhängigkeit dieser Patientinnen und Patienten sein (Borda et al. 2025). Die Empfehlungen von Borda et al. 2025 richten sich an den einzelnen Menschen und zielen ganzheitlich auf die Verbesserung seiner allgemeinen Gesundheit ab, nicht nur auf ein bestimmtes Organ oder Körpersystem (Borda et al. 2025). Dies ist eine Stärke der Leitlinie, die sich somit an den Empfehlungen der Weltgesundheitsorganisation orientiert, in denen ausdrücklich festgelegt ist, dass Gesundheitsversorgung ganzheitlich, integriert und menschenzentriert erfolgen soll (World Health Organisation 2016 und 2025).

Trotz der beschriebenen Schwächen bei der methodischen Entwicklung und der Berichterstattung der Leitlinie sowie dem hohen Risiko für systematische Verzerrungen kann diese Leitlinie als wichtige Handlungsempfehlung für das Management von Frailty bei Menschen mit Demenz dienen. Dies gilt insbesondere, solange es keine methodisch fundiertere Leitlinie für diese Zielgruppe gibt.

11.3.2 Praxistipp

Die Behandlung von Frailty bei Menschen mit Demenz erfordert einen mehrdimensionalen Ansatz (Canevelli, Jackson-Tarlton und Rockwood 2024). Dieser beinhaltet eine Abkehr vom traditionellen, auf spezifischen Krankheiten basierenden medizinischen Modell hin zu einem stärker personenzentrierten Ansatz mit Fokus auf individuellen Zielen (Ebrahimi et al. 2021, Canevelli, Jackson-Tarlton und Rockwood 2024, Borda et al. 2025). Die Empfehlungen von Borda et al. gehen über die isolierte Behandlung von Demenz oder Frailty hinaus. Sie sollen vielmehr die zugrunde liegenden Faktoren berücksichtigen, die das Altern insgesamt beeinflussen (Borda et al.

2025). Dieses umfassende Versorgungsmodell ist essenziell, um die Behandlungsergebnisse der Patientinnen und Patienten zu verbessern, ihre Lebensqualität und Selbständigkeit zu erhöhen sowie die Belastung für Pflegekräfte und die Gesellschaft zu reduzieren (Borda et al. 2025).

Die Leitlinie enthält Empfehlungen zu insgesamt 16 verschiedenen Themenbereichen für die Untersuchung und Behandlung von Frailty bei Menschen mit Demenz. Im Folgenden sind die Empfehlungen beschrieben, die aus Sicht des Autors für Physiotherapeutinnen und -therapeuten eine besondere klinische Relevanz haben und typische physiotherapeutische Handlungsfelder adressieren. Die anderen Empfehlungen der Leitlinie zu Ernährung und Flüssigkeitszufuhr, pharmakologischen Interventionen, Depression, Einsamkeit, Polypharmazie sowie Hör- und Sehstörungen sind in diesem Kapitel nicht beschrieben, obwohl die Kenntnis dieser Empfehlungen auch für Physiotherapeutinnen und -therapeuten im Sinne einer multidisziplinären Versorgung und unter bestimmten Voraussetzungen von Bedeutung sein kann. Die Leitlinien-Empfehlungen wurden vom Autor übersetzt und nur an wenigen Stellen sprachlich angepasst, um die Originalempfehlungen möglichst unverändert für die physiotherapeutische Versorgung von Menschen mit Demenz und Frailty verfügbar zu machen.

Empfehlungen zur Erkennung von Frailty

Das frühe Erkennen und Einschätzen der Ausprägung von Frailty bei Menschen mit Demenz sind entscheidend für ein effektives Management dieses Syndroms. Das diagnostische Instrument sollte kurz und einfach sein und einer Vielzahl von Gesundheitsfachpersonen zugänglich sein, darunter Hausärztinnen und Hausärzten, Psychiaterinnen und Psychiatern sowie Medizinerinnen und Medizinern anderer Fachrichtungen, Ernährungsberaterinnen und Ernährungsberatern sowie Physiotherapeutinnen und -therapeuten. Ein Beispiel ist die FRAIL-Skala (Morley et al. 2012, Woo et al. 2015, Braun et al. 2018), die Frailty anhand der folgenden fünf Komponenten schnell erfasst: Erschöpfung (Fatigue), Kraft (Resistance), Gehfähigkeit (Ambulation), Erkrankungen (Illnesses), Gewichtsverlust (Weight Loss). Auch die Clinical Frailty Scale (CFS) ist ein praktisches Instrument zum Erkennen und Einstufen von Frailty und dient als Entscheidungshilfe. Sie umfasst eine Skala von 1 (sehr fit) bis 9 (terminal erkrankt) (Singler, Gosch und Antwerpen 2020, Theou et al. 2021). Darüber hinaus sind Instrumente wie der physische Frailty-Phänotyp nach Fried und der Frailty-Index hilfreich beim Nachweis von Frailty bei Personen mit kognitiven Beeinträchtigungen (Cesari et al. 2014).

Das Erkennen kognitiver Beeinträchtigungen bei älteren Menschen mit Frailty ist angesichts der wechselseitigen Beziehung zwischen beiden Syndromen ebenso wichtig wie die Diagnose der Frailty selbst. Die regelmäßige Beurteilung beider Syndrome durch ein umfassendes geriatrisches Assessment (Comprehensive Geriatric Assessment, CGA) oder eigenständige Screenings, ist bei der Versorgung älterer Menschen von entscheidender Bedeutung. Mittels CGA lassen sich behandelbare Probleme frühzeitig aufdecken, wodurch die Auswirkungen von Frailty und Demenz auf die Betroffenen und ihre Pflegenden abgemildert werden. Die positiven Auswirkungen eines CGA auf die Gesundheit älterer Menschen zeigen einmal mehr, dass dieses Instrument insbesondere für die längerfristige Versorgung von Menschen mit Demenz von Nutzen ist (Nuotio 2023).

Empfehlungen zu frühzeitigen Interventionen

Nach der Diagnose von Frailty sind frühzeitige Maßnahmen unerlässlich, um ihre negativen Auswirkungen zu minimieren. Eine frühzeitige Diagnose ist entscheidend, um einer weiteren Verschlechterung von Demenz und Frailty entgegenzuhalten. Bei frühzeitigem Erkennen von Frailty können die behandelnden Ärztinnen und Ärzte rechtzeitig Interventionen einleiten, die das Fortschreiten der Demenz verlangsamen, die Funktionsfähigkeit erhalten und die Lebensqualität verbessern können (Dent et al. 2019).

Trainingsempfehlungen für ältere Menschen mit Demenz und Frailty

Aufgrund der positiven Auswirkungen auf Frailty und Demenz sollte ein individuelles, aus mehreren Komponenten bestehendes körperliches Trainingsprogramm verordnet werden (Yoon et al. 2018). Idealerweise sollte zum multidisziplinären Team auch eine Expertin bzw. ein Experte für Bewegung oder eine Physiotherapeutin bzw. ein Physiotherapeut gehören (Sánchez-Sánchez et al. 2022, Guzel und Can 2024). Das körperliche Trainingsprogramm sollte auf die körperliche und kognitive Funktionsfähigkeit der Betroffenen sowie die jeweilige soziale Unterstützung zugeschnitten sein (Merchant et al. 2021) und eine Kombination aus Ausdauer-, Kraft-, Gleichgewichts- und Gehübungen umfassen, um verschiedene Aspekte der körperlichen Fitness und Funktionalität anzusprechen.

Das Ausdauertraining sollte aus Einheiten von jeweils 10–20 Minuten an 3–7 Tagen pro Woche mit einer Intensität von 12–14 auf der Borg-Skala (entsprechend 55–70 % der Herzfrequenzreserve) bestehen (Ciolac 2013). Für das Krafttraining werden 1–3 Sätze mit 8–12 Wiederholungen an 2–3 Tagen pro Woche empfohlen, die mit 20–30 % des Einwiederholungsmaximums (1RM, One Repetition Maximum) beginnen und sich auf 60–80 % des 1RM steigern und Alltagsaktivitäten einbeziehen (Aguirre und Villareal 2015). Es werden 4–10 verschiedenen statische und dynamische Gleichgewichtsübungen (jeweils 1–2 Sätze) an 2–7 Tagen pro Woche empfohlen. Das Gehtraining sollte aus täglichen Einheiten von 5–10 Minuten bis hin zu 15–30 Minuten bestehen, um Gehfähigkeit und Ausdauer zu verbessern.

Angestrebt werden sollte eine Gesamtdauer von 50–60 Minuten körperlichem Training pro Tag, wobei es nicht in einer einzigen Einheit absolviert werden muss. Da insbesondere bei Menschen mit Demenz und Frailty sowohl geistige als auch körperliche Erschöpfung auftreten können, wird empfohlen, die Trainingseinheiten über den Tag zu verteilen, um den individuellen Vorlieben und Fähigkeiten gerecht zu werden.

Die Gesundheitsfachperson (z. B. Physiotherapeutin bzw. Physiotherapeut) sollte die Bedeutung eines langfristigen Trainings betonen, um nachhaltige Erfolge zu erzielen und körperlichem und kognitivem Abbau vorzubeugen. Um optimale Ergebnisse zu erzielen, sollten eine regelmäßige Teilnahme und das konsequente Einhalten des Trainingsplans gefördert werden. Da Menschen mit Demenz beim Einhalten von Trainingsprogrammen oft vor besonderen Herausforderungen stehen, kann zusätzliche Unterstützung – etwa durch Erinnerungen oder eine stärkere Einbindung von Betreuungspersonen – erforderlich sein, um Adhärenz und Wirksamkeit zu verbessern.

Empfehlungen zu individualisierten, mehrdimensionalen Trainingsprogrammen

Ein individualisiertes, auf die Fähigkeiten der älteren Person zugeschnittenes, mehrdimensionales Trainingsprogramm, das körperliche Aktivität (20–30 Minuten pro Tag) mit kognitivem Training kombiniert, verbessert die körperliche und kognitive Gesundheit (Mollinedo Cardalda, López und Cancela Carral 2019, Arnal et al. 2023). Sogenannte „Mind-Body-Verfahren" wie Yoga oder Tai-Chi können Entspannung und Wohlbefinden fördern. Allerdings gibt es kaum Belege für die Wirksamkeit dieser Trainingsprogramme bei Menschen mit Demenz und Frailty (Loewenthal et al. 2024, Tanhamira, Randhawa und Hewson 2024). Eine regelmäßige Überwachung der Trainingsadhärenz und der Reaktion auf die Intervention ist unerlässlich, um potenzielle unerwünschte Ereignisse wie Gelenkschmerzen oder Stürze bei Menschen mit Frailty zu erkennen und zu behandeln (Liu und Latham 2010). Körperliches Training und Protein-Supplementierung verbessern zusammen Muskelmasse und -kraft und unterstützen somit die Behandlung von Sarkopenie und Frailty (Hou et al. 2019).

Empfehlungen zur Beurteilung des Sturzrisikos

Es sollte eine gründliche Beurteilung des Sturzrisikos durchgeführt werden, einschließlich der Sturzhistorie bzw. Sturzanamnese und dem Vorliegen möglicher negativer Folgen von Stürzen (z. B. Frakturen, Verletzungen, Einschränkungen der Selbständigkeit und Sturzangst).

Die Beurteilung des Sturzrisikos bei Personen mit Demenz und Frailty ermöglicht die Umsetzung gezielter Interventionen. Sowohl Demenz als auch Frailty sind mit einem erhöhten Sturzrisiko assoziiert, da frühere Studien gezeigt haben, dass Personen mit kognitiven Beeinträchtigungen und Frailty ein höheres Sturzrisiko aufweisen als solche, bei denen nur kognitive Einschränkungen oder Frailty vorliegen (Ge et al. 2021, Randles et al. 2022). Daher ist es wichtig, die Sturzanamnese sowie weitere Risikofaktoren zu erfassen, wie die Einnahme von Begleitmedikamenten, Muskelschwäche, sensorische Defizite, Umweltfaktoren, die Nutzung von Gehhilfen, Ernährungsdefizite und affektive Störungen.

Derzeit gibt es keine Evidenzen für ein spezifisches Instrument zur Beurteilung des Sturzrisikos bei Personen mit Demenz und Frailty. Daher wird empfohlen, ein beliebiges validiertes Assessment bzw. Messinstrument zur Beurteilung des Sturzrisikos einzusetzen. Darüber hinaus ist es wichtig, bei allen Personen mit Demenz und Frailty das Osteoporose- und Frakturrisiko einzuschätzen. Bei den Betroffenen sollte zudem, sofern entsprechende Ressourcen vorhanden sind, eine umfassende Ganganalyse mittels computergestützter Verfahren durchgeführt werden.

Empfehlungen zum Management des Sturzrisikos

Bei Personen mit Demenz, Frailty und einem hohen Sturzrisiko sollte eine personalisierte, multimodale Intervention durchgeführt werden, die auf ihren spezifischen Risikofaktoren basiert (Booth et al. 2016, Racey et al. 2021). Zentrale Interventionsstrategien sind körperliches Training (Ausdauer-, Kraft- und Gleichgewichtstraining), das Management von Begleiterkrankungen, die Überprüfung der Medikation, Anpassungen der Umgebung, der Einsatz von Gehhilfen sowie kognitive Interventionen, welche die Sicherheit zusätzlich erhöhen können (Dent et al. 2023, Brennan et al. 2024).

TAKE HOME MESSAGE

- Aktuelle Studien zeigen, dass wahrscheinlich mindestens jeder dritte ältere Mensch mit Demenz zusätzlich von Frailty betroffen ist.
- Menschen mit Demenz, deren Frailty stärker ausgeprägt ist, haben eine ungünstigere Prognose und einen schlechteren Gesundheitsverlauf als Menschen mit einem geringeren Grad an Frailty.
- Hauptziele bei der Versorgung von älteren Menschen mit Demenz und Frailty sind der Erhalt der Selbständigkeit im Alltag, der Lebensqualität und der Würde der Betroffenen.
- Die Behandlung von Frailty bei Menschen mit Demenz erfordert einen mehrdimensionalen, personenzentrierten und interdisziplinären Ansatz mit Fokus auf individuellen Zielen, bei dem Physiotherapeutinnen und -therapeuten insbesondere das körperliche Training anleiten und begleiten sowie das Sturzrisiko einschätzen und durch gezielte physiotherapeutische Maßnahmen adressieren können.
- Die Leitlinie von Borda et al. 2025 bietet evidenzbasierte Experten-Empfehlungen, die auch das Clinical Reasoning von Physiotherapeutinnen und -therapeuten bei der Versorgung von Menschen mit Demenz und Frailty unterstützen können.

ERKLÄRUNG ZU KI UND KI-GESTÜTZTEN TECHNOLOGIEN IM SCHREIBPROZESS

Bei der Vorbereitung dieser Arbeit hat der Autor die KI-Suchmaschine „Perplexity AI" verwendet, um spezifische Recherchen durchzuführen und einzelne Begriffe sowie die Leitlinienempfehlungen in Abschnitt 6 „Praxistipp" zu übersetzen. Nach der Nutzung dieses Tools/Dienstes hat der Autor den Inhalt nach Bedarf überprüft und bearbeitet und übernimmt die volle Verantwortung für den Inhalt der Veröffentlichung.

LITERATUR

Aguirre LE, Villareal DT (2015): Physical exercise as therapy for frailty. *Nestle Nutr Inst Workshop Ser* 83: 83–92. DOI: 10.1159/000382065

Alzheimer's Association International Conference (2021): *Global Dementia Cases Forecasted to Triple by 2050.* Verfügbar auf: https://aaic.alz.org/releases_2021/global-prevalence.asp (letzter Zugriff 18.12.2025).

Arnal C, Pérez LM, Soto L, et al. (2023): Impact on physical function of the +AGIL Barcelona program in community-dwelling older adults with cognitive impairment: an interventional cohort study. *BMC Geriatr* 23(1): 736. DOI: 10.1186/s12877-023-04292-4

Bauer JM, Denkinger M, Polidori MC, Sieber C, Wirth R (2024): Frailty-Management – jetzt! *Dtsch Med Wochenschr* 149(1-02): 1–2. DOI: 10.1055/a-2033-4757

Benzinger P, Eidam A, Bauer JM (2024): Frailty: Konzept und Diagnose. *Dtsch Med Wochenschr* 149(1-02): 30–37. DOI: 10.1055/a-2033-4957

Booth V, Hood V, Kearney F (2016): Interventions incorporating physical and cognitive elements to reduce falls risk in cognitively impaired older adults: a systematic review. *JBI Database System Rev Implementation Rep* 14(5): 110–135. DOI: 10.11124/JBISRIR-2016-002499

Borda MG, Patino-Hernandez D (2017): Diseases AND or IN frailty, an important conceptual difference. *Exp Gerontol* 98: 184–185. DOI: 10.1016/j.exger.2017.08.031

Borda MG, Pérez-Zepeda MU, Jaramillo-Jimenez A, et al. (2022): Frailty in Parkinson's disease and its association with early dementia: A longitudinal study. *Parkinsonism Relat Disord* 99: 51–57. DOI: 10.1016/j.parkreldis.2022.05.004

Braun T, Grüneberg C, Thiel C (2018): German translation, cross-cultural adaptation and diagnostic test accuracy of three frailty screening tools: PRISMA-7, FRAIL scale and Groningen Frailty Indicator. *Z Gerontol Geriatr* 51(3): 282–292. DOI: 10.1007/s00391-017-1295-2

Brennan TH, Lewis LK, Gordon SJ, Prichard I (2024): Effectiveness of interventions to prevent or reverse pre-frailty and frailty in middle-aged community dwelling adults: A systematic review. *Prev Med* 185: 108008. DOI: 10.1016/j.ypmed.2024.108008

Canevelli M, Jackson-Tarlton C, Rockwood K (2024): Frailty for neurologists: perspectives on how frailty influences care planning. *Lancet Neurol* 23(11): 1147–1157. DOI: 10.1016/S1474-4422(24)00291-6

Cesari M, Gambassi G, van Kann GA, Vellas B (2014): The frailty phenotype and the frailty index: different instruments for different purposes. *Age Ageing* 43(1): 10–12. DOI: 10.1093/ageing/aft160

Ciolac EG (2013): Exercise training as a preventive tool for age-related disorders: a brief review. *Clinics (Sao Paulo)* 68(5): 710–717. DOI: 10.6061/clinics/2013(05)20

Clegg A, Young J, Iliffe S, et al. (2013) Frailty in elderly people. *Lancet* 381(9868): 752–762. DOI: 10.1016/S0140-6736(12)62167-9

Connolly CJ, van den Berg MEL, Laver K, Harris IT, Petersen JM, Lewis LK (2025): Clinical practice guidelines for dementia contain few recommendations relevant to the physiotherapy scope of practice and are of varying quality: a systematic review. *Physiotherapy* 128: 101790. DOI: 10.1016/j.physio.2025.101790

Dent E, Daly RM, Hoogendijk EO, Scott D (2023): Exercise to prevent and manage frailty and fragility fractures. *Curr Osteoporos Rep* 21(2): 205–215. DOI: 10.1007/s11914-023-00777-8

Dent E, Morley JE, Cruz-Jentoft AJ, et al. (2019) Physical Frailty: ICFSR International Clinical Practice Guidelines for Identification and Management. *J Nutr Health Aging* 23(9): 771–787. DOI: 10.1007/s12603-019-1273-z

DGN and DGPPN (2023): *S3-Leitlinie Demenzen – Living Guideline.* Version 5.2. AWMF-Registernr. 038-013. Stand 28.02.2025, gültig bis 28.02.2026. www.awmf.org

Ebrahimi Z, Patel H, Wijk H, Ekman I, Olaya-Contreras P (2021): A systematic review on implementation of person-centered care interventions for older people in out-of-hospital settings. *Geriatr Nurs* 42(1): 213–224. DOI: 10.1016/j.gerinurse.2020.08.004

Evans CJ, van den Berg MEL, Lewis LK (2024): Physiotherapy for people with dementia: a Call to Action for the development of clinical guidelines. *Physiotherapy* 122: 27–29. DOI: 10.1016/j.physio.2023.10.001

Ge M-L, Simonsick EM, Dong B-R, Kasper JD, Xue, Q-L. (2021): Frailty, with or without cognitive impairment, is a strong predictor of recurrent falls in a US population-representative sample of older adults. *J Gerontol A Biol Sci Med Sci* 76(11): e354–e360. DOI: 10.1093/gerona/glab083

Guzel I, Can F (2024): The effects of different exercise types on cognitive and physical functions in dementia patients: A randomized comparative study. *Arch Gerontol Geriatr* 119: 105321. DOI: 10.1016/j.archger.2023.105321

Hou L, Lei Y, Li X, et al. (2019) Effect of protein supplementation combined with resistance training on muscle mass, strength and function in the elderly: A systematic review and meta-analysis. *J Nutr Health Aging* 23(5): 451–458. DOI: 10.1007/s12603-019-1181-2

Jeon Y-H, Krein L, O'Connor CMC, et al. (2023): A systematic review of quality dementia clinical guidelines for the development of WHO's Package of Interventions for rehabilitation. *Gerontologist* 63(9): 1536–1555. DOI: 10.1093/geront/gnac105

Kojima G, Liljas A, Iliffe S, Walters K (2017): Prevalence of frailty in mild to moderate Alzheimer's disease: a systematic review and meta-analysis. *Curr Alzheimer Res* 14(12): 1256–1263. DOI: 10.2174/1567205014666170417104236

Kojima G, Liljas A, Iliffe S (2019): Frailty syndrome: Implications and challenges for health care policy. *Risk Manag Healthc Policy* 12: 23–30. DOI: 10.2147/RMHP.S168750

Kopp I, Encke A, Lorenz W (2002): Leitlinien als Instrument der Qualitätssicherung in der Medizin Das Leitlinienprogramm der Arbeitsgemeinschaft Wissenschaftlicher Medizinischer Fachgesellschaften (AWMF) Das Leitlinienprogramm der Arbeitsgemeinschaft Wissenschaftlicher Medizinischer Fachgesellschaften (AWMF). *Bundesgesundheitsblatt Gesundheitsforschung Gesundheitsschutz* 45(3): 223–233. DOI: 10.1007/s00103-002-0378-3

Koria LG, Sawan MJ, Redston MR, Gnjidic D. (2022): The prevalence of frailty among older adults living with dementia: A systematic review. *J Am Med Dir Assoc* 23(11): 1807–1814. DOI: 10.1016/j.jamda.2022.01.084

Liu C-J, Latham N (2010): Adverse events reported in progressive resistance strength training trials in older adults: 2 sides of a coin. *Arch Phys Med Rehabil* 91(9): 1471–1473. DOI: 10.1016/j.apmr.2010.06.001

Loewenthal J, Berning MJ, Wayne PM, Eckstrom E, Orkaby AR (2024): Holistic frailty prevention: The promise of movement-based mind–body therapies. *Aging Cell* 23(1): e13986. DOI: 10.1111/acel.13986

Merchant RA, Morley JE, Izquierdo M (2021): Exercise, aging and frailty: guidelines for increasing function. *J Nutr Health Aging* 25(4): 405–409. DOI: 10.1007/s12603-021-1590-x

Mollinedo Cardalda I, López A, Cancela Carral JM (2019): The effects of different types of physical exercise on physical and cognitive function in frail institutionalized older adults with mild to moderate cognitive impairment. A randomized controlled trial. *Arch Gerontol Geriatr* 83: 223–230. DOI: 10.1016/j.archger.2019.05.003

Morley JE, Malmstrom TK, Miller DK (2012): A simple frailty questionnaire (FRAIL) predicts outcomes in middle aged African Americans. *J Nutr Health Aging* 16(7): 601–608. DOI: 10.1007/s12603-012-0084-2

Morley JE, Vellas B, van Abellan Kan G, et al. (2013): Frailty consensus: a call to action. *J Am Med Dir Assoc* 14(6): 392–397.DOI: 10.1016/j.jamda.2013.03.022

Ngo J, Holroyd-Leduc JM (2015): Systematic review of recent dementia practice guidelines. *Age Ageing* 44(1): 25–33. DOI: 10.1093/ageing/afu143

Nuotio MS (2023): Comprehensive geriatric assessment is of value when diagnosing cognitive disorders in older patients and beyond. *Eur Geriatr Med* 14(1): 29–31. DOI: 10.1007/s41999-023-00743-8

Racey M, Markle-Reid M, Fitzpatrick-Lewis D, et al. (2021) Fall prevention in community-dwelling adults with mild to moderate cognitive impairment: a systematic review and meta-analysis. *BMC Geriatr* 21(1): 689. DOI: 10.1186/s12877-021-02641-9

Randles MA, O'Mahony D, Gallagher PF (2022): Frailty and potentially inappropriate prescribing in older people with polypharmacy: a bi-directional relationship? *Drugs Aging* 39(8): 597–606. DOI: 10.1007/s40266-022-00952-z

Sánchez-Sánchez JL, Souto Barreto P de, Antón-Rodrigo I, et al. (2022): Effects of a 12-week Vivifrail exercise program on intrinsic capacity among frail cognitively impaired community-dwelling older adults: secondary analysis of a multicentre randomised clinical trial. *Age Ageing* 51(12): afac303. DOI: 10.1093/ageing/afac303

Si H, Yu J, Liu Q, et al. (2023): Clinical practice guidelines for frailty vary in quality but guide primary health care: a systematic review. *J Clin Epidemiol* 161: 28–38. DOI: 10.1016/j.jclinepi.2023.06.019

Singler K, Gosch M, Antwerpen L (2020): *Klinische Frailty Skala/ Clinical Frailty Scale (CFS).* Verfügbar auf: https://www.dggeriatrie.de/images/Bilder/PosterDownload/200331_DGG_Plakat_A4_Clinical_Frailty_Scale_CFS.pdf (letzter Zugriff 18.12.2025).

Tanhamira L-A, Randhawa G, Hewson D (2024): The effects of adapted mind-body exercises on physical function, quality of life and wellbeing for older people: a systematic review and meta-analysis. *J Nutr Health Aging* 28(4): 100186. DOI: 10.1016/j.jnha.2024.100186

Theou O, Pérez-Zepeda MU, van der Valk AM, Searle SD, Howlett SE, Rockwood K (2021): A classification tree to assist with routine scoring of the Clinical Frailty Scale. *Age Ageing* 50(4): 1406–1411. DOI: 10.1093/ageing/afab006

Tricco AC, Antony J, Zarin W, et al. (2015): A scoping review of rapid review methods. *BMC Med* 13: 224. DOI: 10.1186/s12916-015-0465-6

Waite SJ, Maitland S, Thomas A, Yarnall AJ (2021): Sarcopenia and frailty in individuals with dementia: A systematic review. *Arch Gerontol Geriatr* 92: 104268. DOI: 10.1016/j.archger.2020.104268

Wang H-K, Hung C-M, Lin S-H, et al. (2014): Increased risk of hip fractures in patients with dementia: a nationwide population-based study. *BMC Neurol* 14: 175. DOI: 10.1186/s12883-014-0175-2

Ward DD, Flint JP, Littlejohns TJ, et al. (2025): Frailty trajectories preceding dementia in the US and UK. *JAMA Neurol* 82(1): 61–71. DOI: 10.1001/jamaneurol.2024.3774

WHO (2025): Dementia [Fact Sheet]. Verfügbar auf https://www.who.int/news-room/fact-sheets/detail/dementia (letzter Zugriff 18.12.2025).

Woo J, Yu R, Wong M, et al. (2015) Frailty screening in the community using the FRAIL Scale. *J Am Med Dir Assoc* 16(5): 412–419. DOI: 10.1016/j.jamda.2015.01.087

World Health Organisation (ed) (2025): WHO clinical consortium on healthy ageing 2024: meeting report, 5–7 November 2024. Verfügbar auf: https://www.who.int/publications/i/item/9789240109889 (letzter Zugriff 18.12.2025).

World Health Organization (2016): *Framework on integrated, people-centred health services.* Geneva: World Health Organization. Verfügbar auf: https://apps.who.int/gb/ebwha/pdf_files/wha69/a69_39-en.pdf (letzter Zugriff 18.12.2025).

Yoon DH, Lee J-Y and Song W (2018): Effects of Resistance Exercise Training on Cognitive Function and Physical Performance in Cognitive Frailty: A Randomized Controlled Trial. J Nutr Health Aging 22(8): 944–951.

KAPITEL Tobias Braun

12 Umfassendes geriatrisches Assessment – Messinstrumente für Mobilität und Motorik

12.1 Einleitung

Geriatrische Patientinnen und Patienten zeichnen sich typischerweise durch ein hohes Alter (> 70 Jahre) sowie eine alterstypische Multimorbidität aus (Krupp 2012). Eine weitere Besonderheit dieser Patientinnen und Patienten sind sogenannte geriatrische Syndrome, eine Reihe sehr verbreiteter, oft atypischer klinischer Erscheinungsformen in der Geriatrie (Olde Rikkert et al. 2003). Häufige geriatrische Syndrome sind Immobilität, Stürze, kognitive Beeinträchtigungen, Frailty, Inkontinenz und Mangelernährung (Wang et al. 2013, Sanford et al. 2020). Geriatrischen Syndromen ist gemein, dass sie hochprävalent und multikausal sind, mehrere gemeinsame Risikofaktoren haben sowie mit einer erhöhten Morbidität und einem schlechteren Behandlungserfolg assoziiert sind (Inouye et al. 2007). Auch aufgrund dieser geriatrischen Syndrome haben ältere Patientinnen und Patienten meistens komplexe Versorgungsbedarfe, die am besten mit einem ganzheitlichen Ansatz durch ein multiprofessionelles Team adressiert werden können, zu dem unter anderem Medizinerinnen und Mediziner, Pflegefachpersonal sowie Physiotherapeutinnen und Physiotherapeuten mit geriatrischer Expertise gehören.

Die individuellen Ressourcen und Versorgungsbedarfe älterer Patientinnen und Patienten können mit dem sogenannten umfassenden geriatrischen Assessment (Comprehensive Geriatric Assessment, CGA) erfasst und behandelt werden. In der aktuellen Leitlinie ist das CGA so definiert (Kumlehn et al. 2025): „Ein CGA ist ein multidimensionaler und interprofessioneller Prozess mit dem Ziel, die medizinischen, psychosozialen und funktionellen Defizite und Ressourcen geriatrischer Patientinnen und Patienten zu erfassen und zu berücksichtigen. Ein CGA ergänzt dabei die ärztliche Anamnese und Untersuchung und dient der Therapie- und Versorgungsplanung, Verlaufsbeobachtung und Prognoseabschätzung". Typische Dimensionen/Komponenten eines CGA sind die Selbsthilfefähigkeit bei Aktivitäten des täglichen Lebens, Mobilität, kognitive Funktionen/Delir, Affekt, Ernährung und soziale Situation (Kumlehn et al. 2025). „Ein CGA hat das Potenzial, die Gesundheit zu verbessern und gleichzeitig die Kosten für Gesundheits- und Sozialfürsorge zu senken" (Ellis et al. 2017). Ein CGA wird üblicherweise im stationären Setting (Krankenhaus) eingesetzt, da hier deutliche Hinweise für die Effektivität vorliegen (Ellis et al. 2017). Die Umsetzung im ambulanten Bereich ist schwieriger und die Effektivität auf Endpunkte wie Mortalität und Pflegebedürftigkeit nicht belegt (Briggs et al. 2022). In Deutschland wird ein CGA als zentraler Bestandteil der sogenannten „Geriatrischen Frührehabilitativen Komplexbehandlung" angesehen (Kolb et al. 2014).

Ein CGA ist in dem Sinne nicht standardisiert, dass einzelne Kliniken, Stationen oder Behandlungsteams die jeweiligen Dimensionen/Komponenten und die dazugehörigen Messinstrumente (folgend synonym für Assessments, Tests) des CGA selbst wählen können. Aus internationalen Studien sind hierzu eine große Variabilität und Heterogenität bekannt (Parker et al. 2018). In ihrer Studie wollten Kudelka et al. (2024) untersuchen, welche Messinstrumente aktuell für die unterschiedlichen CGA-Dimensionen auf geriatrischen Stationen in Deutschland eingesetzt werden.

12.2 Abstract der Studie

Kudelka J, Ollenschläger M, Dodel R, et al. (2024): Which Comprehensive Geriatric Assessment (CGA) instruments are currently used in Germany: a survey. *BMC Geriatr* 24(1): 347.
DOI: 10.1186/s12877-024-04913-6
https://doi.org/10.1186/s12877-024-04913-6

Abstract

Welche Instrumente des Comprehensive Geriatric Assessment (CGA) werden derzeit in Deutschland eingesetzt: eine Umfrage

Hintergrund

Das Comprehensive Geriatric Assessment (CGA) erfasst geriatrische Syndrome auf standardisierte Weise und ermöglicht eine individuelle, auf die Bedürfnisse und Ressourcen des Patienten zugeschnittene Behandlung. Seine Anwendung hat sich als vorteilhaft für das funktionelle Ergebnis und das Überleben geriatrischer Patienten erwiesen. Eine kürzlich veröffentlichte deutsche S1-Leitlinie für CGA der Stufe 2 enthält Empfehlungen für die Verwendung einer breiten Palette verschiedener Messinstrumente für jedes geriatrische Syndrom. Die tatsächliche Verwendung von Messinstrumenten in der klinischen Routinepraxis der Geriatrie und ihre Übereinstimmung mit der Leitlinie und dem aktuellen Stand der Literatur sind jedoch bisher nicht untersucht worden.

Methodik

Von einer geriatrischen Expertengruppe wurde eine Online-Umfrage entwickelt und an alle zugelassenen Geriaterinnen und Geriater (n = 569) in Deutschland verschickt. Die Erhebung umfasste die folgenden geriatrischen Syndrome: Motorik und Selbsthilfefähigkeit, Kognition, Depression, Schmerz, Dysphagie und Ernährung, sozialer Status und Komorbidität, Dekubitus, Sprache und Sprechen, Delir und Frailty. Die Befragten wurden gebeten anzugeben, welche geriatrischen Messinstrumente zur Beurteilung der jeweiligen Syndrome verwendet werden.

Ergebnisse

Insgesamt nahmen 122 Ärztinnen und Ärzte an der Umfrage teil (Rücklaufquote 21 %). Nach der Datenbereinigung verblieben 76 Datensätze für die Analyse. Alle Teilnehmenden verwendeten Messinstrumente regelmäßig in den folgenden Kategorien: Motorik, Selbsthilfefähigkeit, Kognition, Depression und Schmerzen. Die am häufigsten in diesen Kategorien verwendeten Instrumente waren das Timed Up and Go (TUG), der Barthel-Index (BI), die Mini-Mental State Examination (MMSE), die Geriatric Depression Scale (GDS) und die Visuelle Analogskala (VAS). Begrenzte oder heterogene Messinstrumente werden in den folgenden Kategorien verwendet: Delir, Frailty und sozialer Status.

Zusammenfassung

Unsere Ergebnisse zeigen, dass die Beurteilung von Motorik, Selbsthilfefähigkeit, Kognition, Depression, Schmerz, Dysphagie und Ernährung mit den Empfehlungen der S1-Leitlinie für CGA der Stufe 2 übereinstimmt. Zu den Instrumenten, die für eine häufigere Anwendung empfohlen werden, gehören die Short Physical Performance Battery (SPPB), das Montreal Cognitive Assessment (MoCA) und der WHO-5 Fragebogen (Depression). Es besteht ein besonderer Bedarf an einer standardisierten Beurteilung von Delir, Frailty und sozialem Status. Die Harmonisierung der Messinstrumente in den geriatrischen Abteilungen soll eine wirksamere Behandlung und Prävention von altersbedingten Krankheiten und Syndromen ermöglichen.

12.3 Kommentar

12.3.1 Wissenschaftliche Einordnung

Der Artikel von Kudelka et al. (2024) beschreibt eine Beobachtungsstudie im Querschnittdesign, in der mittels eines Online-Surveys (Fragebogen) im Februar 2021 erfasst wurde, welche Messinstrumente auf geriatrischen Stationen in Deutschland genutzt werden. Einige methodische Aspekte der Studie könnten zu möglichen Verzerrungen (Bias) geführt haben.

Die Stichprobe (Geriaterinnen und Geriater) wurde über ein nationales Register der Deutschen Gesellschaft für Geriatrie (DGG) rekrutiert. Geriaterinnen und Geriater oder geriatrische Stationen/Kliniken, deren medizinische Leitungen nicht in diesem Register eingetragen sind, konnten daher nicht am Survey teilnehmen. Von insgesamt 569 kontaktierten Personen konnten letztendlich 76 Datensätze bzw. beantwortete Fragebögen ausgewertet werden, was einer Teilnahmerate von 13 % (76/569) entspricht. Ein möglicher Selektionsbias könnte also dadurch entstanden sein, dass nur DGG-registrierte Geriaterinnen und Geriater mit einer hohen Affinität zu wissenschaftlichen Studien und/oder dem CGA an dieser Studie teilgenommen haben.

Der Fragebogen, mit dem die Anwendung des CGA erfasst wurde, wurde von der „DGG Arbeitsgruppe Neurogeriatrie“ entwickelt, einem Expertenkreis von Geriaterinnen und Geriatern sowie Neurologinnen und Neurologen in klinisch leitenden Funktionen geriatrischer Krankenhäuser in Deutschland. Der Fragebogen wurde nicht publiziert. Im Kontext der Forschungsfrage ist jedoch von einer hinreichenden Augenscheinvalidität auszugehen; über eine Pilot-Testung oder weitere Prüfung der Gütekriterien des Fragebogens wird nicht berichtet. Da die Ergebnisse auf einer Selbstauskunft der Studienteilnehmenden basieren, können mögliche Verzerrungseffekte (Mess-Bias) auch durch typische Faktoren wie Erinnerungsverzerrungen (Recall-Bias) oder Antwortverhalten aufgrund sozialer Erwünschtheit (Response-Bias) entstanden sein. Eine weitere Limitation ist, dass im Fragebogen bestimmte Messinstrumente zur Auswahl vorgegeben waren. Es gab zwar auch die Option, weitere Messinstrumente zu nennen, jedoch könnten einige Teilnehmende dazu geneigt haben, eher die vorgegebenen Antwortoptionen (also Messinstrumente) auszuwählen.

Eine weitere Limitation des Artikels ist die unvollständige Berichterstattung. So werden beispielsweise die Eigenschaften der Studienteilnehmenden und die methodisch-technischen Details des Online-Surveys nicht beschrieben. Die Autorinnen und Autoren haben den Artikel im Open-Access-Format publiziert und auch die Peer-Review-Gutachten sind publiziert. Andere Open Science Praktiken, wie die Registrierung der Studie, die Publikation der Daten, die Nutzung einer Reporting Guideline oder eine Publikation als Preprint sind nicht erkennbar (Cobey et al. 2023).

12.3.2 Praxistipp

Ältere Patientinnen und Patienten sind eine bedeutsame Zielgruppe in der physiotherapeutischen Versorgung. Einzelne Schätzungen zeigen, dass mehr als die Hälfte aller Heilmittelleistungen von Versicherten ab 60 Jahren in Anspruch genommen werden (Wissenschaftliches Institut der AOK, 2024). Physiotherapeutinnen und -therapeuten sind fester Bestandteil eines geriatrischen Versorgungsteams und üblicherweise wird die Erhebung zentraler Dimensionen eines GCA, zum Beispiel Mobilität, motorische Funktionsfähigkeit, Sturzrisiko oder Schmerzen, direkt von Physiotherapeutinnen und -therapeuten durchgeführt oder unterstützt. Zudem können die Ergebnisse „klassischer" physiotherapeutischer Messinstrumente und Tests, wie Gehgeschwindigkeit, Handgriffkraft oder Fragebögen zur körperlichen Aktivität, für die Diagnostik und Quantifizierung geriatrischer Syndrome wie Frailty und Sarkopenie genutzt werden (Braun et al. 2017, Bauer, Grund und Hauer 2022). Die Ergebnisse eines CGA werden üblicherweise auch als Grundlage für die Indikation bzw. Verordnung von Physiotherapie genutzt. Die Ergebnisse der motorischen Messinstrumente eines CGA sind eine wichtige Grundlage für die Gestaltung therapeutischer Maßnahmen. Kudelka et al. (2024) haben auch die Anwendungshäufigkeit von Messinstrumenten anderer Dimensionen des CGA untersucht (z. B. Kognition, Depression, Ernährungszustand), die nicht Gegenstand dieses Beitrags sind.

Die Studie von Kudelka et al. (2024) zeigt, dass zur Erfassung der Mobilität und körperlich-motorischen Funktionsfähigkeit viele verschiedene Messinstrumente verwendet werden. Bei Klinikaufnahme werden am häufigsten der Timed Up and Go Test (TUG; 86 %), der Tinetti Test (55 %), die Handgriffkraft (40 %), die Esslinger Transfer-Skala (32 %) und der de Morton Mobility Index (DEMMI; 21 %) angewendet. International etablierte Messinstrumente der Mobilität, wie die Gehgeschwindigkeit (über eine kurze Strecke, z. B. 4 Meter) oder die Short Physical Performance Battery (SPPB), werden laut dieser Umfrage fast gar nicht eingesetzt.

Die Ergebnisse spiegeln die Versorgungssituation hinsichtlich des CGAs in geriatrischen Kliniken in Deutschland wider und weisen für die Dimension „motorische Funktionen" auf eine sehr häufige Verwendung von historisch etablierten Messinstrumenten hin, die nicht mehr dem aktuellen Stand der Evidenz entsprechen. Wenn beispielsweise Patientinnen und Patienten aufgrund motorischer und/oder kognitiver Einschränkungen nicht aufstehen, stehen und/oder gehen können bzw. die motorische Aufgabe zu komplex ist (van Ooteghem et al. 2019), können einige Messinstrumente nicht adäquat durchgeführt werden. Diese Patientinnen und Patienten sind jedoch nicht alle „immobil", sofern Transfer-Aktivitäten und Bettmobilität möglich sind und als Aspekte der Mobilität angesehen werden (World Health Organization 2005, Braun et al. 2015, van Ooteghem et al. 2019). In diesen Fällen liegen sogenannte Bodeneffekte vor, die für die jeweiligen Messinstrumente unterschiedlich stark ausfallen können. So kann der TUG vor allem bei höher- und hochgradig eingeschränkten Patientinnen und Patienten die motorische Funktionsfähigkeit nicht bewerten bzw. schlecht diskriminieren. Dadurch sind Verlaufsmessungen oft nur von beschränkter Aussagekraft (Gogol und Schulz 2016). Die Bodeneffekte des TUG von 40–50 % bei Aufnahme in der stationären Geriatrie sind hinreichend belegt (Hubbard et al. 2011, Braun et al. 2015, Dasenbrock et al. 2016, Braun et al. 2021). Mehrere systematische Reviews weisen zudem darauf hin, dass der TUG kein gutes Prognose-Instrument des Sturzrisikos älterer Menschen ist (Beauchet et al. 2011, Schoene et al. 2013, Barry et al. 2014). Daher wird der TUG in der aktuellen 2024-Version der S1-Leitlinie „Geriatrisches Assessment der Stufe 2 (Living Guideline)" auch nur bedingt als Screening-Instrument empfohlen – dem TUG sollte ein valideres Assessment der Mobilität folgen (Krupp 2022).

Aber auch andere Messinstrumente der Mobilitäts-Kapazität, wie Tests der Gehgeschwindigkeit oder -strecke, der Tinetti-Test oder die SPPB, setzten voraus, dass die untersuchte Person für kurze Zeit stehen und/oder kurze Strecken gehen kann. Diese motorische Funktionsfähigkeit ist bei vielen geriatrischen Patientinnen und Patienten jedoch (zumindest zu Beginn der stationären Versorgung) nicht gegeben, weshalb eine standardisierte Erhebung dieser Messinstrumente mit diesen Patientinnen und Patienten nicht möglich ist. Auch die S1-Leitlinie „Geriatrisches Assessment der Stufe 2" weist auf diese Limitationen und klinischen Herausforderungen beim Einsatz der etablierten Messinstrumente hin (TUG, Tinetti-Test, Gehtests mit Zeitnahme), ohne klare Empfehlungen für eine oder mehrere spezifische Messinstrumente der Mobilität zu geben (Krupp et al. 2022).

Evidenz aus systematischen Reviews deutet jedoch darauf hin, dass Messinstrumente wie der DEMMI, die SPPB und das Hierachical Assessment of Balance and Mobility (HABAM) bei älteren Patientinnen und Patienten im Krankenhaus eine höhere Güte haben (z. B. Validität, Reliabilität und Veränderungssensitivität) als die etablierteren Verfahren (de Morton et al. 2008, Soares Menezes et al. 2017, Soubra, Chkeir und Novella 2019). Ein Empfehlungspapier der amerikanischen Fachgesellschaft für Geriatrie nennt unter anderem den DEMMI und das HABAM als die vielversprechendsten Messinstrumente der Mobilität (Wald et al. 2019). Physiotherapeutinnen und -therapeuten, die in Versorgungseinrichtungen und/oder Teams arbeiten, die eine CGA nutzen, könnten eine kritische Evaluation und Analyse der verwendeten Messinstrumente der Mobilität und des Sturzrisikos anregen. Die Nutzung von qualitativ hochwertigeren, international etablierten und in Leitlinien empfohlenen Messinstrumenten der Mobilität/Motorik kann zu einem besseren Verständnis der Funktionsfähigkeit der Patientinnen und Patienten sowie zu einer besseren Versorgung führen (Hobart et al. 2007).

Die Ergebnisse von Kudelka et al. (2024) zeigen außerdem, dass die Messinstrumente nur äußerst selten im Verlauf der

Versorgung erhoben werden und bei Klinikaustritt deutlich seltener als bei Klinikeintritt. Am Beispiel des TUG stellt sich die Anwendungshäufigkeit für Eintritt, Verlauf und Austritt mit 86 %, 15 % bzw. 71 % dar. Durch die regelmäßige Evaluation der funktionellen Funktionsfähigkeit im Verlauf der Versorgung können Wirksamkeit und Passung der gewählten therapeutischen Intervention(en) überprüft werden. Die Evaluation der Wirksamkeit ist die „letzte" Phase im fortlaufenden Prozess der evidenzbasierten Praxis (Mangold 2013) und ein Zeichen für professionelles physiotherapeutisches Handeln (World Confederation for Physical Therapy 2011). Physiotherapeutinnen und -therapeuten und physiotherapeutische Teams in geriatrischen Kliniken könnten individuell prüfen, zu welchen Zeitpunkten ein Re-Assessment obligatorisch sein sollte, um den Behandlungserfolg angemessen zu dokumentieren sowie gegenüber Patientinnen und Patienten sowie Angehörigen, (interprofessionellen) Kolleginnen und Kollegen sowie Kostenträgern kommunizieren zu können. International etablierte Messinstrumente der körperlichen Funktionsfähigkeit und Mobilität älterer Patientinnen und Patienten mit hinreichender Güte, wie SPPB, DEMMI, HABAM und die Messung der Handgriffkraft mit einem Dynamometer, sind für etwas geübte Physiotherapeutinnen und -therapeuten ohne großen technischen Aufwand bei den meisten Patientinnen und Patienten in jeweils 5–10 Minuten durchführbar, auch bei leichten bis moderaten kognitiven Beeinträchtigungen (Braun et al. 2018 und 2021). Üblicherweise reicht in der Praxis die Erhebung eines Messinstruments für ein Konstrukt/Outcome, also beispielsweise der 6-Minuten-Gehtest für die kardiopulmonale Kapazität und der DEMMI für die Mobilitäts-Kapazität.

TAKE HOME MESSAGE

- Der Timed Up and Go Test und der Tinetti-Test werden auf geriatrischen Stationen in Deutschland am häufigsten genutzt, um Mobilität, motorische Funktionen und Sturzrisiko zu beurteilen.
- Systematische Reviews und internationale Empfehlungspapiere bieten vertrauenswürdige Evidenz für die wissenschaftliche Qualität/Güte und Praktikabilität neuerer Messinstrumente für die motorische Funktionsfähigkeit älterer Patientinnen und Patienten im Krankenhaus.
- Es gibt zwei nationale Leitlinien zum umfassenden geriatrischen Assessment, inkl. Hinweisen zu verfügbaren Messinstrumenten für einzelne Dimensionen (Krupp 2022a und 2022b; Kumlehn et al. 2025)

ERKLÄRUNG ZU KI UND KI-GESTÜTZTEN TECHNOLOGIEN IM SCHREIBPROZESS

Bei der Vorbereitung dieser Arbeit hat der Autor die KI-Suchmaschine „Perplexity AI" verwendet, um spezifische Recherchen durchzuführen und einzelne Begriffe zu übersetzen. Nach der Nutzung dieses Tools/Dienstes hat der Autor den Inhalt nach Bedarf überprüft und bearbeitet und übernimmt die volle Verantwortung für den Inhalt der Veröffentlichung.

LITERATUR

Barry E, Galvin R, Keogh C, Horgan F, Fahey T (2014): Is the Timed Up and Go test a useful predictor of risk of falls in community dwelling older adults: a systematic review and metaanalysis. *BMC geriatrics* 14(1): 14. DOI: 10.1186/1471-2318-14-14

Bauer JM, Grund S, Hauer K (2022): Sarkopenie – was sollte der Orthopäde wissen? *Der Orthopäde* 51(2): 116–121. DOI: 10.1007/s00132-021-04211-8

Beauchet O, Fantino B, Allali G, Muir SW, Montero-Odasso M, Annweiler C (2011): Timed Up and Go test and risk of falls in older adults: a systematic review. *J Nutr Health Aging* 15(10): 933–938. DOI: 10.1007/s12603-011-0062-0

Braun T, Grüneberg C, Thiel C, Schulz R-J (2018): Measuring mobility in older hospital patients with cognitive impairment using the de Morton Mobility Index. *BMC geriatrics* 18(1): 100. DOI: 10.1186/s12877-018-0780-9

Braun T, Schulz R-J, Hoffmann M, et al. (2015) Die deutsche Version des De Morton Mobility Index (DEMMI) – Erste klinische Ergebnisse aus dem Prozess der interkulturellen Adaptation. *Z Gerontol Geriatr* 48(2): 154–163. DOI: 10.1007/s00391-014-0648-3

Braun T, Thiel C, Schulz R-J, Grüneberg C (2017): Diagnostik und Behandlung physischer Frailty. *Dtsch Med Wochenschr* 142(2): 117–122. DOI: 10.1055/s-0042-101631

Braun T, Thiel C, Schulz R-J, Grüneberg C, et al. (2021): Responsiveness and interpretability of commonly used outcome assessments of mobility capacity in older hospital patients with cognitive spectrum disorders. *Health Qual Life Outcomes* 19(1): 68. DOI: 10.1186/s12955-021-01690-3

Briggs R, McDonough A, Ellis G, Bennett K, O'Neill D, Robinson D (2022): Comprehensive Geriatric Assessment for community-dwelling, high-risk, frail, older people. *Cochrane Database Syst Rev* 5(5): CD012705. DOI: 10.1002/14651858.CD012705.pub2

Cobey KD, Haustein S, Brehaut J, et al. (2023): Community consensus on core open science practices to monitor in biomedicine. *PLOS Biology* 21(1): e3001949. DOI: 10.1371/journal.pbio.3001949

Dasenbrock L, Berg T, Lurz S, et al. (2016): The De Morton Mobility Index for evaluation of early geriatric rehabilitation. *Z Gerontol Geriatr* 49(5): 398–404. DOI: 10.1007/s00391-016-1061-x

de Morton NA, Berlowitz DJ and Keating JL (2008): A systematic review of mobility instruments and their measurement properties for older acute medical patients. *Health Qual Life Outcomes* 6: 44. DOI: 10.1186/1477-7525-6-44

Ellis G, Gardner M, Tsiachristas A, et al. (2017): Comprehensive geriatric assessment for older adults admitted to hospital. *Cochrane Database Syst Rev* (Online) 9: CD006211. DOI: 10.1002/14651858.CD006211.pub3

Gogol M, Schulz R-J (2016): Mobilität älterer Menschen: Fortschritte in Assessment und Intervention. *Z Geront Geriatr* 49(5): 363–365. DOI: 10.1007/s00391-016-1089-y

Hobart JC, Cano SJ, Zajicek JP, Thompson AJ (2007): Rating scales as outcome measures for clinical trials in neurology: problems, solutions, and recommendations. *Lancet Neurol* 6(12): 1094–1105. DOI: 10.1016/S1474-4422(07)70290-9

Hubbard RE, Eeles EMP, Rockwood MRH, et al. (2011): Assessing balance and mobility to track illness and recovery in older inpatients. *J Gen Intern Med* 26(12): 1471–1478. DOI: 10.1007/s11606-011-1821-7

Inouye SK, Studenski S, Tinetti ME, Kuchel GA (2007): Geriatric syndromes: clinical, research, and policy implications of a core geriatric concept. *J Am Geriatr Soc* 55(5): 780–791. DOI: 10.1111/j.1532-5415.2007.01156.x

Kolb G, Breuninger K, Gronemeyer S, et al. (2014): 10 Jahre geriatrische frührehabilitative Komplexbehandlung im DRG-System. *Z Gerontol Geriatr* 47(1): 6–12. DOI: 10.1007/s00391-013-0592-7

Krupp S (2012): Geriatrisches Assessment. In: Willkomm M (ed) Praktische Geriatrie: Klinik, Diagnostik, Interdisziplinäre Therapie. Stuttgart: Thieme, S. 25–60.

Krupp S für die AG Assessment der Deutschen Gesellschaft für Geriatrie e.V. (2022a): *S1-Leitlinie Geriatrisches Assessment der Stufe 2, Living Guideline, Version 18.01.2025.* AWMF-Register-Nr. 084-002LG. Stand 18.01.2025, gültig bis 18.01.2026.

Krupp S, Freiberger E, Renner C, Hofmann W (2022b): Assessment der Mobilität/Motorik im Alter Basierend auf der S1-Leitlinie „Geriatrisches Assessment der Stufe 2, Living Guideline". *Z Gerontol Geriatr* 55(3): 239–248. DOI: 10.1007/s00391-022-02060-4

Kumlehn B, Brefka S, Kocar T, Verri FM, Wirth R, Denkinger M (2025): Clinical Practice Guideline: Comprehensive Geriatric Assessment in the hospital. *Dtsch Arztebl Int* (122): 156–162. DOI: 10.3238/arztebl.m2024.0262

Mangold S (2013): *Evidenzbasiertes Arbeiten in der Physio- und Ergotherapie: Reflektiert – systematisch – wissenschaftlich fundiert.* Berlin, Heidelberg: Springer.

Olde Rikkert MGM, Rigaud AS, van Hoeyweghen RJ, de Graaf J (2003): Geriatric syndromes: medical misnomer or progress in geriatrics? *Neth J Med* 61(3): 83–87.

Parker SG, McCue P, Phelps K, et al. (2018): What is Comprehensive Geriatric Assessment (CGA)? An umbrella review. *Age Ageing* 47(1): 149–155. DOI: 10.1093/ageing/afx166

Sanford AM, Morley JE, Berg-Weger M, et al. (2020): High prevalence of geriatric syndromes in older adults. *PloS one* 15(6): e0233857. DOI: 10.1371/journal.pone.0233857

Schoene D, Wu SM-S, Mikolaizak AS, et al. (2013) Discriminative ability and predictive validity of the timed up and go test in identifying older people who fall: systematic review and meta-analysis. *J Am Geriatr Soc* 61(2): 202–208. DOI: 10.1111/jgs.12106

Soares Menezes KVR, Auger C, de Souza Menezes WR, Guerra RO (2017): Instruments to evaluate mobility capacity of older adults during hospitalization: A systematic review. *Arch Gerontol Geriatr* 72: 67–79. DOI: 10.1016/j.archger.2017.05.009

Soubra R, Chkeir A, Novella J-L (2019): A systematic review of thirty-one assessment tests to evaluate mobility in older adults. *Biomed Res Int* 2019: 1354362. DOI: 10.1155/2019/1354362

van Ooteghem K, Musselman K, Gold D, et al. (2019): Evaluating mobility in advanced dementia: a scoping review and feasibility analysis. *Gerontologist* 59(6): e683–e696. DOI: 10.1093/geront/gny068

Wald HL, Ramaswamy R, Perskin MH, et al. (2019): The Case for Mobility Assessment in hospitalized older adults: American Geriatrics Society White Paper Executive Summary. *J Am Geriatr Soc* 67(1): 11–16. DOI: 10.1111/jgs.15595

Wang S-Y, Shamliyan TA, Talley KMC, Ramakrishnan R, Kane RL (2013): Not just specific diseases: Systematic review of the association of geriatric syndromes with hospitalization or nursing home admission. *Arch Gerontol Geriatr* 57(1): 16–26. DOI: 10.1016/j.archger.2013.03.007

Wissenschatliches Institut der AOK (2024): Heilmittelbericht 2024. Berlin.

World Confederation for Physical Therapy (2011) Standards of physical therapy practice – guideline. WordPhysio.

World Health Organization (2005): Internationale Klassifikation der Funktionsfähigkeit, Behinderung und Gesundheit: ICF. Genf: World Health Organization.

KAPITEL

13 Reaktives Gleichgewichtstraining bei älteren Erwachsenen

Anne Katrin Brust

13.1 Einleitung

In unserer stark alternden Bevölkerung stellen Stürze und ihre Folgen eine zunehmende Problematik dar. Etwa ein Drittel der über 65-Jährigen stürzt mindestens einmal im Jahr (World Health Organization 2008, Lewis et al. 2024). Stürze sind ein multifaktorielles Problem, an dem neben intrinsischen Faktoren, wie eingeschränkter Gleichgewichtskontrolle und Sehfähigkeit oder nachlassender Muskelkraft, auch extrinsische Faktoren, wie Stolperfallen oder unzureichende Beleuchtung, beteiligt sind (Melzer et al. 2025). Zu den häufigsten Risikofaktoren für Stürze gehören neben Sturzangst auch zurückliegende Stürze, das Geschlecht (Frauen sind häufiger betroffen) sowie Polypharmazie (World Health Organization 2008; Deandrea et al. 2010; Young und Mark Williams 2015). Häufig sind die Mobilität, Lebensqualität und Teilhabe der Betroffenen nach Stürzen dauerhaft eingeschränkt (Lewis et al. 2024). In der vorliegenden Studie wurden die Auswirkungen eines reaktiven Gleichgewichtstrainings (Englisch: Perturbation-based Balance Training, PBT) auf die Gleichgewichtskontrolle und die Sturzangst bei älteren Erwachsenen mit erhöhtem Sturzrisiko untersucht.

13.2 Abstract der Studie

Gerards M, Marcellis R, Senden R, et al. (2023): The effect of perturbation-based balance training on balance control and fear of falling in older adults: a single-blind randomised controlled trial. *BMC Geriatr* 23: 305.
DOI: 10.1186/s12877-023-03988-x
https://doi.org/10.1186/s12877-023-03988-x

Abstract

Effekt eines reaktiven Gleichgewichtstrainings auf die Gleichgewichtskontrolle und die Sturzangst bei älteren Erwachsenen: eine randomisierte kontrollierte Einfachblindstudie

Hintergrund

Reaktives Gleichgewichtstraining (engl. PBT) ist eine aufkommende Intervention, die erwiesenermaßen die Gleichgewichtsreaktionen verbessern und Stürze im Alltag älterer Menschen verringern kann. Allerdings sind die verwendeten Interventionen bislang sehr heterogen und müssen verbessert werden. In dieser Studie wurde untersucht, welche Effekte ein PBT-Protokoll, das die bekannten Probleme bei einer Durchführung beheben sollte, zusätzlich zur Standardtherapie bei älteren Erwachsenen mit erhöhtem Sturzrisiko auf die Gleichgewichtskontrolle und die Sturzangst hat.

Methodik

Die Studie erfolgte an älteren Erwachsenen (Alter ≥ 65 Jahre), die in häuslicher Umgebung leben und sich wegen eines Sturzes ambulant in einem Krankenhaus vorstellten. Die Teilnehmenden absolvierten das PBT-Protokoll zusätzlich zur Standardtherapie (Überweisung in physiotherapeutische Behandlung) im Vergleich zur alleinigen Standardtherapie. Das PBT-Protokoll bestand aus drei Übungseinheiten mit einer Länge von je 30 Minuten innerhalb von drei Wochen. In einem computerunterstützten Rehabilitationsumfeld (CAREN, Motek Medical BV) wurde das Laufband im Stand und beim Gehen einseitig beschleunigt oder abgebremst sowie die Standfläche verschoben oder gekippt. Bei diesem Gerät ist ein Split-Belt-Laufband in eine Bewegungsplattform mit sechs Freiheitsgraden eingebettet und von einem 180°-Bildschirm umgeben, auf den Virtual-Reality-Umgebungen projiziert werden. Dauer und Inhalt der Übungen waren standardisiert, während der Trainingsfortschritt individualisiert wurde. Sturzangst (FES-I) und Gleichgewichtskontrolle (Mini-BESTest) wurden zu Beginn und eine Woche nach der Intervention untersucht. Die Veränderungen der Ergebnisse in den beiden Gruppen wurden mit dem Mann-Whitney-U-Test verglichen.

Ergebnisse
Eingeschlossen wurden 82 Teilnehmende (PBT-Gruppe n = 39) mit einem Durchschnittsalter von im Median 73 Jahren (IQR 8 Jahre). Die Mini-BESTest-Werte verbesserten sich im Median klinisch nicht relevant und unterschieden sich nach der Intervention nicht signifikant zwischen den Gruppen (p = 0,87). Die FES-I-Werte veränderten sich in beiden Gruppen nicht.

Zusammenfassung
Ein PBT-Programm mit verschiedenen Störungsarten und -richtungen hatte bei in häuslicher Umgebung lebenden älteren Erwachsenen mit aktueller Sturzanamnese keine anderen Effekte auf die Gleichgewichtskontrolle und Sturzangst als die Standardbehandlung. In weiteren Untersuchungen sollte ermittelt werden, wie die PBT-Trainingsdosis moduliert werden kann und welche klinischen Outcome-Parameter die Trainingseffekte auf die Gleichgewichtskontrolle am besten widerspiegeln.

13.3 Kommentar

13.3.1 Zusammenfassung

Die Studie von Gerards et al. wurde in Übereinstimmung mit den internationalen ethischen Grundsätzen für die medizinische Forschung durchgeführt. Insgesamt nahmen 82 Personen im Alter von ≥ 65 Jahren an der randomisierten, kontrollierten Studie teil. Die Interventionsgruppe (n = 39) erhielt die Standardversorgung, d. h. individualisierte Physiotherapie und zusätzlich dreimal 30 Minuten PBT auf einem Stolperlaufband. Die Kontrollgruppe (n = 43) erhielt die Standardversorgung ohne zusätzliches PBT. Nach Abschluss der Studie konnten keine signifikanten Unterschiede in der Gleichgewichtskontrolle (Mini-BESTest) und der Sturzangst (FES-I) zwischen der Interventions- und Kontrollgruppe festgestellt werden. In beiden Gruppen hatte sich die Gleichgewichtskontrolle nach der Intervention geringfügig, jedoch klinisch nicht relevant verbessert. Die Autoren schlussfolgerten, dass PBT auf einem Stolperlaufband in dieser Form keine signifikanten Vorteile gegenüber der Standardversorgung hinsichtlich einer Verbesserung der Gleichgewichtskontrolle oder der Sturzangst biete. Sie hielten weiterhin fest, dass weiterer Forschungsbedarf bestünde, um anhand von standardisierten Trainingsprotokollen die optimale Trainingsdosierung und geeignete klinische Outcome-Instrumente zu ermitteln.

13.3.2 Wissenschaftliche Einordnung

Die Studie hat eine hohe Praxisrelevanz, womit ihre Bedeutung für die weitere Forschung als hoch einzuschätzen ist. Vergleicht man unterschiedliche Perturbationsprotokolle zum Training des reaktiven Gleichgewichts miteinander, stößt man auf eine erhebliche Heterogenität hinsichtlich der Methodik, Intensität und Trainingsdauer (Chodkowska, Borkowski und Błażkiewicz 2024). Dadurch ist die Vergleichbarkeit der Studienergebnisse reduziert, was einen evidenzbasierten Einsatz von PBT einschränkt. Die eingeschränkte Vergleichbarkeit ist auch eine ungünstige Voraussetzung für die Untersuchung der Dosis-Wirkungs-Beziehung, weil keine klaren Schlussfolgerungen zur Effektivität von Perturbationsprotokollen möglich sind. Zudem war in der vorliegenden Studie das Outcome-Instrument zur Gleichgewichtskontrolle (Mini-BESTest) mutmaßlich nicht ausreichend sensitiv, um reale Veränderungen bei gleichzeitig relativ hohen Ausgangswerten abbilden zu können. Ordinalskalierte Assessments sind wegen ihrer Ergebnisdimension naturgemäß weniger sensitiv für Veränderungen als kontinuierliche Outcome Instrumente. Eine Standardisierung der Perturbationsprotokolle in Verbindung mit sensitiven und kontinuierlichen Outcome-Instrumenten ist folglich ein wichtiges Ziel zukünftiger Studien zur Implementierung eines evidenzbasierten reaktiven Gleichgewichtstrainings.

13.3.3 Praxistipp

Stürze sind nicht nur ein erhebliches Gesundheitsrisiko für die Betroffenen, sondern verursachen auch hohe Gesundheitskosten und belasten die Sozialsysteme, was zu erheblichen direkten und indirekten Kosten führt (Ambrose, Paul und Hausdorff 2013). Angesichts des demografischen Wandels erlangt die Implementierung von individualisierten und evidenzbasierten Sturzpräventionsprogrammen eine wachsende Bedeutung für die klinische Praxis. Bislang existiert jedoch kein singuläres, universell einsetzbares Assessment, welches das persönliche Sturzrisiko zuverlässig vorhersagen kann (Park 2018). Der standardmäßige Einsatz von multidimensionalen Assessments zur Untersuchung der Gleichgewichtskontrolle bei sturzgefährdeten älteren Erwachsenen ist dennoch unerlässlich, um das Risiko vermeidbarer Stürze nicht zu übersehen. Solange aus wissenschaftlicher Sicht unklar bleibt, welcher Ansatz zur Verbesserung der reaktiven Gleichgewichtskontrolle am effektivsten ist, bleibt das Prinzip „viel hilft viel" der am ehesten richtungsweisende Ansatz.

TAKE HOME MESSAGE

Reaktives Gleichgewichtstraining wird in der Praxis häufig eingesetzt, um die Gleichgewichtskontrolle sturzgefährdeter Personen aufgabenspezifisch zu trainieren. Für eine evidenzbasierte Implementierung in den Praxisalltag besteht dringend weiterer Forschungsbedarf, um standardisierte Perturbationsprotokolle zu implementieren, die optimale Trainingsdosierung zu evaluieren und geeignete Outcome-Instrumente zu identifizieren.

ERKLÄRUNG ZU KI UND KI-GESTÜTZTEN TECHNOLOGIEN IM SCHREIBPROZESS

Bei der Vorbereitung dieser Arbeit hat die Autorin das Fraunhofer-interne Tool FhGenie (Weber et al. 2024) auf Basis von ChatGPT-4o mini verwendet, um Formulierungen zu optimieren und die Rechtschreibung zu überprüfen. Nach der Nutzung dieses Tools/Dienstes hat die Autorin den Inhalt nach Bedarf überprüft und bearbeitet und übernimmt die volle Verantwortung für den Inhalt der Veröffentlichung.

LITERATUR

Ambrose AF, Paul G, Hausdorff JM (2013): Risk factors for falls among older adults: a review of the literature. *Maturitas* 75(1): 51–61. DOI: 10.1016/j.maturitas.2013.02.009

Chodkowska K, Borkowski R, Błażkiewicz M (2024): Perturbations during gait on a split-belt treadmill: A scoping review. *Applied Sciences* 14(2): 9852. DOI: 10.3390/app14219852

Deandrea S, Lucenteforte E, Bravi F, Foschi R, La Vecchia C, Negri E (2010): Risk factors for falls in community-dwelling older people: a systematic review and meta-analysis. *Epidemiology* 21(5): 658–668. DOI: 10.1097/EDE.0b013e3181e89905

Lewis SR, McGarrigle L, Pritchard MW, et al. (2024): Population-based interventions for preventing falls and fall-related injuries in older people. *Cochrane Database Syst Rev* 1(1): CD013789. DOI: 10.1002/14651858.CD013789.pub2

Melzer I, Freiberger E, Britting S, et al. (2025): characteristics of falls among community-dwelling older adults: the SCOPE study. *Gerontology* 71(4): 1–32. DOI: 10.1159/000544962

Park S-H (2018): Tools for assessing fall risk in the elderly: a systematic review and meta-analysis. *Aging Clin Exp Res* 30(1): 1–16. DOI: 10.1007/s40520-017-0749-0

Weber I, Linka H, Mertens D, Muryshkin T, Opgenoorth H, Langer S (2024): FhGenie: a custom, confidentiality-preserving chat ai for corporate and scientific use. DOI: 10.48550/arXiv.2403.00039

World Health Organization (2008): *WHO global report on falls prevention in older age.* Geneva: World Health Organization. ISBN: 9789241563536.

Young WR, Mark Williams A (2015): How fear of falling can increase fall-risk in older adults: applying psychological theory to practical observations. *Gait Posture* 41(1): 7–12. DOI: 10.1016/j.gaitpost.2014.09.006

KAPITEL

14

Josephin Meyer

Frühmobilisation: Eine Frage des TEAM-Works?

14.1 Einleitung

Die Überlebensrate kritisch Erkrankter hat sich in den letzten Jahrzehnten durch Fortschritte in der intensivmedizinischen Versorgung deutlich verbessert. Doch mit dem Überleben endet die Herausforderung nicht. Viele Patientinnen und Patienten sehen sich im Anschluss mit lang anhaltenden körperlichen Einschränkungen, kognitiven Beeinträchtigungen und psychischen Belastungen konfrontiert, die ihre Lebensqualität erheblich mindern können – ein klinisches Bild, das unter dem Begriff „Post-Intensive-Care-Syndrom" (PICS) zusammengefasst wird (Pandharipande et al. 2013, Herridge et al. 2016, Tejero-Aranguren et al. 2022).

Einer der wichtigsten Risikofaktoren für diese funktionellen Einschränkungen ist die auf der Intensivstation (ICU) erworbene Muskelschwäche (ICU-Acquired Weakness, ICUAW), die bis zu 50 % der kritisch Erkrankten betrifft (Lacomis 2011). Die ICUAW ist mit einer verzögerten Entwöhnung von der mechanischen Beatmung, einem verlängerten Aufenthalt im Krankenhaus sowie einem Verlust von Selbstständigkeit und Mobilität assoziiert (Hodgson et al. 2017, Wang et al. 2020). Daher ist die Prävention des funktionellen Abbaus während des ICU-Aufenthalts ein zentrales Ziel der modernen Intensivmedizin (Herridge et al. 2011, Rengel et al. 2019).

Ein vielversprechender therapeutischer Ansatz zum Erhalt der funktionellen Kapazität und zum Vermeiden von ICUAW ist die Frühmobilisation. Sie kann durch den gezielten Erhalt von Muskelmasse und -kraft wesentlich dazu beitragen, körperlichen Dekonditionierungsprozessen entgegenzuwirken und die Rückkehr in ein möglichst selbstbestimmtes Leben zu fördern (Hodgson et al. 2016, Schaller et al. 2016).

14.2 Abstract der Studie

The TEAM Study Investigators and the ANZICS Clinical Trials Group (2022): Early Active Mobilization during Mechanical Ventilation in the ICU. *N Engl J Med* 387(19): 1747–1758.
DOI: 10.1056/NEJMoa2209083
https://doi.org/10.1056/nejmoa2209083

Abstract

Aktive Frühmobilisation bei der maschinellen Beatmung auf Intensivstationen

DOI: 10.1056/NEJMoa2209083

14.3 Kommentar

14.3.1 Wissenschaftliche Einordnung

Die TEAM-Studie (TEAM Study Investigators and the ANZICS Clinical Trials Group et al. 2022) hat in der wissenschaftlichen Diskussion rund um die Frühmobilisation kritisch Erkrankter hohe Wellen geschlagen. Dabei wirft die Studie mehr Fragen auf als konkrete Antworten zu liefern, bildet aber keinen Widerspruch zu aktuellen Studien.

Die Ergebnisse der TEAM-Studie sollten weder als Argumente gegen die Frühmobilisation verstanden werden, noch erlauben sie die uneingeschränkte Bestätigung ihrer Wirksamkeit. Vielmehr legen sie nahe, dass ab einer bestimmten Mobilisationsdosis eine Sättigung hinsichtlich des Langzeiteffekts eintreten kann, der mit dem potenziellen Anstieg unerwünschter Ereignisse verbunden ist. Dies verdeutlicht die Notwendigkeit, die Konzepte von Intensität, Dauer und Individualisierbarkeit in der Frühmobilisation differenziert zu betrachten.

Die aktive Mobilisation wird in der TEAM-Studie mit der **Intensive Care Unit Mobility Scale (IMS)** beschrieben. Dieses standardisierte Instrument ermöglicht die systematische Dokumentation des Mobilisationsgrades von Patientinnen und Patienten auf Intensivstation und unterstützt die gezielte Steigerung der Mobilisationsmaßnahmen. Die Skala reicht von vollständig passiver Mobilisation, über assistive und/oder aktive Übungen im Bett, aktives Sitzen an der Bettkante mit/ohne Unterstützung (Level 3) und aktiven Bett-Stuhl-Transfer bis zum Gehen zunächst nur auf der Stelle, dann mit zunehmender Selbstständigkeit bis zum Gehen ohne Hilfsmittel. Eine ausführliche Darstellung ist in der Originalarbeit von Hodgson et al. (2014) nachzulesen. Anhand dieser Skala zeigt die TEAM-Studie, dass eine nur aktive Mobilisation (IMS-Score ≥ 3) verglichen mit der in den teilnehmenden Kliniken üblichen Versorgung keine signifikanten Vorteile hinsichtlich klinischer und funktioneller Endpunkte der Patientinnen und Patienten erzielte. Dabei sind allerdings mehrere Aspekte zu berücksichtigen:

- Es wurde ausschließlich aktive Mobilisation eingesetzt; passive oder assistive Maßnahmen waren kein Bestandteil der Intervention.
- Der Ansatz folgte einem „top-down"-Modell, das mit dem höchstmöglichen Mobilisationslevel begann.
- Die Kontrollgruppe erhielt ein im Vergleich zu früheren Studien bemerkenswert hohes Maß an Mobilisation.

Ungeachtet dieser Ergebnisse bleibt die Evidenzlage zugunsten der Frühmobilisation stabil. So zeigen zahlreiche Studien, dass eine Frühmobilisation, definiert als aktive oder passive physiotherapeutische Intervention innerhalb von 72 Stunden nach Aufnahme auf die ICU, funktionelle Verschlechterungen verhindern, die Verweildauer auf der ICU und im Krankenhaus reduzieren sowie die Lebensqualität und körperliche Funktion verbessern kann (Ding et al. 2019, Hodgson et al. 2016, Schaller et al. 2016). Daum et al. (2024) zeigten in einer Netzwerk-Metaanalyse sowohl für die Aufenthaltsdauer als auch für funktionelle Parameter signifikante Vorteile gegenüber der Standardversorgung.

Auch die passive Mobilisation hat nachweislich physiologische Vorteile. Vollenweider et al. (2022) konnten in ihrer systematischen Übersichtsarbeit zelluläre Effekte von passiver Bewegung bei beatmeten Patientinnen und Patienten nachweisen. Dies legt nahe, dass auch niedrigschwellige Mobilisationsformen eine wichtige Rolle spielen können.

Kritische Stimmen zur Frühmobilisation basieren häufig auf Studien, die bei genauerer Analyse methodische Schwächen aufweisen. So definieren einige Studien „früh" als Mobilisationsbeginn innerhalb einer Woche (z. B. Okada et al. 2019) statt innerhalb von 72 Stunden. In anderen Studien (z. B. Schweickert et al. 2023) lag die tatsächliche Physiotherapie-Frequenz selbst in der Interventionsgruppe unterhalb des Medianwerts, der in US-amerikanischen Krankenhäusern beobachtet wurde (Jolley et al. 2017).

Ein zentraler Beitrag der TEAM-Studie besteht in der Verdeutlichung bestehender Forschungslücken. Es mangelt an Klarheit darüber, welche Mobilisationsdauer, -frequenz und -intensität für welche Gruppen von Patientinnen und Patienten optimal sind. In der TEAM-Studie betrug die mittlere Mobilisationszeit 20,8 ± 14,6 Minuten in der Interventionsgruppe und 8,8 ± 9,0 Minuten in der Kontrollgruppe, ohne signifikante Unterschiede in den klinischen sowie funktionellen Endpunkten zwischen beiden Gruppen. Dagegen zeigten Lorenz et al. (2023), dass eine Mobilisationsdauer von ≥ 40 Minuten ein unabhängiger Prädiktor für eine bessere Funktionalität bei Entlassung von der ICU war. Entscheidender noch als die Dauer war jedoch das maximal erreichte Mobilisationsniveau gemessen mit dem **Surgical Intensive Care Unit Optimal Mobilization Score (SOMS).** Mit diesem praxisnahen Instrument kann der Mobilisationsgrad von Patientinnen und Patienten auf chirurgischen ICU beurteilt werden, um den Fortschritt der Mobilisation zu standardisieren und die Mobilisation systematisch zu steigern. Er umfasst die Level 0 bis 4, die jeweils einen klar definierten Mobilisationszustand beschreiben. Dieser reicht von keiner Aktivität, über passive Bewegungen, Einnahme der Sitzposition im Bett oder an der Bettkante (Level 2) und Steh- und Transferübungen (Level 3) bis zu aktivem Gehen mit oder ohne Unterstützung. Der Aufstieg von einer Stufe zur nächsten erfolgt schrittweise und richtet sich nach klinischer Stabilität und festgelegten Kriterien, die in der Originalarbeit von Kasotakis et al. (2012) detailliert beschrieben sind. Eine validierte Übersetzung findet sich bei Schaller (2025).

Patientinnen und Patienten, die Level 2 oder 3 erreichten, wiesen einen signifikant geringeren Funktionsverlust auf. Interessanterweise brachte ein Erreichen von Level 4 keinen zusätzlichen Nutzen, wenn die Mobilisationsdauer ≥ 40 Minuten betrug.

Die Relevanz individualisierter Mobilisationsstrategien bei kritisch Erkrankten wird auch durch die Ergebnisse von Fuest et al. (2023) unterstrichen. Mithilfe künstlicher Intelligenz identifizierten die Autorinnen und Autoren vier Phänotypen („Schwerkrank & gebrechlich", „Alt, nicht gebrechlich", „Jung mit Trauma", und „Mittleres Alter"), bei denen sich sowohl der therapeutische Ansatz als auch der Effekt der Mobilisation deutlich unterschieden. Besonders in den Clustern „Jung mit Trauma" und „Mittleres Alter" war eine Frühmobilisation innerhalb der ersten 72 Stunden nach Aufnahme auf die Intensivstation signifikant mit einer erhöhten Wahrscheinlichkeit für eine Entlassung nach Hause verbunden. In den Clustern „Mittleres Alter", „Alt, nicht gebrechlich" und „Schwerkrank & gebrechlich" war das im Verlauf des Intensivaufenthalts erreichte Mobilitätsniveau (gemessen mittels SOMS) der entscheidende Prädiktor. Mit jedem höheren Mobilisationslevel stiegen die Chancen auf eine Entlassung nach Hause signifikant; bei SOMS-Level 4 sogar um das bis zu 56-Fache. Besonders im Cluster „Schwerkrank & gebrechlich" war bereits das Erreichen von SOMS ≥ 2 (Aufrechtes Sitzen) mit reduzierter Mortalität und besseren Entlassungsperspektiven assoziiert. Für Patientinnen und Patienten im Cluster „Alt, nicht gebrechlich" zeigten sich darüber hinaus positive Effekte von häufigeren, kürzeren Mobilisationseinheiten – analog zu Erkenntnissen aus der Schlaganfallrehabilitation. Die Dauer einzelner Mobilisationsmaßnahmen hingegen hatte in keinem Cluster einen relevanten Einfluss, was auch im Hinblick auf die Ressourcenallokation von Bedeutung sein könnte.

Diese Studienergebnisse verdeutlichen eine zentrale Erkenntnis: Es existiert nicht die eine Mobilisationsstrategie für alle – „one does not fit all". Vielmehr bedarf es einer differenzierten Betrachtung verschiedener Mobilisationskonzepte, die sich den individuellen Bedürfnissen sowie physiologischen Voraussetzungen anpassen. Um klinisch wirksame und ressourcenschonende Mobilisationsmaßnahmen weiterzuentwickeln, erfordert es hochwertiger Forschung, die funktionelle, alltagsrelevante und langfristige Zielgrößen berücksichtigt und dabei insbesondere Intensität und Frequenz auf die jeweiligen Subgruppen abstimmt.

14.3.2 Praxistipp

Der bestmögliche Zeitpunkt, zu dem mit der Frühmobilisation begonnen werden sollte, befindet sich in einem sensiblen Spannungsfeld. Einerseits gilt es, früh einsetzenden pathophysiologischen Prozessen entgegenzuwirken, andererseits ist die klinische Gesamtsituation vieler Patientinnen und Patienten in dieser frühen Phase der Intensivtherapie besonders instabil (Schaller 2025). Obwohl die Frühmobilisation in der Literatur überwiegend als sicher eingestuft wird (z. B. Nydahl, Ewers und Brodda 2016), sollte sie mit besonderer Sorgfalt durchgeführt werden. Ziel sollte es sein, die Patientinnen und Patienten keinen vermeidbaren zusätzlichen Stressoren auszusetzen und nachhaltige Folgen wie eine Verlängerung des Intensiv- oder Krankenhausaufenthalts, einen verzögerten Rehabilitationsverlauf, eine Einschränkung der Lebensqualität oder in seltenen Fällen lebensbedrohliche Ereignisse wie Schlaganfälle oder kardiale Komplikationen zu vermeiden. Trotz der potenziellen Vorteile sind bei der Umsetzung der Frühmobilisation mögliche Risiken zu berücksichtigen. Beispiele hierfür sind ein Abfall der Sauerstoffsättigung, die Dyssynchronie von Patientin bzw. Patient und Beatmungsgerät, eine Hypo- oder Hypertonie, Herzrhythmusstörungen, akute Bewusstseinsstörungen und Stürze (Nydahl, Ewers und Brodda 2016, Nydahl et al. 2017). Wegen der zahlreichen medizinischen Geräte und invasiven Zugänge muss zudem sehr darauf geachtet werden, nicht versehentlich eine Extubation oder eine Dislokation von Kathetern oder Kanülen zu verursachen.

Eine strukturierte Vorbereitung sowie eine enge interdisziplinäre Zusammenarbeit sind essenziell, um das Gleichgewicht zwischen Nutzen und Risiken der Frühmobilisation bei kritisch Erkrankten auf Intensivstationen bestmöglich zu wahren. An der Indikationsstellung und Durchführung sollten idealerweise verschiedene Berufsgruppen beteiligt sein. Darunter Ärztinnen und Ärzte unterschiedlicher Fachrichtungen, Physiotherapeutinnen und -therapeuten, Gesundheits- und Krankenpflegerinnen und -pfleger, Ergotherapeutinnen und -therapeuten sowie gegebenenfalls weitere therapeutische oder diagnostische Fachpersonen (Deutsche Gesellschaft für Anästhesiologie und Intensivmedizin e. V. 2023).

Vor dem Hintergrund bestehender Forschungslücken kann die Planung einer adäquaten Frühmobilisation jedoch schwierig sein. Orientierung bietet hier die S3-Leitlinie „Lagerungstherapie und Mobilisation von kritisch Erkrankten auf Intensivstationen" (Deutsche Gesellschaft für Anästhesiologie und Intensivmedizin e. V. 2023). In insgesamt 19 Empfehlungen zur (Früh-) Mobilisation liefert die Leitlinie einen strukturierten Rahmen für die klinische Praxis und benennt sowohl Bedingungen als auch Grenzen frühzeitiger Mobilisation (> Tab. 14.1).

Tab. 14.1 Empfehlungen zur Mobilisation von intensivmedizinisch behandelten Patientinnen und Patienten

Klinische Frage	Empfehlung	Empfehlungs- und Evidenzgrad
Wann sollte eine Mobilisation auf der Intensivstation gestartet werden?	Wir empfehlen, die Mobilisation innerhalb von 72 h nach Aufnahme.	• Empfehlungsgrad: stark • Evidenzgrad: 1
Was sind die Voraussetzungen für die Durchführung von (Früh-)Mobilisation?	Wir empfehlen, dass der Krankenhausträger die personellen und materiellen Voraussetzungen schafft, um (Früh-)Mobilisationen entsprechend diesen Empfehlungen durchführbar zu machen.	• Empfehlungsgrad: stark • Evidenzgrad: 5 (Expertenempfehlung)
Wer sollte eine Frühmobilisation erhalten?	Wir empfehlen die Durchführung von (Früh-) Mobilisation bei allen intensivmedizinisch Behandelten, die zuvor funktionell unabhängig waren und bei denen keine Kontraindikationen vorliegen.	• Empfehlungsgrad: stark • Evidenzgrad: 1
Wer sollte eine Frühmobilisation erhalten?	Wir schlagen vor, auch bei intensivmedizinisch Behandelten, die zuvor nicht funktionell unabhängig waren und bei denen keine Kontraindikationen vorliegen, (Früh-) Mobilisationen durchzuführen.	• Empfehlungsgrad: schwach • Evidenzgrad: 3
Wer sollte eine Frühmobilisation erhalten?	Wir empfehlen, auch bei kontinuierlicher Nierenersatztherapie (CRRT), nach Absprache im interprofessionellen Team und wenn keine Kontraindikationen vorliegen, zu mobilisieren.	• Empfehlungsgrad: stark • Evidenzgrad: 2
Wer sollte eine Frühmobilisation erhalten?	Wir schlagen vor, bei Subarachnoidalblutung oder externen Ventrikeldrainagen nach interdisziplinärer Absprache und Risiko-Nutzen-Abwägung zu mobilisieren.	• Empfehlungsgrad: schwach • Evidenzgrad: 3
Wer sollte eine Frühmobilisation erhalten?	Wir empfehlen, auch unter ECMO-Therapie, nach Absprache im interprofessionellen Team und wenn keine Kontraindikationen vorliegen, (Früh-) Mobilisationen durchzuführen.	• Empfehlungsgrad: stark • Evidenzgrad: 3

Tab. 14.1 Empfehlungen zur Mobilisation von intensivmedizinisch behandelten Patientinnen und Patienten *(Forts.)*

Klinische Frage	Empfehlung	Empfehlungs- und Evidenzgrad
Wer sollte eine Frühmobilisation erhalten?	Wir empfehlen, eine medizinisch notwendige Immobilisation explizit anzuordnen.	• Empfehlungsgrad: stark • Evidenzgrad: 5 (Expertenempfehlung)
Wer sollte keine (Früh-) Mobilisation erhalten?*	Wir empfehlen, die Mobilisation bei ausreichender respiratorischer und kardiovaskulärer Reserve vorzunehmen. Wir können aktuell jedoch keine evidenzbasierte Empfehlung zu absoluten Werten als Kontraindikation für Mobilisation abgeben.	• Empfehlungsgrad: stark • Evidenzgrad: 5 (Expertenempfehlung)
Wann sollte eine Mobilisationseinheit unterbrochen bzw. abgebrochen werden?	Wir schlagen vor, eine Mobilisierungseinheit zu pausieren oder abzubrechen, wenn es nach klinischer Einschätzung zu einer Gefährdung der Betroffenen kommt. Die Kriterien können sein: • SpO_2-Abfall < 86 % • Anstieg der Herzfrequenz um > 30 % vom Ausgangswert • Anstieg des systolischen Blutdrucks um ≥ 40 mmHg • Anstieg des diastolischen Blutdrucks um ≥ 20 mmHg • Mittlerer arterieller Druck < 60 mmHg • Neu aufgetretene oder gesteigerte Herzrhythmusstörungen • Verschlechterung des Bewusstseinszustands im Vergleich zum Mobilisierungsstart • Schmerzen, die nicht durch adäquate Schmerztherapie therapiert werden können	• Empfehlungsgrad: schwach • Evidenzgrad: 5 (Expertenempfehlung)
Wie sollte (Früh-)Mobilisation durchgeführt werden?	Wir empfehlen ein protokollbasiertes Vorgehen für die Durchführung der (Früh-)Mobilisation.	• Empfehlungsgrad: stark • Evidenzgrad: 1
Wie sollte (Früh-)Mobilisation durchgeführt werden?	Wir schlagen vor, in das Mobilisationsprotokoll Sicherheitskriterien (z. B. pulmonale und kardiovaskuläre Voraussetzungen) zu integrieren.	• Empfehlungsgrad: schwach • Evidenzgrad: 2
Wie sollte eine Mobilisationseinheit vorbereitet werden?	Wir schlagen zur Vorbereitung der Mobilisation die Information der kritisch Erkrankten, die Bereitstellung ausreichenden Personals und die Sicherung/Verlängerung von Strukturen des künstlichen Atemwegs, der Infusionsleitungen oder anderer Drainagen vor. Zur Überwachung der Vitalparameter während Mobilisation sollten Herzfrequenz, Blutdruck und periphere Sauerstoffsättigung kontinuierlich oder engmaschig erfasst werden. Bei Beatmung sollten die wichtigsten Beatmungsparameter kontinuierlich dargestellt werden.	• Empfehlungsgrad: schwach • Evidenzgrad: 5
Wie sollte eine Mobilisationseinheit vorbereitet werden?	Wir empfehlen, sowohl passive als auch aktive Komponenten im Mobilisationsprotokoll zu verwenden.	• Empfehlungsgrad: stark • Evidenzgrad: 2
Wie lange und häufig sollte Mobilisation durchgeführt werden?	Wir können keine Empfehlung für die tägliche Mobilisierungsdauer abgeben.	• Empfehlungsgrad: stark • Evidenzgrad: stark; 5 (Expertenempfehlung)
Wie intensiv sollte Mobilisation durchgeführt werden?	Wir empfehlen eine schrittweise Mobilisierung auf die höchstmögliche Stufe.	• Empfehlungsgrad: stark • Evidenzgrad: 1
Wie sollte Mobilisation in die intensivmedizinische Versorgung integriert werden?	Wir empfehlen (Früh-)Mobilisation in ein Maßnahmenbündel einzubinden, welches Konzepte zur angepassten Symptomkontrolle von Schmerz, Angst, Agitation und Delir, sowie zur täglichen Überprüfung der Spontanatmung bei beatmeten Betroffenen (z. B. ABCDEF-Bundle).	• Empfehlungsgrad: stark • Evidenzgrad: 2
Wie kann Mobilisation (mit spezieller Ernährung) sinnvoll ergänzt werden?	Wir können derzeit keine Empfehlung zur Kombination von Mobilisation mit erhöhter Proteinzufuhr abgeben.	• Empfehlungsgrad: [–] • Evidenzgrad: 5 (Expertenempfehlung)
Wie sollten Zugehörige in die (Früh-)Mobilisation kritisch Erkrankter eingebunden werden?	Wir können derzeit keine Empfehlung zur Einbindung von Angehörigen kritisch Erkrankter bei der (Früh-)Mobilisation abgeben.	• Empfehlungsgrad: [–]; Evidenzgrad: 5 (Expertenempfehlung)

ECMO extrakorporale Membranoxygenierung; SpO_2 = periphere Sauerstoffsättigung; mmHg = Millimeter Quecksilbersäule; ABCDEF-Bundle = (A) Assess, prevent and manage pain, (B) Both spontaneous awakening trials and spontaneous breathing trials; (C) Choice of analgesia and sedation; (D) Delirium: assess, prevent and manage; (E) Early mobility and exercise; (F) Family engagement and empowerment

* Ausführliche Auflistung der Sicherheitskriterien zum Start einer Mobilisation s. Langfassung der Leitlinie

Die Autorinnen und Autoren der Leitlinie sprechen eine starke Empfehlung für einen Mobilisationsbeginn innerhalb der ersten 72 Stunden nach Intensivaufnahme aus, sofern keine Kontraindikationen bestehen und die Patientinnen und Patienten vor der Aufnahme funktionell unabhängig waren. Für zuvor nicht funktionell unabhängige Patientinnen und Patienten wird ein ähnliches Vorgehen als Expertenmeinung vorgeschlagen.

Zudem gilt, dass Immobilisation nur erfolgen sollte, wenn sie medizinisch indiziert und explizit angeordnet ist. Vor dem Beginn der Mobilisation sollten Patientinnen und Patienten eine ausreichende respiratorische und kardiovaskuläre Reserve aufweisen. Die Leitlinie nennt hierzu konkrete Kriterien, die auch Hinweise auf einen notwendigen Abbruch oder eine Unterbrechung der Mobilisation geben.

Die Leitlinie empfiehlt zudem ein protokollbasiertes Vorgehen, das sowohl passive als auch aktive Elemente integriert. Ziel ist, die Betroffenen schrittweise an das höchstmögliche Mobilisationsniveau heranzuführen (Bottom-Up-Ansatz). Eine konkrete Empfehlung zur täglichen Mobilisationsdauer konnte aufgrund der derzeitigen Evidenzlage hingegen nicht ausgesprochen werden.

Wichtig bleibt: Die Leitlinie versteht sich als Handlungsrahmen und Entscheidungshilfe, ersetzt jedoch nicht die individuelle klinische Einschätzung oder die interdisziplinäre Abstimmung im Behandlungsteam. Nicht zuletzt sollte auch der Wunsch der Patientin oder des Patienten in die Entscheidungsfindung einbezogen werden.

TAKE HOME MESSAGE

Frühmobilisation auf der Intensivstation ist wirksam und essenziell, um funktionellen Verschlechterungen frühzeitig entgegenzuwirken. Sie sollte jedoch individuell angepasst, evidenzbasiert und interdisziplinär abgestimmt erfolgen. Studien wie TEAM zeigen, dass nicht die Mobilisation an sich, sondern Dosis, Timing und Eignung von Patientinnen und Patienten entscheidend für den Therapieerfolg sind.

LITERATUR

Daum N, Drewniok N, Bald A, et al. (2024): Early mobilization within 72 hours after admission of critically ill patients in the intensive care unit: A systematic review with network meta-analysis. *Intensive Crit Care Nurs* 80: 103573. DOI: 10.1016/j.iccn.2023.103573

Deutsche Gesellschaft für Anästhesiologie und Intensivmedizin e.V. (DGAI), 2023. *S3-Leitlinie Lagerungstherapie und Mobilisation von kritisch Erkrankten auf Intensivstationen, Version 3.1.* AWMF-Registernr. 001-015. Stand 25.07.2023, gültig bis 30.06.2027. www.awmf.org

Ding N, Zhang Z, Zhang C, et al. (2019): What is the optimum time for initiation of early mobilization in mechanically ventilated patients? A network meta-analysis. *PloS One* 14(10): e0223151. DOI: 10.1371/journal.pone.0223151

Fuest KE, Ulm B, Daum N, et al. (2023): Clustering of critically ill patients using an individualized learning approach enables dose optimization of mobilization in the ICU. *Crit Care* 27(1): 1. DOI: 10.1186/s13054-022-04291-8

Herridge MS, Tansey CM, Matté A, et al., Canadian Critical Care Trials Group (2011): Functional disability 5 years after acute respiratory distress syndrome. *N Engl J Med* 364(14): 1293–1304. DOI: 10.1056/NEJMoa1011802

Herridge MS, Chu LM, Matte A, et al., RECOVER Program Investigators (Phase 1: towards RECOVER), Canadian Critical Care Trials Group (2016): The RECOVER Program: Disability risk groups and 1-year outcome after 7 or more days of mechanical ventilation. *Am J Respir Crit Care Med* 194(7): 831–844. DOI: 10.1164/rccm.201512-2343OC

Hodgson C, Needham D, Haines K, et al. (2014): Feasibility and inter-rater reliability of the ICU Mobility Scale. *Heart Lung* 43(1): 19–24. DOI: 10.1016/j.hrtlng.2013.11.003

Hodgson CL, Bailey M, Bellomo R, et al., Trial of Early Activity and Mobilization Study Investigators (2016): a binational multicenter pilot feasibility randomized controlled trial of early goal-directed mobilization in the ICU. *Crit Care Med* 44(6): 1145–1152. DOI: 10.1097/CCM.0000000000001643

Hodgson CL, Udy AA, Bailey M, et al. (2017): The impact of disability in survivors of critical illness. *Intensive Care Med* 43(7): 992–1001. DOI: 10.1007/s00134-017-4830-0

Jolley SE, Moss M, Needham DM, et al., Acute Respiratory Distress Syndrome Network Investigators (2017): Point prevalence study of mobilization practices for acute respiratory failure patients in the United States. *Crit Care Med* 45(2): 205–215. DOI: 10.1097/CCM.0000000000002058

Kasotakis G, Schmidt U, Perry D, et al. (2012): The surgical intensive care unit optimal mobility score predicts mortality and length of stay. *Crit Care Med* 40(4): 1122. DOI: 10.1097/CCM.0b013e3182376e6d

Lacomis D (2011): Neuromuscular disorders in critically ill patients: review and update. *J Clin Neuromuscul Dis* 12(4): 197–218. DOI: 10.1097/CND.0b013e3181b5e14d

Lorenz M, Fuest K, Ulm B, et al. (2023): The optimal dose of mobilisation therapy in the ICU: a prospective cohort study. *J Intensive Care* 11(1): 56. DOI: 10.1186/s40560-023-00703-1

Nydahl P, Ewers A, Brodda D (2016): Complications related to early mobilization of mechanically ventilated patients on Intensive Care Units. *Nurs Crit Care* 21: 323–333. DOI: 10.1111/nicc.12134

Nydahl P, Sricharoenchai T, Chandra S, et al. (2017): Safety of patient mobilization and rehabilitation in the intensive care unit. Systematic review with meta-analysis. *Ann Am Thorac Soc* 14(5): 766–777. DOI: 10.1513/AnnalsATS.201611-843SR

Okada Y, Unoki T, Matsuishi Y, Egawa Y, Hayashida K, Inoue S (2019): Early versus delayed mobilization for in-hospital mortality and health-related quality of life among critically ill patients: a systematic review and meta-analysis. *J Intensive Care* 7, 57. DOI: 10.1186/s40560-019-0413-1

Pandharipande PP, Girard TD, Jackson JC, et al., BRAIN-ICU Study Investigators (2013): Long-term cognitive impairment after critical illness. *N Engl J Med* 369(14): 1306–1316. DOI: 10.1056/NEJMoa1301372

Rengel KF, Hayhurst CJ, Pandharipande PP, Hughes CG (2019): Long-term cognitive and functional impairments after critical illness. *Anesth Analg* 128(4): 772–780. DOI: 10.1213/ANE.0000000000004066

Schaller S, Anstey M, Blobner M, et al. (2016): Early, goal-directed mobilisation in the surgical intensive care unit: a randomised controlled trial. *The Lancet* 388(10052): 1377–1388. DOI: 10.1016/S0140-6736(16)31637-3

Schaller S, Grunow J, Daum N, et al. (2025): Übersicht S3-Leitlinie Lagerungstherapie und Mobilisation von kritisch Erkrankten auf Intensivstationen. *Anästh Intensivmed* 126–139. DOI: org/10.19224/ai2025.126

Schaller SJ (2025): *Translation and Validation of the Intensive Care Unit Mobility Scale (IMS) [šbersetzung und Validierung einer deut-*

schen Version der Intensive Care Unit Mobility Scale (IMS). Clinical Trial Registration No. NCT05591950. clinicaltrials.gov.

Schaller SJ, Stäuble CG, Suemasa M, et al. (2016): The German validation study of the Surgical Intensive Care Unit Optimal Mobility Score. *J Crit Care* 32: 201–206. DOI: 10.1016/j.jcrc.2015.12.020

Schweickert WD, Jablonski J, Bayes B, et al. (2023): Structured Mobilization for Critically Ill Patients: a pragmatic cluster-randomized trial. *Am J Respir Crit Care Med* 208: 49–58. DOI: 10.1164/rccm.202209-1763OC

Tejero-Aranguren J, Martin RG-DM, Poyatos-Aguilera ME, Morales-Galindo I, Cobos-Vargas A, Colmenero M (2022): Incidence and risk factors for postintensive care syndrome in a cohort of critically ill patients. *Rev Bras Ter Intensiva* 34: 380–385. DOI: 10.5935/0103-507X.20220224-pt

Vollenweider R, Manettas AI, Häni N, de Bruin ED, Knols RH (2022): Passive motion of the lower extremities in sedated and ventilated patients in the ICU – a systematic review of early effects and replicability of Interventions. *PloS One* 17: e0267255. DOI: 10.1371/journal.pone.0267255

Wang W, Xu C, Ma X, Zhang X, Xie P (2020): Intensive Care Unit-Acquired Weakness: a review of recent progress with a look toward the future. *Front med (Lausanne)* 7: 559789. DOI: 10.3389/fmed.2020.559789

KAPITEL

Susanne Saal

15 Kardiorespiratorische Leistungsfähigkeit älterer Menschen – eine Frage der Dosierung?

15.1 Einleitung

Ausdauertraining wird längst nicht mehr nur zur Prävention kardio- und zerebrovaskulärer Erkrankungen eingesetzt. Bei zahlreichen neurologischen, kardiologischen und muskuloskelettalen Erkrankungen wird es als wichtige Therapie empfohlen, um abhängig von der jeweiligen Erkrankung die kardiovaskuläre Belastbarkeit, die Gehausdauer oder die kognitive Leistungsfähigkeit zu verbessern, Schmerzen zu lindern, die Sturzgefahr oder die Sterblichkeit zu reduzieren (Wewege, Booth und Parmenter 2018, Sharma, Pelliccia und Gati 2021, Stroke Foundation 2023).

Die kardiovaskuläre Leistungsfähigkeit sinkt mit zunehmendem Alter. Eine geringe kardiovaskuläre Leistungsfähigkeit steht wiederum im Zusammenhang mit der Entstehung kardiovaskulärer Erkrankungen (Myers et al. 2015). Daher empfehlen aktuelle nationale und internationale Leitlinien für Menschen über 65 Jahren regelmäßige körperliche Aktivität im Umfang von 150 Minuten pro Woche mit moderater kardiovaskulärer Belastung bzw. von 75 Minuten pro Woche mit intensiver Belastung (Rütten and Pfeifer 2017, Bull et al. 2020).

Nachdem der Zusammenhang zwischen Ausdauertraining und einer Reduzierung des kardiovaskulären Sterblichkeit inzwischen gut belegt ist, wird aktuell untersucht, welcher Trainingsmodus in welchem Trainingsumfang am wirksamsten ist. Neuere Erkenntnisse sprechen für einen Zusammenhang zwischen der Intensität des Ausdauertrainings und dessen Wirkungsgrad auf die kardiovaskuläre Leistungsfähigkeit (Huang et al. 2016, Bouaziz et al. 2020). In diesem Zusammenhang wurde in einem aktuellen systematischen Review überprüft, ob intensive Ausdauerprogramme zur Verbesserung der kardiovaskulären Leistungsfähigkeit Ausdauerprogrammen mit moderater Intensität bei älteren Menschen überlegen sind (Fosstveit et al. 2024).

15.2 Abstract der Studie

Fosstveit SH, Lohne-Seiler H, Feron J, Lucas SJE, Ivarsson A, Berntsen S (2024): The intensity paradox: A systematic review and meta-analysis of its impact on the cardiorespiratory fitness of older adults. *Scand J Med Sci Sports* 34(2):e14573.
DOI: 10.1111/sms.14573
https://doi.org/10.1111/sms.14573

Abstract

Das Intensitätsparadoxon (2024): systematischer Review mit Metaanalyse seiner Auswirkungen auf die kardiorespiratorische Fitness älterer Erwachsener

Ziele

In diesem systematischen Review mit Metaanalyse sollte die Wirkung von moderatem und hochintensivem aeroben Training auf die kardiorespiratorische Fitness (CRF) älterer Erwachsener verglichen werden, wobei der Umfang des absolvierten Trainings berücksichtigt wurde.

Methodik

Die Datenbanken MEDLINE (Ovid), EMBASE (Ovid) und CENTRAL (Cochrane Library) wurden nach randomisierten kontrollierten Studien (RCTs) durchsucht. Zwei Forschende extrahierten die Daten und überprüften sie auf Verzerrungen. Mit der Software Comprehensive Meta-Analysis wurden die Gesamteffektgröße und Intensitätsunterschiede berechnet und Meta-Regressionsanalysen unter Verwendung der Werte vor und nach der Intervention oder der Veränderung der maximalen Sauerstoffaufnahme ($\dot{V}_{O2Peak}$) durchgeführt. Die Auswertung umfasste 23 RCTs an 1.332 älteren Erwachsenen (Interventionsgruppe: n = 932; Kontrollgruppe: n = 400), unterteilt in eine Gruppen mit mittlerer (435 ältere Erwachsene) und eine Gruppe mit hoher Intensität (476 ältere Erwachsene).

Ergebnisse

Die Meta-Regressionsanalyse zeigte eine mäßige, aber nicht signifikante Beziehung zwischen der Trainingsintensität und der Verbesserung der $\dot{V}_{O2Peak}$ nach Berücksichtigung des absolvierten Trainingsvolumens (β = 0,31, 95 % CI = [–0,04; 0,67]). Darüber hinaus ergab sich aus Studien, die mäßige und hohe Intensität verglichen, ein kleiner, aber nicht signifikanter Effekt zugunsten der hohen Intensität (Hedges' g = 0,20, 95 % CI = [–0,02; 0,41]). Auch die Verbesserung der $\dot{V}_{O2Peak}$ unterschied sich nicht signifikant zwischen den Trainingsgruppen mit verschiedene Methoden, Modalitäten und Strategien des Intensitätsmonitorings.

Schlussbemerkung

Die Ergebnisse widerlegen die Annahme, dass hochintensives Training einem moderat-intensiven Training überlegen ist. Stattdessen liefern sie Hinweise darauf, dass regelmäßiges aerobes Training unabhängig von der spezifischen Herangehensweise und Intensität bei älteren Erwachsenen für die kardiorespiratorische Fitness vorteilhaft ist. Künftige RCTs sollten sich vorrangig mit validen und zuverlässigen Methoden für das Monitoring und die Erfassung von Trainingsumfängen und -adhärenz bei älteren Erwachsenen befassen.

15.3 Kommentar

15.3.1 Zusammenfassung

Fosstveit et al. (2025) führten eine systematische Übersichtsarbeit durch, in der sie Ergebnisse von 23 randomisierten Studien (RCTs) mit insgesamt 1332 älteren Menschen untersuchten. Sie verglichen die Wirksamkeit intensiver Ausdauertrainingsprogramme mit Ausdauertrainingsprogrammen moderater Intensität zur Verbesserung der kardiovaskulären Leistungsfähigkeit bei älteren Menschen. In die Metaanalyse wurden Studien aufgenommen, die moderates oder intensives Ausdauertraining mit einer Kontrollgruppe ohne eine Bewegungsintervention verglichen. Sie berücksichtigten dabei auch, in welchem Umfang die Programme wie vorgegeben umgesetzt wurden (die sogenannte Adhärenz). Bei einem überwiegenden Anteil der eingeschlossenen Studien (18 von 23 Studien) standen ausreichend Informationen zur Verfügung, um die tatsächlich durchgeführte Intensität der Ausdauertrainingsprogramme nachvollziehen zu können. Jedoch nur sechs der 23 Studien berichteten das Ausmaß der Adhärenz, dabei wurden unterschiedliche Darstellungen des Adhärenzausmaßes verwendet.

Die statistische Auswertung ergab keine eindeutigen Hinweise darauf, dass intensive Ausdauerprogramme zur Verbesserung der kardiovaskulären Leistungsfähigkeit moderaten Ausdauerprogrammen überlegen seien, wenn man das absolvierte Trainingsvolumen berücksichtigt. Beide Trainingsformate führten zu mäßigen bis hohen Effekten in der Verbesserung der kardiovaskulären Leistungsfähigkeit.

15.3.2 Wissenschaftliche Einordnung

Ausdauertraining verbessert die kardiovaskuläre Leistungsfähigkeit bei älteren Menschen. Dabei scheint eine moderate Ausdauerintensität durchaus ausreichend zu sein, um mittlere bis große Verbesserungen der kardiovaskulären Leistungsfähigkeit zu erzielen. Im Bereich der moderaten Ausdauerintensität befindet man sich, wenn die Herzfrequenz während des Trainings mindestens 55 % und höchstens 74 % der maximalen Herzfrequenz beträgt (Sharma, Pelliccia und Gati 2021). Generell sollte vor der Durchführung eines Ausdauertrainings eine ärztliche Überprüfung möglicher Kontraindikationen erfolgen. Gesetzliche Krankenkassen übernehmen anteilig oder vollständig die Kosten solcher sogenannten sportmedizinischen Untersuchungen. Die Durchführung von Ausdauertraining bei älteren Menschen kann u. a. erschwert sein durch muskuloskelettale Erkrankungen, die gegen ein Gehtraining im Terrain oder auf dem Laufband sprechen. Hier kann ein Fahrradergometertraining eine geeignete Alternative darstellen. Die im Alter häufiger auftretenden kardiologischen Begleiterkrankungen erfordern manchmal Medikamente, die die Herzfrequenz beeinflussen. Daher sollte sich ein Belastungsmonitoring neben der Herzfrequenz immer auch am subjektiven Belastungsempfinden orientieren. Hierfür eignet sich die RPE-Skala nach Borg (1982).

TAKE HOME MESSAGE

Ausdauertraining verbessert die kardiovaskuläre Leistungsfähigkeit bei älteren Menschen. Dabei scheint aktuell eine moderate Ausdauerintensität durchaus ausreichend zu sein, um mittlere bis große Verbesserungen der kardiovaskulären Leistungsfähigkeit zu erzielen.

LITERATUR

Borg GA (1982): Psychophysical bases of perceived exertion. *Med Sci Sports Exerc* 14(5): 377–381.

Bouaziz W, Malgoyre A, Schmitt E, Lang PO, Vogel T, Kanagaratnam L (2020): Effect of high-intensity interval training and continuous endurance training on peak oxygen uptake among seniors aged 65 or older: A meta-analysis of randomized controlled trials. *Int J Clin Pract* 74(6): e13490. DOI: 10.1111/ijcp.13490

Bull FC, Al-Ansari SS, Biddle S, et al. (2020): World Health Organization 2020 guidelines on physical activity and sedentary behaviour. *Br J Sports Med* 54(24): 1451–1462. DOI: 10.1136/bjsports-2020-102955

Huang G, Wang R, Chen P, Huang SC, Donnelly JE, Mehlferber JP (2016): Dose-response relationship of cardiorespiratory fitness adaptation to controlled endurance training in sedentary older adults. *Eur J Prev Cardiol* 23(5): 518–529. DOI: 10.1177/2047487315582322

Myers J, McAuley P, Lavie CJ, Després JP, Arena R, Kokkinos P (2015): Physical activity and cardiorespiratory fitness as major markers of cardiovascular risk: their independent and interwoven importance to health status. *Prog Cardiovasc Dis* 57(4): 306–314. DOI: 10.1016/j.pcad.2014.09.011

Sharma S, Pelliccia A, Gati S (2021): 2020 ESC Guidelines on sports cardiology and exercise in patients with cardiovascular disease. *Eur Heart J* 42(1): 17–96. DOI: 10.1093/eurheartj/ehaa735

Rütten A, Pfeifer K (2017): Nationale Empfehlungen für Bewegung und Bewegungsförderung. In: Forschung und Praxis der Gesundheitsförderung. Bundeszentrale für gesundheitliche Aufklärung, Sonderheft 03.

Stroke Foundation (2023). *Australian and New Zealand living clinical guidelines for stroke management* [Online]. https://app.magicapp.org/#/guideline/Kj2R8j (letzter Zugriff: 18.12.2025).

Wewege MA, Booth J, Parmenter BJ (2018): Aerobic vs. resistance exercise for chronic non-specific low back pain: A systematic review and meta-analysis. *J Back Musculoskelet Rehabil* 31(5): 889–899. DOI: 10.3233/BMR-170920

KAPITEL

Johannes Soff

16 Prähabilitation entlang des Krebskontinuums: ein Überblick und konzeptioneller Rahmen

16.1 Einleitung

Die Prähabilitation beschreibt in der Onkologie einen Prozess auf dem Kontinuum der Krebsversorgung, der zwischen der Diagnose und dem Beginn der Akutbehandlung stattfindet. Sie beinhaltet ein physisches und psychologisches Assessment, das ein Ausgangsniveau der funktionalen Fähigkeiten festlegt, Beeinträchtigungen identifiziert und Interventionen zur Förderung der physischen und psychischen Gesundheit bereitstellt (Silver und Baima 2013). Das Ziel der Prähabilitation ist dabei die Verbesserung des Funktionsstatus, um behandlungsbedingte Komplikationen zu verringern und die Toleranz gegenüber notwendigen Krebsbehandlungen wie Operationen, Bestrahlungen oder Chemotherapie zu steigern (Mendes Wefelnberg, Reimer und Baumann 2023). In ersten Studien konnten damit bei einzelne Krebsentitäten relevante Nebenwirkungen verhindert werden (Steffens et al. 2018). Die standardisierte Anwendung außerhalb von Studien ist jedoch in Deutschland aktuell nicht Teil der Regelversorgung. Santa Mina et al. (2021) schlagen in Ihrer Arbeit einen mehrphasigen, multimodalen Ansatz zur Prähabilitation über den gesamten onkologischen Behandlungspfad vor.

16.2 Abstract der Studie

Santa Mina D, van Rooijen SJ, Minnella EM, et al. (2021) Multiphasic Prehabilitation Across the Cancer Continuum: A narrative review and conceptual framework. *Front Oncol* 10: 598425.
DOI: 10.3389/fonc.2020.598425
https://doi.org/10.3389/fonc.2020.598425

Abstract

Mehrphasige Prähabilitation entlang des Krebskontinuums: ein narrativer Review und konzeptioneller Rahmen

Die Cancer Survivorship hat die personenzentrierte Versorgung entlang des Kontinuums der Krebsversorgung erheblich vorangebracht. Im Bereich der Cancer Survivorship kam es in den letzten zehn Jahren zu einem bemerkenswerten Zuwachs bei der Erforschung der Prähabilitation. Dieser umfasst die Interventionen vor der Behandlung, durch welche die Belastungen durch onkologische Therapien verhindert oder abgeschwächt werden sollen. Obwohl die meisten Erkenntnisse auch weiterhin aus dem Bereich der Chirurgie stammen, wird die Prähabilitation zunehmend auch auf modifizierbare Risikofaktoren ausgerichtet, die schlechte Behandlungsergebnisse bei anderen systemischen und lokalen Krebsbehandlungen vorhersagen. Wir schlagen als Rahmenkonzept für die Prähabilitation ein mehrphasiges Vorgehen über das gesamte Krebskontinuum hinweg vor, das durch eine möglichst weit gefasste Definition der Cancer Survivorship die unterschiedlichen Erfahrungen mit Krebstherapien umfasst.

16.3 Kommentar

16.3.1 Wissenschaftliche Einordnung

Das mehrphasige Rahmenkonzept der Prähabilitation (➤ Abb. 16.1) soll eine evidenz- und theoriegestützte Anwendung entlang des Krebskontinuums bieten. Dafür schlagen Santa Mina et al. (2021) ein multimodales Konzept vor, bei dem die Prähabilitation als eine Strategie zur Optimierung der Gesundheit betrachtet wird und nach der initialen Diagnose abhängig vom Therapieverlauf mehrmals durchgeführt werden kann. Jede Phase wird auf die vorhandenen Ressourcen und die zu erwartenden Belastungen abgestimmt, um behandlungsbedingte Nebenwirkungen und anschließende Behandlungsverzögerungen zu minimieren. Auf diese Weise werden die gesundheitsbezogene Lebensqualität sowie möglicherweise auch die langfristige Prognose verbessert. Die multimodale Prähabilitation besteht dabei häufig trimodal aus Bewegungs- und Ernährungstherapie sowie einer psychologischen Intervention

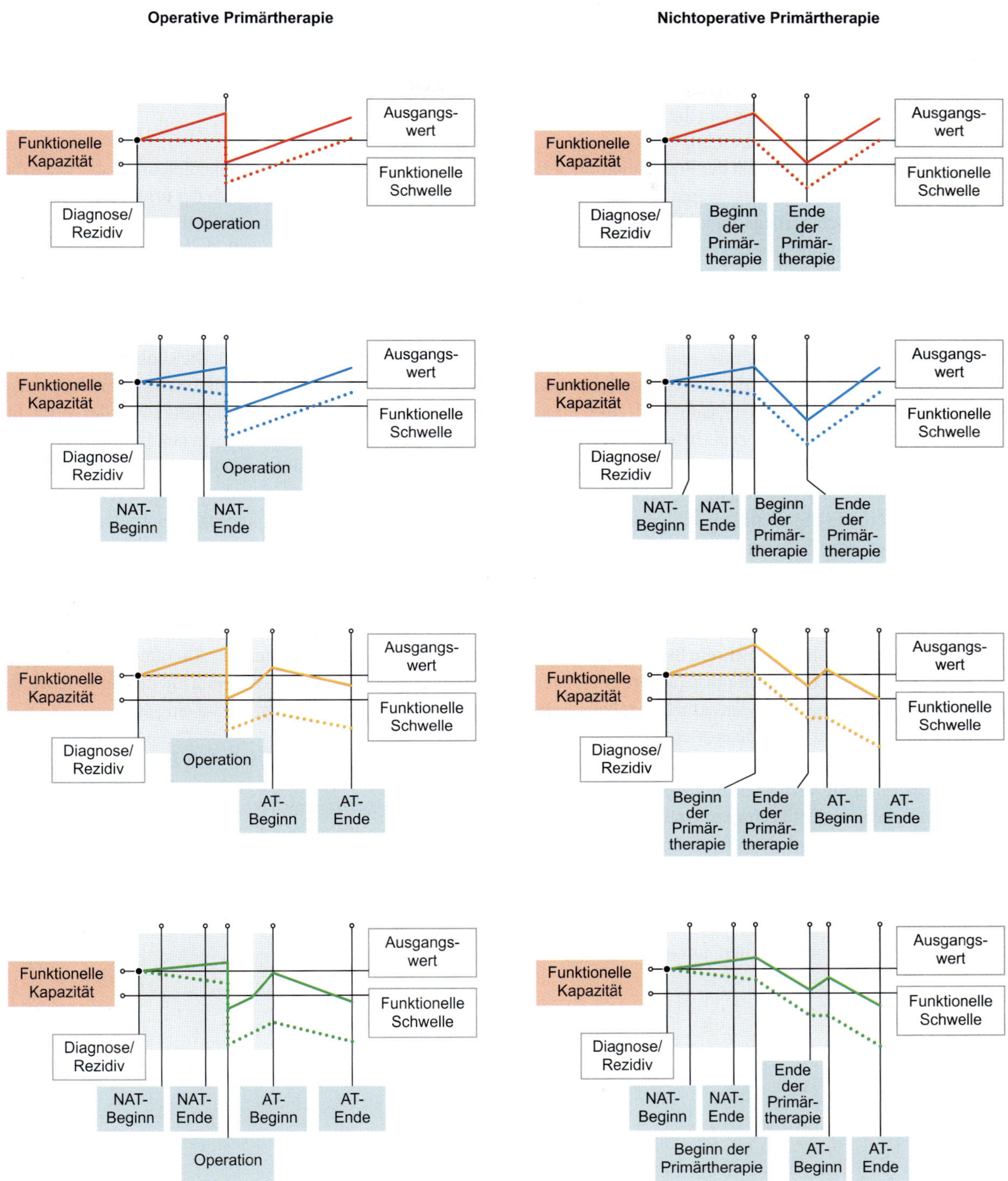

Abb. 16.1 Rehabilitation über das Krebskontinuum. Zum Vergleich sind die theoretische Möglichkeit einer multimodal-multiprofessionellen Prähabilitation (durchgezogene Linien) und keine Prähabilitation (gestrichelte Linie) dargestellt, um die funktionelle Kapazität bei einer bestimmten Behandlung zu verbessern. Als funktionelle Kapazität wird jeder Messwert betrachtet, der unter einer Behandlungsmaßnahme leiden kann und auf eine prähabilitative Intervention anspricht. Die schraffierten Bereiche zeigen das prähabilitative Fenster. Auf der linken Seite sind chirurgische und auf der rechten Seite konservative Primärtherapien dargestellt. AT = adjuvante Therapie; NAT = neoadjuvante Therapie. [F1231-001, L231]

(Leitlinienprogramm Onkologie 2023). Die Empfehlung dieser multimodalen Komponenten beruht weitgehend auf einem Expertenkonsens (Carli et al. 2017), wobei die Notwendigkeit multimodaler Therapiekonzepte auch durch aktuelle qualitative und quantitative Forschungsergebnisse gestützt wird (Brahmbhatt et al. 2020, Jain et al. 2023).

Bisherige Studien zur Effektivität der Prähabilitation beziehen sich vor allem auf einen prästationären Zeitraum von vier bis sechs Wochen zwischen Diagnose und dem chirurgischen Eingriff. Für diese Anwendung zeigen systematische Übersichtsarbeiten bei niedrigem bis moderatem Evidenzniveau positive Effekte auf die gesundheitsbezogene Lebensqualität, die physische Funktionsfähigkeit, die kardiorespiratorische Kapazität, den Erhalt von Muskelmasse sowie auf die Dauer des Krankenhausaufenthalts und die Rate chirurgischer Komplikationen (Tsimopoulou et al. 2015, Gillis et al. 2018, Piraux, Caty und Reychler 2018, Steffens et al. 2018; Gillis et al. 2019, Michael et al. 2021, Voorn, Franssen und Hoogeboom 2023). Die Ergebnisse lassen sich jedoch nur begrenzt verallgemeinern, weil die methodische Qualität vor allem durch geringe Stichprobengrößen, enge Einschlusskriterien sowie heterogene Interventionen und Endpunkte eingeschränkt war. Eine weitere Innovation gegenüber dem ursprünglichen Konzept ist zudem die mehrphasige Gestaltung der Prähabilitation, die zusätzlich als komplexe Intervention über mehrere Behandlungsphasen hinweg empirisch getestet werden muss (Moore et al. 2015). Daher wird die Prähabilitation in den aktuellen onkologischen Leitlinien zum perioperativen Management nicht empfohlen. Allerdings betrachten die Autorinnen und Autoren der Leitlinie den Erhalt und die Verbesserung körperlicher Aktivität sowie eine ausgewogene Ernährung vor einer Tumoroperation als internationalen Standard. Aus diesem Grund beziehen sie ihre Empfehlung, keine Prähabilitation durchzuführen, auf darüber hinausgehende intensivierte und ressourcenaufwendige Programme (Leitlinienprogramm Onkologie 2023). Es bedarf weiterer vertiefender Studien, um insbesondere auch im deutschen Gesundheitssystem den Nutzen strukturierter prähabilitativer Maßnahmen zu untersuchen.

16.3.2 Praxistipp

Physiotherapeutinnen und -therapeuten sollten bei der Arbeit mit Krebserkrankten vor und nach der primären Therapie gezielte trainingstherapeutische Maßnahmen zur Funktionsverbesserung wählen. Obwohl die Prähabilitation in Deutschland nicht strukturiert in der Regelversorgung implementiert ist, besteht aufgrund von OP-Wartezeiten oder (neo-)adjuvanten Behandlungskonzepten teilweise die Möglichkeit, eine prähabilitative Therapie durchzuführen. Die konkrete Therapieform sollte dabei abhängig von der beim Assessment identifizierten Beeinträchtigung, der Krebserkrankung sowie der Morbidität und der primären Behandlungsform gewählt werden. Für die Wirksamkeit der Maßnahmen sind die Personalisierung sowie eine angemessene Progression der Übungen relevant. Für die präoperative Therapie beim Lungenkarzinom existiert moderate Evidenz für die Kombination aus aerobem Ausdauertraining und dem Training der respiratorischen Muskulatur (Steffens et al. 2018). Therapeutinnen und Therapeuten sollten die besondere psychosoziale Situation der Betroffenen zwischen den diagnostischen Abläufen und der Therapie berücksichtigen und in der gemeinsamen Zielsetzung mit den Betroffenen und dem interdisziplinären Team darauf eingehen.

TAKE HOME MESSAGE

Das Konzept der Prähabilitation entwickelt sich analog zur Krebsbehandlung mit zahlreichen Therapielinien weiter. Die mehrphasige Prähabilitation verfolgt das Ziel, die behandlungstypischen Nebenwirkungen zu minimieren. Physiotherapeutinnen und -therapeuten sollten als Teil eines interdisziplinären Teams Krebsbetroffenen frühzeitig individualisierte bewegungstherapeutische Maßnahmen anbieten, um Nebenwirkungen und Komplikationen zu verhindern bzw. zu minimieren.

LITERATUR

Brahmbhatt P, Sabiston CM, Lopez C, et al. (2020): Feasibility of prehabilitation prior to breast cancer surgery: a mixed-methods study. *Front Oncol* 10: 571091. DOI: 10.3389/fonc.2020.571091

Carli F, Silver JK, Feldman LS, et al. (2017): Surgical prehabilitation in patients with cancer: state-of-the-science and recommendations for future research from a panel of subject matter experts. *Phys Med Rehabil Clin N Am* 28(1): 49–64. DOI: 10.1016/j.pmr.2016.09.002

Gillis C, Buhler K, Bresee L, et al. (2018): Effects of nutritional prehabilitation, with and without exercise, on outcomes of patients who undergo colorectal surgery: a systematic review and meta-analysis. *Gastroenterology* 155(2): 391–410.e4. DOI: 10.1053/j.gastro.2018.05.012

Gillis C, Fenton TR, Sajobi TT, et al. (2019). Trimodal prehabilitation for colorectal surgery attenuates post-surgical losses in lean body mass: A pooled analysis of randomized controlled trials. *Clin Nutr* 38(3): 1053–1060. DOI: 10.1016/j.clnu.2018.06.982

Jain SR, Kandarpa VL, Yaow CYL, et al. (2023): The role and effect of multimodal prehabilitation before major abdominal surgery: a systemic review and meta-analysis. *World J Surg* 47(1): 86–102. DOI: 10.1007/s00268-022-06761-0

Leitlinienprogramm Onkologie (Deutsche Krebsgesellschaft, Deutsche Krebshilfe, AWMF): *Perioperatives Management bei gastrointestinalen Tumoren (POMGAT),* Langversion 1.0, 2023, AWMF-Registernr. 088-010OL. Stand 30.11.2023, gültig bis 29.11.2028. www.awmf.org

Mendes Wefelnberg M, Reimer N, Baumann FT (2023). Bewegungstherapie im Rahmen der Prähabilitation. *Urologie* 62, 1011–1016. DOI: 10.1007/s00120-023-02171-9

Michael CM, Lehrer EJ, Schmitz KH, Zaorsky NG (2021): Prehabilitation exercise therapy for cancer: a systematic review and meta-analysis. *Cancer Med* 10(13): 4195–4205. DOI: 10.1002/cam4.4021

Moore GF, Audrey S, Barker M, et al. (2015): Process evaluation of complex interventions: Medical Research Council guidance. *BMJ* 350: h1258–h1258. DOI: 10.1136/bmj.h1258

Piraux E, Caty G, Reychler G (2018): Effects of preoperative combined aerobic and resistance exercise training in cancer patients undergoing tumour resection surgery: A systematic review of randomised trials. *Surg Oncol* 27(3): 584–594. DOI: 10.1016/j.suronc.2018.07.007

Silver JK, Baima J (2013): Cancer prehabilitation: an opportunity to decrease treatment-related morbidity, increase cancer treatment options, and improve physical and psychological health outcomes. *Am J Phys Med Rehabil* 92(8): 715–27. DOI: 10.1097/PHM.0b013e31829b4afe

Steffens D, Beckenkamp PR, Hancock M, Solomon M, Young J (2018): Preoperative exercise halves the postoperative complication rate in patients with lung cancer: a systematic review of the effect of exercise on complications, length of stay and quality of life in patients with cancer. *Br J Sports Med* 52(5): 344. DOI: 10.1136/bjsports-2017-098032

Tsimopoulou I, Pasquali S, Howard R, et al. (2015): Psychological prehabilitation before cancer surgery: a systematic review. *Ann Surg Oncol* 22(13): 4117–23. DOI: 10.1245/s10434-015-4550-z

Voorn MJJ, Franssen RFW, Hoogeboom TJ, et al. (2023): Evidence base for exercise prehabilitation suggests favourable outcomes for patients undergoing surgery for non-small cell lung cancer despite being of low therapeutic quality: a systematic review and meta-analysis. *Eur J Surg Oncol* 49(5): 879–894. DOI: 10.1016/j.ejso.2023.01.024

KAPITEL 17

Bärbel Junginger

Pathophysiologie der Belastungsinkontinenz: Was behandeln wir eigentlich?

17.1 Einleitung

„Während es eine starke Evidenz für Beckenbodenmuskeltraining (BBMT) als Intervention bei Belastungsinkontinenz gibt, so bleibt dessen Wirkmechanismus zur Verbesserung der Symptome unklar…" (Falah-Hassani et al. 2021). Ein sehr beeindruckender Satz aus dieser Publikation.

Offen bleibt, mit welchen Methoden die Wirksamkeit von BBMT untersucht wird und welche Outcome-Messungen genutzt werden, wie valide diese sind und ob es Standards gibt. Denn selbst für die Diagnose der Belastungsinkontinenz (SUI = Stress-Urinary-Incontinence) gibt es keinen Goldstandard. Die hier besprochene Studie (systematischer Review mit Metaanalyse) zeigt nicht nur die Pathophysiologie der Belastungsinkontinenz auf, sondern geht auch ausführlich auf die Unzulänglichkeiten und die Probleme der in den Studien verwendeten Messinstrumente und -methoden ein.

Etabliert haben sich zahlreiche validierte Fragebögen (auch in Form von Apps), die vor und nach den Interventionen und bei Kontrolluntersuchungen (nach 3, 6 und 12 Monaten) ausgefüllt werden. Sie decken alle relevanten Aspekte des Beckenbodens (BB) ab und erfragen Symptome sowie deren Einfluss auf die Lebensqualität (z. B. Fragebögen zum Genitaldeszensus sowie Harn- und Stuhlinkontinenz allgemein und genderspezifisch, spezielle Schmerzfragebögen, Fragenbögen zur Sexualität). Es gibt subjektive Messprotokolle (Blasentagebuch) und zum Teil auch objektive Messmethoden, welche die Urinmenge erfassen, wie standardisierte Pad-Tests (stunden-/tagelang und bei standardisierter Belastung). Die Fragebögen und Messmethoden unterscheiden sich überwiegend nicht, ob sie bei einer konservativen Behandlung z. B. mittels Physiotherapie oder bei konservativen und operativen ärztlichen Behandlungen (Medikamente, Operationen) verwendet werden. Sie erfassen Verbesserungen oder Verschlechterungen und somit den Behandlungsverlauf insgesamt.

Außerdem gibt es verschiedene Untersuchungs- und Messverfahren, z. B. die bildgebende Diagnostik mittels Magnetresonanztomografie (MRT) oder mittels Ultraschall, welche die Anatomie und ihre Veränderungen durch Schwangerschaft, Entbindung und Altern darstellen. Schon lange stehen auch Verfahren zur Verfügung, die Funktion und Dysfunktion erfassen. Hierzu wurde die sog. Urodynamik entwickelt (teilweise noch mit Bildgebung – Video-Urodynamik), mit der die Druckentwicklung in Harnblase, Harnröhre und Abdomen bei der Blasenfüllung gemessen wird. Mittels Elektromyografie (EMG) wird die Aktivität der Beckenbodenmuskulatur in Ruhe, beim Husten und bei der Miktion bei gleichzeitig präziser Erfassung des Blasenvolumens gemessen. Auf diese Weise wird der unwillkürliche Urinabgang (z. B. beim Husten) funktionell v. a. mit zwei wichtigen Messwerten näher beleuchtet: dem ALPP (Abdominal Leak Point Pressure) und dem MUVD (Maximaler Urethraverschlussdruck). Leider gibt es keine Studie, die diese beiden wichtigen Messwerte bei Frauen mit und ohne Belastungsinkontinenz vergleicht.

Zur Bedeutung der urethralen Stabilisierung und seiner Funktion bei Belastungsinkontinenz gibt es weitaus mehr Informationen als zur Rolle des M. levator ani (LAM). Die in diesen Review eingeflossenen Studien zeigen, dass der LAM bei Frauen mit Belastungsinkontinenz häufiger Läsionen aufweist, weniger Muskelfasern besitzt, stärker von Bindegewebe durchsetzt ist und eine reduzierte Muskelmasse sowie Degeneration aufweist. Diese Feststellung wird auch von Palpation, Dynamometrie und Bildgebung bestätigt, die bei Frauen mit Belastungsinkontinenz eine reduzierte und kürzere Kraftentwicklung des LAM belegen. Allerdings reichen die Ergebnisse für die Durchführung einer Metaanalyse nicht aus. Während es für Beckenbodenmuskeltraining bei der Therapie von Belastungsinkontinenz viel Evidenz gibt, sind die Wirkmechanismen, die zur Reduktion der Symptome führen, unbekannt. Möglich ist eine Kompensation durch motorische Kontrolle und/oder durch die gleichzeitige Hypertrophie des quergestreiften urethralen Sphinkters (beides wurde in Studien gezeigt).

Es scheint sich um ein insgesamt eher multifaktorielles Geschehen zu handeln. So können Störungen der Kontinenzkontrolle, z. B. eine Instabilität des Blasenhalses, durch andere Mechanismen (z. B. die Aktion des quergestreiften Harnröhrensphinkters) kompensiert werden. Daher müssen sich teilweise mehrere Schädigungen addieren, damit es zu den Symptomen einer Belastungsinkontinenz kommt. Diese Schädigungen entstehen einerseits akut (z. B. bei einer vaginalen Entbindung) oder im Laufe der Zeit durch das Hinzukommen weiterer Faktoren (chronischer Husten, Erhöhung des Body Mass Index [BMI], schwere körperliche Arbeit, Rauchen). Daneben gibt es nicht unveränderbare Faktoren, wie das fortschreitende Alter und die Menopause, die ebenfalls einen Einfluss haben. Epidemiologische Studien bestätigen, dass die Summe der Ereignisse schlussendlich zur Belastungsinkontinenz führt, da die Prävalenz der Inkontinenz insgesamt von der Geburt bis zum gebärfähigen Alter ansteigt, anschließend sistiert und dann nochmals ab dem 70. Lebensjahr zunimmt (Anstieg der Dranginkontinenz).

Es existieren sehr viele Studien, in denen die „Beckenbodenfunktion“ (Pelvic Floor Muscle Function) gemessen und die Besserung einer Belastungsinkontinenz damit begründet wurde, dass diese sich verbessert. Fraglich ist aber, was genau die „Beckenbodenfunktion“ ist und womit sie gemessen wird. Angegeben werden beispielsweise ein höherer Urethraverschlussdruck, ein engerer Hiatus genitalis, eine größere Elevation des Blasenhalses, eine höhere EMG-Aktivität oder mehr Kraft und Ausdauer. Dabei handelt es sich um quantitative Messungen, die dafür entwickelt wurden, größer – höher – weiter zu erfassen. Beckenbodenkontraktionen stabilisieren zwar den Blasenhalses, während des Anstiegs intraabdominalen Drucks wird die Kontrolle über die Dauer der Beckenbodenkontraktion beispielsweise während der Untersuchung des maximalen Urethraverschlussdrucks und des ALPP aber durch die funktionelle (nicht durch die strukturelle) Stabilisierung des Blasenhalses behindert. Dies wurde bislang nicht ausreichend untersucht. Lediglich die Studie „The Knack“ aus dem Jahr 1998 ermittelte eine Abnahme des Urinabgangs bei moderaten Hustenstößen um 98,8 % und bei starken Hustenstößen um 73,3 %, wenn gleichzeitig der Beckenboden kontrahiert wurde (Miller, Miller und DeLancey 1998).

Im Laufe der Jahre wurden zahlreiche Messverfahren und -geräte (z. B. Perineometer, Dynamometer) entwickelt, mit denen vor, während und nach einem Beckenbodentraining quantitative Messungen durchgeführt wurden. Allerdings lässt sich damit die Frage, welche die meisten Frauen stellen, die Rat bei Ärztinnen und Ärzten, Physiotherapeutinnen und -therapeuten sowie Trainerinnen und Trainern suchen, bis heute nicht beantworten: „Was kann man dagegen machen, dass ich beim Joggen oder Sport ungewollt Urin verliere?“ Tatsächlich ist weiterhin unbekannt, welche Parameter dazu erfasst werden sollten und mit welchen Messinstrumenten dies erfolgen kann.

17.2 Abstract der Studie

Falah-Hassani K, Reeves J, Shiri R, Hickling D, McLean L (2021): The pathophysiology of stress urinary incontinence: a systematic review and meta-analysis. *Int Urogynecol J* 32(3): 501–552).
DOI: 10.1007/s00192-020-04622-9
https://doi.org/10.1007/s00192-020-04622-9

Abstract

Pathophysiologie der Belastungsinkontinenz: ein systematischer Review mit Metaanalyse

Einleitung und Hypothese
Evaluation der Evidenz für pathologische Veränderungen, die bei Frauen eine Belastungsinkontinenz auslösen.

Methodik
Unter Verwendung vordefinierter Schlüsselbegriffe wurde die peer-reviewed Literatur (englische Sprache; 1960 bis April 2020) in PubMed und Embase durchsucht. Auch Google Scholar wurde durchsucht. Eingeschlossen wurden peer-reviewed Manuskripte, welche die anatomischen, physiologischen oder funktionellen Unterschiede zwischen Frauen mit Befunden und/oder Symptomen einer Belastungsinkontinenz mit einer gleichzeitig rekrutierten Kontrollgruppe aus kontinenten Frauen ohne wesentliche urogynäkologische Symptome verglichen. Von den 4.629 überprüften Veröffentlichungen erfüllten 84 diese Einschlusskriterien und wurden ausgewählt; davon wurden 24 in die Metaanalysen einbezogen.

Ergebnisse
Es bestand eine mäßige bis starke Verzerrung aufgrund der ungleichen Zusammensetzung der Vergleichsgruppen. Außerdem berücksichtigten weniger als 25 % der Studien die wichtigsten Risikofaktoren der Belastungsinkontinenz (z. B. Alter, BMI und Parität). Die Methoden der Studien waren nicht standardisiert und es wurden mehrere Probleme mit den Messungen ermittelt. Die Ergebnisse wurden qualitativ zusammengefasst und soweit möglich wurden Random-Effects-Metaanalysen durchgeführt. Ein Zusammenhang mit der Belastungsinkontinenz wurde für strukturelle Defekte von Harnröhre und Blasenhals sowie von deren Stützapparat sowie für die neuromuskuläre und mechanische Funktion des quergestreiften Harnröhrenschließmuskels und des Musculus levator ani ermittelt. Als Leitbefunde der Belastungsinkontinenz wurden in Metaanalysen eine Aufweitung des Blasenhalses, eine geringe funktionelle Harnröhrenlänge, eine unzureichende Abstützung des Blasenhalses und der maximale Urethraverschlussdruck ermittelt.

Schlussbemerkung
Die Pathologie der Belastungsinkontinenz ist multifaktoriell, wobei es starke Evidenz für eine Inkompetenz von Blasenhals und Harnröhre gibt. Es gibt zwar auch Evidenz für eine Beeinträchtigung des Stützapparats der Harnröhre und der Levator-ani-Funktion, allerdings sind standardisierte Messverfahren erforderlich, um dafür eine stärkere Evidenz zu erhalten.

17.3 Kommentar

17.3.1 Zusammenfassung

Dieser systematische Review sollte die Frage nach der Pathophysiologie der Belastungsinkontinenz klären. Dabei konnten Fragen zu anatomischen, strukturellen und morphologischen Ursachen teilweise sogar in einer Metaanalyse beantwortet werden. Insgesamt wurden 4.629 Abstracts überprüft und 230 relevante Studien evaluiert. Von diesen wurden 84 Studien in den Review eingeschlossen, 24 in die Metaanalysen. Für die Beantwortung von funktionellen Fragestellungen (z. B. Blasenhalsbewegung, Muskelkontraktion, Krafterzeugung und Auswirkung, motorische Kontrolle) konnten meist keine Metaanalysen erstellt werden, da unterschiedliche Provokationen verwendet wurden (Husten, Valsalva, Pressen), Mittelwerte und Standardabweichungen fehlten oder z. B. die Position des Blasenhalses wegen der Verwendung unterschiedlicher Ultraschalltechniken und Auswertungsverfahren (Blasenhalsbewegung bezogen auf eine zentrale Linie durch die Symphyse versus Blasenhalsbewegung bezogen auf eine Horizontale durch das posteriore Ende der Symphyse) oder unterschiedlicher Positionierung der Ultraschallsonde auf dem Perineum nicht vergleichbar sind.

Obwohl die mittels Urodynamik gemessenen objektiven Werte des maximalen Urethraverschlussdrucks in Metaanalysen sehr stark mit dem Vorhandensein einer Belastungsinkontinenz korrelieren und der ALPP (Abdominale Leak Point Pressure) bestimmt werden kann, wurde keine Studien gefunden, in denen diese Messungen bei Frauen mit und ohne Belastungsinkontinenz verglichen werden.

Obwohl nur wenige der in diesem Review berücksichtigten Studien gleichzeitig mehrere Faktoren untersuchten, belegt dieser Review, dass die Belastungsinkontinenz tatsächlich multifaktoriell ist. Es gibt Evidenz für Defekte der Struktur und des Stützapparats von Blasenhals und Harnröhre. Zu nennen sind Schäden an periurethralen, paraurethralen und pubourethralen Strukturen, die während der Schwangerschaft, bei Wehen und Geburt, durch chronischen Husten, wiederholtes schweres Heben oder Adipositas entstehen und die Einfluss auf die Position von Harnröhre und Blasenhals in Ruhe und v. a. bei Belastung zeigen. Daneben werden neuromuskuläre, vaskuläre und mechanische Beeinträchtigungen des quergestreiften Harnröhrensphinkters genannt. Als eine weitere Ursache für die Belastungsinkontinenz werden Defizite – aber keine Schwäche – des M. levator ani angegeben.

In der Metaanalyse wurde für die Weitstellung oder Trichterbildung des Blasenhalses in Ruheposition die höchste Prävalenz ermittelt (Risk Ratio = 5,23 in Ruhe und 4,99 beim Pressen). Als Ursache der Trichterbildung wird ein Schaden oder eine Denervierung des quergestreiften Harnröhrensphinkters und/oder ein Schaden des glatten Harnröhrensphinkters angenommen. Da aber auch bei 50 % der kontinenten Frauen eine Weitstellung des Blasenhalses beobachtet wurde, geht man davon aus, dass die Kontinenzsicherung bei diesen Frauen vom quergesteiften Harnröhrensphinkter und evtl. vom M. levator ani kompensiert wird. Standardisierte Methoden zur Quantifizierung der Trichterbildung des Blasenhalses fehlen derzeit (v. a. bildgebende Darstellung des Blasenhalses mittels Ultraschall und MRT). Diese Muskeln wirken nicht nur am Blasenhals, sondern auch auf der Länge der Urethra, wie in Urodynamikstudien gezeigt wurde. Daher ist die „verkürzte funktionelle Harnröhrenlänge" ein typisches Zeichen einer Belastungsinkontinenz.

Die im Review berücksichtigen Studien liefern zudem Evidenz für neurophysiologische Gründe für eine Verletzung des quergestreiften Harnröhrensphinkters im Sinne einer Denervierung. Es gibt unspezifische und spezifische Hinweise auf einen axonalen Schaden mit anschließender Re-Innervation durch axonales Aussprossen. In einem separaten multivariaten Modell werden vorhandene neurophysiologische (s. o.) und myopathischen Veränderungen (geringerer Sphinkterquerschnitt) erwogen. Diese zu evaluieren wäre besonders bei erfolglosen Kontinenzoperationen wichtig.

Da die EMG-Amplitude erst bei einem schweren Verlust von motorischen Einheiten abnimmt, sind EMG-Untersuchungen bei willkürlichen Maximalkontraktionen (MVC) der Mm. sphincter ani externus und puborectalis, die keinen Unterschied bei Frauen mit und ohne Belastungsinkontinenz zeigten, nicht richtungsweisend.

Die Verzerrung der Studien wurde von drei Autoren evaluiert und anschließend ein Konsensus gefunden. In allen Studien wurde die Verzerrung bei der Auswahl der Teilnehmerinnen und Teilnehmer als moderat bis groß eingestuft, zudem lieferten 61 von 84 Studien keine Angaben zur Blindung der Untersucherinnen und Untersucher. Die Verzerrung beim Nachweis der Belastungsinkontinenz wird als gering bis hoch eingestuft. In den Studien wurden mehrere methodische Störfaktoren beim Einsatz der Messverfahren erkannt und in Tabellenform aufgelistet. Muskelmessungen erfolgten mittels Elektromyografie (EMG), Manometrie, Dynamometrie und Perineometrie (v. a. in der Forschung) sowie digitale Palpation, die Bildgebung mittels MRT und Sonografie. Wegen der unterschiedlichen Anweisungen (Pressen, Valsalva, Husten) wurde zudem die nicht standardisierte Terminologie in die Tabelle mitaufgenommen, da sie für die Bewertung beim Lesen oder Analysieren wichtig sind. Weitere Störfaktoren sind: Crosstalk bei Oberflächen-EMG (Messung der Aktivität aller übereinander liegender Muskeln), fehlende Normalisierung (Kalibrierung) vor EMG-Messungen, Verrutschen der Ultraschallsonde, schlechte Reliabilität der digitalen Palpation. Ein Beispiel für den Störfaktor Terminologie sich in den Anweisungen, welche die Testpersonen beim Erhöhen des intraabdominellen Drucks (IAD) erhalten, wie Pressen, Valsalva-Manöver, Husten, Nase schnäuzen. Dass diese nicht vergleichbare „Tätigkeiten" sind, leuchtet ein und wurde in zwei Studien evaluiert („forcierte Ausatmung vs. „nach unten drücken") (Talasz et al. 2012;

Baessler, Metz und Junginger 2017). Hier hat die auf die IAD-Erhöhung erfolgte Reaktion der Beckenbodenmuskeln starken Einfluss auf die Messergebnisse, weswegen alle abgeleiteten Werte überdacht werden sollten. Der Vorschlag der Erstautorin, den Begriff „Valsalva Leak Point Pressure" zu überdenken, sowie ein Ersatz des „Valsalvamanövers" durch das „Pressmanöver" in Studien zu ändern, ist wohl (leider) nicht zu erreichen. Bei letzterem soll die Nettobewegung des Beckenbodens gemessen werden, was aber durch die Kontraktion der Beckenbodenmuskulatur als Reaktion nachweislich nicht möglich ist.

Die zur Struktur und Funktion des M. levator ani vorliegenden Daten reichten für eine Metaanalyse nicht aus. Es werden aber Ergebnisse aus Studien samt methodischer/ technischer Fehler aufgelistet. Dies sind Fehler bei der Durchführung der EMG-Messungen sowie bei der Methodik („Beschaffung" der Daten) sowie der und Analyse. Die meisten in den Studien durchgeführten Messungen weisen eine schlechte Reliabilität auf (v. a. wenn sie als Test-Retest oder als Vergleich von zwei Messungen (Tagen) durchgeführt wurden). Keine der Studien, in denen EMG-Ableitungen bei funktionellen Aktivitäten erfolgten, erbrachte aussagekräftige Lösungen, um Bewegungsartefakte der Messsonden und Crosstalks von übereinanderliegenden Muskelschichten auszuschließen. In weniger als der Hälfte der Studien wurde eine Normalisierung der EMG-Amplitude durchgeführt, ein grundlegender Schwachpunkt der Beckenboden-Forschung und der EMG-Messungen. Eine allgemeine Standardisierung ist zwar schwierig aber notwendig, wenn aus den Studien verbindliche Aussagen abgeleitet werden sollen.

Aus morphologischer Sicht besitzen Frauen mit Belastungsinkontinenz weniger Skelettmuskulatur und weniger Fasern in den einzelnen Muskelfaszikeln sowie mehr Bindegewebe als kontinente Frauen. Auch eine Asymmetrie des M. puborectalis war häufiger, während Avulsionen des M. levator ani seltener waren. Bei Frauen mit Belastungsinkontinenz waren Defekte des M. pubococcygeus signifikant häufiger (45–66 %) als bei kontinenten Frauen (10–28 %). Auch der Muskelquerschnitt war bei Frauen mit Belastungsinkontinenz in der MRT und in der Sonografie signifikant geringer. Außerdem fanden sich bei 45 % der Frauen mit Belastungsinkontinenz Degenerationen. Der Winkel der Levatorschlinge (dorsal) war bei kontinenten Frauen im transversalen MRT zu sehen und bei 66 % der Frauen mit Belastungsinkontinenz verstrichen.

Frauen mit Belastungsinkontinenz hatten bei digitaler Palpation eine schlaffere Muskulatur (subjektives Rating) und konnten einen geringeren intravaginale Druck aufbauen (Perineometrie). Auch der Kraftanstieg war verlangsamt. Die Ausdauer des LAM war allerdings in zwei Studien unterschiedlich: geringer und nicht unterschiedlich. Im Gegensatz dazu war die die LAM-Kraft bei Athletinnen mit Belastungsinkontinenz höher als bei gesunden Frauen. Bei Läuferinnen, die pro Woche > 20 km laufen, wurde kein signifikanter Unterschied gefunden.

In drei Studien wurde die tonische Aktivität des LAM (Ruhetonus) gemessen und bei Frauen mit Belastungsinkontinenz geringere Werte ermittelt (im Sitzen, Standard, im Liegen und in unspezifischer Haltung). Kein Unterschied fand sich in einer Studie vor und nach einem Fatigue-Test. Auch hier wurde vorher keine EMG-Normalisierung durchgeführt (hohes Risiko für eine Verzerrung beim Nachweis). In einer Studie wurde sogar das Gegenteil festgestellt: ein gleicher oder geringerer Ruhetonus beider Gruppen.

In manchen Studien wiesen Frauen mit Belastungsinkontinenz bei Kontraktionen (phasische Aktivität des LAM) und bei willkürlichen Maximalkontraktionen (MVC) eine geringere EMG-Aktivität auf als kontinente Frauen. In anderen Studien zeigte sich das Gegenteil – eine höhere EMG-Aktivität bei Frauen mit Belastungsinkontinenz sowie eine statische Anspannung und eine frühere Kontraktion (Smith, Coppieters und Hodges 2007). Die Amplituden der Muskelaktivität im EMG unterscheiden sich abhängig von der Ausprägung der Inkontinenz: Bei Frauen mit geringerer Belastungsinkontinenz ist das EMG-Aktivitätslevel höher, bei stärkerer Belastungsinkontinenz unterscheiden sich die EMG-Werte nicht signifikant von denen bei gesunden Frauen. Husten hatte keinen Effekt auf die Belastungsinkontinenz und die Ausprägung der Belastungsinkontinenz war für die EMG-Aktivität des LAM unerheblich. In einer anderen Studie waren die Werte gegensätzlich. Auch hier wurde vorher keine EMG Normalisierung durchgeführt (hohes Risiko für eine Verzerrung beim Nachweis).

Andere Studien zeigten keine Gruppenunterschiede für die EMG-Aktivität des LAM bei schnellen willkürlichen Kontraktionen und willkürlichen Maximalkontraktionen oder submaximaler Kontraktion (Junginger, Vollhaber und Baessler 2018). Auch beim Hüpfen oder Laufen wurden im Gruppenvergleich keine Unterschiede der EMG-Variablen ermittelt. Bei Frauen mit Belastungsinkontinenz wurden nach wiederholten schnellen willkürlichen Kontraktionen längere Relaxationszeit beobachtet als bei gesunden Frauen, wobei sich die maximalen Peaks im EMG jedoch nicht unterschieden.

In einer Studie wurde für leichte bis mäßige körperliche Aktivität eine protektive und präventive Wirkung auf den Beckenboden gezeigt; trotzdem kann bei hoher Belastung das Risiko für eine Belastungsinkontinenz erhöht sein. So wurde in einer Studie in der Gruppe der Frauen mit Belastungsinkontinenz ($r = -0{,}46$; $p = 0{,}04$) eine moderate negative Korrelation zwischen Aktivitätsniveau und vaginalem Ruhedruck gefunden, die in der Kontrollgruppe ($r = 0{,}38$; $p = 0{,}02$) nur schwach positiv war. Es ist denkbar, dass bei Sportlerinnen und Nichtsportlerinnen unterschiedliche pathologische Mechanismen vorliegen.

Die vier in den Review aufgenommenen Studien, welche die LAM-Aktivierung bei Frauen mit und ohne Belastungsinkontinenz während des Laufens verglichen, waren nicht schlüssig. Die verwendeten Daten waren sehr anfällig für eine Verzerrung beim Nachweis und die Laufdauer reichte möglicherweise aus, um beobachtbare Veränderungen auszulösen (in einer Studie acht Minuten, in zwei Studien nicht angegeben).

17.3.2 Wissenschaftliche Einordnung

Kernstück des Artikels ist die Tabelle mit der Auflistung aller gängigen Messverfahren nebst methodologischer und technischer Schwierigkeiten und Fehler, welche die komplexe Pathophysiologie der Belastungsinkontinenz deutlich macht. Die in der Tabelle aufgelisteten Punkte, Erkenntnisse und die in der Studie resümierten Empfehlungen sollten allen wissenschaftlich Tätigen bekannt sein und bei der Wahl der Methoden für zukünftige Forschungsvorhaben genau und sorgfältig berücksichtigt werden.

Im Einzelnen wird in dieser Studie aufgezeigt, dass die derzeit verfügbaren Studien zahlreiche qualitative Mängel aufweisen. Dazu werden die folgenden Empfehlungen gegeben:

Von den Autoren wird bemängelt, dass in den eingeschlossenen Studien zur Beantwortung der Frage nach der Ursachen der Belastungsinkontinenz zu wenig Gewicht auf Störfaktoren wie Alter, Parität, Übergewicht und Menopause gelegt wird. Viele der Studien nutzten Kontrollgruppen ohne Inkontinenz, die jünger, Nulliparae oder Frauen mit weniger Geburten waren, einen niedrigeren BMI aufwiesen und Nichtraucherinnen waren. Außerdem wurden weitere Störfaktoren bei der Beurteilung oder beim Vergleich der Studien benannt (kumulierte Gewichte bei Athleten und Ethnizität).

Eine gut angelegte kontrollierte Studie ist dringend erforderlich und sollte an Untergruppen (z. B. nach Alter, Parität, BMI, Aktivitätslevel, Tabakrauchen) erfolgen. Außerdem sollten die Messungen standardisiert durchgeführt werden, um ein höheres Evidenzlevel zu erreichen.

Um die relative Bedeutung der verschiedenen Faktoren, die mit der Belastungsinkontinenz verbunden sind und deren Wechselwirkungen miteinander, zu verstehen sind große Querschnittsstudien mit gleichzeitiger Bewertung von Morphologie, Neurophysiologie, Vaskularität und Funktion erforderlich. Außerdem sollten in Längsschnittstudien die Ursache(n) und das Fortschreiten des Harnverlusts weiter untersucht und gleichzeitig die Auswirkungen des Alters und/oder der Exposition gegenüber Risikofaktoren berücksichtigt werden. Sobald wir die pathologische Prozesse besser messen können, wird es möglich, gezielte Interventionen, die auf der vorherrschenden Pathophysiologie basieren, in klinischen Studien zu testen.

Die Summe der in den Studien angegebenen Störfaktoren kann als Basis für eine Vereinheitlichung in der Forschung bzw. für Messungen im Bereich der Urogynäkologie dienen. Sie sollte von der Leserschaft von Studien und von der Wissenschaft als Checkliste verwendet werden, anhand derer überprüft werden kann, ob alle Störfaktoren der jeweiligen Messung beachtet wurden und ob die Messung glaubhaft und sinnvoll ist.

Diese Studie bildet die Grundlage für ein Überdenken Beckenbodentrainings, um neue Ansätze für die Physiotherapie zu finden. Es sollten neue Wege erforscht werden und nach mehr als 75 Jahren mit monokausaler Ausrichtung von Training und Forschung andere Ursachen gesucht werden, da Kegelübungen noch immer der Maßstab sind (Kegel 1948). Daran dürfte die gesamte Industrie, die auf Krafttraining und Muskelhypertrophie abzielt, nicht interessiert sein, und die Unterstützung von Studien und Entwicklung von Geräten usw. dann evtl. in andere Bereiche verlagern.

17.3.3 Praxistipp

Aus diesem systematischen Review mit Metaanalyse lassen sich Erkenntnisse ableiten, die eine Annäherung an die Pathophysiologie hinter dem Symptom Belastungsinkontinenz ermöglichen. Nicht neu ist die Erkenntnis, dass es sich dabei um ein multifaktorielles Geschehen handelt.

Vor allem aber ist diese Studie eine großartige Zusammenfassung aller derzeit durchführbaren Messverfahren. Was diese Studie besonders wertvoll macht ist neben der Auflistung der Methoden auch die Angabe ihrer methodologischen und technischen Probleme, wodurch viele Studienergebnisse in Frage gestellt werden bzw. deren kritische Betrachtung empfohlen wird.

Fazit: Die Behandlung der Belastungsinkontinenz sollte alle Aspekte des Trainings umfassen, von der korrekten Ausführung sowie dem Sicherstellen korrekter Muskelkontraktionen (durch den Behandelnden) über das Muskeltraining mit Inhalten der motorischen Koordination und der Alltagsintegration bis zu Inhalten des motorischen Lernens. Die Physiotherapeutinnen und -therapeuten sollten sich darüber im Klaren sein, dass seitens der Forschung weder die hinter dem Symptom „Urinabgang bei Belastung/IAD-Steigerung" stehende Pathophysiologie noch die Wirkungsweise der Therapie abschließend geklärt sind.

TAKE HOME MESSAGE

Die Pathophysiologie der Belastungsinkontinenz ist multifaktoriell. Es gibt starke Evidenz für die Inkompetenz von Blasenhals (Position und Stabilität) und Urethra (Verschlussdruck). Um eine stärkere Evidenz für die Messung von Schädigungen des M. levator ani sowie des Stützapparats der Harnröhren zu bekommen, müssen die Messungen standardisiert erfolgen sowie gute/bessere Messmethoden entwickelt und genutzt werden.

Angesichts der Tatsache, dass Laufen/Joggen die am häufigsten mit Urinabgang verbundene Aktivität ist und sich der Anspruch jüngerer (aber auch älterer) Patientinnen geändert hat (spezifische Fragestellungen), muss die Forschung ihren Fokus individualisieren und zentrieren.

LITERATUR

Baessler K, Metz M, Junginger B (2017): Valsalva versus straining: There is a distinct difference in resulting bladder neck and puborectalis muscle position. *Neurourol Urodyn* 36(7): 1860–1866. DOI: 10.1002/nau.23197

Junginger B, Vollhaber H, Baessler K. Int Urogynecol J. 2018 Nov;29(11):1681–1687. DOI: 10.1007/s00192-018-3725-0

Kegel AH (1948): The nonsurgical treatment of genital relaxation; use of the perineometer as an aid in restoring anatomic and functional structure. *Ann West Med Surg* 2(5): 213-6.

Miller JM, Ashton-Miller JA, DeLancey JO (1998): A pelvic muscle precontraction can reduce cough-related urine loss in selected women with mild SUI. *J Am Geriatr Soc* 46(7): 870–874. DOI: 10.1111/j.1532-5415.1998.tb02721.x

Smith MD, Coppieters MW, Hodges PW (2007): Postural response of the pelvic floor and abdominal muscles in women with and without incontinence. *Neurourol Urodyn* 26(3): 377–385. DOI: 10.1002/nau.20336

Talasz H, Kremser C, Kofler M, Kalchschmid E, Lechleitner M, Rudisch A (2012): Proof of concept: differential effects of Valsalva and straining maneuvers on the pelvic floor. *Eur J Obstet Gynecol Reprod Biol* 164(2): 227–33. DOI: 10.1016/j.ejogrb.2012.06.019

KAPITEL

18 Wie kann die Physiotherapie bei erektiler Dysfunktion helfen?

Linda Baumbach

18.1 Einleitung

Die Erektile Dysfunktion (ED) ist gekennzeichnet durch die Unfähigkeit, eine adäquate und anhaltende Erektion zu erlangen, die für einen befriedigenden Geschlechtsverkehr erforderlich ist. Dabei wird zwischen organischen, psychogenetischen und gemischten Formen unterschieden (Patoulias et al. 2022). Die organische erektile Dysfunktion beruht meist auf Gefäßstörungen, umfasst jedoch auch neurologische, strukturelle und hormonell bedingte Störungen. Im Gegensatz dazu kann die psychogene Dysfunktion sowohl allgemein als auch situativ auftreten. Sie ist meist auf psychosozialen Stress, Leistungsdruck oder psychische Erkrankungen zurückzuführen (Domes et al. 2021).

Die Zahl der Betroffenen nimmt mit dem Alter zu; jedoch sind auch unter 40 Jahren zwischen 2 % und 18 % betroffen (Saigal et al. 2006, Çayan et al. 2017). Bei Männern über 70 Jahren liegt der Anteil bei mehr als 75 % (Saigal et al. 2006; Çayan et al. 2017).

Trotz der Häufigkeit bleibt insbesondere eine frühe erektile Dysfunktion oft unbehandelt (Patoulias et al. 2022). Ein wesentlicher Grund dafür ist das Schamgefühl, das sowohl auf Seiten der Patienten als auch der Behandelnden besteht, wenn es darum geht, über dieses Thema zu sprechen.

18.2 Abstract der Studie

Patoulias D, Katsimardou A, Imprialos K, Doumas M (2022): Exercise, Erectile Dysfunction and Co-Morbidities: "The Good, the Bad and the Ugly". *Rev Cardiovasc Med* 23(9):304.
DOI: 10.31083/j.rcm2309304
https://doi.org/10.31083/j.rcm2309304

Abstract

Körperliche Aktivität, erektile Dysfunktion und Komorbiditäten: „das Gute, das Schlechte und das Hässliche"

Als erektile Dysfunktion wird die Unfähigkeit bezeichnet, eine ausreichende Erektion des Penis für den Geschlechtsverkehr zu erreichen oder aufrechtzuerhalten. Sie ist ein zunehmendes Gesundheitsproblem und leider immer noch zu wenig bekannt. Sie wird zu selten diagnostiziert und nicht ausreichend behandelt. Es gibt immer mehr Hinweise darauf, dass die erektile Dysfunktion ein nicht unerheblicher kardiovaskulärer Risikomarker ist, da sie mit wichtigen Komorbiditäten verbunden ist, welche die kardiovaskuläre Krankheitslast erhöhen. Zudem ist sie ein unabhängiger Prädiktor für kardiovaskuläre Morbidität und Mortalität. In den letzten 20 Jahren wurde die Rolle von Bewegung als nicht pharmakologische therapeutische Intervention bei erektiler Dysfunktion an unterschiedlichen Patientengruppen umfassend in Beobachtungsstudien und randomisierten kontrollierten Studien untersucht. In dem hier vorliegenden narrativen Review fassen wir die relevante Evidenz zu den Effekten von körperlicher Bewegung auf die vaskuläre erektile Dysfunktion und den pathophysiologischen Hintergrund zusammen. Dabei betonen wir die Bedeutung von vermehrter körperlicher Bewegung als Empfehlung für alle Patienten mit vaskulärer erektiler Dysfunktion.

18.3 Kommentar

18.3.1 Zusammenfassung

Im Artikel von Patoulias et al. zur erektilen Dysfunktion aus dem Jahr 2022 werden verschiedene Faktoren zusammengefasst, die im Zusammenhang mit der erektilen Dysfunktion stehen. Dazu gehören sowohl verschiedene zugrunde liegende physiologische Mechanismen als auch einige – meist kardiovaskuläre – Erkrankungen. Vor allem wird die Bedeutung von körperlicher Aktivität hervorgehoben, die zu einer gesunden Erektionsfunktion beitragen kann. Aus Beobachtungsstudien, randomisierten kontrollierten Studien und systematischen

Reviews geht hervor, dass körperliche Aktivität die Erektionsfunktion verbessern kann. Derzeit gibt es keine verbindlichen Ergebnisse hinsichtlich der besten Intensität, Häufigkeit, Dauer und Art der Aktivität. Daher orientiert man sich an den Bewegungsempfehlungen der WHO, wonach Menschen zwischen 18 und 64 Jahren mindestens 300 Minuten moderate oder 150 Minuten Aktivitäten mit hoher Intensität durchführen sollten, wobei mehr Aktivität vorteilhaft ist (WHO 2020). Außerdem wird im Artikel darauf hingewiesen, dass es für eine dauerhafte Steigerung der körperlichen Aktivität besonders wichtig ist, dass die gewählte Aktivität dauerhaft beibehalten wird.

18.3.2 Wissenschaftliche Einordnung

Obwohl in dem Artikel diverse Einflussfaktoren vorgestellt werden, bleibt es bei vielen von ihnen unklar, ob die erektile Dysfunktion Ursache oder Folge ist. Eine Erklärung dafür bieten die zugrundeliegenden physiologischen Mechanismen, die oft nicht nur für die erektile Dysfunktion, sondern auch für andere Erkrankungen von Bedeutung sind. Wichtig ist, dass eine erektile Dysfunktion somit auch immer ein Risikofaktor z. B. für kardiovaskuläre Erkrankungen ist. Das Besondere an der erektilen Dysfunktion im Gegensatz z. B. zu Blutwerten ist, dass Physiotherapeutinnen und -therapeuten die Symptomatik dieses Risikofaktors durch ein offenes Gespräch mit den Patienten identifizieren und somit auch eine frühzeitige Behandlung einleiten können.

18.3.3 Praxistipp

Viele Männer leiden unter der erektilen Dysfunktion, die häufig als Begleiterscheinung anderer Erkrankungen auftritt. Um sie optimal zu behandeln, sollten Physiotherapeutinnen und -therapeuten ein Gespräch initiieren, in dem auch schambehaftete Themen wie die erektile Dysfunktion offen angesprochen werden können.

Zur Evaluation der erektilen Dysfunktion eignet sich zum Beispiel der IIEF-Score (➤ Tab. 18.1), der mittels weniger Fragen (siehe Kasten) erhoben wird, wobei der Fragebogen grundsätzlich keine ärztliche Diagnose ersetzt (Rosen et al. 1999). Anschließend sollte der Patient, bei Bedarf, ermutigt werden, sich adäquate Hilfe bei Medizinern zu holen. Wichtig bei der Behandlung ist auch die Einbindung des Sexualpartners (Patoulias et al. 2022). Gemäß der Leitlinien wird zunächst die Gabe von PDE5-Inhibitoren empfohlen (Domes et al. 2021). Sofern diese nicht wirken, kommen Injektionstherapien in Frage; die letzte Behandlungsoption ist eine Penisprothese (Domes et al. 2021).

Zusätzlich zu den genannten empfohlenden Behandlungen, und hier kommen wieder Physiotherapeutinnen und -therapeuten ins Spiel, sollte den Patienten aufgezeigt werden, dass sie selbst aktiv werden können, indem sie ihre körperliche Aktivität steigern. Hierbei können ein supervisiertes Bewegungsangebote, Trainingstagebücher und einfache Übungsanweisungen sowie eine kontinuierliche Aufklärung über die Vorteile körperlicher Aktivität für die Gesundheit hilfreich sein (Patoulias et al. 2022).

Tab. 18.1 IIEF-5-Score (International Index of Erectile Function). Bei der Beantwortung der Fragen sollten die letzten 6 Monate betrachtet werden. [F1235-001]

1. Wie hoch schätzen Sie Ihre Zuversichtlichkeit ein, bei sexueller Erregung eine Erektion zu bekommen und aufrecht erhalten zu können?				
Sehr niedrig (1)	Niedrig (2)	Moderat (3)	Hoch(4)	Sehr hoch (5)
2. Wie häufig war Ihre Erektion nach sexueller Stimulation hart genug für eine Penetration?				
Fast nie/nie (1)	Selten (seltener als in der Hälfte der Fälle) (2)	Manchmal (etwa in der Hälfte der Fälle) (3)	Meistens (häufiger als in der Hälfte der Fälle) (4)	Fast immer/immer (5)
3. Wie häufig konnten Sie Ihre Erektion beim Geschlechtsverkehr aufrecht erhalten, nachdem Sie in Ihre Partnerin eingedrungen waren?				
Fast nie/nie (1)	Selten (seltener als in der Hälfte der Fälle) (2)	Manchmal (etwa in der Hälfte der Fälle) (3)	Meistens (häufiger als in der Hälfte der Fälle) (4)	Fast immer/immer (5)
4. Wie schwierig ist es für Sie, Ihre Erektion bis zum Ende des Geschlechtsverkehrs aufrecht zu erhalten?				
Extrem schwierig (1)	Sehr schwierig (2)	Schwierig (3)	Wenig schwierig (4)	Überhaupt nicht schwierig (5)
5. Wie oft würden Sie den Geschlechtsverkehr mit Ihrer Partnerin als befriedigend einstufen?				
Fast nie/nie (1)	Selten (seltener als in der Hälfte der Fälle) (2)	Manchmal (etwa in der Hälfte der Fälle) (3)	Meistens (häufiger als in der Hälfte der Fälle) (4)	Fast immer/immer (5)
Auswertung				
Keine erektile Dysfunktion (25–22 Punkte) Schwache erektile Dysfunktion (21–17 Punkte) Schwache bis moderate erektile Dysfunktion (16–12 Punkte) Moderate erektile Dysfunktion (11–8 Punkte) Schwere erektile Dysfunktion (7–5 Punkte)				

TAKE HOME MESSAGE

Die erektile Dysfunktion ist ein häufiges aber selten diskutiertes Anliegen vieler männlicher Patienten. Es ist wichtig, einen Raum für ein offenes Gespräch zu gestalten, um die Patienten ganzheitlich behandeln zu können. Physiotherapeutinnen und -therapeuten können ein solches Gespräch initiieren und den Patient dabei unterstützen, ihren Lebensstil positiv zu verändern und ihre körperliche Aktivität zu steigern. Diese Veränderungen wirken sich positiv auf die Symptomatik aus.

ERKLÄRUNG ZU KI UND KI-GESTÜTZTEN TECHNOLOGIEN IM SCHREIBPROZESS

Während der Vorbereitung dieser Arbeit hat die Autorin Grammarly verwendet, um die Sprache und den Ausdruck zu verbessern. Nach der Nutzung dieses Tools hat die Autorin den Inhalt nach Bedarf überprüft und bearbeitet und übernimmt die volle Verantwortung für den Inhalt der Veröffentlichung.

LITERATUR

Çayan S, Kendirci M, Yaman Ö, et al. (2017): Prevalence of erectile dysfunction in men over 40 years of age in Turkey: Results from the Turkish Society of Andrology Male Sexual Health Study Group. *Turk Journal Urol* 43(2): 122–129. DOI: 10.5152/tud.2017.24886

Domes T, Najafabadi BT, Roberts M, et al. (2021): Canadian Urological Association guideline: Erectile dysfunction. *Can Urol Assos J* 15(10): 310–322. DOI: 10.5489/cuaj.7572

Rosen RC, Cappelleri JC, Smith MD, Lipsky J, Peña BM (1999): Development and evaluation of an abridged, 5-item version of the International Index of Erectile Function (IIEF-5) as a diagnostic tool for erectile dysfunction. *Int J Impot Res* 11(6): 319–26. DOI: 10.1038/sj.ijir.3900472

Saigal CS, Wessells H, Pace J, Schonlau M, Wilt TJ (2006): Predictors and prevalence of erectile dysfunction in a racially diverse population. *Arch Intern Med* 23; 166(2): 207–12. DOI: 10.1001/archinte.166.2.207

WHO guidelines on physical activity and sedentary behaviour. Geneva: World Health Organization; 2020. ISBN: 9789240015128

IV Muskuloskelettale Physiotherapie

19 Einfluss von negativer Sprache auf Krankheitsüberzeugungen und Ängste 73

20 Verhaltensorientiertes Gehtraining und Edukation im Rahmen der Sekundärprävention von lumbalen Rückenschmerzen 76

21 Physiotherapeutische Versorgung bei muskuloskelettalen Beschwerden 82

22 Implementierung evidenzbasierter Bewegungs-und Schulungsprogramme in der Physiotherapie 85

23 Chronische muskuloskelettale Schmerzen bei Jugendlichen 88

24 Wirksamkeit therapeutischer Übungen bei Fibromyalgie . . 91

25 Pain Neuroscience Education bei chronischen Schmerzen . 93

26 Prognose von akuten, subakuten und chronischen lumbalen Rückenschmerzen 96

27 Trainingstherapie als Erstlinienbehandlung bei Greater Trochanteric Pain Syndrome (GTPS) 99

28 Elektrophysikalische Therapien bei Arthrose: sinnvolle Ergänzung oder verzichtbar? 103

29 Behandlung der Gonarthrose mit Yoga oder muskelkräftigenden Übungen? 106

30 Videotherapie oder Physiotherapie in Präsenz bei chronischen Knieschmerzen? 110

31 Ganzkörpervibrationstraining als Ergänzung zur konventionellen Bewegungstherapie bei Gonarthrose 116

32 Übungsprogramme zur Förderung von Fitness, Mobilität und funktioneller Kapazität bei Menschen mit Beinamputation 119

33 Spezifische Übungsbehandlung statt operativer Dekompression bei subakromialem Impingement: Ergebnisse nach zehn Jahren 122

34 Wirksamkeit manueller Mobilisationstechniken bei unspezifischen Nackenschmerzen 125

35 Sicherheit und Sorgfalt bei der Behandlung von Nackenschmerzen in der physiotherapeutischen Praxis . . . 128

KAPITEL

Ann Katrin Cordes

19 Einfluss von negativer Sprache auf Krankheitsüberzeugungen und Ängste

19.1 Einleitung

Für die erfolgreiche Zusammenarbeit zwischen Physiotherapeuten und -therapeutinnen mit ihren Patientinnen und Patienten ist u. a. die Kommunikation von großer Bedeutung (Rossettini, Carlino und Testa 2018). Neben Faktoren wie Aussehen und Verhalten der Therapeutin bzw. des Therapeuten ist die Kommunikation den Kontextfaktoren zuzuordnen (Rossettini et al. 2020). Diese beeinflussen, wie wohl oder unwohl sich die Patientinnen und Patienten in einer Situation fühlen und wirken sich hierdurch indirekt auf den Behandlungseffekt aus (ebd.).

Auch die Krankheitsüberzeugungen der Patientinnen und Patienten, zu denen beispielsweise Vorstellungen über die Krankheitsursachen, den Krankheitsverlauf und mögliche Therapien gehören, beeinflussen den Behandlungseffekt (Flick 1998). Krankheitsüberzeugungen entstehen im Laufe des Lebens durch die Ansammlung von Laienwissen (Hagger und Orbell 2022). Dies wird z. B. beim Austausch mit anderen Laien, jedoch auch bei Gesprächen mit Gesundheitsfachpersonal generiert (ebd.). Somit scheint es nicht nur darauf anzukommen, Informationen klar, deutlich und individualisiert zu kommunizieren – auch die Wortwahl ist von großer Bedeutung.

19.2 Abstract der Studie

Fieke Linskens FG, van der Scheer ES, Stortenbeker I, Das E, Staal JB, van Lankveld W (2023): Negative language use of the physiotherapist in low back pain education impacts anxiety and illness beliefs: A randomised controlled trial in healthy respondents. *Patient Educ Couns* 110: 107649.
DOI: 10.1016/j.pec.2023.107649
https://doi.org/10.1016/j.pec.2023.107649

Abstract

Einfluss von negativer Sprache auf Ängste und Krankheitsvorstellungen bei der physiotherapeutischen Aufklärung über lumbale Rückenschmerzen: eine randomisierte kontrollierte Studie mit gesunden Probanden

Ziel
In dieser Studie wurden die Auswirkungen der negativen Sprache von Physiotherapeutinnen und -therapeuten auf Nocebo-Effekte von Angstzuständen und Krankheitsüberzeugungen untersucht.

Methodik
Diese webbasierte randomisierte kontrollierte Studie erfolgte an Erwachsenen, die in letzter Zeit keine Schmerzen am Bewegungsapparat hatten. Als Interventionen wurden ein kurzes Lehrvideo über Kreuzschmerzen mit negativen Formulierungen (Nocebo-Bedingung: $n = 87$) und ein Video mit neutraler oder positiver Sprache (Kontrollbedingung: $n = 82$) gewählt. Die Angstzustände wurden mit dem State-Trait Anxiety Inventory evaluiert, die Krankheitsüberzeugungen mit dem Fragebogen zur Krankheitswahrnehmung (Illness Perception Questionnaire).

Ergebnisse
Nocebo- und Kontrollgruppe unterschieden sich hinsichtlich der Ergebniswerte (MANOVA Pillai's trace = 0,22, $F = 4{,}98$; $df = (9{,}159)$, $p < 0{,}001$). Post-hoc-Analysen zeigten einen mittleren bis großen Effekt der Nocebo-Bedingung auf die Angst ($d = 0{,}71$, 95 % CI 0,4–1,0). Die Nocebo-Gruppe hatte auch höhere Werte bei drei Krankheitsüberzeugungen: Überzeugungen hinsichtlich des zeitlichen Verlaufs ($d = 0{,}45$, 95 %-Konfidenzintervall 0,14–0,75), der Behandlungskontrolle ($d = 0{,}43$, 95 %-Konfidenzintervall 0,12–0,74) und der Besorgnis ($d = 0{,}47$, 95 %-Konfidenzintervall 0,16–0,78).

Schlussbemerkung
Die Verwendung negativer Sprache durch Physiotherapeuten trägt direkt zur Verstärkung von Angstzuständen und Krankheitsüberzeugungen bei, die bei den Betroffenen Nocebo-Effekte auslösen können.

Auswirkungen auf die Praxis
Negative Formulierungen sollten vermieden werden.

19.3 Kommentar

19.3.1 Zusammenfassung

Fieke Linskens et al. (2023) untersuchten in ihrer randomisiert kontrollierten Studie, inwieweit sich ein negativer Sprachgebrauch von Physiotherapeutinnen und -therapeuten auf die Überzeugungen und Ängste von gesunden Menschen auswirkt und erstellten hierfür zwei Edukationsvideos über Kreuzschmerzen, die sich hinsichtlich des Sprachgebrauchs unterschieden. Die Teilnehmenden sahen nach zufälliger Zuteilung eines der Videos und beantworteten anschließend zwei Fragebögen, mit denen die Überzeugungen der Teilnehmenden in Bezug auf Kreuzschmerzen sowie ihre Ängste erfasst wurden. Diejenigen, die das Video mit negativem Sprachgebrauch gesehen hatten, waren überzeugt davon, länger krank und stärker betroffen zu sein und gaben außerdem an, ängstlicher zu sein. Fieke Linskens et al. schlussfolgerten, dass sich ein negativer Sprachgebrauch ungünstig auf Überzeugungen und Ängste auswirkt.

19.3.2 Wissenschaftliche Einordnung

Fieke Linskens et al. (2023) befassen sich in ihrer Studie mit einem Thema, das bislang vergleichsweise wenig Aufmerksamkeit erhalten hat. Zwar gibt es inzwischen einige Publikationen, in denen der Sprachgebrauch von ärztlichem Fachpersonal untersucht wurde (z. B. Hansen und Zech 2019), Studien zum Thema Kommunikation in der Physiotherapie sind bisher jedoch nur vereinzelt zu finden. Fieke Linskens et al. (2023) konnten in ihrer Studie nachweisen, dass eine negative Sprache die Überzeugungen gesunder Teilnehmender in Bezug auf Kreuzschmerzen negativ beeinflusst – wenn auch nur in drei von neun Rubriken des verwendeten Fragebogens. Außerdem haben die Forschenden die Überzeugungen und Ängste der Teilnehmenden ausschließlich nach dem Anschauen des Videos erfasst. In nachfolgenden Studien sollte diese auch vor Durchführung der Maßnahme erfasst werden, um den Effekt eindeutig belegen zu können. Außerdem sollten an zukünftigen Projekten Personen, die tatsächlich von einem Gesundheitsproblem betroffen sind, teilnehmen. Hierdurch wird die Aussagekraft der eingesetzten Assessments gesteigert, da die Personen sich nicht nur vorstellen, erkrankt zu sein, und somit verlässlicher über ihre Überzeugungen und Ängste berichten können.

19.3.3 Praxistipp

Physiotherapeutinnen und -therapeuten befinden sich hinsichtlich der Kommunikation in einer besonderen Position, da sie im Vergleich zu ärztlichem Fachpersonal länger und öfter mit ihren Patientinnen und Patienten im Kontakt sind. Daher ist es wichtig, die Bedeutung von Kommunikation anzuerkennen und sie gewissermaßen als Werkzeug zu verstehen. Genau wie der Einsatz anderer physiotherapeutischer Werkzeuge geübt werden sollte, kann auch ein positiver Sprachgebrauch erlernt werden. Dazu müssen der Sprachgebrauch reflektiert und die Wirkung der verwendeten Wörter antizipiert werden. Auch die Befragung der Patientinnen und Patienten hinsichtlich ihrer Überzeugungen in Bezug auf ihre Erkrankung kann Hinweise liefern, ob der Sprachgebrauch adaptiert werden muss. Für Patientinnen und Patienten, die sich durch ihre Erkrankung sehr eingeschränkt und betroffen fühlen und einen langen Krankheitsverlauf befürchten, ist ein positiver Sprachgebrauch von besonderer Bedeutung, um positiv auf ihre Überzeugungen einzuwirken und somit auch den Krankheitsverlauf positiv beeinflussen zu können. Beispiele für negativen und positiven Sprachgebrauch werden in ➤ Tab. 19.1 dargestellt.

Tab. 19.1 Beispiele für einen negativen und einen positiven Sprachgebrauch, angelehnt an Fieke Linskens et al. (2023)

Beispiele für einen negativen Sprachgebrauch	Beispiele für einen positiven Sprachgebrauch
• Kreuzschmerzen sind ein sehr verbreitetes Gesundheitsproblem.	• Weltweit sind Probleme im unteren Rücken ein sehr verbreitetes Gesundheitsproblem.
• Bislang ist unklar, wie lange Kreuzschmerzen anhalten und wie schnell die Erholung eintritt. Es kann drei bis sechs Wochen dauern, wobei einige Menschen auch deutlich länger Symptome haben.	• Die meisten Menschen haben nur kurze Zeit Beschwerden im unteren Rücken und erholen sich innerhalb von drei bis sechs Wochen.
• Es ist wichtig, nicht zu viel zu sitzen oder zu liegen.	• Es ist wichtig, in Bewegung zu bleiben und Aktivitäten langsam wieder aufzunehmen.

TAKE HOME MESSAGE

Ein positiver Sprachgebrauch wirkt sich positiv auf die Krankheitsüberzeugungen und Ängste von Patientinnen und Patienten aus und trägt somit zum Behandlungseffekt bei. Physiotherapeutinnen und -therapeuten sollten Kommunikation deshalb als Werkzeug anerkennen und Sprache genauso gezielt einsetzen wie andere physiotherapeutische Maßnahmen und Techniken.

LITERATUR

Flick U (1998): Subjektive Vorstellungen von Gesundheit und Krankheit: Überblick und Einleitung, in: Uwe Flick (Hrsg.) *Wann fühlen wir uns gesund? Subjektive Vorstellungen von Gesundheit und Krankheit*, Weinheim: Juventa Verlag, S. 7–30.

Hagger MS, Orbell S (2022): The common-sense model of self-regulation: a conceptual review and proposed extended model. *Health Psychol Rev* 16(3): 347–377. DOI: 10.1080/17437199.2021.1878050

Hansen E, Zech N (2019): Nocebo effects and negative suggestions in daily clinical practice – forms, impact, and approaches to avoid them. *Front Pharmacol* 10: 77 DOI: 10.3389/fphar.2019.00077

Rossettini G, Carlino E, Testa M (2018): Clinical relevance of contextual factors as triggers of placebo and nocebo effects in musculoskeletal pain. *BMC Musculoskeletal Disord* 19(1): 27. DOI: 10.1186/s12891-018-1943-8

Rossettini G, Camerone EM, Carlino E, Benedetti F, Testa M (2020): Context matters: the psychoneurobiological determinants of placebo, nocebo and context-related effects in physiotherapy. *Arch Physiother* 10: 11. DOI: 10.1186/s40945-020-00082-y

KAPITEL 20

Axel Schäfer

Verhaltensorientiertes Gehtraining und Edukation im Rahmen der Sekundärprävention von lumbalen Rückenschmerzen

20.1 Einleitung

Lumbale Rückenschmerzen (LRS) sind weit verbreitet, können schwerwiegende Folgen für die Betroffenen haben und führen zu erheblichen direkten und indirekten Kosten. Gemäß dem allgemein anerkannten biopsychosozialen Verständnis von Schmerz (Raja et al. 2020) gehören biologische, psychologische, soziale, genetische und Lebensstilfaktoren zu den Pathomechanismen und beitragenden Faktoren. Diese unterscheiden sich von Mensch zu Mensch, beeinflussen sich oft gegenseitig und bestimmen das Schmerzerleben sowie das Ausmaß der Beeinträchtigung (Hartvigsen et al. 2018).

Im Jahr 2020 betrug die altersspezifisch standardisierte Prävalenzrate (P = 1.000 × n Betroffene/Gesamt n [Riffenburgh 2006]) von LRS weltweit 7,46 %, was schätzungsweise 619 Millionen Fällen entspricht (GBD 2023). Am höchsten war die altersspezifisch standardisierte Prävalenzrate für LRS in Mitteleuropa (12,80 %), gefolgt von Osteuropa (11,20 %) und Australasien (11,10 %) (GBD 2023). Frauen sind mit einer Prävalenzrate von 9,33 % fast doppelt so häufig betroffen wie Männer mit 5,52 % (GBD 2023). LRS stellen dabei weltweit die führende Ursache für Lebensjahre mit Behinderung (Years Lived with Disability, YLDs) dar, seit 2010 ist nur ein leichter Rückgang der altersspezifisch standardisierten YLD-Rate um 2,4 % zu verzeichnen (GBD 2024).

Studien zum Verlauf von LRS zeigen, dass es in den meisten Fällen nach sechs Wochen zu einer substanziellen Schmerzverbesserung kommt (Costa et al. 2012). Allerdings sind Rezidive häufig: Nach 12 Monaten geben etwa 70 % der Betroffenen erneut LRS an und 40 % LRS mit Aktivitätseinschränkungen (Da Silva et al. 2019). Dabei sind ungünstige Körperhaltung, längeres Sitzen (> 5 Stunden pro Tag) und mehr als zwei vorangegangene Episoden prädiktiv für ein LRS-Rezidiv innerhalb von zwölf Monaten ($p < 0{,}01$). Diese Daten unterstreichen die große Bedeutung der Prävention von LRS.

Trotz technologischer und wissenschaftlicher Fortschritte sowie eines exponentiell ansteigenden Forschungsoutputs zum Thema LRS wurden bei der Eindämmung der Prävalenzraten und der flächendeckenden Bereitstellung effektiver Therapien bislang erstaunlich wenig Fortschritte erzielt. Im Vergleich zu den kombinierten Daten aller Altersgruppen und Geschlechter aus dem Jahr 1990 wurde ein Anstieg der Prävalenzrate um 60,4 % beobachtet. Schätzungen prognostizieren, dass die globale Prävalenzrate bis 2050 nur geringfügig um 0,22 % sinken wird (GBD 2023). Dabei steigt sowohl die Anzahl der Betroffenen als auch die Zahl der durch LRS verursachten Lebensjahre mit Behinderung (YLDs) mit zunehmendem Alter an und erreichen im Alter von 85–89 Jahren ihren Höhepunkt. Dieser Trend ist eine erhebliche Herausforderung insbesondere für Länder mit alternden Bevölkerungen (GBD 2023) und unterstreicht den dringenden Bedarf an effektiven präventiven Interventionen, um LRS-Rezidive zu verringern und damit die Krankheitslast durch chronischen LRS zu verringern.

Eine mögliche derartige Intervention ist die Steigerung der körperlichen Aktivität. Die Ergebnisse eines narrativen Reviews legen nahe, dass moderat-intensive körperliche Aktivität einen präventiven Effekt auf die Entwicklung chronischer Schmerzen haben kann (Schäfer et al. 2020). Es gib Hinweise aus Kohortenstudien und Metaanalysen auf positive Effekte in der Primär- und Sekundärprävention insbesondere in Kombination mit edukativen Maßnahmen. Die Wirkungen von körperlicher Aktivität bei der Schmerzprävention können wie folgt zusammengefasst werden (Schäfer et al. 2020):

- Positive Auswirkungen auf Knochen, Knorpel, Sehnen und Muskeln, indem Reize gesetzt werden, die für deren Aufbau, Belastbarkeit und Regenerationsfähigkeit notwendig sind.
- Bessere Koordination der Gelenkbewegungen, dadurch Schutz vor ungünstigen lokalen Überlastungen.
- Schulung der eigenen Körperwahrnehmung.
- Beitrag zur Wiederherstellung von Nervenfunktionen.
- Verbessern von Herzfunktion, Muskeldurchblutung und aerober Leistungsfähigkeit.
- Verringerung entzündlicher Prozesse.
- Fördern von erholsamem Schlaf.
- Stärken des Gefühls der eigenen Leistungsfähigkeit.

Somit gibt es robuste Hinweise aus Studienergebnissen und plausible Erklärungen dafür, warum eine Steigerung der körperlichen Aktivität positive präventive Effekte haben kann.

20.2 Abstract der Studie

Pocovi NC, Lin CC, French SD, et al. (2024): Effectiveness and cost-effectiveness of an individualised, progressive walking and education intervention for the prevention of low back pain recurrence in Australia (WalkBack): a randomised controlled trial. *Lancet* 404(10448):134–144.
Doi: 10.1016/S0140-6736(24)00755-4
https://doi.org/10.1016/s0140-6736(24)00755-4

Abstract

Effektivität und Kosteneffizienz einer individualisierten, progressiven Geh- und Schulungsmaßnahme zur Rezidivprävention von lumbalen Rückenschmerzen in Australien (WalkBack-Studie): eine randomisierte kontrollierte Studie

Hintergrund
Rezidive von lumbalen Rückenschmerzen sind häufig und tragen wesentlich zu der durch lumbale Rückenschmerzen verursachten ökonomischen und gesundheitlichen Belastung bei. Zwar wird zur Rezidivprävention körperliche Bewegung empfohlen, allerdings müssen Effektivität und Kosteneffizienz einer leicht verfügbaren und kostengünstigen Maßnahme, wie Spazierengehen, noch belegt werden. Unser Ziel war es, die klinische Effektivität und Kosteneffizienz einer individuellen, progressiven Geh- und Schulungsmaßnahme zur Rezidivprävention von lumbalen Rückenschmerzen zu untersuchen.

Methodik
Für die zweiarmige randomisierte kontrollierte WalkBack-Studie wurden aus ganz Australien Erwachsene (ab 18 Jahren) rekrutiert, die sich kürzlich von einer Episode unspezifischer lumbaler Rückenschmerzen erholt hatten, die nicht auf eine spezifische Diagnose zurückzuführen waren und mindestens 24 Stunden andauerten. Die Teilnehmenden wurden nach dem Zufallsprinzip einer individuellen, progressiven Geh- und Schulungsmaßnahme zugewiesen, die über einen Zeitraum von sechs Monaten durch sechs Sitzungen mit einem Physiotherapeuten unterstützt wurden, oder einer Kontrollgruppe ohne Behandlung (1:1). Das Randomisierungsschema umfasste zufällig permutierte 4er-, 6er- und 8er-Blöcke und war nach mehr als zwei vorangegangenen Episoden von lumbalen Rückenschmerzen in der Anamnese und der Überweisungsmethode stratifiziert. Es fand keine Blindung statt. Die Teilnehmenden wurden abhängig vom Zeitpunkt der Studienaufnahme für mindestens 12 Monate und höchstens 36 Monate beobachtet. Primärer Endpunkt war die Anzahl bis zum ersten Rezidiv einer aktivitätseinschränkenden Episode von lumbalen Rückenschmerzen vergangenen Tage. Diese wurden in der Intention-to-Treat-Population mittels monatlicher Selbstauskunft erfragt. Die Kosteneffizienz wurde aus sozialwirtschaftlicher Sicht bewertet und als Mehrkosten pro gewonnenem qualitätsbereinigtem Lebensjahr (QALY) ausgedrückt. Die Studie wurde prospektiv registriert (ACTRN12619001134112).

Ergebnisse
Zwischen dem 23. September 2019 und dem 10. Juni 2022 wurden 3.206 potenzielle Teilnehmende auf ihre Eignung überprüft. Davon wurden 2.505 (78 %) ausgeschlossen und 701 nach dem Zufallsprinzip auf die beiden Behandlungsarme verteilt (351 in die Interventionsgruppe und 350 in die Kontrollgruppe ohne Behandlung). Die meisten Teilnehmenden waren weiblich (565 [81 %] von 701), das Durchschnittsalter betrug unabhängig vom Geschlecht 54 Jahre (Standardabweichung ± 12 Jahre). Die Intervention verhinderte effektiv Rezidive von aktivitätseinschränkenden lumbalen Rückenschmerzen (Hazard Ratio 0,72 [95 %-Konfidenzintervall 0,60–0,85], p = 0,0002). Bis zum Rezidiv vergingen in der Interventionsgruppe im Median 208 Tage (95 %-Konfidenzintervall 149–295) und in der Kontrollgruppe 112 Tage (89–140). Aus den Mehrkosten pro gewonnenem QALY von 7.802 AU$ ergibt sich mit einer Wahrscheinlichkeit von 94 %, dass die Intervention bei Ausgaben von 28.000 AU$ kosteneffektiv war. Die Anzahl der Teilnehmenden, die im Laufe von zwölf Monaten mindestens ein unerwünschtes Ereignis erlebten, unterschied sich kaum zwischen Interventions- und Kontrollgruppe (183 [52 %] von 351 bzw. 190 [54 %] von 350, p = 0,60). Allerdings traten in der Interventionsgruppe mehr unerwünschte Ereignissen an den unteren Extremitäten auf als in der Kontrollgruppe (100 in der Interventionsgruppe und 54 in der Kontrollgruppe).

Schlussfolgerung
Durch das individualisierte progressive Geh- und Schulungsprogramm wurden Rezidive von lumbalen Rückenschmerzen erheblich reduziert. Diese leicht zugängige, skalierbare und sichere Intervention hat möglicherweise Auswirkungen auf die die Behandlung von Kreuzschmerzen.

20.3 Kommentar

20.3.1 Wissenschaftliche Einordnung

In diese präregistrierte, kontrollierte randomisierte Studie (Pocovi et al. 2024) in 25 Physiotherapiepraxen in ganz Australien wurden insgesamt 701 Personen (mittleres Alter 54 Jahre, 81 % Frauen) aufgenommen, die von einer Rückenschmerzepisode (Schmerz > 2/10 mit mindestens moderat eingeschränkten Alltagsaktivitäten) in den vergangenen 6 Monaten genesen waren. Ausgeschlossen wurden Personen mit hohem Aktivitätsniveau (> 150 Minuten moderate bis intensive körperliche Aktivität oder regelmäßiges Gehtraining/Übungen) oder Komorbiditäten, die einer Teilnahme am Gehtraining entgegenstanden. Mittels permutierter Blockrandomisierung (4er-, 6er- und 8er-Blöcke), die nach der Anamnese (höchstens zwei versus mehr als zwei vorangegangene LRS-Episoden) und Art des Zugangs zur Studie (Selbstanmeldung versus Überweisung) stratifiziert waren.

Durch die permutierte Randomisierung von Blöcken unterschiedlicher Größe soll über den gesamten Verlauf der Rekrutierung eine gleichmäßige Verteilung der Teilnehmenden auf die verschiedenen Studiengruppen gewährleistet werden, selbst wenn die Endgröße der Gruppen zum jeweiligen Zeitpunkt noch nicht feststeht (Moher et al. 2010). Bei der Blockrandomisierung erfolgt die Zuteilung nicht zufällig für jede Einzelperson, sondern in Blöcken. Ein Block besteht aus einer vorher festgelegten Anzahl von Teilnahmeplätzen. In diesem Blocks sind die Gruppen (Gehtraining und Kontrollgruppe) gleich häufig, aber in zufälliger Reihenfolge vertreten. Dadurch sind die Gruppengrößen nach jedem abgeschlossenen Block gleich groß. Bei Verwendung unterschiedlicher Blockgrößen (hier 4, 6 oder 8) wird die Blocklänge zusätzlich zufällig variiert. Dadurch lässt sich schlechter erahnen, in welche Gruppe eine Person als Nächstes gelost wird (Allocation Concealment). Werden beispielsweise nur 4er-Blöcke verwenden, könnten Mitarbeitende nach einigen Einschlüssen abschätzen, in welche Gruppe die nächsten Personen fallen werden, was Manipulationen ermöglichen könnte. Unterschiedliche Blockgrößen machen dies deutlich schwieriger.

Die Stratifizierung (oder Schichtung) stellt bei der Randomisierung sicher, dass bestimmte wichtige Einflussfaktoren in den Gruppen möglichst gleich verteilt sind (Moher et al. 2010). Dadurch wird das Risiko dafür verringert, dass Unterschiede im Studienergebnis durch diese Einflussfaktoren und nicht durch die Intervention entstehen. Zunächst entscheidet dabei das Studienteam, welche Variablen so wichtig sind, dass sie das Ergebnis beeinflussen könnten. In der Studie von Pocovi et al. (2024) waren das:

- Anamnese mit mehr als zwei vorangegangenen LRS-Episoden (ja/nein)
- Art des Zugangs zur Studie (Überweisung oder Selbstanmeldung)

Für jede Kombination der Stratifizierungsvariablen wurde eine eigene, sogenannte „Schicht“ (Subgruppe) gebildet. Daraus ergeben sich $2 \times 2 = 4$ Schichten:

- Schicht 1: ≤ 2 Episoden, Zugang über Überweisung
- Schicht 2: ≤ 2 Episoden, Zugang über Selbstanmeldung
- Schicht 3: > 2 Episoden, Zugang über Überweisung
- Schicht 4: > 2 Episoden, Zugang über Selbstanmeldung

Da in jeder dieser Schichten die Teilnehmenden separat randomisiert werden, gibt es für jede Schicht einen eigenen Randomisierungsplan mit den oben genannten permutierten Blöcken unterschiedlicher Größe.

Durch dieses Vorgehen wird erreicht, dass in jeder Behandlungsgruppe (Interventions- und Kontrollgruppe) gleich viele Personen mit den jeweiligen Schichteigenschaften vertreten sind. Auf diese Weise wird das Risiko dafür minimiert, dass z. B. in der einen Gruppe zufällig mehr Personen mit vielen Rückenschmerzepisoden landen als in der anderen. Somit wurde sichergestellt, dass der als gesichert geltende prognostische Faktor *vorangegangene LRS-Episoden* sowie der Faktor *Zugang zur Studie* zwischen den Gruppen gleichmäßig verteilt und die Gruppen durch die Blockrandomisierung am Ende gleich groß waren.

Alle von den Teilnehmenden selbst berichteten Ergebnismessungen wurden entweder mittels eines webbasierten Fragebogens oder telefonisch durch ein Mitglied des Forschungsteams erhoben, das hinsichtlich der Gruppenzuteilung verblindet war. Die Wahl der Erhebungsmethode richtete sich nach der Präferenz der Teilnehmenden. Die Datenanalysen wurden von einer Statistikerin durchgeführt, die bezüglich der Gruppenzuteilung verblindet waren. Alle Autorinnen und Autoren stimmten der Interpretation der Ergebnisse zu, bevor die Verblindung aufgehoben wurde. Dieses Vorgehen minimiert Verzerrungen (Bias) bei der Auswertung und Interpretation der Ergebnisse und trägt zu Objektivität und Transparenz des wissenschaftlichen Prozesses bei.

Die Interventionsgruppe (n = 350) erhielt ein progressives Gehtraining mit Edukation. Die an der Studie beteiligten Physiotherapeutinnen und-therapeuten nahmen an einer Schulung mit fünf Online-Modulen (Gesamtdauer ca. 3 Stunden) teil, die Themen wie Kommunikation (z. B. der Einsatz von offenen Fragen, aktives Zuhören und das Vermeiden von Anweisungen), gemeinsame Zielsetzung, Förderung von Selbstwirksamkeit, motivierende Gesprächsführung sowie die Umsetzung von Handlungsplänen beinhalteten (➤ Tab. 20.1). Zusätzlich wurde von einem Mitglied des Forschungsteams eine 90-minütige Übungssitzung durchgeführt, um die Anwendung der Maßnahmen zu üben und das Verständnis der Grundprinzipien des Coachings anhand von Fallvignetten zu überprüfen.

In der Kontrollgruppe erhielten die Teilnehmenden keine Intervention. Es stand ihnen jedoch frei, im Studienverlauf eigenständig Präventionsmaßnahmen anzuwenden oder bei einem erneuten Auftreten von Rückenschmerzen Behandlungen in Anspruch zu nehmen. Diese Art der Kontrollintervention

Tab. 20.1 Inhalte der Schulung (5 Module, insgesamt 3 Stunden plus 90-minütige Übungssitzung)

Modul	Inhalte	Beispiele (nach Miller et al. 2015)
Kommunikation	• Einsatz von offenen Fragen, aktives Zuhören, Vermeiden von Anweisungen	• Was erhoffen Sie sich vom Gehtraining? Welche Vorteile ergeben sich für Sie, wenn Sie körperlich wieder aktiver sein könnten? • Paraphrasieren: Ich habe gehört, dass… • Vermeiden: Problem bestimmen, feststellen, was falsch läuft und darüber belehren, wie das Problem zu lösen ist
Gemeinsame Zielsetzung	• Identifizieren von individuell wichtigen Zielen, ggf. Ableitung von Teilzielen, gemeinsame einvernehmliche Vereinbarung; Berücksichtigung von Barrieren	• Ziel: Tennisspielen • Teilziel: 1 km zügiges Gehen 4 x pro Woche • Barrieren identifizieren („Wenn ich nach der Arbeit erstmal auf dem Sofa sitze…") • Betroffene entwickeln Lösungsansätze für Barrieren („Wenn ich nach Hause komme, ziehe ich sofort meine Laufschuhe an…")
Förderung der Selbstwirksamkeit	• Verantwortungsübernahme durch Betroffene, Unterstützung von Erfolgserlebnissen	• Positives, spezifisches Feedback: „Das war sicher nicht so einfach für Sie, einen Weg zu finden, schon mal fünf Minuten Gehen pro Tag umzusetzen und durchzuhalten! Das ist Ihnen gelungen!" • Erreichbare Ziele vereinbaren • Betroffene dazu bringen, die Argumente für eine Veränderung selbst zu formulieren • Einbeziehen von Ideen, Plänen oder Emotionen der Personen
Motivierende Gesprächsführung	• Ambivalenz • Change Talk unterstützen • Intrinsische Motivation fördern • Respektvoller und empathischer Kommunikationsstil, Kooperation und Unterstützen der Autonomie	• Ambivalenz anerkennen: Schwanken zwischen guten Argumenten für eine Veränderung und guten Gründen, alles beim Alten zu belassen. • „Was erhoffen Sie sich vom Gehtraining?" • Nach Fähigkeiten und Möglichkeiten der Patient/innen hinsichtlich der Umsetzung dieses Wunsches fragen: • „Nehmen wir an, Sie würden wieder selbst … wollen, welche Schritte auf dem Weg dorthin wären für Sie machbar?" • Nach Gründen fragen, warum diese Veränderung aus Sicht der Patientinnen vorteilhaft ist: „Warum würde es sich für Sie lohnen, dass Sie …" • Nach dem Bedürfnis der Patienten hinsichtlich dieser Veränderung fragen und nach der Notwendigkeit, den Status quo verändern zu wollen: „Warum ist dieses Vorhaben wichtig/dringlich für Sie?"
Handlungspläne	• Individualisierte Trainingspläne mit an das Alter, BMI und körperliche Kapazität angepasste Startpunkte, individuelle Anpassung (Progression, ggf. Verringerung) nach festgelegten Prinzipien (➤ Tab. 20.2)	• Pat. 65 Jahre, BMI 29, ist in der letzten Woche weniger als ½ Stunde gegangen: Startet Gehtraining mit 10 Minuten Gehen, angenehmes Tempo, 3×/Woche. Ziel nach 4 Wochen: 15–20 Minuten Gehen, angenehmes Tempo, 3×/Woche (Pocovi et al. 2024)
Übungssitzung (90 Minuten)	• Üben der Inhalte, Kompetenzüberprüfung	

Tab. 20.2 Progressionsprinzipien des Gehtrainings (nach Pocovi et al. 2024)

- Steigern des Trainingsvolumens nach 4 Wochen um etwa 5–10 % pro Woche. Ziel ist eine Trainingsdauer von 30–40 Minuten an 5 Tagen pro Woche innerhalb von 12 Wochen.
- Nutzen einer geringeren Trainingsfrequenz (3×/Woche), falls eine höhere Frequenz ein Hindernis darstellt.
- Steigern der Intensität, sobald die Dauer von 30 Minuten und eine Frequenz von mindestens 3×/Woche erreicht sind.
- Erhöhen der Intensität durch schnelleres Tempo, Steigungen usw., je nach Vorlieben der Teilnehmenden.
- Die Ermittlung des Fortschritts kann anhand von Zeit, Geschwindigkeit oder Schrittzahl erfolgen – je nachdem, was für die Teilnehmenden am motivierendsten ist.
- Die Bewegung kann auf Joggen (anfangs intervallbasiert) gesteigert werden, sofern dies für die Teilnehmenden motivierend ist.

wurde gewählt, weil das Forschungsteam und die Patientenvertretung dies als wichtigste, praktikabelste und realitätsnaheste Option im Vergleich zur Interventionsgruppe darstellt.

Im 12-wöchigen Interventionszeitraum stieg die mediane kumulierte Dauer des gezielten Gehens in der Interventionsgruppe von 80 Minuten in Woche 1 auf 130 Minuten in Woche 12 an (erfasst durch Gehtagebuch). Nach 12 Wochen waren die durchschnittliche Gesamtzahl der täglichen Schritte und die durchschnittliche Zahl zügiger Schritte in der Interventionsgruppe signifikant höher als in der Kontrollgruppe. Der mittlere Gruppenunterschied betrug 611 Schritte pro Tag (95 %-Konfidenzintervall: 183–1039) und für zügige Schritte 616 Schritte pro Tag (95 %-Konfidenzintervall: 386–846) (sekundärer Endpunkt).

Die Intervention reduzierte das Risiko für ein LRS-Rezidiv mit Aktivitätseinschränkung (primärer Endpunkt) im Vergleich zur Kontrollgruppe um 28 % (Hazard Ratio = 0,72; 95 %-Konfidenzintervall: 0,60–0,85; p = 0,0002). Die mediane Zeit bis zum Rezidiv betrug in der Interventionsgruppe 208 Tage (95 %-Konfidenzintervall: 149–295) und in der Kontrollgruppe 112 Tage (95 %-Konfidenzintervall: 89–140).

Die gesundheitsökonomische Evaluation ergab, dass die durchschnittlichen Kosten pro Teilnehmenden aus gesellschaftlicher Sicht (direkte medizinische Kosten sowie indirekte Kosten wie Produktivitätsverluste, Arbeitsausfälle, Reisekosten) in der Interventionsgruppe (1.005 AU$) höher waren als in der Kontrollgruppe (840 AU$). Die Kosten für die Intervention an sich betrugen 440 AU$. In der Bewertung der Kosteneffektivität für qualitätskorrigierte Lebensjahre (QALYs) lag das Mehrkosten-Effektivitäts-Verhältnis der Intervention im Vergleich zu keiner Behandlung bei 7.802 AU$ pro gewonnenem QALY. Die Wahrscheinlichkeit einer Kosteneffektivität der Intervention gegenüber keiner Behandlung bei einer Investition von 28.000 US-Dollar pro QALY beträgt 94 %.

Die wichtigste Limitation der Studie ist, dass der Hauptausschlussgrund für potenzielle Teilnehmende an der Studie chronischer LRS war. Da die meisten Patientinnen und Patienten in Physiotherapiepraxen jedoch unter chronischen LRS leiden, können die Ergebnisse dieser Studie nur eingeschränkt generalisiert werden. haben. Auch die fehlende Verblindung von Physiotherapeutinnen und -therapeuten sowie Betroffenen kann zur Verzerrung der Ergebnisse beitragen. Ob die hier gezeigten Effekte auch langfristig Bestand haben und ob eine Verringerung des Rezidivrisikos um 28 % tatsächlich von Patientinnen und Patienten, Behandelnden und Kostenträgern als klinisch bedeutsam und somit als lohnend eingeschätzt wird, sind offene Fragen, die in zukünftigen Studien untersucht werden sollten.

20.3.2 Praxistipp

Die im Rahmen der Studie untersuchte Intervention ist niedrigschwellig und gut in den Versorgungskontext übertragbar.

Die teilnehmenden Personen erhielten sechs Sitzungen mit einer Physiotherapeutin bzw. einem Physiotherapeuten. Die ersten fünf Sitzungen fanden innerhalb von zwölf Wochen nach der Randomisierung statt; eine abschließende Booster-Sitzung erfolgte sechs Monate nach Studienbeginn. Das Gehtraining wurde von den Teilnehmenden eigenständig in der Freizeit durchgeführt. Die Intervention basiert auf einem verhaltensorientierten Ansatz, um ein individualisiertes und progressives Gehtraining zu unterstützen und die langfristige Umsetzung zu fördern. Die Intervention bestand insgesamt aus sechs Terminen:

- Erstkonsultation (45 Minuten): Befunderhebung und Erstellen eines individualisierten Trainingsplans
- Follow-up-Termine: Zwei Termine in Präsenz (je 30 Minuten) nach vier Wochen und drei Monaten sowie drei Telefontermine (je 15 Minuten) nach zwei Wochen, sechs Wochen und sechs Monaten zum Überprüfen der Adhärenz und Anpassen des Trainingsplans

Als allgemeines Ziel galt, bis zum sechsten Monat fünfmal pro Woche jeweils mindestens 30 Minuten zu gehen.

Begleitend zum Gehprogramm wurden edukative Maßnahmen angeboten, um den Teilnehmenden ein grundlegendes Verständnis der Schmerzforschung zu vermitteln und Ängste im Zusammenhang mit Rückenschmerzen zu reduzieren. Zudem wurden einfache Strategien zur Verringerung des Rezidivrisikos bei Rückenschmerzen und Anleitungen zum Selbstmanagement bei geringfügigen Rezidiven thematisiert. Den Teilnehmenden beider Gruppen durften bei Bedarf weitere Behandlungen ihrer Rückenschmerzen in Anspruch nehmen.

Eine ausführliche, gut nachvollziehbare Dokumentation der Intervention findet sich im Supplement des Artikels.

TAKE HOME MESSAGE

Insgesamt zeigt sich, dass eine niedrigschwellige Intervention, die verhaltensorientiertes Gehtraining mit Edukation kombiniert, die körperliche Aktivität steigern und die LRS-Rezidivquote senken kann und mit einer hohen Wahrscheinlichkeit kosteneffektiv ist. Angesichts der guten Zugänglichkeit, Skalierbarkeit und Sicherheit der Intervention könnte diese die zukünftige Versorgung von LRS maßgeblich beeinflussen.

ERKLÄRUNG ZU KI UND KI-GESTÜTZTEN TECHNOLOGIEN IM SCHREIBPROZESS

Bei der Vorbereitung dieser Arbeit hat der Autor OpenAI GPT 4.1/HAWKI verwendet, um Übersetzungen des Originaltextes zu erstellen und Textvorschläge zu formulieren. Nach der Nutzung dieses Tools/Dienstes hat der Autor den Inhalt nach Bedarf überprüft und bearbeitet und übernimmt die volle Verantwortung für den Inhalt der Veröffentlichung.

LITERATUR

Costa LCM, Maher CG, Hancock MJ, McAuley JH, Herbert RD, Costa LO (2012): The prognosis of acute and persistent low-back pain: a meta-analysis. *CMAJ* 184(11): E613–24. DOI: 10.1503/cmaj.111271

Da Silva T, Mills K, Brown BT, et al. (2019): Recurrence of low back pain is common: a prospective inception cohort study. *J Physiother* 65: 159–165. DOI: 10.1016/j.jphys.2019.04.010

GBD 2021 Low Back Pain Collaborators (2023): Global, regional, and national burden of low back pain, 1990–2020, its attributable risk factors, and projections to 2050: a systematic analysis of the Global Burden of Disease Study 2021. *Lancet Rheumatol* 5(6): e316–e329. DOI: 10.1016/S2665-9913(23)00098-X

GBD 2021 Diseases and Injuries Collaborators (2024): Global incidence, prevalence, years lived with disability (YLDs), disability-adjusted life-years (DALYs), and healthy life expectancy (HALE) for 371 diseases and injuries in 204 countries and territories and 811 subnational locations, 1990–2021: a systematic analysis for the Global Burden of Disease Study 2021. *Lancet* 403, 2133–2161. DOI: 10.1016/S0140-6736(24)00757-8

Hartvigsen J, Hancock MJ, Kongsted A, et al. (2018): What low back pain is and why we need to pay attention. *Lancet* 391(10137): 2356–2367. DOI: 10.1016/S0140-6736(18)30480-X

Miller WR, Rollnick S, Reuß J, Trunk C, Demmel R (2015): *Motivierende Gesprächsführung.* 3. Aufl. Freiburg im Breisgau: Lambertus.

Moher D, Hopewell S, Schulz KF, et al. (2010). CONSORT 2010 explanation and elaboration: updated guidelines for reporting parallel group randomised trials. *BMJ* 340: c869. DOI: 10.1136/bmj.c869

Raja SN, Carr DB, Cohen M, et al. (2020): The revised International Association for the Study of Pain definition of pain: concepts, challenges, and compromises. *Pain* 161(9): 1976–1982. DOI: 10.1097/j.pain.0000000000001939

Riffenburgh RH (2006). Chapter 9 – Epidemiology, in Riffenburgh RH (ed.) *Statistics in Medicine,* 2nd Edition. Burlington: Academic Press.

Schäfer A, Laekeman M, Egan Moog M, Dieterich AV (2020): „On the Move" – Prävention chronischer Schmerzen durch körperliche Aktivität und Bewegung. *Der Schmerz* 35: 14–20.

KAPITEL

Carolin Bahns und Christian Kopkow

21 Physiotherapeutische Versorgung bei muskuloskelettalen Beschwerden

21.1 Einleitung

In den vergangenen Jahren hat das Konzept der evidenzbasierten Praxis (EBP) in der Physiotherapie zunehmend an Bedeutung gewonnen. EBP beschreibt die Integration der besten verfügbaren wissenschaftlichen Evidenz, der klinischen Expertise sowie der individuellen Werte und Präferenzen der Patientinnen und Patienten in den klinischen Entscheidungsprozess (Dawes et al. 2005).

In diesem Zusammenhang wurden zahlreiche Leitlinien veröffentlicht, die Angehörige der Gesundheitsberufe durch evidenzbasierte Handlungsempfehlungen dabei unterstützen sollen, eine bestmögliche Versorgung zu gewährleisten. Dennoch zeigt sich in der physiotherapeutischen Praxis eine teilweise unzureichende Umsetzung der empfohlenen Maßnahmen (Zadro, O'Keeffe und Maher 2019). Die Gründe hierfür sind vielfältig: Auf Seiten der Behandelnden können mangelndes Wissen, Vorbehalte gegenüber Leitlinien oder Unsicherheiten in der praktischen Anwendung eine Rolle spielen. Hinzu kommen strukturelle Barrieren wie Zeitdruck oder fehlende Ressourcen sowie soziale Faktoren wie mangelnde Unterstützung durch Kolleginnen und Kollegen (Wang et al. 2023, Mota da Silva et al. 2015). Bisher wenig betrachtet wurden jedoch mögliche Diskrepanzen zwischen Leitlinienempfehlungen und den individuellen Erwartungen und Präferenzen der Patientinnen und Patienten sowie deren mögliche Auswirkungen im klinischen Alltag.

Um die Umsetzung einer evidenzbasierten Versorgung zu verbessern, ist es notwendig, die Übereinstimmung zwischen den Erwartungen und Präferenzen von Patientinnen und Patienten und Leitlinienempfehlungen zu untersuchen.

21.2 Abstract der Studie

Dubé MO, Langevin P, Massé-Alarie H, Esculier JF, Lachance A, Roy JS (2024): Do patients' preferences and expectations match clinical guidelines? A survey of individuals seeking private primary care for a musculoskeletal disorder. *Musculoskelet Sci Pract* 74: 103195.
DOI: 10.1016/j.msksp.2024.103195
https://doi.org/10.1016/j.msksp.2024.103195

Abstract

Entsprechen die Präferenzen und Erwartungen von Patientinnen und Patienten den Leitlinien? Eine Umfrage unter Personen, die wegen einer muskuloskelettalen Erkrankung in Behandlung sind.

Hintergrund
Oft halten sich Physiotherapeutinnen und -therapeuten bei der Behandlung von muskuloskelettalen Erkrankungen nicht konsequent an Leitlinien. Ein möglicher Grund dafür könnten Abweichungen zwischen den von Patientinnen und Patienten gewünschten Interventionen und den Leitlinienempfehlungen sein. Da die Erwartungen von Patientinnen und Patienten wichtige Prädiktoren für das Behandlungsergebnis sind, könnte diese Diskrepanz zwischen den Leitlinienempfehlungen und den persönlichen Präferenzen der Betroffenen problematisch bei der effektiven Behandlung von muskuloskelettalen Erkrankungen sein.

Ziel
Ziel war es, die Erwartungen und Präferenzen von Patientinnen und Patienten an die zur Behandlung ihrer muskuloskelettalen Erkrankung eingesetzten Interventionen zu erfassen und die Häufigkeit zu ermitteln, mit welcher die von ihnen bevorzugten Maßnahmen mit den Empfehlungen der Leitlinien übereinstimmen.

Studiendesign
Befragung.

Methode
Im Rahmen dieser deskriptiven Querschnittsstudie wurde eine Umfrage unter Patientinnen und Patienten mit Erkrankungen des Bewegungsapparats durchgeführt. Dabei wurden ihre soziodemografischen Daten, Präferenzen

sowie ihre Erwartungen an Behandlungsmaßnahmen, akzeptable Kosten für die Versorgung, die Anzahl der erforderlichen Behandlungseinheiten und ihre eigene Beteiligung an der Behandlung ihrer Erkrankung erfragt.

Ergebnisse

Insgesamt nahmen 150 Personen (94 Frauen und 56 Männer; Durchschnittsalter: 51 ± 17 Jahre) an der Umfrage teil. Davon erwarteten 80 %, dass ihre eigene Beteiligung an der Behandlung ihrer Beschwerden gleich groß oder größer sein sollte als die der Physiotherapeutin bzw. des Physiotherapeuten. Hinsichtlich der Behandlungsinhalte rechneten 69 % der Befragten mit Bewegungstherapie und 67 % mit Edukation. Gemessen an den angegebenen Präferenzen entschieden sich 95 % für empfohlene Maßnahmen, 57 % für Maßnahmen mit unklarem Empfehlungsgrad und 48 % für Maßnahmen, die in Leitlinien nicht empfohlen werden.

Schlussfolgerungen

Weniger als 70 % der Befragten erwarteten Edukation und Bewegungstherapie zu erhalten, die in Leitlinien am häufigsten empfohlenen Maßnahmen. Andererseits gaben die meisten Befragten an, dass ihre Beteiligung an der Behandlung gleich groß oder sogar größer sein sollte als die der Physiotherapeutin bzw. des Physiotherapeuten. Dies steht im Einklang mit Leitlinien, die aktive und selbstbestimmte Strategien empfehlen.

21.3 Kommentar

21.3.1 Wissenschaftliche Einordnung

Die Ergebnisse der Befragung von Dubé et al. (2024) stimmen weitgehend mit denen einer qualitativen Interviewstudie aus Schweden (Bernhardsson et al. 2017) überein. Auch diese Studie kam zu dem Schluss, dass die meisten Patientinnen und Patienten zwar aktive, leitliniengerechte Maßnahmen wie Bewegungstherapie und Edukation zur Behandlung ihrer muskuloskelettalen Beschwerden erwarten und bevorzugen, gleichzeitig aber auch passive Therapieoptionen wünschen, für welche die Evidenzlage schwächer ist. Während in der schwedischen Studie insbesondere Akupunktur, Massage und Elektrotherapie als bevorzugte passive Maßnahmen genannt wurden, äußerten die Teilnehmenden in der aktuellen Befragung vor allem den Wunsch nach manualtherapeutischen Behandlungen. Die Präferenz passiver Maßnahmen wurde unter anderem mit positiven Vorerfahrungen, als angenehm empfundener Wirkung und dem geringen persönlichen Aufwand begründet. Gleichzeitig wurde in beiden Studien ein starkes Bedürfnis nach aktiver Mitgestaltung der Behandlung deutlich.

Stehen die Wünsche und Erwartungen von Patientinnen und Patienten im Konflikt mit evidenzbasierten Empfehlungen, kann dies die Leitlinienadhärenz von Physiotherapeutinnen und -therapeuten erschweren. In einer qualitativen Interviewstudie mit deutschen Physiotherapeutinnen und -therapeuten wurden abweichende Erwartungen als eine relevante Barriere für leitliniengerechtes Handeln identifiziert (Bahns, Happe und Kopkow 2024). Insbesondere bestand die Sorge, durch Ablehnung gewünschter, jedoch nicht evidenzbasierter Maßnahmen die therapeutische Beziehung zu belasten. Diese Spannungsfelder verdeutlichen, dass die Umsetzung von EBP nicht nur fachliche, sondern auch kommunikative Kompetenzen erfordert.

Die Übertragbarkeit der Studienergebnisse von Dubé et al. (2024) auf die deutsche Physiotherapielandschaft ist jedoch eingeschränkt. In Kanada ist der Direktzugang zur Physiotherapie etabliert. Zudem genießt das Berufsbild ein höheres gesellschaftliches Ansehen. In Deutschland hingegen waren Physiotherapeutinnen und -therapeuten bislang überwiegend an ärztliche Verordnungen gebunden und konnten über die Wahl der Behandlungsmaßnahmen nicht frei entscheiden. Mit der Einführung der Blankoverordnung Ende 2024 – zunächst nur für ausgewählte Erkrankungen des Schultergelenks – eröffnet sich jedoch perspektivisch ein größerer Handlungsspielraum, der eine selbstverantwortlichere leitliniengerechte Versorgung ermöglichen kann. Umso wichtiger ist es, Barrieren und förderliche Faktoren für leitliniengerechtes Handeln zu identifizieren und gezielt Maßnahmen zur Verbesserung der Versorgungsqualität zu ergreifen.

Einschränkend muss zudem angemerkt werden, dass die Mehrheit der Befragten bereits über Vorerfahrungen mit physiotherapeutischer Behandlung verfügte, was die Erwartungen möglicherweise beeinflusst haben könnte. Aufgrund der geringen Subgruppenstärke konnten keine differenzierten Analysen zwischen Erst- und Wiederbehandelten durchgeführt werden. Darüber hinaus beschränkt sich die Studie auf Personen mit muskuloskelettalen Beschwerden, sodass eine Übertragbarkeit auf andere Indikationen, z. B. neurologische oder internistische Erkrankungen, nur begrenzt möglich ist.

Weitere Forschung zur systematischen Erfassung von Patientenpräferenzen in unterschiedlichen Versorgungskontexten und kulturellen Rahmenbedingungen ist notwendig. Ergänzend bedarf es wirksamer Strategien zur Kommunikation und Anpassung von Erwartungen im Therapieverlauf – etwa durch Schulungskonzepte, die Physiotherapeutinnen und -therapeuten in patientenzentrierter Gesprächsführung im Sinne der EBP stärken.

21.3.2 Praxistipp

Angesichts des in der Studie von Dubé et al. (2024) identifizierten Anteils von fast 30 % der Patientinnen und Patienten, die im Rahmen ihrer physiotherapeutischen Behandlung keine Edukation oder Bewegungstherapie erwarten, bleibt es eine zentrale Aufgabe von Physiotherapeutinnen und -therapeuten, kontinuierlich Aufklärungsarbeit zu leisten, um diese Maßnahmen als essenzielle Bestandteile der muskuloskelettalen Versorgung zu etablieren und ihre Akzeptanz zu fördern.

Die behandelnden Physiotherapeutinnen und -therapeuten sollten sich bewusst sein, dass viele Patientinnen und Patienten manualtherapeutische Behandlungen wünschen. Diese können zwar weiterhin Teil eines Behandlungsplans sein, sollten jedoch gezielt durch aktive Strategien und Maßnahmen zum Selbstmanagement ergänzt werden. Der Einsatz passiver Interventionen darf nicht zu einer reduzierten Eigenverantwortung oder zu einem Abhängigkeitsgefühl führen. Entscheidend ist ein patientenzentrierter Dialog, der sowohl individuelle Wünsche der Patientinnen und Patienten berücksichtigt als auch die übrigen Säulen der EBP einbezieht.

Physiotherapeutinnen und -therapeuten sollten die individuellen Erwartungen ihrer Patientinnen und Patienten frühzeitig erfassen, etwa im Rahmen des Anamnesegesprächs. Um gemeinsam fundierte Therapieentscheidungen zu treffen und individuelle Ziele definieren zu können, ist eine gemeinsame Entscheidungsfindung (Shared Decision Making) unabdingbar (Barry and Edgman-Levitan 2012, Fried 2016). Eine transparente und verständliche Aufklärung über Nutzen und Grenzen einzelner Maßnahmen kann dazu beitragen, unrealistische Erwartungen zu relativieren und die Akzeptanz leitliniengerechter Interventionen zu stärken.

TAKE HOME MESSAGE

Patientinnen und Patienten erwarten und akzeptieren leitliniengerechte Maßnahmen wie Bewegungstherapie und Edukation, äußern jedoch häufig auch den Wunsch nach passiven Therapieoptionen. Gleichzeitig besteht ein ausgeprägtes Bedürfnis, aktiv am Behandlungsprozess mitzuwirken. Eine erfolgreiche, evidenzbasierte Versorgung erfordert daher ein frühzeitiges Erfassen der Erwartungen, eine gemeinsame Entscheidungsfindung und eine transparente Aufklärung über Nutzen und Grenzen einzelner Maßnahmen.

ERKLÄRUNG ZU KI UND KI-GESTÜTZTEN TECHNOLOGIEN IM SCHREIBPROZESS

Bei der Vorbereitung dieser Arbeit haben die Autorin und der Autor ChatGPT und DeepL verwendet, um Sprache und Lesbarkeit zu verbessern. Nach der Nutzung dieser Tools haben die Autorin und der Autor den Inhalt nach Bedarf überprüft und bearbeitet und übernehmen die volle Verantwortung für den Inhalt der Veröffentlichung.

LITERATUR

Bahns C, Happe L, Kopkow C (2024): Barriers and facilitators to the use of clinical practice guidelines in osteoarthritis care: a qualitative study among German physiotherapists. *BMJ Open* 14(10): e085349. DOI: 10.1136/bmjopen-2024-085349

Barry MJ, Edgman-Levitan S (2012): Shared decision making – pinnacle of patient-centered care. *N Engl J Med* 366(9): 780–781. DOI: 10.1056/NEJMp1109283

Bernhardsson S, Larsson MEH, Johansson K, Öberg B (2017): "In the physio we trust": A qualitative study on patients' preferences for physiotherapy. *Physiother Theory Pract* 33(7): 535–549. DOI: 10.1080/09593985.2017.1328720

Dawes M, Summerskill W, Glasziou P, et al. (2005): Sicily statement on evidence-based practice. *BMC Med Educ* 5(1): 1. DOI: 10.1186/1472-6920-5-1

Fried TR (2016): Shared decision making – finding the sweet spot. *N Engl J Med* 374(2): 104–106. DOI: 10.1056/NEJMp1510020

Mota Da Silva T, Da Cunha Menezes Costa L, Garcia NA, Costa LOP (2015): What do physical therapists think about evidence-based practice? A systematic review. *Manual Therapy* 20(3): 388–401. DOI: 10.1016/j.math.2014.10.009

Wang T, Tan JB, Liu XL, Zhao I (2023): Barriers and enablers to implementing clinical practice guidelines in primary care: an overview of systematic reviews. *BMJ Open* 13(1): e062158. DOI: 10.1136/bmjopen-2022-062158

Zadro J, O'Keeffe M, Maher C (2019): Do physical therapists follow evidence-based guidelines when managing musculoskeletal conditions? Systematic review. *BMJ Open* 9(19): e032329. DOI: 10.1136/bmjopen-2019-032329

KAPITEL 22

Erik Halm

Implementierung evidenzbasierter Bewegungs- und Schulungsprogramme in der Physiotherapie

22.1 Einleitung

Die Implementierung von evidenzbasierten Programmen in der physiotherapeutischen Praxis steht vor verschiedenen Herausforderungen und Chancen. Aktuelle Studien zeigen, dass die Versorgung von Menschen mit Gon- oder Coxarthrose auch eine funktionell orientierte, edukative und motivierende Begleitung umfassen sollte. Vor allem Programme, die Bewegung und Schulung als zentrale Elemente vereinen, wie das Good Life with osteoArthritis in Denmark (GLA:D)-Programm (Skou und Roos 2017), zeigen ein großes Potenzial zur Verbesserung der Patientenversorgung. Dennoch gelingt die flächendeckende Umsetzung von Evidenz in der Praxis nur unzureichend.

In der vorliegenden qualitativen Studie untersuchten Bhardwaj et al. (2024), welche Faktoren die Implementierung eines solchen multimodalen Programms bei der Behandlung von Menschen mit Gon- oder Coxarthrose fördern bzw. behindern. Durchgeführt wurde die Studie in Irland im Rahmen der Implementierung des GLA:D-Programms, das evidenzbasierte Übungen und edukative Inhalte in einem strukturierten Format kombiniert. Die Ergebnisse sind für die physiotherapeutische Praxis und für die Lehre im deutschsprachigen Raum hochrelevant, da sie entscheidende Faktoren aufzeigen, die eine gelungene Umsetzung bei der Behandlung von Patientinnen und Patienten sowie bei der Ausbildung zukünftiger Physiotherapeutinnen und -therapeuten begünstigen.

22.2 Abstract der Studie

Bhardwaj A, FitzGerald C, Graham M, et al. (2024): Barriers and facilitators to implementation of an exercise and education program for osteoarthritis: a qualitative study using the consolidated framework for implementation research. *Rheumatol Int* 44: 1035–1050.
DOI: 10.1007/s00296-024-05590-9
https://doi.org/10.1007/s00296-024-05590-9

Abstract

Hemmende und begünstigende Faktoren bei der Umsetzung eines Bewegungs- und Schulungsprogramms für Arthrose: eine qualitative Studie unter Verwendung des CFIR-Modells

Um besser zu verstehen, welche Faktoren die in Gesundheitswesen Tätigen sowie die Einrichtungen des Gesundheitswesen an der Umsetzung von Bewegungs- und Schulungsprogrammen im Selbstmanagement bei Arthrose hindern oder sie dabei unterstützen, sind gezielte Untersuchungen erforderlich. In der vorliegenden Studie wurden diese Faktoren bei der Umsetzung von Good Life with osteoArthritis in Denmark (GLA:D), einem leitlinienbasierten Arthroseprogramm, in öffentlichen und privaten Gesundheitseinrichtungen in Irland untersucht. Die Interviews mit zehn Physiotherapeutinnen und -therapeuten (acht öffentliche Einrichtungen) und neun Personen mit Cox- und Gonarthrose (vier öffentliche Einrichtungen) wurden gemäß dem CFIR-Modell (Consolidated Framework for Implementation Research) in einem Fallprotokoll (Zusammenfassung, Begründung, Zitate) kodiert. Die starken positiven/negativen Einflussfaktoren der Umsetzung wurden durch die Bewertung von Valenz und Stärke der CFIR-Konstrukte auf die Umsetzung ermittelt. Die Physiotherapeutinnen und -therapeuten und Personen mit Cox- und Gonarthrose nahmen GLA:D-Irland sowohl in öffentlichen als auch in privaten Einrichtungen als stark evidenzbasiert wahr, mit leicht zugänglicher Schulung und modifizierbaren Marketing- und Schulungsmaterialien, die den Bedürfnissen der Teilnehmenden entsprechen, Kompetenzen und Selbstvertrauen verbessern sowie auf die Überzeugungen und Erwartungen an die körperlichen Übungen eingehen. Trotz der Schwierigkeiten bei der Planung der Sitzungen (z. B. wegen Arbeit oder pflegerischer Maßnahmen) empfanden die Physiotherapeutinnen und -therapeuten sowohl in öffentlichen als auch in privaten Einrichtungen Vorteile bei der Umsetzung im

Vergleich zur derzeitigen klinischen Praxis (z. B. kürzere Wartelisten). Nur Physiotherapeutinnen und -therapeuten in öffentlichen Einrichtungen beschrieben eine begrenzte Verfügbarkeit von internen/externen Geldmitteln, ungeeignete Räumlichkeiten, Marketing- und Schulungsinstrumente sowie eine unzureichende Personalausstattung. Die Personen mit Cox- und Gonarthrose gaben in öffentlichen und privaten Einrichtungen Anpassungsfähigkeit, geeignete Räumlichkeiten und Ausstattung sowie Betreuung und Begleitung, Autonomie und soziale Unterstützung als förderlich an. Flexible Schulungen und maßgeschneiderte Aufklärungsmaßnahmen für Interessengruppen und Einrichtungen des Gesundheitswesens zum leitliniengestützten Arthrosemanagement können die Umsetzung fördern. Die Umsetzung in öffentlichen Einrichtungen kann durch zusätzliche Hilfen bei Organisation (z. B. Verplanen der Behandlungszeit), Planung (z. B. Sicherung geeigneter Räumlichkeiten, Marketing- und Schulungsinstrumente) sowie Finanzierung (z. B. Zugang zu speziellen internen/externen Zuschüssen) die Implementierung verbessern.

22.3 Kommentar

22.3.1 Wissenschaftliche Einordnung

Die Forschung zur Implementierung evidenzbasierter physiotherapeutischer Programme zeigt, dass strukturelle Anpassungen essenziell sind. Dabei zeigen sich in Deutschland immer noch Defizite (Bahns et al. 2024). Die Studie von Bhardwaj et al. (2024) betont insbesondere die Rolle von Finanzierung, Infrastruktur und gezielter Schulung als zentrale Faktoren. Damit reiht sie sich in eine wachsende Zahl von Veröffentlichungen ein, die sich mit der Implementierung evidenzbasierter physiotherapeutischer Interventionen befassen (Scurlock-Evans, Upton und Upton 2014; Bernhardsson et al. 2017; Stander, Grimmer und Brink 2018; Fritz, Stridsberg und Holopainen 2024).

Die betrachtete Studie folgt der Forschungsperspektive eines interpretativen Paradigmas und nutzt dabei das umfangreiche Consolidated Framework for Implementation Research (CFIR) (Grant und Giddings 2002; Damschroder et al. 2022; Bopp, Haase und Maric 2025). Dabei werden die persönlichen Meinungen der Befragten um strukturelle und systemische Zusammenhänge ergänzt und passend in das spezifische Setting eingebettet. Besonders hervorzuheben ist die Berücksichtigung multipler Perspektiven, was die Praxisrelevanz der Studie deutlich erhöht. Durch die relativ kleine Stichprobe (n = 19) und die Begrenzung auf Irland wird allerdings die Generalisierbarkeit reduziert. Außerdem ist nicht auszuschließen, dass durch gewählte Rekrutierung auf freiwilliger Basis nur motivierte und interessierte Personen in die Studie aufgenommen wurden.

Vor allem bei chronischen Erkrankungen wie Arthrose oder chronischem lumbalem Rückenschmerz, bei denen konservative Maßnahmen einen großen Stellenwert haben, reicht ein evidenzbasiertes Vorgehen oft nicht aus (Hunter und Bierma-Zeinstra 2019; Bahns et al. 2021; Gibbs et al. 2023). Wie Studien zeigen, ist dabei nicht die fehlende Evidenz das eigentliche Problem, sondern die praktische Umsetzung (Hanney et al. 2016; Zadro, O'Keeffe M und Maher 2019, Zadro et al. 2020; Bahns, Happe und Kopkow 2024). Physiotherapeutinnen und -therapeuten benötigen neben fachspezifischem Wissen auch kommunikative Fähigkeiten und ein Verständnis für organisatorische Prozesse. Diese Kompetenzen sollten bereits im Studium bzw. in der Ausbildung vermittelt werden.

Die Implementierung von evidenzbasierten Maßnahmen wird aufgrund der Zunahme multimorbider Fälle und der alternden Gesellschaft immer wichtiger. Die aufgeführten Barrieren scheinen überwindbar, scheitern aber oft an politischen und finanziellen Hürden sowie an der fehlenden Akzeptanz bei Physiotherapeutinnen und -therapeuten sowie Patientinnen und Patienten.

Mit dieser Herausforderung sehen sich nicht nur die Physiotherapeutinnen und -therapeuten, sondern auch die Lehrkräfte in Studium und Ausbildung konfrontiert. Reine fachmedizinische Inhalten müssen gezielt durch therapierelevante Themen wie Change Management, die Edukation von Patientinnen und Patienten sowie interprofessionelle Kooperation ergänzt werden (Maric et al. 2021; World Physiotherapy 2021).

22.3.2 Praxistipp

Immer wieder steht die Physiotherapie vor der Aufgabe, aktuelle Evidenz in praktische Tätigkeit an Patientinnen und Patienten zu übertragen. Nach den vorliegenden Erkenntnissen können strukturierte praxisorientierte Programme bei dieser Übertragung helfen und Barrieren bei den Beteiligten abbauen.

So zeigt sich zum Beispiel, dass das GLA:D-Programm als evidenzbasiertes Bewegungs- und Schulungskonzept in der Praxis Anwendung findet und erfolgreich in die tägliche Versorgung integriert werden kann (Skou und Roos 2017). Insbesondere für Berufsanfängerinnen und -anfänger ist es wichtig, dass sie lernen wie evidenzbasierte Programme sinnvoll in bestehende Praxisabläufe integriert werden, welche Hürden dabei auftreten und wie diese überwunden werden können.

Für eine erfolgreiche Implementierung sollten alle an der Behandlung Beteiligten verstärkt zusammenarbeiten und verstärkt ihre Rollenverteilung sowie die verfügbare Evidenz beachten. Dazu kann auch gehören, die Patientinnen und Patienten durch eine entsprechende Aufklärung stärker zu motivieren. Grundvoraussetzungen dafür sind die eine bessere Finanzierung der Praxis, stärker auf evidenzbasierte Maßnahmen ausgerichtete Schulungsangebote und eine flexibel an die Bedürfnisse der Patientinnen und Pateinten angepasste Therapie. Dies bedeutet konkret:

- Klare Kommunikation im interdisziplinären Team über Rollenverteilung und -aufgaben
- Zeit für interne und externe Schulungen und Fortbildungen festsetzen
- Patientinnen und Pateinten durch verständliche Informationen und aktive Einbindung in Entscheidungsprozesse motivieren

TAKE HOME MESSAGE

Evidenzbasierte Programme wie GLA:D® zeigen eine hohe Wirksamkeit, benötigen aber klare Strukturen, interdisziplinäre Zusammenarbeit und gezielte Schulungen aller an der Therapie beteiligten Fachkräfte, um nachhaltig umgesetzt werden zu können. Entscheidend ist auch, dass Patientinnen und Patienten aktiv und individuell in den Therapieprozess eingebunden und beteiligt werden. In der Lehre sollte die Anwendung solcher Programme praxisnah durch Fallarbeit, Reflexion und gezielte Übungen vermittelt werden, um den Übergang von der Theorie in die Praxis reibungsloser zu gestalten.

ERKLÄRUNG ZU KI UND KI-GESTÜTZTEN TECHNOLOGIEN IM SCHREIBPROZESS

Bei der Vorbereitung dieser Arbeit hat der Autor GPT-4-turbo verwendet, um den Text sprachlich und logisch überprüfen zu lassen. Nach der Nutzung dieses Tools hat der Autor den Inhalt nach Bedarf überprüft und bearbeitet und übernimmt die volle Verantwortung für den Inhalt der Veröffentlichung.

LITERATUR

Bahns C, Happe L, Kopkow C (2024): Barriers and facilitators to the use of clinical practice guidelines in osteoarthritis care: a qualitative study among German physiotherapists. *BMJ Open* 14(10): e085349. DOI: 10.1136/bmjopen-2024-085349

Bahns C, Happe L, Thiel C, Kopkow C (2021): Physical therapy for patients with low back pain in Germany: a survey of current practice. *BMC Musculoskelet Disord* 22(1): 563. DOI: 10.1186/s12891-021-04422-2

Bahns C, Scheffler B, Bremer A, Kopkow C (2024): Measuring guideline adherence in physiotherapy: A scoping review of methodological approaches. *J Eval Clin Pract* DOI: 10.1111/jep.14218

Bernhardsson S, Lynch E, Dizon JM, et al. (2017): Advancing evidence-based practice in physical therapy settings: Multinational perspectives on implementation strategies and interventions. *Phys Ther* 97(1): 51–60. DOI: 10.2522/ptj.20160141

Bopp K, Haase LA, Maric F (2025): Physiotherapiewissenschaft umfassend verstehen: Ein angewandter Überblick über verschiedene Forschungsparadigmen (Teil 1). *physioscience* 21(02): 74–81. DOI: 10.1055/a-2350-3654

Damschroder LJ, Reardon CM, Widerquist MAO, Lowery J (2022): The updated Consolidated Framework for Implementation Research based on user feedback. *Implement Sci* 17(1): 75. DOI: 10.1186/s13012-022-01245-0

Fritz J, Stridsberg SL, Holopainen R (2024): Sustainable implementation efforts in physio- and occupational therapy: a scoping review. *Implement Sci Commun* 5(1): 138. DOI: 10.1186/s43058-024-00676-8

Gibbs AJ, Gray B, Wallis JA, et al. (2023): Recommendations for the management of hip and knee osteoarthritis: A systematic review of clinical practice guidelines. *Osteoarthritis Cartilage* 31(10): 1280–1292. DOI: 10.1016/j.joca.2023.05.015

Grant BM, Giddings LS (2002): Making sense of methodologies: A paradigm framework for the novice researcher. *Contemp Nurse* 13(1): 10–28. DOI: 10.5172/conu.13.1.10

Hanney WJ, Masaracchio M, Liu X, Kolber MJ (2016): The influence of physical therapy guideline adherence on healthcare utilization and costs among patients with low back pain: A systematic review of the literature. *PLOS ONE* 11(6): e0156799. DOI: 10.1371/journal.pone.0156799

Hunter DJ, Bierma-Zeinstra S (2019): Osteoarthritis. *Lancet* 393(10182): 1745–1759. DOI: 10.1016/S0140-6736(19)30417-9

Maric F, Chance-Larsen K, Chevan J, et al. (2021): A progress report on planetary health, environmental and sustainability education in physiotherapy – Editorial. *Eur J Physiother* 23(4): 201–202. DOI: 10.1080/21679169.2021.1932981

Scurlock-Evans L, Upton P, Upton D (2014): Evidence-based practice in physiotherapy: a systematic review of barriers, enablers and interventions. *Physiotherapy* 100(3): 208–219. DOI: 10.1016/j.physio.2014.03.001

Skou ST, Roos EM (2017): Good Life with osteoArthritis in Denmark (GLA:D™): evidence-based education and supervised neuromuscular exercise delivered by certified physiotherapists nationwide. *BMC Musculoskelet Disord* 18(1): 72. DOI: 10.1186/s12891-017-1439-y

Stander J, Grimmer K, Brink Y (2018): Training programmes to improve evidence uptake and utilisation by physiotherapists: a systematic scoping review. *BMC Med Educ* 18(1): 14. DOI: 10.1186/s12909-018-1121-6

World Physiotherapy (2021): *Physiotherapist education framework.* London, UK: World Physiotherapy. https://world.physio/sites/default/files/2021-07/Physiotherapist-education-framework-FINAL.pdf (letzter Zugriff 18.12.2025)

Zadro J, O'Keeffe M, Maher C (2019): Do physical therapists follow evidence-based guidelines when managing musculoskeletal conditions? Systematic review. *BMJ Open* 9(10): e032329. DOI: 10.1136/bmjopen-2019-032329

Zadro JR, O'Keeffe M, Allison JL, Lembke KA, Forbes JL, Maher CG (2020): Effectiveness of implementation strategies to improve adherence of physical therapist treatment choices to clinical practice guidelines for musculoskeletal conditions: systematic review. *Phys Ther* 100(9): 1516–1541. DOI: 10.1093/ptj/pzaa101

KAPITEL

23

Michael Adams

Chronische muskuloskelettale Schmerzen bei Jugendlichen

23.1 Einleitung

Etwa jedes fünfte Kind leidet unter chronischen Schmerzen (Chambers et al. 2024). Muskuloskelettale (MSK) Schmerzen sind dabei mit rund 25 % die häufigste Ursache. Trotz der hohen Prävalenz bestehen gravierende Forschungslücken hinsichtlich wirksamer Therapieansätze für diese Zielgruppe (Nascimento Leite et al. 2023; World Health Organization 2020). Die körperlichen und psychosozialen Besonderheiten von Jugendlichen (u. a. schnelles Wachstum, Übergangsphase ins Erwachsensein) sowie die Komplexität der Behandlung von chronischen Schmerzen machen die Versorgung besonders herausfordernd (World Health Organization 2020). Eccleston et al. (2021) betonen daher, dass nicht nur spezifische Interventionen erforscht werden sollten, sondern auch die therapeutische Beziehung zwischen Kindern, Eltern und Behandelnden sowie deren Einfluss auf die Therapie.

23.2 Abstract der Studie

Joslin R, Roberts L (2024): Adolescent and parent experiences and perceived effectiveness of physical interventions for chronic musculoskeletal pain: A qualitative study. *Musculoskeletal Care* 22(4): e70006.
DOI: 10.1002/msc.70006
https://doi.org/10.1002/msc.70006

Abstract

Erfahrungen von Jugendlichen mit chronischen muskuloskelettalen Schmerzen und ihren Eltern mit der Physiotherapie und von ihnen subjektiv empfundene Wirksamkeit: eine qualitative Studie

Einleitung
Es gibt kaum Evidenz zur Wirksamkeit physikalischer Interventionen bei chronischen muskuloskelettalen Schmerzen bei Jugendlichen. Diese Studie untersuchte die Erfahrungen von Jugendlichen chronischen muskuloskelettalen Schmerzen und ihren Eltern mit der Physiotherapie sowie die von ihnen empfundene subjektive Wirksamkeit im Vereinigten Königreich.

Methodik
In halbstrukturierten Interviews wurden 21 junge Menschen, die wegen chronischer muskuloskelettaler Schmerzen behandelt werden, und 21 Eltern zu ihren Erfahrungen mit der Gesundheitsversorgung befragt. Die Daten zu den Erfahrungen mit der Physiotherapie wurden in dieser sekundären qualitativen Analyse mit Hilfe einer induktiven, reflexiven thematischen Analyse ausgewertet.

Ergebnisse
Drei der erfassten Themen gaben Aufschluss darüber, warum Jugendliche und Eltern die physiotherapeutischen Interventionen als wirksam oder nicht wirksam wahrnahmen: (1) das Gefühl der Kontrolle, (2) die richtige Person und eine sinnvolle Erklärung und (3) es macht einen Unterschied für mich und nicht für meinen Fuß.

Diskussion
Zu den Kernkonzepten, welche die subjektive Wirksamkeit der physiotherapeutischen Interventionen aus Sicht der Jugendlichen und Eltern zu beeinflussen schienen, gehörten die Förderung der Autonomie der Jugendlichen, der Aufbau eines therapeutischen Bündnisses auf der Grundlage von Vertrauen und die Ausrichtung der physiotherapeutischen Behandlung auf eine sinnvolle Teilhabe am Leben.

Schlussbemerkung
Es gab keine idealen physiotherapeutischen Interventionen. Die Themen verdeutlichen die Bedeutung einer therapeutischen Allianz, des Interventionskontexts und der Notwendigkeit einer personalisierten Betreuung.

23.3 Kommentar

23.3.1 Wissenschaftliche Einordnung

Joslin und Roberts (2024) führten eine qualitative Studie durch, um die Erfahrungen von Kindern mit chronischen muskuloskelettalen (MSK) Schmerzen und ihren Eltern in der Physiotherapie besser zu verstehen. Dazu analysierten sie Videoaufzeichnungen von semi-strukturierten Leitfadeninterviews aus einem früheren Forschungsprojekt der Erstautorin (Joslin, Donovan-Hall und Roberts 2021 und 2023). Diese Interviews wurden nach wissenschaftlichem Standard wörtlich transkribiert, manuell kodiert und mittels induktiv-reflexiver Themenanalyse ausgewertet (Braun und Clarke 2021).

Insgesamt wurden 42 Interviews ausgewertet, davon jeweils 21 mit Jugendlichen und Elternteilen. Aus den Interviews kristallisierten sich drei Hauptthemen heraus: (1) „Gefühl der Kontrolle": Jugendliche und ihre Eltern haben ein Bedürfnis nach Autonomie und Mitbestimmung in der Therapie. Physiotherapeutinnen und -therapeuten bewegen sich hierbei in einem Spannungsfeld zwischen dem Autonomieverlangen der Jugendlichen und den Schutzbedürfnissen ihrer Eltern. (2) „Die richtige Person und Erklärungen, die Sinn machen": Jugendliche und ihre Eltern möchten den behandelnden Physiotherapeutinnen und -therapeuten vertrauen können. Förderlich für ein Vertrauensverhältnis war die Kombination aus fachlicher Expertise mit MSK-Schmerzen und kommunikativen Fähigkeiten. (3) „Tu etwas für mich, nicht für meinen Fuß": Eine auf persönlich wichtige Ziele ausgerichtete Therapie wird als deutlich hilfreicher erlebt. Eine Physiotherapie, die primär auf die Verbesserung körperlicher Strukturen abzielt, kann schmerzverstärkend sein und wird mit negativen Effekten in Verbindung gebracht.

Joslin und Roberts (2024) verdeutlichen mit ihrer Arbeit die hohe Bedeutung der therapeutischen Beziehung in der Pädiatrie. Bisher gibt es jedoch nur wenige Studien, die diese Thematik im Kontext von Jugendlichen mit MSK-Schmerzen gezielt untersuchen. Eine Besonderheit der Arbeit von Joslin und Roberts ist der Bezug zur subjektiv wahrgenommenen Effektivität der Therapie. Nicht die Art der Maßnahme (z. B. aktiv oder passiv), sondern vor allem das empfundene Vertrauen, die Autonomie und die Sinnhaftigkeit der Behandlung scheinen für Patientinnen und Patienten und ihre Angehörigen entscheidend zu sein. Die genannten Themen - Autonomie, Vertrauen und Bedeutsamkeit – spiegeln Elemente bekannter Modelle wie Salutogenese (Antonovsky, Franke und Schulte 1997), therapeutische Allianz (Babatunde, MacDermid und MacIntyre 2017) und Selbstbestimmung (Deci und Ryan 1993) wider, was die Bedeutung und Aktualität dieser Konzepte für die Physiotherapie unterstreicht. Weitere Forschung ist notwendig, um zu untersuchen, wie in der Versorgung tätige Physiotherapeutinnen und Physiotherapeuten dabei unterstützt werden können, um diese Aspekte in der täglichen Arbeit mit Patientinnen und Patienten zu stärken.

23.3.2 Praxistipp

Stärken Sie gezielt die therapeutische Beziehung zu Jugendlichen mit chronischen MSK-Schmerzen und ihren Eltern. Sprechen Sie die Aspekte Autonomie, Vertrauen und Bedeutsamkeit der Therapieinhalte aktiv an und reflektieren Sie diese regelmäßig gemeinsam mit den Beteiligten. Nutzen Sie psychologische Modelle wie die Salutogenese oder die Selbstbestimmungstheorie als Orientierungshilfe. Setzen Sie Patientenedukation und Shared-Decision-Making bewusst ein, um Partizipation und Motivation der Jugendlichen zu fördern.

TAKE HOME MESSAGE

Jugendliche mit chronischen MSK-Schmerzen sollten aktiv in die Therapieplanung einbezogen und in ihrer Autonomie unterstützt werden. Therapieziele und -maßnahmen sollten direkt und für die Betroffenen erkennbar auf bedeutungsvolle Ziele in der Partizipation ausgerichtet sein. Eine als erfolgreich wahrgenommene Physiotherapie von Jugendlichen bedarf eines starken Vertrauensverhältnisses zwischen den Physiotherapeutinnen und -therapeuten, den Betroffenen und ihren Eltern.

ERKLÄRUNG ZU KI UND KI-GESTÜTZTEN TECHNOLOGIEN IM SCHREIBPROZESS

Bei der Vorbereitung dieser Arbeit hat der Autor Michael Adams ChatGPT verwendet, um den roten Faden des Textes und den Schreibstil überprüfen zu lassen. Nach der Nutzung dieses Tools/Dienstes hat der Autor den Inhalt nach Bedarf überprüft und bearbeitet und übernimmt die volle Verantwortung für den Inhalt der Veröffentlichung.

LITERATUR

Antonovsky A, Franke A, Schulte N (1997): *Salutogenese: zur Entmystifizierung der Gesundheit* (Forum für Verhaltenstherapie und psychosoziale Praxis. Bd. 36). Tübingen: Dgvt-Verlag.

Babatunde F, MacDermid J, MacIntyre N (2017): Characteristics of therapeutic alliance in musculoskeletal physiotherapy and occupational therapy practice: a scoping review of the literature. *BMC Health Serv Res* 17(1): 375. DOI: 10.1186/s12913-017-2311-3

Braun V, Clarke V (2021): *Thematic analysis – a practical guide.* 1. Aufl. London: SAGE Publications Ltd.

Chambers CT, Dol J, Tutelman PR, et al. (2024): The prevalence of chronic pain in children and adolescents: a systematic review update and meta-analysis. *Pain* 165(10): 2215–2234. DOI: 10.1097/j.pain.0000000000003267

Deci EL, Ryan RM (1993): Die Selbstbestimmungstheorie der Motivation und ihre Bedeutung für die Pädagogik. *Zeitschrift für Pädagogik* 39(2): 223–238. DOI: 10.25656/01:11173

Eccleston C, Fisher E, Howard RF, et al. (2021): Delivering transformative action in paediatric pain: a Lancet Child & Adolescent Health Commission. *Lancet Child Adolesc Health* 5(1): 47–87. DOI: 10.1016/S2352-4642(20)30277-7

Joslin R, Roberts L (2024): "Adolescent and parent experiences and perceived effectiveness of physical interventions for chronic musculoskeletal pain: A qualitative study". *Musculoskeletal Care* 22(4): e70006. DOI: 10.1002/msc.70006

Joslin R, Donovan-Hall M, Roberts L (2021): Exploring the outcomes that matter most to young people treated for chronic pain: A qualitative study. *Children (Basel)* 8(12): 1170. DOI: 10.3390/children8121170

Joslin R, Donovan-Hall M, Roberts L (2023): "You just want someone to help": Outcomes that matter to parents when their child is treated for chronic pain. *Paediatr Neonatal Pain* 5(2): 38–48. DOI: 10.1002/pne2.12098

Joslin R, Allen E, Carter B (2024): Understanding the importance of therapeutic alliance during physiotherapy treatment for musculoskeletal pain in children: a scoping review. *Front Pain Res (Lausanne)* 5:1452771. DOI: 10.3389/fpain.2024.1452771

Nascimento Leite M, Kamper SJ, O'Connell NE, et al. (2023): Physical activity and education about physical activity for chronic musculoskeletal pain in children and adolescents. *Cochrane Database Syst Rev* 7(7): CD013527. DOI: 10.1002/14651858.CD013527.pub2

World Health Organization (2020): *Guidelines on the management of chronic pain in children.* Geneva: World Health Organization.

KAPITEL

24 Wirksamkeit therapeutischer Übungen bei Fibromyalgie

Adrian Roesner

24.1 Einleitung

Die Fibromyalgie ist eine komplexe Erkrankung mit körperlichen, kognitiven und psychischen Symptomen (Turk und Adams 2016). Als Leitsymptome gelten chronische multilokuläre Schmerzen, körperliche und geistige Erschöpfung sowie Schlafstörungen (Deutsche Schmerzgesellschaft 2017). Am häufigsten wird die Diagnose im mittleren Lebensalter gestellt. Die durchschnittliche Prävalenz in der Allgemeinbevölkerung beträgt 2,7 % und es sind dreimal mehr Frauen als Männer betroffen (Sosa-Reina et al. 2017). Die Ursachen der Fibromyalgie sind weiterhin nicht abschließend geklärt. Es wird jedoch vermutet, dass eine individuelle Veranlagung, das Gefühl von Überlastung, unzureichend verarbeiteter Stress und belastende Lebensereignisse zur Entstehung beitragen könnten (Ärztliches Zentrum für Qualität in der Medizin [ÄZQ] 2021). Zur Behandlung der Betroffenen empfehlen nationale und internationale Leitlinien (Deutsche Schmerzgesellschaft 2017, Macfarlane et al. 2017) unter anderem aktive Therapieansätze, die im Sinne eines Selbstmanagements durchgeführt werden. Explizit werden hier Stretching, Ausdauertraining sowie Kraft- und Funktionstraining empfohlen (Deutsche Schmerzgesellschaft 2017).

24.2 Abstract der Studie

Sosa-Reina MD, Nunez-Nagy S, Gallego-Izquierdo T, Pecos-Martín D, Monserrat J, Álvarez-Mon M (2017): Effectiveness of therapeutic exercise in fibromyalgia syndrome: a systematic review and meta-analysis of randomized clinical trials. *BioMed Res Int* 2017: 2356346.
DOI: 10.1155/2017/2356346
https://doi.org/10.1155/2017/2356346

Abstract

Wirksamkeit therapeutischer Übungen bei Fibromyalgie: systematischer Review und Metaanalyse randomisierter klinischer Studien

Ziel

Mit dieser Studie sollte die vorhandene Evidenz zur Wirksamkeit therapeutischer Übungen beim Fibromyalgiesyndrom zusammengetragen werden.

Studiendesign

Die aus den Datenbanken Cochrane Plus, PEDro und PubMed ausgewählten Studien wurden systematisch überprüft. Eingeschlossen wurden randomisierte kontrollierte Studien und Metaanalysen an Erwachsenen mit Fibromyalgie. Primäre Endpunkte in diesem systematischen Review waren Schmerzen, allgemeines Wohlbefinden, depressive Symptome und die gesundheitsbezogene Lebensqualität.

Ergebnisse

Die Effekte wurden anhand der Unterschiede des standardisierten Mittelwerts mit 95 % Konfidenzintervallen unter Verwendung eines Random-Effects-Modells zusammengefasst. Diese Studie liefert starke Evidenz dafür, dass körperliche Bewegung Schmerzen (–1,11 [95 %-Konfidenzintervall] –1,52; –0,71; Gesamteffekt $p < 0,001$), allgemeines Wohlbefinden (-0,67 [95 %-Konfidenzintervall] –0,89, –0,45; $p < 0,001$) und depressive Symptome (–0,40 [95 %-Konfidenzintervall] –0,55, –0,24; $p < 0,001$) sowie beide Komponenten der gesundheitsbezogenen Lebensqualität verbessert (physisch: 0,77 [95 %-Konfidenzintervall] 0,47–1,08; $p < 0,001$; psychisch: 0,49 [95 %-Konfidenzintervall] 0,27–0,71; $p < 0,001$).

Zusammenfassung

Die Autorinnen und Autoren der Studie kommen zu dem Schluss, dass aerobe Übungen und Kraftübungen bei Menschen mit Fibromyalgie die wirksamste Methode zur Schmerzlinderung und zur Verbesserung des allgemeinen Wohlbefindens sind und dass Dehnungsübungen und aerobe Übungen die gesundheitsbezogene Lebensqualität verbessern. Außerdem hat ein kombiniertes Training die stärkste positive Wirkung auf depressive Symptome.

24.3 Kommentar

24.3.1 Zusammenfassung

Insgesamt wurden 16 randomisierte kontrollierte Studien zur Wirksamkeit körperlicher Übungen bei Fibromyalgie ausgewertet, von denen 14 in die Metaanalyse einflossen. Die Ergebnisse zeigen, dass körperliches Training – insbesondere Ausdauer- und Krafttraining – Schmerzen, den Schweregrad der Erkrankung, depressive Symptome und die gesundheitsbezogene Lebensqualität signifikant verbessern können. Am stärksten war der Effekt bei Krafttraining, während Stretching nur eine begrenzte Wirksamkeit aufwies. Die Effektgröße reicht abhängig von der Trainingsart und dem untersuchten Symptom von gering (bei Depression) bis groß (bei Schmerz).

24.3.2 Wissenschaftliche Einordnung

Der systematische Review mit Metaanalyse von Sosa-Reina et al. (2017) ist die erste Studie, in der systematisch die Wirksamkeit verschiedener körperlicher Übungen auf die Symptomlinderung bei Fibromyalgie bewertet wurde. Durch die strukturierte Auswertung zahlreicher kontrollierter Studien bietet sie ein umfassendes und evidenzbasiertes Verständnis der Effektivität spezifischer Interventionen. Die methodische Qualität der Arbeit wurde durch den Einsatz der CONSORT-Checkliste sowie des Cochrane Risk-of-bias-tools sichergestellt. Die Studienqualität wurde insgesamt als methodisch solide bewertet, auch wenn ein hohes Risiko für Verzerrung durch fehlende Verblindung bestand. Die Studie unterstützt Physiotherapeutinnen und -therapeuten maßgeblich bei der klinischen Entscheidungsfindung und leistet einen wichtigen Beitrag zur Qualität der therapeutischen Versorgung.

24.3.3 Praxistipp

Entsprechend der Patienteninformation (Patientenleitlinie) zum Fibromyalgie-Syndrom sollte den Betroffenen von der Inanspruchnahme passiver Maßnahmen wie Massage, Magnetfeldtherapie und Chirotherapie abgeraten werden. Empfohlen werden hingegen aktive Behandlungsansätze (Ärztliches Zentrum für Qualität in der Medizin [ÄZQ] 2021) wie Kraft- und Ausdauertraining (Sosa-Reina et al. 2017). Da es für die Betroffenen wichtig ist, langfristig in Bewegung zu bleiben, sollte bei der Wahl der Trainingsart ihren individuellen Bedürfnissen, Vorlieben und Fähigkeiten Rechnung getragen werden – ähnlich, wie es auch bei lumbalen Rückenschmerzen empfohlen wird (Swart et al. 2021).

TAKE HOME MESSAGE

Setzen Sie bei Fibromyalgie gezielt auf individuell angepasstes Kraft- und Ausdauertraining – diese Therapieformen zeigen nachweislich die größten Effekte auf Schmerz, Funktion und Wohlbefinden.

ERKLÄRUNG ZU KI UND KI-GESTÜTZTEN TECHNOLOGIEN IM SCHREIBPROZESS

Bei der Vorbereitung dieser Arbeit hat der Autor dieses Kapitels ChatGPT verwendet, um den Text stilistisch zu überarbeiten. Nach der Nutzung dieses Tools/Dienstes hat der Autor den Inhalt nach Bedarf überprüft und bearbeitet und übernimmt die volle Verantwortung für den Inhalt der Veröffentlichung.

LITERATUR

Ärztliches Zentrum für Qualität in der Medizin (ÄZQ) (2021): *Patienteninformation - Fibromyalgie-Syndrom.* AWMF-Registernr. 145-004. Stand Juni 2021.

Deutsche Schmerzgesellschaft (2017): *S3-Leitlinie Definition, Pathophysiologie, Diagnostik und Therapie des Fibromyalgiesyndroms.* AWMF-Registernr. 145-004. Stand 17.03.2017, gültig bis 16.03.2022 (in Überarbeitung) www.awmf.org

Macfarlane GJ, Kronisch C, Dean LE, et al. (2017): EULAR revised recommendations for the management of fibromyalgia. *Ann Rheum Dis* 76(2): 318–328. DOI: 10.1136/annrheumdis-2016-209724

Swart N, Apeldoorn A, Conijn D, Meerhoff G, Ostelo RW (2021): *KNGF Guid on Low Back Pain Practice Guideline.* Amersfoort/Utrecht, KNGF/VvOCM.

Turk D, Adams (2016): Using a biopsychosocial perspective in the treatment of fibromyalgia patients. *Pain Manag* 6(4): 357–369. DOI: 10.2217/pmt-2016-0003

KAPITEL

25

Andrea Pfingsten

Pain Neuroscience Education bei chronischen Schmerzen

25.1 Einleitung

In Deutschland waren 2012 innerhalb von drei Monaten 32,9 % einer repräsentativen Stichprobe von chronischen Schmerzen betroffen und 5,4 % durch chronische Schmerzen körperlich und sozial beeinträchtigt (Häuser et al. 2013). In den USA lag der Anteil von Menschen mit chronischen Schmerzen in einer repräsentativen Stichprobe 2019 bei 20,8 %. Bei ⅔ bestand der chronische Schmerz 2020 weiterhin. 15 % derjenigen, die 2019 nichtchronische Schmerzen hatten, entwickelten chronische Schmerzen, ebenso 6,3 % der 2019 schmerzfreien Personen (Nahin et al. 2023). Die Lebensqualität der Betroffenen ist reduziert und sie leiden unter sozioökonomischen Belastungen. Es kommt zu zahlreichen Veränderungen im Körper mit zentraler Sensibilisierung, deren Ausprägung sich von Person zu Person unterscheidet (Nijs et al. 2021). Der Verlauf ist dabei eng mit Depression, Angst und Schmerzkatastrophisierung verbunden. Zudem besteht ein Zusammenhang zwischen körperlicher Inaktivität und Katastrophisierung sowie stärkeren Schmerzen (Asanova et al. 2024).

Daher sollten diese Faktoren im Rahmen einer bewegungsorientierten Physiotherapie mittels biopsychosozialer Ansätze adressiert werden (Louw et al. 2018). Pain Neuroscience Education (PNE) zielt darauf ab, von Schmerz Betroffenen ein tiefes Verständnis neurobiologischer und neurophysiologischer Prozesse bei Schmerz zu vermitteln. Zu den bekanntesten PNE-Konzepten gehören *Explain Pain, Pain in Motion* und *Evidence in Motion.*

Aus dem Umbrella Review lässt sich ableiten, dass PNE in Kombination mit anderen Behandlungen und insbesondere mit Bewegungstherapien bei chronischen Schmerzen stärkere klinische Verbesserungen erzielt als Kontrollinterventionen. Dies betrifft vor allem die Reduktion psychosozialer Variablen (z. B. Kinesiophobie, Schmerzkatastrophisierung) und in den meisten systematischen Reviews die Schmerzintensität. Die systematischen Reviews, die PNE isoliert untersuchten, wiesen keine Verbesserungen von psychosozialen Variablen, Schmerzintensität oder schmerzbedingtem Behinderungslevel nach.

Berücksichtigt wurden systematische Reviews zu Interventionen mit geplanten und strukturierten Aufklärungssitzungen über die Neurophysiologie von Schmerz. Erreicht werden sollte, dass die Betroffenen ihren Schmerz als weniger bedrohlich wahrnehmen. Die Vorgehensweisen zu PNE waren in den Studien und somit auch in den systematischen Reviews sehr unterschiedlich.

25.2 Abstract der Studie

Cuenca-Martínez F, Suso-Martí L, Calatayud J, et al. (2023): Pain neuroscience education in patients with chronic musculoskeletal pain: an umbrella review. *Front Neurosci* 17: 1272068.
DOI: 10.3389/fnins.2023.1272068
https://doi.org/10.3389/fnins.2023.1272068

Abstract

Pain Neuroscience Education bei chronischen muskuloskelettalen Schmerzen: ein Umbrella Review

Einleitung
In den letzten Jahren wurde die Pain Neuroscience Education (PNE) in der wissenschaftlichen Literatur der Physiotherapie intensiv erforscht. Da die Ergebnisse jedoch umstritten sind, bleibt die klinische Anwendung unklar. Das Hauptziel dieses Umbrella Review bestand darin, die Effektivität der PNE bei chronischen muskuloskelettalen Schmerzen (CMP) zu bewerten.

Methodik
Wir haben eine systematische Suche in PubMed (Medline), PEDro, EMBASE, CINAHL und PsycINFO durchgeführt. Die methodische Qualität wurde mit der AMSTAR-2-Skala und die Überschneidungsanalyse mit dem GROOVE-Tool analysiert.

Ergebnisse
Insgesamt wurden 16 systematische Reviews einbezogen. Für die folgenden Gruppen von Patientinnen und Patienten mit CMP wurde eine qualitative Synthese durchgeführt: chronische muskuloskelettale Schmerzen insgesamt, chronische Wirbelsäulenschmerzen, Fibromyalgie

und Osteoarthritis. Allgemein scheint eine zusätzlich zu anderen Behandlungen (vor allem bewegungsbasierten Interventionen, obwohl wir sie im Folgenden evtl. als multimodalen Ansatz bezeichnen werden) durchgeführte PNE-basierten Intervention zu stärkeren klinischen Verbesserungen zu führen als der multimodale Ansatz allein. Besonders deutlich war dieser Effekt bei der Verringerung des Einflusses psychosozialer Variablen. Allerdings scheinen sich bei den Studien, in denen die Effektivität der PNE isoliert untersucht wurde, in systematischen Reviews mit oder ohne Metaanalyse insgesamt keine statistisch signifikanten Verbesserungen von Schmerzintensität, Grad der Behinderung oder psychosozialer Variablen zu ergeben.

Diskussion

Die erzielten Ergebnisse und die verwendeten PNE-Protokolle sind sehr heterogen, die Qualität der eingeschlossenen Übersichtsarbeiten ist grenzwertig gering und es gibt sehr viele Überschneidungen, sodass die Studien in diesem Bereich vor der klinischen Anwendung verbessert werden müssen.

25.3 Kommentar

25.3.1 Wissenschaftliche Einordnung

Die Umsetzung von PNE beginnt mit der Vorbereitung. Erforderliche Informationen über die von Schmerzen Betroffenen sind neben soziodemografischen Informationen unter anderem

- das Vorhandensein von Red Flags,
- die Ausprägung der zentralen Sensibilisierung (CSI-Fragebogen),
- der vorliegende Schmerzphänotyp (nozizeptiv, neuropathisch, noziplastisch) und
- das Risikoprofil für die Entwicklung langanhaltender Schmerzen (z. B. yellow flags, Keele STarT MSK Tool).

Die Schmerzedukation sollte an diese Eigenschaften angepasst werden (Louw et al. 2018; Koppenaal et al. 2020; Klute et al. 2021; Nijs et al. 2021 und 2023). Erreichen von Schmerzen Betroffene beispielsweise im CSI-Fragebogen einen Wert über 40 (Neblett et al. 2015) oder liegt eine Hyperalgesie oder Allodynie vor (Louw et al. 2018) sollte über Nozizeption und neuroplastische Schmerzen aufgeklärt werden. Dies erfolgt beispielsweise mit der Einbruchs- oder Campingplatzgeschichte (➤ Abb. 25.1).

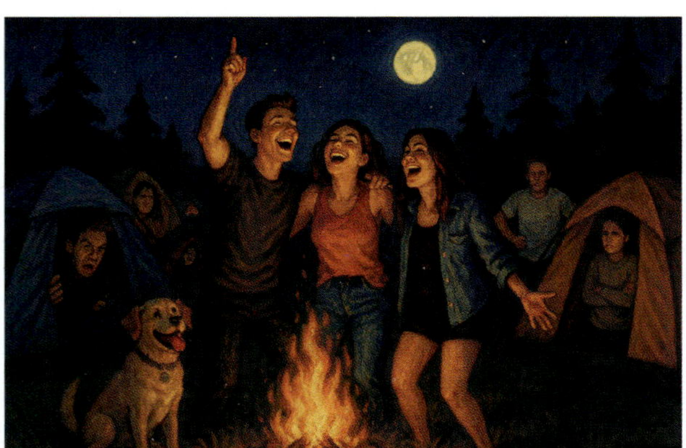

Abb. 25.1 Unruhe auf dem Campingplatz [X421]

Im Rahmen von PNE werden komplexe Sachverhalte möglichst verständlich und unter Nutzung von Bildern und Grafiken dargestellt. Eine Möglichkeit, PNE anzuwenden, ist die Nutzung von Geschichten und Metaphern. Im englischsprachigen Raum liegen mit dem Werk von Louw et al. (2018) sowie dem von Louw entwickelten Kartensystem (2014) einschlägige Materialien vor, die bislang jedoch nicht für den deutschen Kontext kulturell adaptiert wurden, aber als konzeptionelle Grundlage bzw. Referenzrahmen herangezogen werden können. Der erste Schritt ist die Auswahl der individuell geeigneten Metaphern. So könnte eine Geschichte über einen Campingplatz in Anlehnung an die amerikanische Metapher eines Einbruchs erläutern, wie die Schmerzausbreitung stattfindet. In der Originalmetapher werden nach einem Einbruch immer weitere Menschen geweckt, Hunde bellen und schlussendlich kommt die Polizei. Übertragen auf den Campinglatz beginnt eine Gruppe laut zu sein und irgendwann ist der ganze Campinglatz wach. So wird erläutert, dass bei Schmerzausbreitung immer weitere Areale schmerzhaft werden, die mit dem nozizeptiven Schmerz – der lauten Gruppe - nicht in Verbindung stehen.

Im vorliegenden Umbrella Review wird die methodische Qualität der systematischen Reviews mit grenzwertig niedrig bewertet. Die in den systematischen Reviews betrachteten Primärstudien sind sehr heterogen und in den verschiedenen systematischen Reviews werden immer wieder dieselben Studien verwendet. Es sind dringend neue, qualitativ hochwertige Primärstudien erforderlich und keine weiteren systematischen Reviews. Außerdem ist die Untersuchung und Standardisierung der PNE-Inhalte, der Sitzungsmodalität - analog oder digital, einzeln oder in der Gruppe -, der Form der Vermittlung von Inhalten, der geeigneten Dosierung und nicht zuletzt die Adaptation und/oder Entwicklung unterstützenden Lehrmaterials erforderlich.

In künftigen Studien sollte nicht nur untersucht werden, ob PNE wirksam ist, sondern auch, bei welchen Patientinnen und Patienten sie effektiv ist und wie sie am besten angewandt werden kann.

Um im Rahmen von PNE die Geschichten und den Schmerzmechanismus geeignet in Verbindung zu setzen, benötigen Physiotherapeutinnen und -therapeuten selbst ein tiefes Verständnis der Schmerzneurophysiologie. Möglicherweise sollten sie ein Angebot erhalten, um diese Kenntnisse zu erwerben oder zu vertiefen, bevor sie PNE anwenden.

25.3.2 Praxistipps

Aus dem Umbrella Review lässt sich ableiten:

- PNE bei chronischen muskuloskelettalen Schmerzen nach gemeinsamer Entscheidung mit Patientinnen und Patienten anwenden
- PNE mit Bewegungstherapie kombinieren
- Den Verlauf der Schmerzintensität und der psychosozialen Faktoren regelmäßig kontrollieren

Da genauere Empfehlungen zur Durchführung nicht ableitbar sind, erfolgen diese unter Nutzung weiterer Literatur.

Bei der Anwendung von PNE scheint die Dosierung bedeutend zu sein und hängt von dem angestrebten Outcome ab. Kinesiophobie verbesserte sich bereits nach 100 Minuten relevant, die ideale Dauer liegt wahrscheinlich bei vier bis fünf Sitzungen mit einer Dauer von je 40–50 Minuten zwei- bis dreimal pro Woche (Salazar-Méndez et al. 2023, Núñez-Cortés et al. 2024).

TAKE HOME MESSAGE

PNE reduziert vor allem in Kombination mit Bewegungstherapie Kinesiophobie und Schmerzkatastrophisierung (Cuenca-Martínez et al. 2023) sowie Schmerzintensität und Behinderung (Núñez-Cortés et al. 2024). Gleichzeitig ist noch unklar, wie PNE genau stattfinden soll. Wahrscheinlich erreicht PNE im Einzelsetting bessere Ergebnisse als im Gruppensetting (Lepri et al. 2023; Lin et al. 2024) was sich aber nicht immer so bestätigt (Ma et al. 2024).

ERKLÄRUNG ZU KI UND KI-GESTÜTZTEN TECHNOLOGIEN IM SCHREIBPROZESS

Bei der Vorbereitung dieser Arbeit hat die Autorin ausschließlich im Rahmen der Recherche KI und KI-gestützte Technologien verwendet.

LITERATUR

Asanova A, Ovdii M, Mukharovska I, Skrynnyk O (2024): The role of catastrophizing, depression and anxiety in chronic pain: A cross-sectional pilot study. *International Neurological Journal* 20(7): 334–342. DOI: 10.22141/2224-0713.20.7.2024.1113

Häuser W, Schmutzer G, Hinz A, Hilbert A, Brähler E (2013): Prävalenz chronischer Schmerzen in Deutschland. Befragung einer repräsentativen Bevölkerungsstichprobe. *Schmerz* 27(1): 46–55. DOI: 10.1007/s00482-012-1280-z

Klute, M., Laekeman, M., Kuss, K., Petzke, F., Dieterich, A., Leha, A., Neblett, R., Ehrhardt, S., Ulma, J., & Schäfer, A. (2021). Cross-cultural adaptation and validation of the German Central Sensitization Inventory (CSI-GE). *BMC Musculoskeletal Disorders*, 22(1), 708. https://doi.org/10.1186/s12891-021-04481-5

Koppenaal T, Arensman RM, Van Dongen JM, et al. (2020): Effectiveness and cost-effectiveness of stratified blended physiotherapy in patients with non-specific low back pain: study protocol of a cluster randomized controlled trial. *BMC Musculoskelet Disord.* 21(1): 265. DOI: 10.1186/s12891-020-3174-z

Latremoliere, A, Woolf CJ (2009): Central sensitization: A generator of pain hypersensitivity by central neural plasticity. *J Pain* 10(9): 895–926. DOI: 10.1016/j.jpain.2009.06.012

Lepri B, Romani D, Storari L, Barbari V (2023): Effectiveness of pain neuroscience education in patients with chronic musculoskeletal pain and central sensitization: a systematic review. *Int J Environ Res Public Health* 20(5): 4098. DOI: 10.3390/ijerph20054098

Lin L, Lin T, Chang K, Wu W, Özçakar L (2024): Pain neuroscience education for reducing pain and kinesiophobia in patients with chronic neck pain: A systematic review and meta-analysis of randomized controlled trials. *Eur J Pain* 28(2): 231–243. DOI: 10.1002/ejp.2182

Louw A (2014). *Why you hurt: Pain neuroscience education system.* Orthopedic Physical Therapy Products.

Louw A, Puentedura E, Schmidt S, Zimney K (2018): *Pain neuroscience education: Teaching people about pain.* 2nd edition. Orthopedic Physical Therapy Products.

Ma X, Chen R, Li W, Huang P (2024): A systematic review and meta-analysis of pain neuroscience education for chronic low back pain: short-term outcomes of pain and disability. *Physiother Theory Pract* 40(9): 2130–2149. DOI: 10.1080/09593985.2023.2232003

Mansour AR, Farmer MA, Baliki MN, Apkarian AV (2014): Chronic pain: the role of learning and brain plasticity. *Restor Neurol Neurosci* 32(1): 129–39. DOI: 10.3233/RNN-139003

Nahin RL, Feinberg T, Kapos FP, Terman GW (2023): Estimated rates of incident and persistent chronic pain among US adults, 2019–2020. *JAMA Netw Open* 6(5): e2313563 DOI: 10.1001/jamanetworkopen.2023.13563

Neblett R, Hartzell MM, Cohen H, et al. (2015): Ability of the central sensitization inventory to identify central sensitivity syndromes in an outpatient chronic pain sample. *Clin J Pain* 31(4): 323–332. DOI: 10.1097/AJP.0000000000000113

Nijs J, George SZ, Clauw DJ, et al. (2023): Central sensitisation in chronic pain conditions: Latest discoveries and their potential for precision medicine. *Lancet Rheumatol* 3(5): e383–e392. DOI: 10.1016/S2665-9913(21)00032-1

Nijs J, De Baets L, Hodges P (2023): Phenotyping nociceptive, neuropathic, and nociplastic pain: who, how, & why? *Braz J Phys Ther* 27(4): 100537. DOI: 10.1016/j.bjpt.2023.100537

Núñez-Cortés R, Salazar-Méndez J, Calatayud J, et al. (2024): The optimal dose of pain neuroscience education added to an exercise program for patients with chronic spinal pain: a systematic review and dose-response meta-analysis. *Pain* 165(6): 1196–1206. DOI: 10.1097/j.pain.0000000000003126

Salazar-Méndez J, Núñez-Cortés R, Suso-Martí L, et al. (2023): Dosage matters: Uncovering the optimal duration of pain neuroscience education to improve psychosocial variables in chronic musculoskeletal pain. A systematic review and meta-analysis with moderator analysis. *Neurosci Biobehav Rev* 153: 105328. DOI: 10.1016/j.neubiorev.2023.105328

KAPITEL

26 Prognose von akuten, subakuten und chronischen lumbalen Rückenschmerzen

Tibor M. Szikszay

26.1 Einleitung

Unspezifische Rückenschmerzen sind eine der weltweit häufigsten Ursachen für Behinderung und betreffen jährlich etwa 39 % der Bevölkerung (Hoy et al. 2012, GBD 2019, Diseases and Injuries Collaborators 2020). Klinische Leitlinien empfehlen eine strukturierte Triage, um seltene aber ernste Grunderkrankungen (< 1 % in der Primärversorgung) zu identifizieren. In den meisten Fällen kann keine spezifische anatomische Ursache ermittelt werden, sodass der Fokus der Behandlung auf Edukation, nichtpharmakologischen Maßnahmen (z. B. körperlicher Aktivität) und analgetischer Therapie liegt (Chenot et al. 2017). In vielen Fällen ist dadurch eine deutliche Besserung zu erreichen, Rückfälle sind aber häufig, und bei einem Teil der Betroffenen persistieren Schmerzen. Eine dynamische Betrachtung des Verlaufs von Schmerz und Funktionseinschränkung könnte daher eine präzisere Einschätzung ermöglichen.

26.2 Abstract der Studie

Wallwork SB, Braithwaite FA, O'Keeffe M, et al. (2024): The clinical course of acute, subacute and persistent low back pain: a systematic review and meta-analysis. *CMAJ* 196(2): E29–E46.
DOI: 10.1503/cmaj.230542
https://doi.org/10.1503/cmaj.230542

Abstract

Klinischer Verlauf von akuten, subakuten und anhaltenden lumbalen Rückenschmerzen: ein systematischer Review mit Metaanalyse

Hintergrund
Für das Aufstellen von Behandlungsempfehlungen und die Stratifizierung der Betroffenen ist ein Verständnis des klinischen Verlaufs von lumbalen Rückenschmerzen von wesentlicher Bedeutung. Unser Ziel war es, unseren früheren systematischen Review mit Metaanalyse zu aktualisieren, um den klinischen Verlauf von akuten, subakuten und anhaltenden Kreuzschmerzen besser darzulegen.

Methodik
Zur Aktualisierung unseres systematischen Reviews mit Metaanalyse aus dem Jahr 2012 durchsuchten wir die Datenbanken Embase, MEDLINE und CINAHL von 2011 bis Januar 2023 unter Beibehaltung der vormaligen Suchstrategie. Wir schlossen prospektive Kohortenstudien ein, die an Personen mit bei Studienbeginn akuten (< 6 Wochen), subakuten (6 bis < 12 Wochen) oder anhaltenden (12 bis < 52 Wochen) unspezifischen lumbalen Rückenschmerzen erfolgten. Zu den primären Endpunkten gehörten Schmerzen und Behinderung (Skala 0–100). Das Verzerrungsrisiko der eingeschlossenen Studien wurde mit einem modifizierten Instrument bewertet, der Grad des Vertrauens in die gepoolten Schätzungen mit dem GRADE-Instrument (Grading of Recommandations, Assessment, Development and Evaluation). Mit einem Modell mit gemischten Effekten berechneten wird gepoolte Schätzungen (Mittelwert, 95 %-Konfidenzintervall) für Schmerzen und Behinderung nach 0, 6, 12, 26 und 52 Wochen. Die Zeit ließen wir auf zwei Wegen einfließen: die seit Studienbeginn vergangene Zeit (unkorrigierte Anfangszeit) und die seit Auftreten der Schmerzen vergangene Zeit (korrigierte Anfangszeit). Letztere transformierten wir, indem wir die seit Beginn der Ursprungsstudie und die seit Eintritt in diese Studien vergangene Zeit addierten.

Ergebnisse
Aus den insgesamt 95 eingeschlossenen Studien extrahierten wir 60 Kohorten für den systematischen Review (n = 17 974) und 47 Kohorten (n = 9224) für die Metaanalyse. Das Verzerrungsrisiko der eingeschlossenen Studien war bei hoher Abbrecherquote und schlechter Nachbeobachtung sowie meist nichtkonsekutiver Auswahl der Teilnehmenden unterschiedlich hoch. Für die Akutschmerzkohorte betrug der geschätzte mittlere Schmerzscore mit unkorrigierter Anfangszeit bei Studienbeginn 56 (95 %-Konfidenzintervall 49–62), nach sechs Wochen 26 (95 % Konfidenzintervall 21–31), nach 26 Wochen 22 (95 %-Konfidenzintervall 18–26) und nach 52 Wochen 21

(95 %-Konfidenzintervall 17–25) (Evidenz mit mäßiger Vertrauenswürdigkeit). In der subakuten Schmerzkohorte lag der mittlere Schmerzwert bei Studienbeginn bei 63 (95 %-Konfidenzintervall 55–71), nach sechs Wochen bei 29 (95 %-Konfidenzintervall 22–37), nach 26 Wochen bei 29 (95 %-Konfidenzintervall 22–36) und nach 52 Wochen bei 31 (95 %-Konfidenzintervall 23–39) (Evidenz mit mäßiger Vertrauenswürdigkeit). In der Kohorte mit anhaltenden Schmerzen lag der mittlere Schmerzwert zu Beginn der Studie bei 56 (95 %-Konfidenzintervall 37–74), nach sechs Wochen bei 48 (95 %-Konfidenzintervall 32–64), nach 26 Wochen bei 43 (95 %-Konfidenzintervall 29–57) und nach 52 Wochen bei 40 (95 %-Konfidenzintervall 27–54) (Evidenz mit sehr geringer Vertrauenswürdigkeit). Die Behinderung entwickelte sich im klinischen Verlauf etwas günstiger als die Schmerzen.

Schlussfolgerung
Bei den Teilnehmenden mit akuten und subakuten lumbalen Rückenschmerzen verbesserten sich die Werte für Schmerzen und Behinderung in den ersten sechs Wochen deutlich (Evidenz mit mäßiger Vertrauenswürdigkeit). Bei anhaltenden lumbalen Rückenschmerzen waren die Schmerz- und Behinderungswerte jedoch hoch und verbesserten sich im Laufe der Zeit nur minimal (Evidenz mit sehr geringe Vertrauenswürdigkeit). Die Identifizierung von Menschen mit subakuten lumbalen Rückenschmerzen, die sich nur langsam erholen, und die Eskalation ihrer Versorgung könnten Schwerpunkte von Interventionen werden, um die Wahrscheinlichkeit des Übergangs zu anhaltenden Kreuzschmerzen zu verringern.

Registrierung des Protokolls
PROSPERO – CRD42020207442

26.3 Kommentar

26.3.1 Zusammenfassung

Der aktualisierte systemische Review mit Metaanalyse (Wallwork et al. 2024) zur Prognose von lumbalen Rückenschmerzen, insbesondere akuten, subakuten und persistierenden Beschwerden, liefert wichtige Impulse für die physiotherapeutische Praxis. Die Ergebnisse zeigen, dass sich lumbale Rückenschmerzen in der Regel innerhalb von sechs Wochen auch ohne spezifische Behandlung deutlich bessern, insbesondere hinsichtlich Schmerzintensität und Funktionsbeeinträchtigung.

26.3.2 Wissenschaftliche Einordnung

Ein zentrales Anliegen der Studie ist die Betonung der Notwendigkeit einer fortlaufenden Neubewertung des Behandlungsfortschritts insbesondere innerhalb der ersten zwölf Wochen. Durch diese regelmäßige Überprüfung werden Rückfällen frühzeitig erkannt und kann die Therapie gezielt angepasst werden. Die Therapie setzt eine dynamische, anpassungsfähige Behandlungsstrategie, die den Verlauf des Beschwerdebildes berücksichtigt, voraus. Im klinischen Alltag sollten daher realistische Erwartungen hinsichtlich Schmerzlinderung und Funktionsverbesserung formuliert werden. Besonders bei persistierenden Rückenschmerzen, die länger als zwölf Wochen anhalten, ist die Förderung der physischen und psychischen Funktionsfähigkeit von großer Bedeutung. Dies kann durch Kraft- und Ausdauertraining sowie Verhaltenstherapie unterstützt werden, die gemäß der aktuellen Nationalen Versorgungsleitlinie (NVL) für Rückenschmerzen zu den effektivsten Methoden zählen (BÄK, KBV und AWMF 2017). Methoden mit wenig oder widersprüchlicher Evidenz, wie Kinesiotaping, Ultraschall, Traktionen oder Bettruhe, sollten gemäß dieser Leitlinie vermieden werden. Eine weitere Studie zeigt jedoch, dass nur 38 % der deutschen Physiotherapeutinnen und -therapeuten diese Leitlinien zur Behandlung von Rückenschmerzen vollständig umsetzen, was auf eine Lücke in der evidenzbasierten Praxis hinweist (Bahns et al. 2021). Daher sollten evidenzbasierte Behandlungsansätze verstärkt gefördert werden, um die Versorgungsqualität zu verbessern.

26.3.3 Praxistipp

Für die Physiotherapie bedeutet dies, dass es in der Anfangsphase häufig zur spontanen Heilung kommt, weshalb die Vermittlung realistischer Erwartungen von zentraler Bedeutung ist (Grøn et al. 2019). Der Fokus sollte nicht nur auf der Schmerzlinderung, sondern vor allem auf der Verbesserung der Funktionalität liegen, zumal durch die hier besprochene Studie hervorgehoben wird, dass die Funktionsbeeinträchtigung insgesamt günstiger verläuft als die Schmerzen. Dies unterstreicht die Effektivität einer Kombination aus physiotherapeutischen und psychologischen Interventionen, welche die Lebensqualität durch Schmerzbewältigungsstrategien, edukative Maßnahmen sowie Kraft- und Ausdauertraining verbessern können (Ho et al. 2022). Besonders diejenigen mit subakuten Rückenschmerzen, welche langsamer abheilen, benötigt gezielte und frühzeitige Interventionen, um eine Chronifizierung der Beschwerden zu vermeiden.

TAKE HOME MESSAGE

Zusammenfassend bekräftigt die Metaanalyse die Bedeutung einer differenzierten, frühzeitigen Intervention bei subakuten lumbalen Rückenschmerzen, um eine Chronifizierung zu vermeiden. Die Integration evidenzbasierter Methoden, wie Kraft- und Ausdauertraining sowie Edukationen, in die Therapieplanung ist essenziell. Durch die kontinuierliche Neubewertung der Fortschritte und die konsequente Anwendung der NVL-Leitlinien wird eine qualitativ hochwertige, evidenzbasierte Therapie gewährleistet und die Lebensqualität der Betroffenen nachhaltig verbessert.

ERKLÄRUNG ZU KI UND KI-GESTÜTZTEN TECHNOLOGIEN IM SCHREIBPROZESS

Bei der Vorbereitung dieser Arbeit hat der Autor ChatGPT verwendet, um das Dokument Korrektur zu lesen und sprachlich zu verbessern. Nach der Nutzung dieses Tools hat der Autor den Inhalt überprüft und bearbeitet und übernimmt die volle Verantwortung für den Inhalt der Veröffentlichung.

LITERATUR

Bundesärztekammer (BÄK), Kassenärztliche Bundesvereinigung (KBV), Arbeitsgemeinschaft der Wissenschaftlichen Medizinischen Fachgesellschaften (AWMF) (2017): *S3-Leitlinie Nationale VersorgungsLeitlinie Kreuzschmerz – Langfassung.* 2. Aufl. Version 2. AWMF-Registernr.: nvl-007. Stand 31.12.2016, gültig bis 30.12.2021 (in Überarbeitung). www.awmf.org

Bahns C, Happe L, Thiel C, Kopkow C (2021): Physical therapy for patients with low back pain in Germany: a survey of current practice. *BMC Musculoskeletal Disorders* 22(1): 563. DOI: 10.1186/s12891-021-04422-2

Chenot J-F, Greitemann B, Kladny B, Petzke F, Pfingsten M, Schorr SG (2017): Non-specific low back pain. *Dtsch Arztebl Int* 114(51–52): 883–890. DOI: 10.3238/arztebl.2017.0883

GBD 2019 Diseases and Injuries Collaborators (2020): Global burden of 369 diseases and injuries in 204 countries and territories, 1990–2019: a systematic analysis for the Global Burden of Disease Study 2019. *Lancet* 396(10258): 1204–1222. DOI: 10.1016/S0140-6736(20)30925-9

Grøn S, Jensen RK, Jensen TS, Kongsted A (2019): Back beliefs in patients with low back pain: a primary care cohort study. *BMC Musculoskelet Disord* 20(1): 578. DOI: 10.1186/s12891-019-2925-1

Ho EK-Y, Chen L, Simic M, et al. (2022): Psychological interventions for chronic, non-specific low back pain: systematic review with network meta-analysis. *BMJ* 376, e067718. DOI: 10.1136/bmj-2021-067718

Hoy D, Bain C, Williams G, et al. (2012): A systematic review of the global prevalence of low back pain. *Arthritis Rheum* 64(6): 2028–2037. DOI: 10.1002/art.34347

KAPITEL

27 Trainingstherapie als Erstlinienbehandlung bei Greater Trochanteric Pain Syndrome (GTPS)

Jesko Streeck und Jean-Pascal Grenier

27.1 Einleitung

Das Greater Trochanteric Pain Syndrome (GTPS), auch als Trochanterschmerzsyndrom bezeichnet, ist eine der häufigsten Ursachen für chronische Hüftschmerzen. Die Erkrankung betrifft vor allem Frauen mittleren bis höheren Alters und geht häufig mit strukturellen Veränderungen der Glutealsehnen, insbesondere des Musculus gluteus medius und des Musculus gluteus minimus, sowie einer Entzündung der Bursa trochanterica einher. Das GTPS äußert sich durch Schmerzen im Bereich des Trochanter major, die insbesondere bei Bewegung und Druckbelastung auftreten.

Die zugrundeliegenden Mechanismen umfassen in erster Linie eine Tendinopathie der Glutealsehnen, die mit einer degenerativen Veränderung der Sehnenstruktur einhergeht. In vielen Fällen ist auch eine Bursitis trochanterica beteiligt, die zusätzlich zu Schmerzen und Bewegungseinschränkungen führt.

Ein wesentlicher Faktor bei der Entstehung des GTPS sind muskuläre Defizite sowie suboptimale Bewegungsmuster, durch die es zu einer Fehlbelastung der Sehnenstrukturen kommt. Diese Faktoren werden durch mangelnde Muskelkraft, reduzierte Beweglichkeit und eine gestörte Bewegungskoordination begünstigt. Zusätzlich kann die Sehnenstruktur durch degenerative Prozesse im Rahmen des Alterungsprozesses oder hormoneller Veränderungen die verändert sein, sodass das Risiko für pathologische Sehnenveränderungen steigt.

Klinisch ist das GTPS durch seitliche Hüftschmerzen unterschiedlicher Intensität gekennzeichnet. Sie werden insbesondere durch das Liegen auf der betroffenen Seite, Treppensteigen oder längeres Gehen, Aufstehen nach längerem Sitzen sowie Hüftbewegungen mit seitlicher Belastung verstärkt-.

In ihrem systematischen Review mit Metaanalyse untersuchen Kjeldsen et al. (2024) die Wirksamkeit einer Bewegungstherapie im Vergleich zu anderen konservativen Behandlungsansätzen bei Personen mit GTPS. Die Analyse umfasst sechs randomisierte kontrollierte Studien (RCTs) mit insgesamt 733 Personen, in denen die Bewegungstherapie mit anderen Interventionen wie Glukokortikoidinjektionen, manueller Therapie und Stoßwellentherapie verglichen wurde.

27.2 Abstract der Studie

Kjeldsen T, Hvidt KJ, Bagger Bohn M, et al. (2024): Exercise compared to a control condition or other conservative treatment options in patients with greater trochanteric pain syndrome: A systematic review and meta-analysis of randomized controlled trials. *Physiotherapy* 123: 69–80.
DOI: 10.1016/j.physio.2024.01.001
https://doi.org/10.1016/j.physio.2024.01.001

Abstract

Vergleich einer Bewegungstherapie mit einer Kontrollerkrankung oder anderen konservativen Behandlungsoptionen bei Greater Trochanteric Pain Syndrome: ein systematischer Review mit einer Metaanalyse randomisierter kontrollierter Studien

Ziele

Beurteilen der Wirksamkeit einer Bewegungstherapie unmittelbar nach deren Ende und bei Langzeitkontrollen im Vergleich zu einer Kontrollerkrankung oder anderen konservativen Behandlungen bei Patientinnen und Patienten mit Greater Trochanteric Pain Syndrome (GTPS).

Methodik

Die Suche in den Datenbanken fand im September 2021 statt und wurde im September 2023 aktualisiert. Eingeschlossen wurden randomisierte kontrollierte Studien (RCTs), in denen die Behandlung eines GTPS mit eine Bewegungstherapie mit derselben Therapie bei einer anderen Erkrankung oder mit einer Therapie mittels Glukokortikoidinjektionen, Stoßwellentherapie oder anderen Arten von Bewegungsprogrammen verglichen wurde. Das Verzerrungsrisiko wurde mit dem Cochrane-RoB 2-Tool bewertet. Die Metaanalysen erfolgten nach dem Random-Effects-Modell. Die Sicherheit der Evidenz wurde mit dem GRADE-Ansatz bewertet.

Ergebnisse
Es wurden sechs RCTs mit insgesamt 733 Patientinnen und Patienten mit GTPS einbezogen. In drei Studien wurde Bewegungstherapie mit Scheinübungen oder abwartendem Verhalten verglichen, in zwei Studien mit Glukokortikoidinjektionen, in zwei weiteren Studien mit der Stoßwellentherapie und in einer Studie mit einer anderen Art von Übungen. Die Metaanalysen zeigten, dass die Hüftschmerzen und der Schweregrad der Erkrankung durch eine Bewegungstherapie langfristig leicht reduziert werden und sich gleichzeitig die von den Betroffenen angegebene körperliche Funktion und die Gesamtbewertung der Veränderungen im Vergleich zu einer Kontrollbedingung leicht verbessert. Es wurden keine schwerwiegenden unerwünschten Ereignisse gemeldet. Im Vergleich zu Glukokortikoidinjektionen verbessert Bewegungstherapie auf lange Sicht die Bewertung der allgemeinen Veränderung.

Schlussbemerkung
Die aktuelle Evidenz spricht für eine starke Empfehlung der Bewegungstherapie als Erstbehandlung bei Patientinnen und Patienten mit der klinischen Diagnose eines GTPS. Eine Bewegungstherapie erhöht weitaus stärker als eine Glukokortikoidinjektion die Wahrscheinlichkeit für eine deutliche allgemeine Verbesserung bei den Betroffenen. Diese Ergebnisse beruhen auf nur wenigen Studien und einer geringen Anzahl von Patientinnen und Patienten.

Studienregistrierung
Dieser Review wurde prospektiv in der PROSPERO-Datenbank für systematische Reviews registriert (ID: CRD42021261380).

Beitrag der Veröffentlichung
- Durch eine Bewegungstherapie werden Hüftschmerzen und Schweregrad der Erkrankung leicht reduziert, während sich die körperliche Funktion und die Gesamtbewertung der Veränderungen bei Patientinnen und Patienten mit GTPS leicht verbessern.
- Eine Bewegungstherapie erhöht weitaus stärker als eine Glukokortikoidinjektion die Wahrscheinlichkeit für eine deutliche allgemeine Verbesserung bei den Betroffenen.
- Aufgrund der geringen Anzahl von Studien und der daraus resultierenden Inkonsistenz und Ungenauigkeit der Schätzungen ist die Sicherheit der Evidenz gering bis mäßig.

27.3 Kommentar

27.3.1 Zusammenfassung

Die Studie zeigt, dass eine Bewegungstherapie zu einer signifikanten Reduktion der Schmerzintensität und zu einer Verbesserung der Funktionsfähigkeit führt. Im Vergleich zu Glukokortikoidinjektionen erreicht die Bewegungstherapie eine nachhaltigere Verbesserung der Lebensqualität, ohne die mit den Injektionen verbundenen Nebenwirkungen zu verursachen. Die Studie zeigt auch, dass eine Bewegungstherapie langfristig wirksamer ist als passive Behandlungsansätze.

Die Bewegungstherapie wirkt bei der GTPS über mehrere Mechanismen. Sie kräftigt die Glutealmuskulatur, indem sie die Überlastung der Sehnen reduziert. Durch eine Verbesserung der Sehnenstruktur gelingt eine bessere Anpassung an mechanische Belastungen und durch eine Schmerzmodulation eine Anpassungen im zentralen Nervensystem mit Reduktion der Schmerzempfindlichkeit. Außerdem werden die Bewegungsabläufe durch die verbesserte Koordination und Beweglichkeit optimiert und somit Überlastungen vermieden.

Die zum Vergleich herangezogenen konservativen Therapieansätze haben ebenfalls nachgewiesen Wirkungen bei GTPS.

Die **Bewegungstherapie** ist die einzige Maßnahme, die sowohl die Symptome lindert als auch die Ursachen der Erkrankung bekämpft. Langfristig führt sie zu einer Verbesserung der funktionellen Belastbarkeit, einer Reduktion der Schmerzintensität und einer geringeren Rückfallrate. Dies wird beim GTPS über mehrere synergistisch wirkende physiologische Mechanismen erreicht. Die gezielte Kräftigung der Glutealmuskulatur trägt wesentlich zur Reduktion der mechanischen Überlastung der betroffenen Sehnenstrukturen bei. In der Folge kommt es zu adaptiven Umbauprozessen im Sehnengewebe, wodurch dessen strukturelle Integrität und Belastbarkeit verbessert werden.

Neben diesen peripheren Anpassungen finden auch zentrale neurophysiologische Veränderungen statt. Durch die Modulation nozizeptiver Reize auf spinaler und supraspinaler Ebene wird die Schmerzempfindlichkeit vermindert, was sich in einer verbesserten Schmerzverarbeitung äußert. Ergänzend werden durch koordinations- und beweglichkeitsschulende Maßnahmen funktionelle Bewegungsabläufe optimiert, wodurch kompensatorische Fehlbelastungen reduziert und Rezidiven vorgebeugt werden kann.

Die **Infiltration mit Glukokortikoiden** kann vor allem in der Akutphase zu einer raschen Linderung der Schmerzsymptomatik führen. Diese Wirkung klingt jedoch meist rasch wieder ab. Wiederholte Applikationen sind mit einem erhöhten Risiko für strukturelle Schädigungen des Sehnengewebes assoziiert, was die langfristige Anwendung limitiert. Im Vergleich zur Bewegungstherapie zeigen sich hinsichtlich funktioneller Outcome-Parameter geringere nachhaltige Effekte.

Die **extrakorporale Stoßwellentherapie** stellt eine nichtinvasive Behandlungsoption dar, die in Einzelfällen zu einer signifikanten Schmerzlinderung führen kann. Die Evidenzlage hinsichtlich der langfristigen Wirksamkeit ist jedoch heterogen, wobei die Ansprechrate stark interindividuell variiert.

In Kombination mit aktiven Therapieansätzen wie der Bewegungstherapie kann die ESWT jedoch einen additiven Effekt entfalten.

Die **manuelle Therapie** kann durch mechanische Reize kurzfristig zur Schmerzreduktion beitragen. Ihre isolierte Anwendung zeigt jedoch keine signifikanten Effekte im Hinblick auf die langfristige funktionelle Verbesserung. Eine nachhaltige Wirkung ist vor allem im Zusammenspiel mit aktiven, muskelkräftigenden und funktionellen Maßnahmen zu erwarten.

27.3.2 Wissenschaftliche Einordnung

Der vorliegende systematische Review von Kjeldsen et al. (2024) zeigt, dass strukturierte Trainingsprogramme bei Patientinnen und Patienten mit GTPS moderate Effekte auf die Verbesserung der körperlichen Funktion und die Reduktion der Erkrankungsschwere sowie kleine Effekte auf die Schmerzreduktion haben.

Diese Ergebnisse unterstreichen und stützen frühere Studien, wie diejenige von Gazendam et al. (2022), die ebenfalls eine Verbesserung der Funktion, jedoch keine signifikante Schmerzlinderung durch eine Trainingstherapie feststellten. Wie bei vielen anderen muskuloskelettalen Erkrankungen, bei denen die Trainingstherapie untersucht wurde (Marriott et al. 2024) scheint die Studienmethodik und v. a. die Art der Kontrollgruppe die Effektgröße zu beeinflussen: Während eine die Gruppe um Mellor et al. (2018) bei einem Vergleich mit einer Wait-and-see-Gruppe bei der Bewegungstherapie bessere Effekte als in der Vergleichsgruppe beobachteten, berichteten andere (Ganderton et al. 2018; Cowan et al. 2022) über geringere Effekte als bei strukturierten und glaubhaften Schein-Trainingstherapien („sham"). Ob diese Unterschiede auf die Überschätzung der Effekte bei Verwendung passiver Kontrollgruppen oder auf eine realistischere Schätzung durch aktivere Vergleichsinterventionen zurückzuführen sind, bleibt unklar. Wahrscheinlicher scheint angesichts der gesamten Evidenzlage jedoch Ersteres. Letztlich ist ein entscheidender Anteil des Behandlungseffekts nichtpharmakologischer Therapien bei lumbalem Rückenschmerz und muskuloskelettalen Schmerzen Kontextfaktoren und (unspezifischen) neurophysiologischen Mechanismen zuzuschreiben, die nicht direkt mit der Intervention assoziiert sind (Ezzatvar et al. 2024, Grenier und Rothmund 2024).

Zudem bleibt unklar, ob intensivere oder stärker betreute Trainingsformen größere Effekte erzielen könnten, da bisher überwiegend Heimprogramme untersucht wurden. Die Wirksamkeit des hochintensivem Krafttrainings beim GTPS wurde bislang noch nicht ausreichend in Studien belegt, wohl aber bei anderen Tendinopathien wie der Patellarsehnen- oder Achillessehnenproblematik. Diese Forschungslücke sollte dringend geschlossen werden.

Kernbotschaften für die Praxis: Durch die kontinuierliche Umsetzung dieser Prinzipien können sowohl akute Beschwerden als auch langfristige Funktionseinschränkungen reduziert werden. Die Bewegungstherapie ist somit nicht nur eine Behandlungsmaßnahme bei akutem GTPS sondern zentraler Bestandteil dessen Prävention und Rehabilitation.

27.4 Praxistipp: Struktur eines effektiven Übungsprogramms

Kräftigungsübungen

- Isometrische Übungen (z. B. statische Hüftabduktion) → sofortige Schmerzlinderung
- Exzentrisches Training (z. B. langsame Hüftabduktion) → Verbesserung der Sehnenstruktur
- Dynamische Kräftigungsübungen (z. B. einbeinige Kniebeugen) → Verbesserung der funktionellen Stabilität

Ein evidenzbasiertes Übungsprogramm zur Behandlung des GTPS basiert in erster Linie auf progressiv gestalteten Kräftigungsübungen, die sowohl die muskuläre Kapazität erhöhen als auch positive Anpassungsprozesse auf struktureller Ebene anstoßen.

Isometrische Übungen, wie etwa die statische Hüftabduktion, können bereits in frühen Rehabilitationsphasen zur Anwendung kommen. Sie reduzieren unmittelbar die Schmerzsymptomatik, ohne die betroffenen Strukturen übermäßig zu belasten. Im weiteren Verlauf sind exzentrische Belastungsreize, beispielsweise durch langsam ausgeführte Hüftabduktionen, essenziell für die Reorganisation und Adaptation der Sehnenstruktur. Diese Trainingsform wirkt degenerativen Veränderungen entgegen und fördert die Sehnengesundheit nachhaltig. Ergänzend dazu verbessern dynamische Kräftigungsübungen – wie einbeinige Kniebeugen – die funktionelle Stabilität und neuromuskuläre Kontrolle. Dadurch wird die Belastbarkeit im Alltag und unter sportlichen Bedingungen deutlich erhöht.

Dehn- und Mobilisierungsübungen

- Gezieltes Dehnen der Gesäßmuskulatur
- Mobilisationstraining für Hüfte und Becken

Neben der Kräftigung spielt auch die Wiederherstellung der muskulären Flexibilität und Gelenkmobilität eine zentrale Rolle. Durch gezieltes Dehnen der Gesäßmuskulatur, insbesondere von M. gluteus maximus und M. piriformis, kann eine muskulärer Hypertonie reduziert und eine ausbalancierte muskuläre Spannung im Beckenbereich wiederhergestellt werden. Ergänzend unterstützen Mobilisationsübungen für die Hüft- und Beckenregion die Wiedererlangung eines physiologischen Bewegungsumfangs und wirken bewegungsbedingten Einschränkungen entgegen.

Funktionelle Übungen

- Stabilisationsübungen im Einbeinstand
- Alltagsbewegungen wie Treppensteigen

Im weiteren Therapieverlauf rücken funktionelle Übungen in den Vordergrund, die auf die Integration der zuvor gewonnenen Kraft- und Beweglichkeitsressourcen in alltagsrelevante Bewegungsmuster abzielen. Übungen zur Stabilisation des Einbeinstandes fördern das Gleichgewicht und die propriozeptive Kontrolle – Fähigkeiten, die im Alltag entscheidend zur Vermeidung kompensatorischer Fehlbelastungen beitragen. Die Einbindung funktioneller Bewegungsaufgaben, z. B. kontrolliertes Treppensteigen, dient darüber hinaus der unmittelbaren Übertragung der Trainingsinhalte in den Alltag und trägt somit wesentlich zur Nachhaltigkeit der therapeutischen Intervention bei.

TAKE HOME MESSAGE

Im Gegensatz zu passiven Therapieformen zeichnet sich die Bewegungstherapie durch ihre kausale Wirksamkeit aus: Sie adressiert sowohl symptomatische als auch pathophysiologische Aspekte des GTPS. Regelmäßige Durchführung führt zu einer verbesserten neuromuskulären Kontrolle, einer gesteigerten Belastungstoleranz der betroffenen Strukturen sowie zu einer signifikanten Reduktion der Schmerzintensität. Darüber hinaus zeigt sich eine verminderte Rezidivrate, was den langfristigen Nutzen der Bewegungstherapie unterstreicht und sie als zentrale Säule in der konservativen Behandlung des GTPS etabliert. Physiotherapeutinnen und -therapeuten sollten die individuellen Belastungsmuster analysieren und das Training entsprechend anpassen und bedenken, dass langfristig angelegte Übungsprogramme nicht nur die Symptome reduzieren, sondern auch Rückfällen vorbeugen.

Im Gegensatz dazu, sollten passive Behandlungen wie Kortikosteroidinjektionen nur in akuten Fällen eingesetzt werden und nur auf der Basis eines langfristig angelegten Trainingsprogramms.

ERKLÄRUNG ZU KI UND KI-GESTÜTZTEN TECHNOLOGIEN IM SCHREIBPROZESS

Bei der Vorbereitung dieser Arbeit haben die Autoren ChatGPT verwendet, um Rechtschreibfehler und Grammatikfehler zu korrigieren. Nach der Nutzung dieses Tools/Dienstes haben die Autoren den Inhalt nach Bedarf überprüft und bearbeitet und übernehmen die volle Verantwortung für den Inhalt der Veröffentlichung.

LITERATUR

Cowan RM, Ganderton CL, Cook J, Semciw AI, Long DM, Pizzari T (2022): Does menopausal hormone therapy, exercise, or both improve pain and function in postmenopausal women with greater trochanteric pain syndrome? A 2 × 2 factorial randomized clinical trial. *Am J Sports Med* 50(2): 515–525. DOI: 10.1177/03635465211061142

Ezzatvar Y, Dueñas L, Balasch-Bernat M, Lluch-Girbés E, Rossettini G (2024): Which portion of physiotherapy treatments' effect is attributable to contextual effects in people with musculoskeletal pain?: A meta-analysis of randomised placebo-controlled trials. *J Orthop Sports Phys Ther* 54(6): 391–399. DOI: 10.2519/jospt.2024.12126

Ganderton C, Semciw A, Cook J, Euler M, Pizzari T (2018): Gluteal loading versus sham exercises to improve pain and dysfunction in postmenopausal women with greater trochanteric pain syndrome: a randomized controlled trial. *J Womens Health (Larchmt)* 27(6): 815–829. DOI: 10.1089/jwh.2017.6729

Gazendam A, Ekhtiari S, Axelrod D, et al. (2022): Comparative efficacy of nonoperative treatments for greater trochanteric pain syndrome: A systematic review and network meta-analysis of randomized controlled trials. *Clin J Sport Med* 32(4); 427–432. DOI: 10.1097/jsm.0000000000000924

Grenier J-P, Rothmund M (2024): A critical review of the role of manual therapy in the treatment of individuals with low back pain. *J Man Manip Ther* 32(5): 1–14. DOI: 10.1080/10669817.2024.2316393

Marriott KA, Hall M, Maciukiewicz JM, et al. (2024): The control group matters: Pain, physical function and strength improvements relative to the comparator intervention in knee and hip osteoarthritis. *Semin Arthritis Rheum* 68: 152538. DOI: 10.1016/j.semarthrit.2024.152538.

Mellor R, Bennell K, Grimaldi A, et al. (2018): Education plus exercise versus corticosteroid injection use versus a wait and see approach on global outcome and pain from gluteal tendinopathy: prospective, single blinded, randomised clinical trial. *BMJ* 361: k1662. DOI: 10.1136/bmj.k1662

KAPITEL 28

Carolin Bahns

Elektrophysikalische Therapien bei Arthrose: sinnvolle Ergänzung oder verzichtbar?

28.1 Einleitung

Internationale und nationale Leitlinien empfehlen einheitlich Bewegungstherapie, Edukation und Gewichtsmanagement als zentrale Therapiebausteine zur Behandlung von Personen mit Hüft- und Kniearthrose. Ergänzend werden häufig elektrophysikalische Maßnahmen eingesetzt, die thermische, mechanische, Licht-, Schall- oder elektrische Energie nutzen, um therapeutische Effekte zu erzielen. Diese werden in Leitlinien jedoch nicht empfohlen, da die Evidenz von unzureichender Qualität oder der Wirkmechanismus nicht nachvollziehbar ist. Ein Cochrane-Review aus dem Jahr 2022 (French, Abbott und Galvin 2022) untersuchte verschiedene nicht-pharmakologische konservative Maßnahmen – darunter Taping, manuelle Therapie, Akupunktur und elektrophysikalische Maßnahmen – als Ergänzung zur Bewegungstherapie. Im Vergleich zu Placebo oder Bewegungstherapie allein zeigten sich keine relevanten Unterschiede hinsichtlich Schmerz, Funktion oder Lebensqualität. Auch bei isolierter Betrachtung der elektrophysikalischen Therapien ließ sich kein Nutzen nachweisen. Ob einzelne dieser Verfahren dennoch wirksam sein könnten, blieb unklar, da keine separate Analyse erfolgte.

28.2 Abstract der Studie

French HP, Cunningham J, Galvin R, Almousa S (2024): Adjunctive electrophysical therapies used in addition to land-based exercise therapy for osteoarthritis of the hip or knee: A systematic review and meta-Analysis. *Osteoarthr Cartil Open* 6(2): 100457.
DOI: 10.1016/j.ocarto.2024.100457
https://doi.org/10.1016/j.ocarto.2024.100457

Abstract

Elektrophysikalische Therapien in Ergänzung zu landbasierter Bewegungstherapie bei Hüft- und Kniearthrose: ein systematisches Review mit Metaanalyse

Ziel
Ziel war es, die Evidenz für die Wirksamkeit elektrophysikalischer Therapien (EPTs) in Ergänzung zu landbasierter Bewegungstherapie im Vergleich zu 1) Placebo-EPTs in Ergänzung zu landbasierter Bewegungstherapie, oder 2) ausschließlich landbasierter Bewegungstherapie bei Hüft- und Kniearthrose zu untersuchen.

Methode
Bis Oktober 2023 wurden sechs Datenbanken nach randomisierten kontrollierten Studien (RCTs) bzw. Quasi-RCTs durchsucht, in denen EPTs in Ergänzung zu landbasierter Bewegungstherapie mit 1) Placebo-EPTs in Ergänzung zu landbasierter Bewegungstherapie oder 2) einer landbasierten Bewegungstherapie allein bei Hüft- oder Kniearthrose verglichen wurden. Zu den untersuchten Endpunkten gehörten Schmerz, Funktion, Lebensqualität, gesundheitliche Gesamtbeurteilung und unerwünschte Ereignisse. Eine Bewertung des Verzerrungsrisikos und der allgemeinen Vertrauenswürdigkeit der Evidenz wurden vorgenommen. Signifikante standardisierte Mittelwertdifferenzen (SMDs) wurden auf gängige Skalen rückübersetzt: 2 Punkte/15 % auf einer numerischen Schmerzbewertungsskala (0–10) und 6 Punkte/15 % auf der WOMAC-Subskala für Funktion.

Ergebnisse
Die 40 Studien (2.831 Patientinnen und Patienten) untersuchten neun verschiedene EPTs bei Kniearthrose. In sieben Studien wurden die mittelfristigen Effekte (≤ 6 Monate) untersucht, in einer Studie die langfristigen Effekte (> 6 Monate). Eine Studie berichtete unerwünschte Ereignisse. Zusätzlich durchgeführte Lasertherapie kann im Vergleich zu Placebo-EPTs basierend auf Evidenz mit sehr geringer Vertrauenswürdigkeit kurzfristige Auswirkungen auf Schmerzen (SMD −0,68, 95 %-Konfidenzintervall [KI] −1,03 bis −0,34; Mittelwertdifferenz [MD] 1,18 Punkte (95 %-KI −1,78 bis −0,59)) und Funktion (SMD −0,60, 95 %-KI −0,88 bis −0,34; MD 12,95 (95 %-KI −20,05 bis −5,86)) haben. Keine anderen EPTs (TENS, Interferenzstrom, Wärme, Stoßwellen, Kurzwellen, Ultraschall, EMG-Biofeedback, NMES) zeigten klinisch signifikante Effekte im Vergleich zu Placebo-EPTs in Ergänzung zu

landbasierter Bewegungstherapie oder landbasierter Bewegungstherapie allein.

Schlussfolgerungen

Für eine kurzfristige Verbesserung der Schmerzen und der Funktion bei einer Lasertherapie in Verbindung mit landbasierter Bewegungstherapie gibt es Evidenz mit sehr geringer Vertrauenswürdigkeit. Die anderen EPTs erzielten keine klinisch relevanten Effekte.

28.3 Kommentar

28.3.1 Wissenschaftliche Einordnung

Die Ergebnisse des systematischen Reviews mit Metaanalyse bestätigen einmal mehr, was bereits frühere Arbeiten (z. B. French, Abbott und Galvin 2022) gezeigt haben und was auch in den nationalen und internationalen Leitlinien verankert ist: Elektrophysikalische Therapien sind bei der Behandlung von Kniearthrose ohne nachweisbaren klinischen Zusatznutzen. Lediglich die Lasertherapie kann kurzfristig einen positiven Effekt auf Schmerz und Funktion erzielen, die Evidenzqualität ist jedoch gemäß der GRADE-Kriterien sehr gering.

Die Vergleichbarkeit mit anderen Reviews, in denen die Effektivität elektrophysikalischer Therapien in Ergänzung zu Bewegungstherapie untersucht wurde, ist vor allem deswegen eingeschränkt, weil andere Vergleichsgruppen gewählt wurden, z. B. solche mit keiner Intervention oder anderen, nicht bewegungsbezogenen Maßnahmen. Die abweichenden Ergebnisse und Schlussfolgerungen anderer Autorinnen und Autoren (de Oliveira Melo, Aragão und Vaz 2013; Stausholm et al. 2019; Ahmad, Hamid und Yusof 2022) sind vor allem auf methodische Unterschiede zurückzuführen. Häufig werden für die klinische Relevanz von Veränderungen verschiedene Schwellenwerte verwendet. Insbesondere bei der Arthrose gibt es zahlreiche sogenannte Minimal Clinically Important Differences (MCIDs), was die Vergleichbarkeit der Ergebnisse zusätzlich erschwert (Concoff et al. 2019).

Die Autorinnen und Autoren weisen zwar darauf hin, dass elektrophysikalische Therapien nachweislich physiologische Effekte im Gewebe auslösen können (Watson 2010), in klinischen Studien lassen sich diese jedoch nicht zuverlässig relevanten Verbesserungen zuordnen. Mögliche Ursachen liegen vor allem in methodischen Schwächen der Studien: Häufig ist die Dosierung nicht angemessen, werden Endpunkte und Messzeitpunkte ungünstig gewählt oder ungeeignete Kontrollgruppen verwendet (Watson 2010, Sluka et al. 2013). Viele der eingeschlossenen Studien wiesen zudem ein hohes oder unklares Verzerrungsrisiko auf. Auch die oft kleinen Stichprobengrößen schränken die Aussagekraft der Ergebnisse erheblich ein.

Es besteht weiterhin ein Bedarf an qualitativ hochwertigen, methodisch transparenten Studien zur Wirksamkeit elektrophysikalischer Therapien bei Arthrose. Zukünftige Studien sollten eine adäquate Dosierung und ausreichend große Stichproben berücksichtigen. Eine Orientierung an der Checkliste *Template for Intervention Description and Replication* (TIDieR, Hoffmann et al. 2014) trägt dazu bei, die Reproduzierbarkeit und Vergleichbarkeit zu verbessern. Insbesondere angesichts des chronischen Verlaufs der Arthrose ist es entscheidend, auch Langzeiteffekte therapeutischer Maßnahmen zu erfassen. Der Review bildet fast ausschließlich kurzfristige Effekte ab. Nur eine der 40 eingeschlossenen Studien untersuchte die Ergebnisse über einen Zeitraum von mehr als sechs Monaten. Darüber hinaus fehlen Studien zur Wirksamkeit elektrophysikalischer Therapien bei Hüftarthrose, was eine weitere relevante Forschungslücke darstellt.

Trotz der fehlenden Empfehlung in Leitlinien sind elektrophysikalische Maßnahmen weiterhin fester Bestandteil in der physiotherapeutischen Versorgung der Arthrose. Eine Online-Umfrage unter deutschen Physiotherapeutinnen und -therapeuten aus dem Jahr 2021 zeigte, dass etwa 10 % der Befragten bei Kniearthrose regelmäßig Ultraschall und transkutane elektrische Nervenstimulation (TENS) anwenden, während nur rund 60 % angaben, diese Interventionen nie zu nutzen (Bahns and Kopkow 2023). Neben der Implementierung evidenzbasierter Maßnahmen wie aktiver Bewegungstherapie und Edukation, ist daher auch die gezielte Deimplementierung von Therapien ohne belegten Nutzen notwendig. Dies erfordert nicht nur strukturelle und politische Veränderungen, sondern vor allem auch die Aufklärung von Physiotherapeutinnen und -therapeuten, Ärztinnen und Ärzten sowie Patientinnen und Patienten.

28.3.2 Praxistipp

Elektrophysikalische Maßnahmen wie Ultraschall, TENS oder andere Stromformen gehören in vielen Praxen noch zum therapeutischen Alltag. In Leitlinien zur Behandlung der Kniearthrose werden sie jedoch nicht empfohlen. Auch das vorliegende systematische Review mit Metaanalyse bestätigt diese Einschätzung: Abgesehen von einem möglichen kurzfristigen Effekt der Lasertherapie (bei sehr geringer Evidenzqualität) lässt sich für keine der untersuchten Maßnahmen ein klinisch relevanter Zusatznutzen nachweisen, wenn sie in Ergänzung zur Bewegungstherapie angewandt werden.

Physiotherapeutinnen und -therapeuten sollten daher bewusst abwägen, ob der Einsatz solcher Maßnahmen tatsächlich zielführend ist oder ob dadurch Zeit und Ressourcen gebunden werden, die für wirksamere Interventionen – insbesondere aktive Bewegungstherapie und Edukation – besser genutzt wären. Diese aktiven Ansätze sind evidenzbasiert und sollten den Kern jeder Behandlung bei Arthrose bilden.

Da Physiotherapeutinnen und -therapeuten in Deutschland an ärztliche Verordnungen gebunden sind, ist der Handlungsspielraum bei verschriebenen elektrophysikalischen Maßnahmen oft begrenzt. Hier kann eine Rücksprache mit der verordnenden Ärztin oder dem Arzt sinnvoll sein, um gemeinsam eine effektive und leitliniengerechte Therapie zu gestalten. Ein interdisziplinärer Austausch hilft nicht nur, veraltete Routinen zu hinterfragen, sondern kann auch ein gemeinsames Verständnis von evidenzbasierter Versorgung fördern.

Auch von Patientinnen und Patienten wird häufig noch eine Behandlung mit elektrophysikalischen Maßnahmen erwartet (Dubé et al. 2024), in der Hoffnung eine möglichst schnelle Schmerzlinderung zu erreichen. Umso wichtiger ist es, sie aktiv in den Entscheidungsprozess einzubeziehen. Eine transparente und verständliche Aufklärung über den begrenzten Nutzen elektrophysikalischer Therapien kann nicht nur das Vertrauen in die therapeutische Arbeit stärken, sondern auch die Motivation zur aktiven Mitarbeit in der Behandlung fördern.

TAKE HOME MESSAGE

Elektrophysikalische Therapien haben bei der Kniearthrose keinen nachweisbaren klinischen Zusatznutzen zur Bewegungstherapie. Lediglich die Lasertherapie verbessert möglicherweise kurzfristig Schmerz und Funktion, wobei die Qualität der Evidenz dafür sehr gering ist. Physiotherapeutinnen und -therapeuten sollten die Behandlungszeit daher gezielt für wirksamere Maßnahmen wie aktive Bewegungstherapie und Edukation einsetzen.

ERKLÄRUNG ZU KI UND KI-GESTÜTZTEN TECHNOLOGIEN IM SCHREIBPROZESS

Bei der Vorbereitung dieser Arbeit hat die Autorin ChatGPT und DeepL verwendet, um Sprache und Lesbarkeit zu verbessern. Nach der Nutzung dieser Tools hat die Autorin den Inhalt nach Bedarf überprüft und bearbeitet und übernimmt die volle Verantwortung für den Inhalt der Veröffentlichung.

LITERATUR

Ahmad MAA, Hamid MS, Yusof A (2022): Effects of low-level and high-intensity laser therapy as adjunctive to rehabilitation exercise on pain, stiffness and function in knee osteoarthritis: a systematic review and meta-analysis. *Physiotherapy* 114: 85–95. DOI: 10.1016/j.physio.2021.03.011

Bahns C, Kopkow C (2023): Physiotherapy for patients with hip and knee osteoarthritis in Germany: a survey of current practice. *BMC Musculoskelet Disord* 24(1): 424. DOI: 10.1186/s12891-023-06464-0

Concoff A, Rosen J, Fu F, et al. (2019): A comparison of treatment effects for nonsurgical therapies and the minimum clinically important difference in knee osteoarthritis: A systematic review. *JBJS Reviews* 7(8): e5. DOI: 10.2106/JBJS.RVW.18.00150

De Oliveira Melo, Aragão FA, Vaz MA (2013): Neuromuscular electrical stimulation for muscle strengthening in elderly with knee osteoarthritis – A systematic review. *Complement Ther Clin Pract* 19(1): 27–31. DOI: 10.1016/j.ctcp.2012.09.002

Dubé M-O, Langevin P, Massé-Alarie H, Esculier J-F, Lachance A, Roy J-S (2024): Do patients' preferences and expectations match clinical guidelines? A survey of individuals seeking private primary care for a musculoskeletal disorder. *Musculoskelet Sci Pract* 74: 103195. DOI: 10.1016/j.msksp.2024.103195

French HP, Abbott JH, Galvin R (2022): Adjunctive therapies in addition to land-based exercise therapy for osteoarthritis of the hip or knee. *Cochrane Database Syst Rev* 10(10): Cd011915. DOI: 10.1002/14651858.CD011915.pub2

Hoffmann T, Glasziou P, Boutron I, et al. (2014): Better reporting of interventions: template for intervention description and replication (TIDieR) checklist and guide. *BMJ* 348: g1687. DOI: 10.1136/bmj.g1687

Sluka KA, Bjordal JM, Marchand S, Rakel BA (2013): What makes transcutaneous electrical nerve stimulation work? Making sense of the mixed results in the clinical literature. *Phys Ther* 93(10): 1397–1402. DOI: 10.2522/ptj.20120281

Stausholm MB, Naterstad IF, Joensen J, et al. (2019): Efficacy of low-level laser therapy on pain and disability in knee osteoarthritis: systematic review and meta-analysis of randomised placebo-controlled trials. *BMJ Open* 9810): e031142. DOI: 0.1136/bmjopen-2019-031142

Watson T (2010): Key concepts with electrophysical agents. *Phys Ther Rev* 15(4): 351–359. DOI: 10.1179/1743288X10Y.0000000009

KAPITEL

29 Behandlung der Gonarthrose mit Yoga oder muskelkräftigenden Übungen?

Inga Krauß

29.1 Einleitung

Die Prävalenz der Arthrose lag im Jahr 2019 in Deutschland bei 17 %. In etwa der Hälfte der Fälle ist eine Gonarthrose anzunehmen (Fuchs, Rabenberg und Scheidt-Nave 2013, Robert-Koch-Institut 2024). Das Krankheitsbild geht mit Schmerzen, Funktionseinschränkungen und einer Reduktion der gesundheitsbezogenen Lebensqualität einher.

Arthrose ist zwar nicht heilbar, die Betroffenen können jedoch von nichtmedikamentösen und medikamentösen Therapien profitieren (Robert-Koch-Institut 2024). Seit Jahren sind Kraft-, Ausdauer- und Gleichgewichtstraining dazu in internationalen Leitlinien als Basistherapie fest verankert (Zhang et al. 2008). Heute werden alternativ auch Tai-Chi und Yoga aus dem Bereich der Mind-Body-Verfahren aufgeführt (Bannuru et al. 2019, Kolasinski et al. 2020). Die Effektivität von Yoga konnte jedoch bisher aufgrund methodischer Schwächen und möglicher Verzerrungseffekte der existierenden Studien nicht abschließend bewertet werden (Abafita et al. 2025, Lauche et al. 2019). Ziel des vorliegenden Studienvorhabens war es deshalb, die Wirksamkeit von Yoga im Vergleich mit evidenzbasierten muskelkräftigenden Übungen (Bennell et al. 2016) zu überprüfen.

29.2 Abstract der Studie

Abafita BJ, Singh A, Aitken D, et al. (2025): Yoga or strengthening exercise for knee osteoarthritis. a randomized clinical trial. *JAMA Netw Open* 8(4): e253698.
DOI: 10.1001/jamanetworkopen.2025.3698
https://doi.org/10.1001/jamanetworkopen.2025.3698

Abstract

Yoga oder muskelkräftigende Übungen bei Gonarthrose: eine randomisierte klinische Studie

Hintergrund
Es gibt nur begrenzt Evidenz zum Vergleich der Wirksamkeit verschiedener Trainingsansätze, wie Yoga und muskelkräftigende Übungen, bei der Behandlung der Gonarthrose.

Ziel
Vergleich der Wirksamkeit von Yoga und Kräftigungsübungen zur Verringerung von Knieschmerzen über zwölf Wochen bei Patientinnen und Patienten mit Gonarthrose.

Design, Setting und Teilnehmende
Diese aktiv kontrollierte, randomisierte klinische Überlegenheitsstudie im Parallelarmdesign wurde an einem Zentrum im Süden Tasmaniens (Australien) durchgeführt. Die beiden Untersucherinnen waren gegenüber der Zuordnung der Teilnehmenden zu den Behandlungsgruppen geblindet. Rekrutiert wurden Erwachsene im Alter von mindestens 40 Jahren mit Gonarthrose und Knieschmerzen mit einer Stärke von mindestens 40 auf einer 100 mm langen visuellen Analogskala (VAS). Die Teilnehmenden wurden von April 2021 bis Juni 2022 rekrutiert, und die Kontrollen wurden im Dezember 2022 abgeschlossen. Die Daten wurden von Mai 2023 bis Juli 2024 ausgewertet.

Interventionen
Die Teilnehmenden wurden nach dem Zufallsprinzip im Verhältnis 1:1 der Yogagruppe und der Krafttrainingsgruppe zugeteilt. Beide Gruppen führten zwölf Wochen lang zwei angeleitete und eine Heimsitzung pro Woche sowie anschließend drei Heimsitzungen pro Woche ohne Anleitung in den Wochen 13 bis 24 durch.

Die wichtigsten Ergebnisse und Maßnahmen
Primärer Endpunkt war der Unterschied im VAS-Score über zwölf Wochen zwischen den Gruppen. Er wurde auf einer Skala von 0 (keine Schmerzen) bis 100 (schlimmstmögliche Schmerzen) mit einer vordefinierten Nichtunterlegenheitsspanne von 10 mm bewertet. Zu den sekundären Endpunkten gehörten die Veränderung der Knieschmerzen im Laufe der 24 Wochen, die Höhe des Western Ontario and McMaster Universities Osteoarthritis Index (WOMAC) für Knieschmerzen, -funktion und -steifigkeit, die globale Gesundheitseinschätzung, die OARSI–OMERACT-Responder-Kriterien zur Beurteilung des Therapieansprechens, Indikatoren der körperlichen

Leistungsfähigkeit, die Beinmuskelkraft, die gesundheitsbezogene Lebensqualität, die mit dem Assessment of Quality of Life-8 Dimensions (AQol-8D) Utility Score bewertet wurde, Depressionen, die mit dem Patient Health Questionnaire-9 erfasst wurden, und neuropathische Schmerzen über 12 und 24 Wochen. Die Analysen basierten auf dem Intention-to-Treat-Prinzip.

Ergebnisse

Insgesamt wurden 117 Teilnehmende nach dem Zufallsprinzip der Yoga-Gruppe (n = 58) oder der Krafttrainingsgruppe (n = 59) zugeteilt. Die Teilnehmenden unterschieden sich bei Studienbeginn nicht wesentlich in ihren Eigenschaften: Das Durchschnittsalter (Standardabweichung) lag bei 62,5 (8,3) Jahren, 85 Teilnehmende (72,6 %) waren Frauen. Der mittlere (Standardabweichung) VAS-Basiswert für Knieschmerzen von 53,8 (16,0) zeigte moderate Knieschmerzen an. Der VAS-Wert der Knieschmerzen unterschied sich zwischen beiden Gruppen über einen Zeitraum von 12 Wochen nicht signifikant um durchschnittlich –1,1 mm (95 %-Konfidenzintervall, –7,8 bis 5,7 mm). Dieser Unterschied lag innerhalb der vordefinierten Nichtunterlegenheitsgrenze. Von den 27 sekundären Endpunkten, die nach zwölf und 24 Wochen bewertet wurden, verbesserten sich sieben statistisch signifikant stärker durch Yoga als durch muskelkräftigenden Übungen. Etwas stärker als in der Krafttrainingsgruppe verbesserten sich durch Yoga nach 24 Wochen die WOMAC[1]-Schmerzen (–44,5 mm [95 %-Konfidenzintervall –70,7 bis –18,3 mm]), die WOMAC[2]-Funktion (–139 mm [95 %-Konfidenzintervall –228,3 bis –49,7 mm]), die WOMAC-Steifigkeit (–17,6 mm [95 %-Konfidenzintervall –30,9 bis –4,3 mm]), die globale Gesundheitseinschätzung (–7,6 mm [95 %-Konfidenzintervall –15,1 bis –0,2 mm]) und das schnelle Gehen über 40 Meter (1,8 m/s [95 %-Konfidenzintervall 0,4–3,2]). Außerdem fand sich in der Yoga-Gruppe nach zwölf Wochen eine im Vergleich zur Krafttrainingsgruppe geringfügig stärkere Verbesserung von Depressionen (Unterschied zwischen den Gruppen im PHQ-9-Score, –1,1 [95 %-Konfidenzintervall –1,9 bis –0,2]) sowie nach 24 Wochen auch der Lebensqualität (Unterschied zwischen den Gruppen im AQoL-8D-Score, 0,04 [95 %-Konfidenzintervall 0,0–0,07]). Verstärkte Knieschmerzen traten als unerwünschte Ereignisse in beiden Gruppen gleich häufig auf und waren jeweils nur mild ausgeprägt.

Schlussfolgerungen und Relevanz

In dieser randomisierten klinischen Studie wurden Knieschmerzen durch Yoga nicht signifikant stärker reduziert als durch Krafttraining. Allerdings war Yoga den muskelkräftigenden Übungen nicht unterlegen, was vermuten lässt, dass die Integration von Yoga als alternative oder ergänzende Übungsmöglichkeit in die klinische Praxis bei der Behandlung von Gonarthrose hilfreich sein kann.

[1] WOMAC-Skala von 0–500 (Anm. d. Autorin)
[2] WOMAC-Skala von 0–200 (Anm. d. Autorin)

29.3 Kommentar

29.3.1 Wissenschaftliche Einordnung

Die vorliegende Studie ist hinsichtlich der Berücksichtigung geltender methodischer Standards und des verwendeten Studiendesign als hochwertig einzustufen und konnte durch die Veröffentlichung im *JAMA Network open* in einem anerkannten wissenschaftlichen Journal platziert werden (Impact-Faktor 2023: 10.2; *Clarivate Journal Citation Report*).

Zwar gibt es zahlreiche Studien zur Bedeutung der gängigen bewegungstherapeutischen Maßnahmen Kraft-, Ausdauer- und funktionellem Training zur Behandlung der Gonarthrose (Fransen et al. 2015), die Wirksamkeit von Yoga wurde bislang jedoch nur in einer überschaubaren Anzahl hochwertiger Studien untersucht. So liegen den einleitend genannten Empfehlungen der Osteoarthritis Research Society International (OARSI) zu Mind-Body-Verfahren als basistherapeutische Maßnahme bei Arthrose mit der expliziten Nennung von Yoga lediglich drei (!) randomisiert kontrollierte Studien mit dieser Interventionsform zugrunde (Bannuru et al. 2019). Schließt man davon noch die Studie mit Sitz-Yoga aus, basiert diese Empfehlung sogar auf weniger als 100 Personen in Versuchs- und Kontrollgruppe (vgl. hierzu *Supplement MMC-9: Evidence Report* in Bannuru et al. 2019).

Neben der grundsätzlichen Wirksamkeit von Yoga gegenüber keiner Behandlung ist zudem von Interesse, welche aktive Therapieform bei Gonarthrose besonders gut geeignet ist. Hier hebt sich besonders eine Vergleichsstudie von Zhang, Young und Li (2019) hervor, die in zwei Studien die Wirksamkeit von Yoga bei älteren Frauen mit Gonarthrose untersuchten. Zudem fanden Lauche et al. (2019) erste Hinweise darauf, dass Yoga dem klassischen Kräftigungstraining überlegen sein könnte, weisen jedoch gleichzeitig darauf hin, dass ihre Ergebnisse nur eingeschränkt verallgemeinert werden können.

Die begrenzte Evidenzlage zur Wirksamkeit von Yoga im Vergleich zu bereits erfolgreich evaluierten aktiven Interventionsformen wurde deshalb in der hier vorgestellten randomisiert-kontrollierten Studie in den Fokus gerückt.

Untersucht wurden in Tasmanien lebende Personen mit Gonarthrose, vornehmlich übergewichtige Frauen mit moderaten Beschwerden, die zwölf Wochen lang in Yoga oder muskelkräftigende Übungen eingewiesen wurden und dieses Training anschließend jeweils zwölf weitere Wochen eigenständig fortführen sollten. Die Studienleitung legte hierbei großen Wert auf eine Vergleichbarkeit der beiden Interventionen hinsichtlich Übungsdosierung (Frequenz, Dauer, Intensität) und Kontextfaktoren (Setting, Gruppengröße, Anteil Supervision). Besonders hervorzugeben ist auch, dass beide Therapieformen im Anhang sehr gut beschrieben werden und damit nachvollziehbar sind. Die Wirksamkeit des verwendeten Muskelaufbauprogramms wurde zudem bereits in einer vorausgehenden Studie überprüft (Bennell et al. 2016).

Beide Interventionen wiesen hinsichtlich des primären Endpunkts (Schmerzen nach zwölf Wochen) eine vergleichbare und klinisch relevante Wirksamkeit auf. Darüber hinaus zeigten sich insbesondere im längerfristigen Vergleich nach 24 Wochen gesundheitliche Vorteile in der Yogagruppe. Auch die Therapietreue war in dieser Gruppe insbesondere in der Phase des Heimtrainings größer. Die Studie bestätigt somit bisherigere Erkenntnisse und die Empfehlungen der Leitlinien zur Berücksichtigung von Yoga in der Basistherapie (Bannuru et al. 2019, Lauche et al. 2019).

29.3.2 Praxistipp

Dieser Beitrag hebt die Wirksamkeit bewegungstherapeutischer Maßnahmen bei der Behandlung von Gonarthrose hervor. Die aktuelle Studie zeigt, dass Yoga eine wirksame Alternative zum klassischen Muskelaufbautraining mit vergleichbarer Wirksamkeit sein kann. Die Patientinnen und Patienten können daher – unter Berücksichtigung ihrer individuellen Vorlieben und Voraussetzungen – aus einer Vielzahl an Bewegungsformen wählen: etwa aerobes Training, gerätegestütztes Krafttraining oder andere muskelkräftigende Übungen, neuromuskuläres Training, Balancetraining, Yoga, Tai-Chi oder Aquatherapie (Holden et al. 2020, Abafita et al. 2025).

Die Wahlmöglichkeit aus unterschiedlichen Bewegungsangeboten ermöglicht es, neben dem Ziel der Gesundheitsförderung auch persönliche Motive wie soziale Interaktion, Freude an (ästhetischen) Bewegungen, Ablenkung oder Naturerleben in die Therapie einzubinden (Krauss et al. 2017). Dadurch kann ein zusätzlicher Anreiz zur Trainingsteilnahme geschaffen und die Therapietreue erhöht werden (André, Grousset und Audiffren 2024). Für Physiotherapeutinnen und -therapeuten bedeutet dies, die Betroffenen bei der Erkundung geeigneter Bewegungsformen zu begleiten und zur Durchführung der Übungen in der richtigen Dosierung anzuleiten. Auf diese Weise lassen sich Unsicherheiten abbauen und die Qualität der Ausführung sichern. Als praktische Orientierung können dabei Best-Practice-Beispiele, wie sie in der untersuchten Studie genutzt wurden, hilfreich sein.

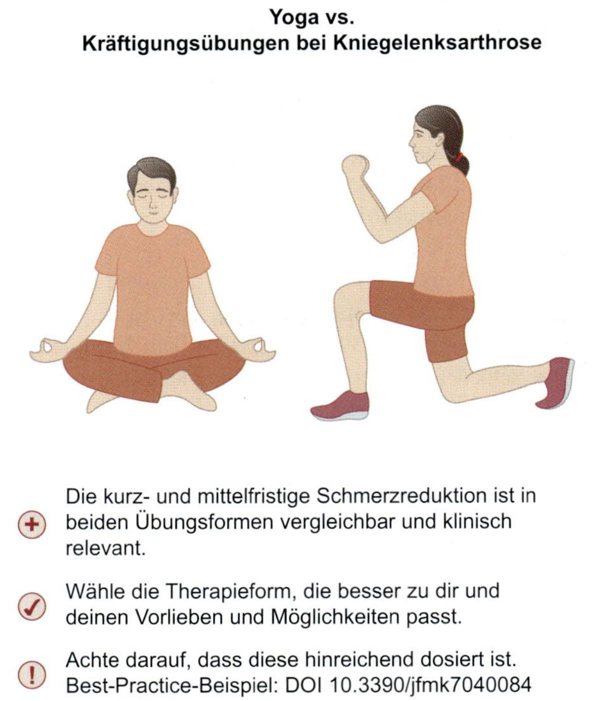
Yoga vs.
Kräftigungsübungen bei Kniegelenksarthrose
Die kurz- und mittelfristige Schmerzreduktion ist in beiden Übungsformen vergleichbar und klinisch relevant.
Wähle die Therapieform, die besser zu dir und deinen Vorlieben und Möglichkeiten passt.
Achte darauf, dass diese hinreichend dosiert ist. Best-Practice-Beispiel: DOI 10.3390/jfmk7040084

Abb. 29.1 Vergleich der Wirksamkeit von Yoga und muskelkräftigenden Übungen bei Gonarthrose (siehe auch Singh et al. 2022). [L231]

TAKE HOME MESSAGE

Die Integration von Yoga als Alternative oder ergänzende Übungsmöglichkeit in die klinische Praxis kann bei der Behandlung von Gonarthrose hilfreich sein (➤ Abb. 29.1).

ERKLÄRUNG ZU KI UND KI-GESTÜTZTEN TECHNOLOGIEN IM SCHREIBPROZESS

Bei der Vorbereitung dieser Arbeit hat die Autorin ChatGBT 4o zur Erstellung des Bildmaterials verwendet. Bei und nach der Nutzung dieses Tools hat die Autorin den Inhalt nach Bedarf überprüft und bearbeitet und übernimmt die volle Verantwortung für den Inhalt der Veröffentlichung.

LITERATUR

Abafita BJ, Singh A, Aitken D, et al. (2025): Yoga or strengthening exercise for knee osteoarthritis: a randomized clinical trial. *JAMA Netw Open* 8(4): e253698. DOI: 10.1001/jamanetworkopen.2025.3698

André N, Grousset M, Audiffren M (2024): A behavioral perspective for improving exercise adherence. *Sports Med Open* 10(1): 56. DOI: 10.1186/s40798-024-00714-8

Bannuru RR, Osani MC, Vaysbrot EE, et al. (2019): OARSI guidelines for the non-surgical management of knee, hip, and polyarticular osteoarthritis. *Osteoarthritis Cartilage* 27(11): 1578–1589. DOI: 10.1016/j.joca.2019.06.011

Bennell KL, Ahamed Y, Jull G, et al. (2016): Physical therapist-delivered pain coping skills training and exercise for knee osteoarthritis:

randomized controlled trial. *Arthritis Care Res (Hoboken)* 68(5): 590–602. DOI: 10.1002/acr.22744

Fransen M, McConnell S, Harmer AR, et al. (2015): Exercise for osteoarthritis of the knee: a Cochrane systematic review. *Br J Sports Med* 49(24): 1554–1557. DOI: 10.1136/bjsports-2015-095424

Fuchs J, Rabenberg M, Scheidt-Nave C (2013): Prävalenz ausgewählter muskuloskelettaler Erkrankungen. Ergebnisse der Studie zur Gesundheit Erwachsener in Deutschland (DEGS1). *Bundesgesundheitsblatt* 56: 678–686.

Holden MA, Button K, Collins NJ, et al. (2020): Guidance for implementing best practice therapeutic exercise for people with knee and hip osteoarthritis: what does the current evidence base tell us? *Arthritis Care Res (Hoboken)* 73(12): 1746–1753. DOI: 10.1002/acr.24434

Kolasinski SL, Neogi T, Hochberg MC, et al. (2020): 2019 American College of Rheumatology/Arthritis Foundation Guideline for the Management of Osteoarthritis of the Hand, Hip, and Knee. *Arthritis Rheumatol* 7282): 220–233. DOI: 10.1002/art.41142

Krauss I, Katzmarek U, Rieger MA, Sudeck G (2017): Motives for physical exercise participation as a basis for the development of patient-oriented exercise interventions in osteoarthritis: a cross-sectional study. *Eur J Phys Rehabil Med* 53(4): 590–602. DOI: 10.23736/S1973-9087.17.04482-3

Lauche R, Hunter DJ, Adams J, Cramer H (2019): Yoga for osteoarthritis: a systematic review and meta-analysis. *Curr Rheumatol Rep* 21(9): 47. DOI: 10.1007/s11926-019-0846-5

Robert-Koch-Institut (2024): *Arthrose: Prävalenz (ab 18 Jahre).* [Online]. Robert Koch-Institut. Available: https://gbe.rki.de (letzter Zugriff: 18.12.2025).

Singh A, Aitken D, Moonaz S, et al. A randomised controlled trial of yoga and strengthening exercise for knee osteoarthritis: protocol for a comparative effectiveness trial (YOGA Trial). J Funct Morphol Kinesiol 2022; 7(4): 84. DOI: 10.3390/jfmk7040084

Zhang Q, Young L, Li F (2019): Network meta-analysis of various nonpharmacological interventions on pain relief in older adults with osteoarthritis. *Am J Phys Med Rehabil* 98(6): 469–478. DOI: 10.1097/PHM.0000000000001130

Zhang W, Moskowitz RW, Nuki G, et al. (2008): OARSI recommendations for the management of hip and knee osteoarthritis, Part II: OARSI evidence-based, expert consensus guidelines. *Osteoarthritis Cartilage* 16(12): 137–62. DOI: 10.1016/j.joca.2007.12.013

KAPITEL

30

Franziska Weber und Christian Grüneberg

Videotherapie oder Physiotherapie in Präsenz bei chronischen Knieschmerzen?

30.1 Einleitung

Telerehabilitation ist ein Sammelbegriff für unterschiedliche Versorgungskonzepte, um therapeutische Leistungen über räumliche Distanz hinweg zu erbringen. Dabei kommen in der therapeutischen Diagnostik, der Therapie und der Beratung (audiovisuelle) Informations- und Kommunikationstechnologien zum Einsatz (Gesellschaft für Versicherungswissenschaft und -gestaltung 2015, Cottrell und Russell 2020). Ein Beispiel für die Telerehabilitation ist die physiotherapeutische Videotherapie. Generell wird die Videotherapie gegenüber der Physiotherapie in Präsenz als unterlegen angesehen. In den vergangenen Jahren und nicht zuletzt beschleunigt durch die COVID-19-Pandemie wurden einige digitale Versorgungskonzepte entwickelt, zu denen auch die Videokonsultation mit einer Physiotherapeutin bzw. einem Physiotherapeuten gehören. Diese wurden vor allem im Bereich der chronischen Erkrankungen eingesetzt, da eine längere Betreuung und die Therapieadhärenz eine große Rolle spielen. So kann die Videotherapie bei Menschen mit chronischen Knieschmerzen von Vorteil sein und eine orts- und zeitunabhängige Behandlung ermöglichen.

In der hier besprochenen randomisierten kontrollierten Studie wurde die alleinige Videotherapie erstmals bei Menschen mit chronischen Knieschmerzen in einer Nichtunterlegenheitsstudie untersucht und dazu mit einer Physiotherapie in Präsenz gegenübergestellt.

30.2 Abstract der Studie

Hinman RS, Campbell PK, Kimp AJ, et al. (2024): Telerehabilitation consultations with a physiotherapist for chronic knee pain versus in-person consultations in Australia: the PEAK non-inferiority randomised controlled trial. *Lancet* 403(10433): 1267–1278.
DOI: 10.1016/S0140-6736(23)02630-2
https://doi.org/10.1016/s0140-6736(23)02630-2

Abstract

Vergleich von physiotherapeutischer Videotherapie und Physiotherapie in Präsenz bei Personen mit chronischen Knieschmerzen in Australien: eine randomisierte kontrollierte Nichtunterlegenheitsstudie (PEAK)

Hintergrund

Die Videotherapie wird bei Beschwerden seitens des Bewegungsapparats als weniger wirksam empfunden als eine Behandlung in Präsenz. Wir wollten ermitteln, ob die physiotherapeutische Videotherapie bei chronischen Knieschmerzen der Physiotherapie in Präsenz nicht unterlegen ist.

Methodik

Für diese randomisierte kontrollierte Nichtunterlegenheitsstudie haben wir Physiotherapeutinnen und -therapeuten der Primärversorgung von 27 australischen Kliniken rekrutiert. Mithilfe computergenerierter Blöcke wurden die Teilnehmerinnen und Teilnehmer mit arthrotisch bedingten chronischen Knieschmerzen nach dem Zufallsprinzip (1 : 1, stratifiziert nach Physiotherapeutin bzw. -therapeut und Klinik) entweder persönlich oder via Telerehabilitation (d. h. per Videokonferenz) physiotherapeutisch behandelt. Alle Beteiligten waren gegenüber der Gruppenzugehörigkeit verblindet. Bei beiden Gruppen fanden innerhalb von drei Monaten fünf Konsultationen mit Krafttraining, körperlicher Aktivität und Edukation statt. Primäre Endpunkte waren Knieschmerzen (auf einer numerischen Rating-Skala von 0–10) und die körperliche Funktion (unter Verwendung des Western Ontario and McMaster Universities Osteoarthritis Index von 0–68) drei Monate nach der Randomisierung. Die primäre Analyse erfolgte nach dem modifizierten Intention-to-treat-Verfahren unter Verwendung aller verfügbaren Daten. Diese Studie ist beim australischen und neuseeländischen Register für klinische Studien (ACTRN12619001240134) registriert.

Ergebnisse

Zwischen dem 10. Dezember 2019 und dem 17. Juni 2022 wurden 394 Erwachsene rekrutiert, von denen 204 der Physiotherapie in Präsenz und 190 der Telerehabilitation zugewiesen wurden. Außerdem wurden 15 Physiotherapeutinnen und -therapeuten aus der Primärversorgung rekrutiert. Nach drei Monaten wurden 383 (97 %) Patientinnen und Patienten zu den primären Endpunkten befragt. In beiden Gruppen wurde eine Verbesserung der Schmerzen (mittlere Veränderung 2,98, Standardabweichung [SD] 2,23 für die Physiotherapie in Präsenz und 3,14; SD 1,87 für die Telerehabilitation) und der Funktion (10,20; SD 11,63 bzw. 10,75; SD 9,62) angegeben. Die Telerehabilitation war bei Schmerzen (mittlerer Unterschied 0,16; 95 %-Konfidenzintervall –0,26 bis 0,57) und Funktion (1,65; –0,23 bis 0,53) nicht unterlegen. Die Anzahl der Patientinnen und Patienten, die über unerwünschte Ereignisse berichteten, war in beiden Gruppen ähnlich (40 [21 %] bei der Physiotherapie in Präsenz und 35 [19 %] bei der Telerehabilitation), keines davon war schwerwiegend.

Schlussfolgerung

Die Telerehabilitation durch eine Physiotherapeutin oder einen Physiotherapeuten ist bei chronischen Knieschmerzen einer Physiotherapie in Präsenz nicht unterlegen.

30.3 Kommentar

30.3.1 Wissenschaftliche Einordnung

Die Telerehabilitation gewinnt auch in Deutschland zunehmend an Bedeutung und etabliert sich als wichtiger Bestandteil der Physiotherapie beziehungsweise als eigenständige Form der Therapieerbringung (Cottrell und Russell 2020, Arntz et al. 2023, Weber et al. 2023b, Dieter, Janssen und Krauss 2024, Weber et al. 2024). Inzwischen stehen zahlreiche digitale Therapieansätze zur Verfügung, wie der Einsatz von Smartphone-Apps, Virtual Reality (VR), Gamification oder Videokonsultationen (Mallari et al. 2019, Cottrell und Russell 2020, Arntz et al. 2023). Darüber hinaus ist zu unterscheiden, ob die Intervention synchron (in direkter Interaktion mit der Physiotherapeutin bzw. dem Physio therapeuten) oder asynchron (zeitlich und räumlich entkoppelt von der unmittelbaren Begleitung) erfolgt (Arntz, Weber und Grüneberg 2024).

Aktuell sind digitale Therapiekonzepte im Heilmittelkatalog nur unzureichend verankert; entsprechende Vergütungspositionen existieren bislang nur in geringem Umfang. Im Zuge der COVID-19-Pandemie wurde die Videokonsultation in der Physiotherapie zunächst befristet eingeführt und abrechenbar gemacht und im Anschluss an die pandemiebedingten Sonderregelungen dauerhaft in die Vergütungsstrukturen übernommen (GKV-Spitzenverband und Bundesverbände Physiotherapie 2022, GKV-Spitzenverband 2024). Eine weitere vergütete digitale Anwendung sind die Digitalen Gesundheitsanwendungen (DiGA) (Bundesministerium für Gesundheit [BMG], 2020). Diese werden jedoch von Ärztinnen und Ärzten verordnet und sind damit formal nicht Teil der physiotherapeutischen Leistungsabrechnung. Physiotherapeutinnen und -therapeuten können digitale Tools wie Apps eigeninitiativ in ihre Behandlung integrieren, müssen deren Anschaffungs- und Lizenzkosten jedoch selbst tragen.

Knieschmerzen gehören zu den häufigsten muskuloskelettalen Beschwerdebildern und wurden im Rahmen von digitalen Versorgungskonzepten bereits vielfältig untersucht. Der derzeitige Forschungsstand zu digitalen Interventionen in der Physiotherapie bei chronischen Knieschmerzen ist heterogen. Verschiedene Selbstmanagement-Programme kombinieren Smartphone-Apps, Videokonsultationen, SMS-Erinnerungen und andere Formate (Safari, Jackson und Sheffield 2020, Xiang et al. 2024). Eine spezifische randomisierte und kontrollierte Studie, welche die ausschließliche physiotherapeutische Videotherapie mit der konventionellen Präsenztherapie bei Patientinnen und Patienten mit chronischen Knieschmerzen vergleicht, liegt bisher jedoch nicht vor.

Die Studie von Hinman et al. (2024) verfolgt daher das Ziel, mit einer Nichtunterlegenheitsstudie die Wirksamkeit der Videotherapie verglichen mit der Physiotherapie in Präsenz bei Menschen mit chronischen Knieschmerzen zu evaluieren (Hinman et al. 2020 und 2024).

Die randomisierte kontrollierte Nichtunterlegenheitsstudie überzeugt durch ihre robuste Methodik. Die Therapieinhalte beider Gruppen waren identisch; sie unterschieden sich ausschließlich in der Darreichungsform (digital vs. persönlich). Die in Australien rekrutierten Physiotherapeutinnen und Physiotherapeuten wurden hinsichtlich des standardisierten Übungsprogramms, der Edukation sowie der Methoden zur Steigerung der körperlichen Aktivität intensiv geschult (Hinman et al. 2020 und 2024). Anschließend führten sie dieses Programm über einen Zeitraum von drei Monaten bei jedem Teilnehmer und jeder Teilnehmerin durch. Parallel dazu wurden die Teilnehmenden dazu angehalten, das Übungsprogramm sowie ihre geplanten Aktivitäten für weitere sechs Monate selbstständig fortzuführen.

Die Erhebungen erfolgten nach drei und nach neun Monaten. An beiden Zeitpunkten zeigte die Videotherapie in den primären Endpunkten – Schmerzintensität beim Gehen (Numeric Rating Scale, NRS; 0 = kein Schmerz, 10 = stärkster vorstellbarer Schmerz) und körperliche Funktionsfähigkeit (Western Ontario and McMaster Universities Osteoarthritis Index, WOMAC 3.1 Likert-Skala; 0 = maximale Funktionsfähigkeit, 68 = minimale Funktionsfähigkeit) – keine Unterlegenheit gegenüber der herkömmlichen Präsenztherapie (➤ Abb. 30.1).

Bei mehreren sekundären Endpunkten erwies sich die Videotherapie sogar als überlegen: Sie erzielte signifikant größere Verbesserungen bei der körperlichen Aktivität, der therapeutischen Compliance, der Benutzerfreundlichkeit der Video-

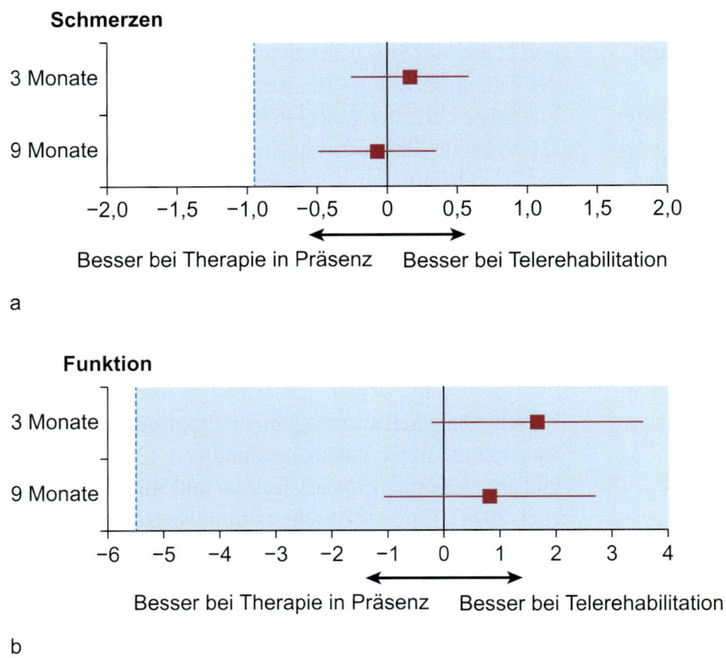

Abb. 30.1 Nichtunterlegenheitsanalyse der Endpunkte Schmerzen und physikalische Funktion nach 3 und 9 Monaten. Mittlere Differenz der Veränderungen (95 %-Konfidenzintervall) zwischen den Gruppen im Verhältnis zu den Nichtunterlegenheitsgrenzen (gestrichelte Linien) von 0,95 und 5,44 Einheiten für (A) Schmerzen und (B) Funktion. Grauer Bereich = Nichtunterlegenheitszone. [F210-054, L231]

konsultation sowie der Zufriedenheit nach neun Monaten. Zudem waren Teilnahmequote, Adhärenz beim Krafttraining nach drei Monaten und zurückgelegte Strecken in der Videotherapiegruppe höher als in der Präsenzgruppe, bei gleichzeitig höherer Flexibilität und geringeren Anfahrtskosten für die Patientinnen und Patienten.

Die Videotherapie war im Durchschnitt kosteneffizienter und erzielte eine höhere Anzahl qualitätsbereinigter Lebensjahre (QALYs) als die herkömmliche Präsenztherapie. Berücksichtigt man aus einer gesamtgesellschaftlichen Perspektive zusätzlich private Zeit- und Reisekosten, ergibt sich für die Videotherapiegruppe ein Nettovorteil von 515 US-Dollar gegenüber der Präsenztherapie.

Diese Studie liefert robuste Evidenz für die Nichtunterlegenheit der Videotherapie im Vergleich zur konventionellen Physiotherapie. Dennoch ist die Übertragbarkeit der Ergebnisse auf das deutsche Gesundheitssystem noch nicht abschließend geklärt und bietet Potenzial für weiterführende Untersuchungen. Insbesondere sollte der Einbezug relevanter Interessengruppen – Physiotherapeutinnen und Physiotherapeuten sowie Patientinnen und Patienten in Deutschland – adressiert werden, da sich diese in Bezug auf Technologieaffinität, Versorgungsstrukturen und Erstattungsmodelle von den australischen Gegebenheiten unterscheiden können. So gelten die Ergebnisse primär für die Zielgruppe, die ausreichendes technisches Equipment sowie digitale Gesundheitskompetenz besitzt. Patientinnen und Patienten mit eingeschränktem Zugang zu Technik oder mit niedriger digitaler Gesundheitskompetenz könnten benachteiligt sein – ein Aspekt, der in künftigen Studien differenzierter betrachtet werden sollte. Die Studie liefert vorrangig Ergebnisse aus einer mittelfristigen Beobachtungsdauer. Langfristige Effekte und mögliche Unterschiede in der Nachhaltigkeit der therapeutischen Erfolge bleiben offen und sollten in Folgestudien analysiert werden. Ein potenzieller Qualitätsfaktor – die therapeutische Beziehung – wird bei digitalen Formaten verändert. Zwar konnten in der Studie keine Nachteile gezeigt werden, dennoch bleiben Fragen offen, etwa zur nonverbalen Kommunikation, zum Aufbau von Vertrauen und zur Adhärenz über längere Zeiträume.

30.3.2 Praxistipp

Die physiotherapeutische Videotherapie ist im deutschen Gesundheitswesen bereits umsetzbar und erweist sich laut den Ergebnissen der vorliegenden Studie bei der Behandlung chronischer Knieschmerzen als mindestens gleichwertig zur Präsenztherapie. Dabei lassen sich diese Befunde zumindest teilweise auf weitere muskuloskelettale Erkrankungen übertragen.

Um den optimalen Behandlungsmodus für jede Patientin und jeden Patienten zu bestimmen, ist eine systematische Vorauswahl („Screening") erforderlich. Hierfür bietet beispielsweise die Dutch Blended Physiotherapy Checklist (Kloek, Janssen und Veenhof 2020) eine fundierte Entscheidungsgrundlage. Obwohl diese Checkliste primär den sogenannten Blended-Care-Ansatz (die Kombination digitaler und persönlicher Therapie) erfasst, kann sie auch die Eignung für reine Videotherapien bewerten. Wesentliche Bewertungskriterien sind:

- **Motivation und Haltung:**
  - Hat die Patientin bzw. der Patient über eine positive Haltung gegenüber digitalen Therapieformaten?
  - Besteht Bereitschaft, neue technische Abläufe zu erlernen und aktiv mitzugestalten?
- **Technische Voraussetzungen:**
  - Verfügt die Patientin bzw. der Patient über geeignetes Equipment (z. B. kamerafähiges Endgerät, stabile Internetverbindung)?
  - Sind die digitalen Kompetenzen und die Gesundheitskompetenz hinreichend ausgeprägt, um Instruktionen adäquat umzusetzen?

Nur wenn diese und weitere Faktoren zu Beginn der Behandlung ausreichend geklärt sind, lässt sich eine fundierte Abwägung zwischen Videotherapie und Präsenztherapie treffen.

Darüber hinaus erfordert die erfolgreiche Implementierung teletherapeutischer Angebote eine professionelle Vorbereitung der Behandelnden. Spezifische Schulungen vermitteln Kompetenzen in folgenden Bereichen (u. a.):

- **Didaktik der Videokonsultation:** effektive Übungsanleitung über Bild und Ton unterscheidet sich in wichtigen Aspekten von der klassischen Präsenzbetreuung
- **Organisatorisches Management:** Planung von Vor- und Nachbereitung, Raum- und Zeitplanung sowie Datenschutzfragen
- **Technische Ausstattung und IT-Sicherheit:** Auswahl und Einrichtung von Hard- und Software, Gewährleistung eines sicheren Datenflusses
- **Abrechnungsmodalitäten:** Kenntnis der aktuellen Vergütungsstrukturen für Videokonsultationen in der Heilmittelrichtlinie

Barrieren und förderliche Rahmenbedingungen des Blended-Care-Ansatzes wurden vor Kurzem auch in einer Delphi-Studie identifiziert (Weber et al. 2023a). Zu den zentralen Themen gehören neben den oben genannten Punkten etwa die Unterstützung durch den Arbeitgeber, klare rechtliche Vorgaben, sowie eine einfach und intuitiv bedienbare Software (➤ Abb. 30.2). Insgesamt lässt sich festhalten, dass die Videotherapie neue Möglichkeiten zur patientenzentrierten Versorgung eröffnet, deren Wirksamkeit u. a. durch die vorgestellte, hochwertige Studie belegt ist. Gleiches gilt für ihre Kosteneffizienz und die abrechnungstechnische Verankerung. Daher lohnt es sich, etablierte Abläufe zu hinterfragen, digitale Formate zu erproben und entsprechende Fortbildungsangebote wahrzunehmen.

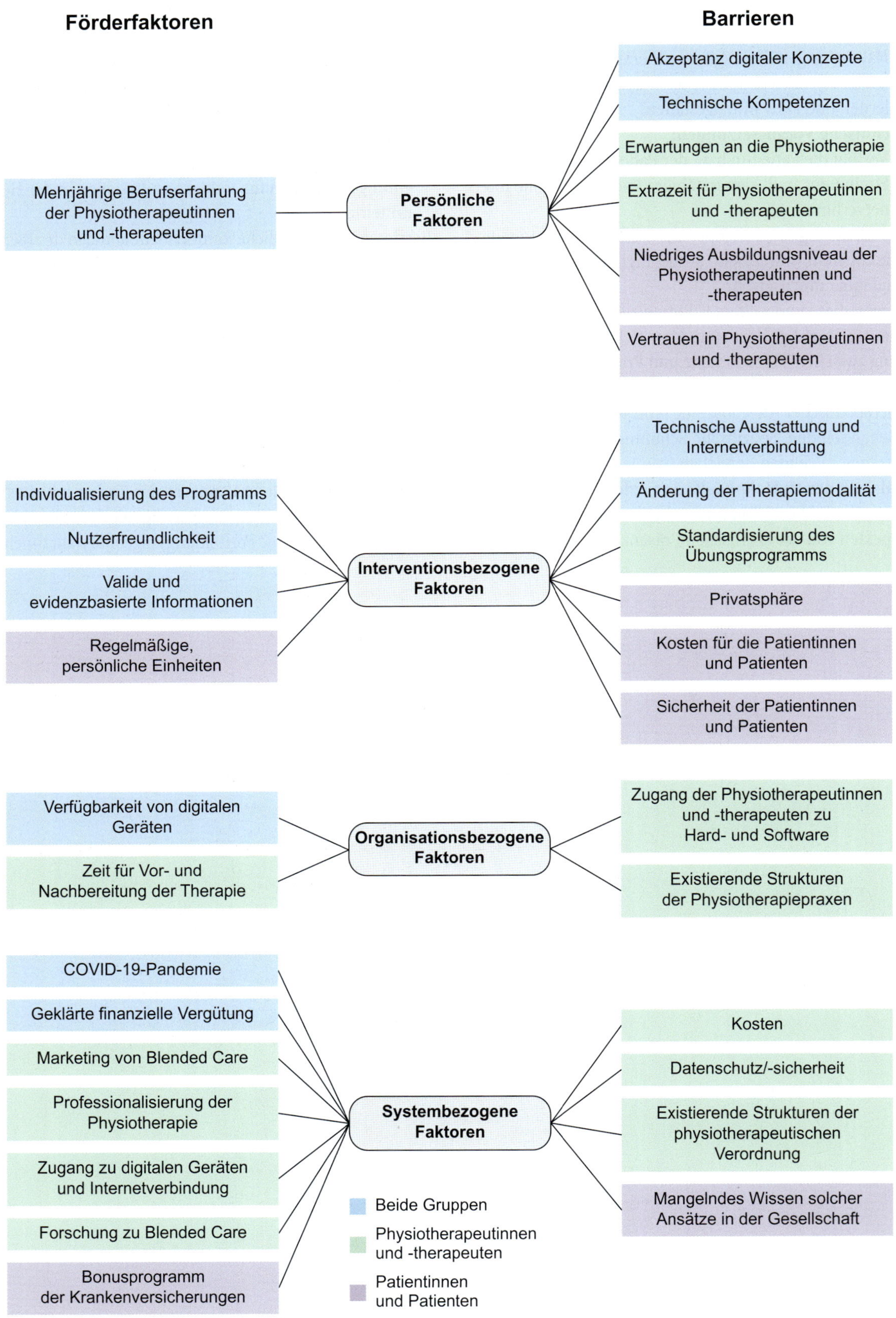

Abb. 30.2 Förderfaktoren und Barrieren von Blended Physiotherapie. [H652-001]

TAKE HOME MESSAGE

Die Ergebnisse von Hinman et al. (2024) belegen, dass die Videotherapie mit einer Physiotherapeutin bzw. einem Physiotherapeuten in der konservativen Behandlung von Patientinnen und Patienten mit chronischen Knieschmerzen der Präsenztherapie gleichwertig ist. Diese Befunde untermauern und ergänzen frühere Studien, die nahelegen, dass die Echtzeit-Telerehabilitation bei der postoperativen Rehabilitation nach Gelenkersatzoperationen eine vergleichbare Wirksamkeit wie die persönliche Betreuung aufweist.
Die kumulierte Evidenz hat weitreichende Implikationen für die Versorgung muskuloskelettaler Erkrankungen: Sie spricht dafür, Telerehabilitationsansätze verstärkt in Routinen der physiotherapeutischen Aus- und Weiterbildung zu integrieren und entsprechende Schulungsprogramme zu etablieren. Damit wird eine qualitativ hochwertige sowie patientenzentrierte Therapie unabhängig von geografischen und zeitlichen Barrieren ermöglicht. Die Ergebnisse sollten uns aber zugleich ein Anreiz sein, kritische Aspekte wie Gerechtigkeit des Zugangs, digitale Kompetenz und Langzeitwirkungen stärker in den Fokus zukünftiger Forschung und Versorgungskonzepte zu rücken.

ERKLÄRUNG ZU KI UND KI-GESTÜTZTEN TECHNOLOGIEN IM SCHREIBPROZESS

Bei der Vorbereitung dieser Arbeit haben die Autorin und der Autor ChatGPT-5 verwendet, um den Schreibstil zu verbessern. Nach der Nutzung dieses Tools/Dienstes haben sie den Inhalt nach Bedarf überprüft und bearbeitet und übernehmen die volle Verantwortung für den Inhalt der Veröffentlichung.

LITERATUR

Arntz A, Weber F, Grüneberg C (2024): Smart Physiotherapy: Wie die Digitalisierung die Physiotherapie verändern wird. *MSK – Muskuloskelettale Physiotherapie* 28: 209–216. DOI: 10.1055/a-2344-7769

Arntz A, Weber F, Handgraaf M, et al. (2023): Technologies in home-based digital rehabilitation: Scoping review. *JMIR Rehabil Assist Technol* 10: e43615. DOI: 10.2196/43615

Cottrell MA, Russell TG (2020): Telehealth for musculoskeletal physiotherapy. *Musculoskelet Sci Pract* 48: 102193. DOI: 10.1016/j.msksp.2020.102193

Dieter V, Janssen P, Krauss I (2024): Efficacy of the mHealth-Based Exercise Intervention re.flex for Patients With Knee Osteoarthritis: Pilot Randomized Controlled Trial. *JMIR Mhealth Uhealth* 12: e54356. DOI: 10.2196/54356

Gesetz für eine bessere Versorgung durch Digitalisierung und Innovation (Digitale-Versorgung-Gesetz – DVG). Bundesgesetzblatt Teil I 2019; 49: 2562–2584.

Gesellschaft für Versicherungswissenschaft und -gestaltung (2015): *Versorgung 2030 - eHealth, mHealth, Telemedizin: Bedeutung, Perspektiven und Entwicklungsstand.* Köln: Schriftenreihe der GVG, Bd. 76.

GKV-Spitzenverband (2024): Videosprechstunde, -betreuung/telemedizinische Leistung per Video. Verfügbar auf: https://www.gkv-spitzenverband.de/krankenversicherung/digitalisierung/kv_videosprechstunde/videosprechstunde.jsp (letzter Zugriff: 18.12.2025).

GKV-Spitzenverband, Bundesverbände Physiotherapie (2022): Vertrag nach § 125 Absatz 1 SGB V über die Versorgung mit Leistungen der Physiotherapie und deren Vergütung. Verfügbar auf: https://www.gkv-heilmittel.de/fuer_heilmittelerbringer/vertraege/vertraege.jsp (letzter Zugriff: 18.12.2025).

Hinman RS, Kimp AJ, Campbell PK, et al. (2020): Technology versus tradition: a non-inferiority trial comparing video to face-to-face consultations with a physiotherapist for people with knee osteoarthritis. Protocol for the PEAK randomised controlled trial. *BMC Musculoskelet Disord* 21(1): 522. DOI: 10.1186/s12891-020-03523-8

Kloek CJJ, Janssen J, Veenhof C (2020): Development of a checklist to assist physiotherapists in determination of patients' suitability for a blended treatment. *Telemedicine and e-Health* 26(8): 1051–1056. DOI: 10.1089/tmj.2019.0143

Mallari B, Spaeth EK, Goh H, Boyd BS (2019): Virtual reality as an analgesic for acute and chronic pain in adults: a systematic review and meta-analysis. *J Pain Res* 12: 2053–2085. DOI: 10.2147/JPR.S200498

Safari R, Jackson J, Sheffield D (2020): Digital self-management interventions for people with osteoarthritis: systematic review with meta-analysis. *J Med Internet Res* 22(1): e15365. DOI: 10.2196/15365

Weber F, Kloek C, Arntz A, Grüneberg C, Veenhof C (2023a): Blended care in patients with knee and hip osteoarthritis in physical therapy: delphi study on needs and preconditions. *JMIR Rehabil Assist Technol* 10: e43813. DOI: 10.2196/43813

Weber F, Müller C, Bahns C, et al. (2023b): Smartphone-assisted training with education for patients with hip and/or knee osteoarthritis (SmArt-E): study protocol for a multicentre pragmatic randomized controlled trial. *BMC Musculoskeletal Disorders* 24(1): 221. DOI: 10.1186/s12891-023-06255-7

Weber F, Kloek C, Stuhrmann S, Blum Y, Grüneberg C, Veenhof C (2024): Usability and preliminary effectiveness of an app-based physical activity and education program for people with hip or knee osteoarthritis – a pilot randomized controlled trial. *Arthritis Res Ther* 26(1): 83. DOI: 10.1186/s13075-024-03291-z

Xiang XN, Wang ZZ, Hu J, et al. (2024): Telehealth-supported exercise or physical activity programs for knee osteoarthritis: systematic review and meta-analysis. *J Med Internet Res* 26: e54876. DOI: 10.2196/54876

KAPITEL

31 Ganzkörpervibrationstraining als Ergänzung zur konventionellen Bewegungstherapie bei Gonarthrose

Pauline-Marie Spieß

31.1 Einleitung

Gonarthrose ist global die häufigste Form der Arthrose (Hunter und Bierma-Zeinstra 2019). Schätzungen zufolge wird die Anzahl der Menschen mit Gonarthrose bis 2050 weltweit um voraussichtlich 75 % ansteigen (GBD 2021 Osteoarthritis Collaborators, 2023). Verschiedene internationale Leitlinien empfehlen vorrangig eine konservative Behandlung bestehend aus Bewegungstherapie, Edukation und Gewichtsmanagement (Gibbs et al. 2023). Neben diesen primären Therapieformen können ergänzend unter anderem Laufbandtraining, transkutane elektrische Nervenstimulation und Massagetherapie in Betracht gezogen werden. Bisher ohne Empfehlung blieb jedoch das Ganzkörpervibrationstraining, bei dem typischerweise statische oder dynamische Übungen auf einer Vibrationsplatte durchgeführt werden (DGUO 2024; Peng et al. 2025). Inwiefern dieses Verfahren bei der Behandlung der Gonarthrose eine sinnvolle Ergänzung der konventionellen Bewegungstherapie ist, stand im Fokus der vorliegenden Arbeit von Peng et al. (2025).

31.2 Abstract der Studie

Peng Y, Qi Q, Lee CL, Tay YL, Chai SC, Ahmad MA (2025): Effects of whole-body vibration training as an adjunct to conventional rehabilitation exercise on pain, physical function, and disability in knee osteoarthritis: A systematic review and meta-analysis. *PLoS ONE* 20(2): e0318635.
DOI: 10.1371/journal.pone.0318635
https://doi.org/10.1371/journal.pone.0318635

Abstract

Effekte von Ganzkörpervibrationstraining in Kombination mit konventioneller Bewegungstherapie auf Schmerzen, Mobilität und Behinderung bei Kniearthrose: ein systematischer Review mit Metaanalyse

Hintergrund
Die Gonarthrose ist eine weit verbreitete degenerative Gelenkerkrankung, die zu Einschränkungen von Mobilität und Lebensqualität führt. Das Ganzkörpervibrationstraining ist zwar eine vielversprechende Ergänzung zur konventionellen Rehabilitation, seine Wirksamkeit ist jedoch aufgrund widersprüchlicher klinischer Evidenz auch weiterhin unklar.

Ziel
Untersuchung der kombinierten Effekte von Ganzkörpervibrationstraining und Rehabilitationsübungen auf Schmerzen, Körperfunktionen und Behinderung bei der Behandlung der Gonarthrose in einem systematischen Review mit Metaanalyse.

Methodik
Bis zum Februar 2024 wurde in acht elektronischen Datenbanken (PubMed, Web of Science, Embase, PEDro, SPORTDiscus, Scopus, ScienceDirect und China National Knowledge Infrastructure) eine umfassende Literaturrecherche durchgeführt. Einschlusskriterien waren (i) randomisierte kontrollierte Studien zum Vergleich einer Kombination aus Ganzkörpervibrationstraining und Bewegungstherapie mit einer alleinigen Rehabilitationsmaßnahme bei Gonarthrose, (ii) Angabe klinischer Ergebnisse, (iii) Studien am Menschen und (iv) eine Veröffentlichung in englischer oder chinesischer Sprache. Die Qualität der Studien wurde mit der PEDro-Skala und dem Cochrane-Risk-of-Bias-Tool bewertet. Der Heterogenität der Daten wurde in der Metaanalyse mit dem Random Effects-Modell in Review Manager 5.3 Rechnung getragen und durch Sensitivitätsanalysen zur Robustheit sowie Subgruppenanalysen zu den Auswirkungen der Vibrationsfrequenz des Ganzkörpervibrationstraining unterstützt.

Ergebnisse
In den Review wurden 16 RCTs mit 589 Teilnehmenden einbezogen. Der systematische Review ergab, dass Ganzkörpervibrationstraining in Kombination mit konventioneller Rehabilitation die Schmerzen der Gonarthrose deutlich reduzierte und die Körperfunktion verbesserte. Die Metaanalyse quantifizierte diese Effekte und zeigte, dass ein Ganzkörpervibrationstraining (i) Knieschmer-

zen signifikant reduzierte (mittlere Differenz = -0,43, 95 %-Konfidenzintervall [–0,70, –0,16], p = 0,002), wobei diese Reduktion bei hochfrequentem Ganzkörpervibrationstraining stärker ausfiel, und (ii) das isokinetische Kniespitzendrehmoment signifikant im Vergleich zu Rehabilitationsübungen allein erhöhte. Bei den Parametern Gleichgewicht, funktionelle Mobilität und Behinderung wurden keine signifikanten Unterschiede festgestellt. Die Sensitivitätsanalyse der qualitativ hochwertigen Studien unterstützte diese Ergebnisse. Aufgrund der Heterogenität der Studien und der unterschiedlichen Interventionen in den Kontrollgruppen sollte die Interpretation jedoch zurückhaltend erfolgen.

Schlussbemerkung

Das Ganzkörpervibrationstraining scheint bei Gonarthrose Schmerzen zu lindern und die Muskelkraft zu verbessern, sofern es mit konventionellen Rehabilitationsmaßnahmen kombiniert wird. In zukünftigen hochwertigen RCTs sollten die Protokolle des Ganzkörpervibrationstrainings standardisiert, ein Langzeit-Follow-up angestrebt und die Dosierung so angepasst werden, dass klinisch relevante Ergebnisse ermöglicht werden.

31.3 Kommentar

31.3.1 Wissenschaftliche Einordnung

Der vorliegende systematische Review mit Metaanalyse von Peng et al. (2025) ging der Frage nach, welche Effekte ein Ganzkörpervibrationstraining in Kombination mit konventioneller Bewegungstherapie bei der Behandlung von Gonarthrose auf Schmerzen, Mobilität und Behinderung hat. Die Ergebnisse zeigten, dass die Kombination aus Ganzkörpervibrationstraining und Bewegungstherapie Knieschmerzen signifikant stärker reduziert und die isokinetische Muskelkraft des Knies stärkt als eine alleinige Bewegungstherapie. Subgruppenanalysen zur Schmerzreduktion zeigten, dass hochfrequentes Vibrationstraining (> 30 Hz) die Schmerzen effektiver reduzierte als niedrigfrequentes Vibrationstraining (≤ 30 Hz). Hinsichtlich Balance, Mobilität und körperlicher Beeinträchtigung konnten keine Unterschiede identifiziert werden (Peng et al. 2025).

Während Peng et al. (2025) somit positive Effekte des Ganzkörpervibrationstrainings auf Schmerzen und die isokinetische Muskelkraft feststellen, fanden Li et al. (2015) in einem älteren systematischen Review mit Metaanalyse keine signifikanten Verbesserungen von Schmerzen, Muskelkraft und Mobilität. Im Gegensatz dazu beschrieben zwei weitere systematische Reviews mit Metaanalyse positive Kurzzeiteffekte des Ganzkörpervibrationstrainings bei Gonarthrose. In beiden Arbeiten zeigten sich Verbesserungen bei Schmerzen und Mobilität (Zafar et al. 2015; Qiu et al. 2022). Darüber hinaus konnten Qiu et al. (2022) eine verbesserte isokinetische und isometrische Kraft der Knieextensoren feststellen.

Die teils widersprüchlichen Ergebnisse der genannten Übersichtsarbeiten könnten auf Unterschiede in der methodischen Qualität der einbezogenen Studien und das damit verbundene Risiko für systematische Fehler zurückzuführen sein. Zudem unterscheiden sich die berücksichtigten Studien hinsichtlich Dosierung, Frequenz und Übungsauswahl, was die Vergleichbarkeit der Ergebnisse erschwert. Weiterhin beinhalteten die in den Reviews berücksichtigten Studien keine Follow-Up-Zeiträume, wodurch langfristige Effekte des Ganzkörpervibrationstrainings in Ergänzung zur Bewegungstherapie bei Gonarthrose weiterhin unklar bleiben.

Obwohl mehrere Autorenteams positive Effekte des Ganzkörpervibrationstrainings auf Schmerz und Kraft bei Gonarthrose festgestellt haben, bleibt der Forschungsstand insgesamt uneinheitlich. Zukünftige Studien sollten daher nicht nur Einflussfaktoren wie Dosierung, Frequenz und Übungsauswahl berücksichtigen, sondern auch Follow-up-Phasen einplanen, um Langzeiteffekte bewerten und evidenzbasierte Empfehlungen ableiten zu können.

31.3.2 Praxistipp

Aus der Arbeit von Peng et al. (2025) kann abgeleitet werden, dass der Einsatz von Ganzkörpervibrationstraining als Ergänzung zur konventionellen Bewegungstherapie eine geeignete Möglichkeit in der Rehabilitation von Patientinnen und Patienten mit Gonarthrose darstellt. Insbesondere bei Kraftdefiziten und Schmerzen scheint der Einsatz von Ganzkörpervibrationstraining vielversprechend zu sein. Bei der Nutzung zur Schmerzreduktion kann eine Vibrationsfrequenz von > 50 Hz sinnvoll sein.

Anhand der hier vorgestellten Studien können keine Empfehlungen zur Übungsauswahl, Therapiefrequenz sowie der Dauer des Ganzkörpervibrationstrainings ausgesprochen werden. Außerdem ist zu beachten, dass die beschriebenen Ergebnisse direkt nach Beendigung der Interventionen erhoben wurden, also ausschließlich Kurzzeiteffekte abbilden.

Für die praktische Umsetzung ist jedoch nicht nur die Wirksamkeit relevant, sondern auch die Höhe der Anschaffungskosten einer Vibrationsplatte. Während Modelle für den Heimgebrauch bereits im unteren dreistelligen Bereich erhältlich sind, liegen die Preise für professionelle Geräte, wie sie in der Physiotherapie oder im Fitnessstudio genutzt werden, aufgrund ihrer höheren Leistungsfähigkeit und Robustheit häufig im vier- bis fünfstelligen Bereich. Dies sollte vor dem Hintergrund der bisher beschriebenen Kurzzeiteffekte des Ganzkörpervibrationstrainings betrachtet werden.

TAKE HOME MESSAGE

Ganzkörpervibrationstraining kann bei Patientinnen und Patienten mit Gonarthrose mit Kraftdefiziten und Schmerzen eine geeignete Ergänzung zur konventionellen Bewegungstherapie sein. Höhere Vibrationsfrequenzen (> 50 Hz) können zur Schmerzlinderung sinnvoll sein. Da der bisherige Forschungsstand überwiegend auf Studien beruht, in denen nur kurzfristige Effekte erfasst wurden, können jedoch derzeit keine Aussagen zur Langzeitwirksamkeit von Ganzkörpervibrationstraining in Kombination mit Bewegungstherapie bei Gonarthrose getroffen werden.

ERKLÄRUNG ZU KI UND KI-GESTÜTZTEN TECHNOLOGIEN IM SCHREIBPROZESS

Bei der Vorbereitung dieser Arbeit hat die Autorin „Perplexity" verwendet, um die Klarheit und Grammatik des Textes zu verbessern. Nach der Nutzung dieses Tools/Dienstes hat die Autorin den Inhalt nach Bedarf überprüft und bearbeitet und übernimmt die volle Verantwortung für den Inhalt der Veröffentlichung

LITERATUR

Deutsche Gesellschaft für Orthopädie und Unfallchirurgie e.V. (DGOU 2024): *S2k-Leitlinie Gonarthrose.* Version 5.0. AWMF-Registernr. 187-050. Stand 12.07.2024, gültig bis 11.07.2019. www.awmf.org

GBD 2021 Osteoarthritis Collaborators (2023): Global, regional, and national burden of osteoarthritis, 1990–2020 and projections to 2050: a systematic analysis for the Global Burden of Disease Study 2021. *Lancet Rheumatol* 5(9): e508–e522. DOI: 10.1016/S2665-9913(23)00163-7

Gibbs AJ, Gray B, Wallis JA, et al. (2023): Recommendations for the management of hip and knee osteoarthritis: A systematic review of clinical practice guidelines. *Osteoarthritis Cartilage* 31(10): 1280–1292. DOI: 10.1016/j.joca.2023.05.015

Hunter DJ, Bierma-Zeinstra S (2019): Osteoarthritis. *Lancet* 393(10182): 1745–1759. DOI: 10.1016/S0140-6736(19)30417-9

Li X, Wang X-Q, Chen B-L, Huang L-Y, Liu Y (2015): Whole-body vibration exercise for knee osteoarthritis: a systematic review and meta-analysis. *Evid Based Complement Alternat Med* 2015(2015): 758147. DOI: 10.1155/2015/758147

Qiu CG, Chui CS, Chow SKH, Cheung W-H, Wong RMY (2022): Effects of whole-body vibration therapy on knee osteoarthritis: a systematic review and meta-analysis of randomized controlled trials. *J Rehabil Med* 54: jrm00266. DOI: 10.2340/jrm.v54.2032

Zafar H, Alghadir A, Anwer S, Al-Eisa E (2015): Therapeutic effects of whole-body vibration training in knee osteoarthritis: a systematic review and meta-analysis. *Arch Phys Med Rehabil* 96(8): 1525–1532. DOI: 10.1016/j.apmr.2015.03.010

KAPITEL **32**

Katja Schimske

Übungsprogramme zur Förderung von Fitness, Mobilität und funktioneller Kapazität bei Menschen mit Beinamputation

32.1 Einleitung

Im Jahr 2019 wurden in Deutschland 62.016 Amputationen an der unteren Extremität (LLA) verzeichnet (Walter, Alt und Rupp 2022). Nach einer LLA ist die Mobilität der Betroffenen oft erheblich eingeschränkt. Studien zeigen, dass Menschen mit Beinamputation ihr Körpergewicht asymmetrisch verlagern, was zu einem unsicheren Gangbild mit verringerter Gehgeschwindigkeit, erhöhter Rumpfneigung zur amputierten Seite und größerer Schwankungsbreite führt. (Nederhand et al. 2012; Ku, Osman und Wan Abas 2014; Fuchs et al. 2021; Kolář ová et al. 2021). Mobilität ist ein zentraler Faktor für die Durchführung alltäglicher und gesellschaftlicher Aktivitäten. Die Rehabilitation nach einer Beinamputation ist entscheidend, um die bestmögliche Lebensqualität auf den Ebenen der Aktivität, Teilhabe und Partizipation zu sichern (Turner, Belsi und McGregor 2022). Ebenso wichtig ist die anschließende Nachsorge, welche die Rehabilitationsergebnisse stabilisieren und verbessern soll. Die Leitlinie für Majoramputationen definiert das Rehabilitationsziel als eine selbstbestimmte, erfüllte Lebensführung mit höchster Selbstständigkeit sowie sozialer und beruflicher Wiedereingliederung (DGOU 2019). Im Rahmen einer leitliniengerechten Nachsorge sollen regelmäßige „Refresher-Trainings" Mobilität, Selbstversorgung und Leistungsfähigkeit fördern (DGOU 2019). Allerdings werden in der Leitlinie keine spezifischen Anforderungen oder Parameter für das Nachsorgetraining benannt. Daher ist es essenziell, die Auswirkungen von körperlicher Aktivität (KA) und Bewegung auf Menschen mit LLA genauer zu untersuchen, um gezielte Empfehlungen zur Erhaltung und Förderung der Rehabilitationsergebnisse zu entwickeln.

32.2 Abstract der Studie

Dupuis F, Ginis KAM, MacKay C, et al. (2023): Do exercise programs improve fitness, mobility, and functional capacity in adults with lower limb amputation? A systematic review on the type and minimal dose needed. *Arch Phys Med Rehabil* 105(6): 1194–1211.
DOI: 10.1016/j.apmr.2023.10.011
https://doi.org/10.1016/j.apmr.2023.10.011

Abstract

Verbessern Trainingsprogramme die Fitness, Mobilität und funktionelle Kapazität von Erwachsenen mit Amputationen der unteren Extremität? Ein systematischer Review über die Form und die erforderliche Mindestdosis

Ziel

Beantwortung der folgenden Fragen: (1) Verbessern körperliche Aktivität und Bewegung die Fitness, Mobilität und funktionelle Kapazität bei Erwachsenen mit Amputation der unteren Gliedmaßen (LLA) und (2) Welche Art von körperlicher Aktivität (Häufigkeit, Intensität und Dauer) und welche Mindestdosis ist erforderlich?

Studiendesign

Systematisches Review

Setting

Ambulante Intervention außerhalb der prothetischen Rehabilitationsphase

Teilnehmende

Erwachsene mit einer Amputation der unteren Gliedmaßen, die in häuslicher Umgebung leben

Intervention

Jede Form der körperlichen Aktivität oder sportlichen Intervention

Ergebnisse und Maßnahmen

Alle Indikatoren und Messungen von Fitness, Mobilität oder funktioneller Kapazität.

Ergebnisse

Es wurden 23 Studien mit insgesamt 408 Erwachsenen mit LLA eingeschlossen. In den Studien wurden die Auswirkungen strukturierter PA-Sitzungen auf Fitness, Mobilität und funktionelle Kapazität untersucht. Die höchste Evidenz gibt es für gemischte Trainingsprogramme, die Ausdauertraining mit Kraft- oder Gleichgewichtsübungen kombinieren. Es besteht eine mäßige Vertrauenswürdigkeit dafür, dass eine bis drei Trainingseinheiten mit einer Dauer von 20–60 Minuten pro Woche das Gleichgewicht, die Gehgeschwindigkeit, die Gehausdauer und die Transferfähigkeit bei Erwachsenen mit einer LLA oberhalb des Knöchels verbessern. Für die Verbesserung von Flexibilität, kardiorespiratorischer Gesundheit, Muskelkraft der unteren Extremität und funktioneller Kapazität durch diese Übungen Sport bestand aufgrund fehlender Studien eine geringe Vertrauenswürdigkeit.

Schlussbemerkung

Ein- bis dreimal wöchentliches Training kann das Gleichgewicht, die Gehgeschwindigkeit, die Gehausdauer und die Transferfähigkeit bei Erwachsenen mit LLA verbessern, insbesondere wenn Ausdauerübungen mit Kraftübungen der unteren Gliedmaßen oder Gleichgewichtsübungen kombiniert werden. Es besteht ein Bedarf an aussagekräftigen Studien zu den Auswirkungen von körperlicher Aktivität auf die kardiorespiratorische Gesundheit, die Muskelkraft, die Flexibilität und den funktionellen Status.

32.3 Kommentar

32.3.1 Wissenschaftliche Einordnung

Dieses Review wurde gemäß dem Preferred Reporting Items for Systematic Reviews and Meta-Analyses Statement durchgeführt, dem Standard für systematische Reviews und Metaanalysen. Dadurch ist eine transparente, vollständige und nachvollziehbare Dokumentation der Arbeit gewährleistet. Die Literaturrecherche erfolgte in sechs Datenbanken und umfasste sowohl randomisierte (RCT) als auch nichtrandomisierte Studien, wodurch ein umfassendes Bild der Evidenzlage entstand. Studienauswahl und Datenextraktion erfolgten durch unabhängige Reviewerinnen und Reviewer. Zur Qualitätsbewertung wurden das Cochrane Risk-of-Bias Tool (RoB 2), die Downs & Black-Skala (D&B) und die SCIRE-Skala (Spinal Cord Injury Rehabilitation Evidence) verwendet. RoB 2 ist der Goldstandard zur Bewertung von Verzerrungen von RCTs (Buchberger et al. 2014), während D&B die methodische Qualität von RCTs und Nicht-RCTs numerisch erfasst (Downs und Black 1998). Die SCIRE-Skala dient der neurorehabilitativen Forschung und ist für den Kontext der Amputation weniger geeignet (Eng et al. 2007). Aufgrund kleiner Stichprobengrößen ($n = 6$ bis $n = 63$) oder fehlender Kontrollgruppen variierte die Qualität der eingeschlossenen Studien stark. Die Beschreibung der Interventionen wurde mit den CERT-Kriterien (Consensus on Exercise Reporting Template) bewertet, um eine hohe Reproduzierbarkeit der Trainingsinterventionen sicherzustellen (Slade et al. 2016). Die Evidenzqualität wurde mit GRADE (Grading of Recommendations, Assessment, Development, and Evaluation) klassifiziert, einem anerkannten Standard zur Bewertung der Evidenzstärke in Leitlinien und Reviews (Atkins et al. 2004).

Das systematische Review zeichnete sich durch eine klare, transparente Methodik aus und lieferte die bislang umfassendste Evidenzübersicht zu körperlicher Aktivität bei Menschen mit LLA. Trotz fehlender Langzeitdaten können die Ergebnisse von Dupuis et al. 2024 die bestehende Leitlinie für Majoramputationen an der unteren Extremität bei der Nachsorge ergänzen. Es sind weitere Studien erforderlich, um gezielte Bewegungsempfehlungen für Menschen mit LLA zu entwickeln und so ihre Gesundheit, Mobilität und Lebensqualität nachhaltig zu verbessern.

32.3.2 Praxistipp

Die physiotherapeutische Nachsorge bei Menschen mit einer LLA wurde bisher nicht systematisch beschrieben. Die Leitlinie für Majoramputation an der unteren Extremität gibt grundlegende physiotherapeutische Schwerpunkte vor, darunter die Behandlung von Stumpf- und Phantomschmerzen sowie eine gezielte Förderung von Mobilität, Selbstversorgung und Leistungsfähigkeit. Dazu zählen insbesondere Ausdauer, Geh- und Stehfähigkeit sowie das Treppensteigen und das Bewältigen von Hindernissen. Zudem wird zweimal wöchentlich über sechs Wochen in den ersten beiden Jahren nach der Amputation eine Prothesengangschule zur Korrektur des Gangbildes empfohlen (DGOU 2019).

Die Erkenntnisse von Dupuis et al. (2024) ergänzen die Leitlinie und liefern klare Empfehlungen für die Praxis. Training außerhalb der Prothesengangschule verbessert insbesondere Gleichgewicht, Gehgeschwindigkeit, Ausdauer und Transferfähigkeit. Die wirksamsten Programme kombinieren Ausdauertraining mit Gleichgewichts- oder Kraftübungen. Eine hohe Evidenz besteht für eine bis drei wöchentliche Einheiten mit einer Dauer von 20–60 Minuten. Für die Kombination aus Krafttraining und Ausdauertraining gibt es Evidenz mit mittlerer Vertrauenswürdigkeit für eine Verbesserung des Gleichgewichts. Empfehlenswert sind eine bis drei Sitzungen pro Woche mit einer Dauer von jeweils 40–60 Minuten über vier bis zwölf Wochen. In Verbindung mit Ausdauerübungen verbessert Gleichgewichtstraining neben dem Gleichgewicht auch die Gehausdauer und Transferfähigkeit. Dafür werden drei Einheiten pro Woche mit 20–60 Minuten über vier bis acht Wochen empfohlen. Evidenz mittlerer Vertrauenswürdigkeit besteht auch für ein Krafttraining der Hüftmuskulatur mit zwei bis drei Einheiten pro Woche über einen Zeitraum von acht bis zehn Wochen. Diese Trainingsparameter wurden unabhängig von Amputationsursache, -höhe und Prothesenversorgung untersucht.

Für die praktische Anwendung sind diese Hintergründe essenziell und sollten bei der Trainingsgestaltung berücksichtigt werden. Die physiotherapeutische Nachsorge von Menschen mit einer LLA sollte daher ein aktives, vielfältiges Training mit und ohne Prothese beinhalten und die individuellen Voraussetzungen der Patientinnen und Patienten berücksichtigen.

TAKE HOME MESSAGE

Die physiotherapeutische Nachsorge bei Menschen mit einer LLA sollte ein aktives und vielseitiges Training umfassen, das Gleichgewicht, Gehgeschwindigkeit, Ausdauer und Transferfähigkeit verbessert. Ergänzend zur klassischen Gangschule wird ein Ausdauertraining in Kombination mit Gleichgewichts- oder Kraftübungen empfohlen – ein- bis dreimal pro Woche für jeweils 20–60 Minuten. Das Training sollte mit als auch ohne Prothese durchgeführt und an individuelle Voraussetzungen wie Amputationshöhe, Amputationsursache oder Prothesenversorgung angepasst werden.

LITERATUR

Atkins D, Best D, Briss PA, et al., GRADE Working Group (2004): Grading quality of evidence and strength of recommendations. *BMJ* 328: 1490. DOI: 10.1136/bmj.328.7454.1490

Buchberger B, von Elm E, Gartlehner G, et al. (2014): Bewertung des Risikos für Bias in kontrollierten Studien. *BGBLBundesgesundheitsblatt – Gesundheitsforschung – Gesundheitsschutz* 57: 1432–1438. DOI: 10.1007/s00103-014-2065-6

Downs SH, Black N (1998): The feasibility of creating a checklist for the assessment of the methodological quality both of randomised and non-randomised studies of health care interventions. *J Epidemiol Community Health* 52(6): 377–384. DOI: 10.1136/jech.52.6.377

Deutsche Gesellschaft für Orthopädie und Unfallchirurgie e.V. (DGOU) (2019). *S2k-Leitlinie Rehabilitation nach Majoramputation an der unteren Extremität (proximal des Fußes).* AWMF-Registernr. 187-056. Stand 24.06.2019, gültig bis 23.06.2024 (in Überarbeitung). www.awmf.org

Eng JJ, Teasell R, Miller WC, et al., the SCIRE Research Team (2007): Spinal cord injury rehabilitation evidence: methods of the scire systematic review. *Top Spinal Cord Inj Rehabil* 13(1): 1–10. DOI: 10.1310/sci1301-1

Fuchs K, Krauskopf T, Lauck TB, et al. (2021): Influence of augmented visual feedback on balance control in unilateral transfemoral amputees. *Front Neurosci* 15: 727527. DOI: 10.3389/fnins.2021.727527

Kolářová B, Janura M, Svoboda Z, Kolář P, Tečová D, Elfmark M (2021): Postural control strategies and balance-related factors in individuals with traumatic transtibial amputations. *Sensors (Basel)* 21(21): 7284. DOI: 10.3390/s21217284

Ku PX, Abu Osman NA, Wan Abas WBA (2014): Balance control in lower extremity ampu-tees during quiet standing: A systematic review. *Gait Posture* 39(2): 672–682. DOI: 10.1016/j.gaitpost.2013.07.006

Matthes I, Beirau M, Ekkernkamp A, Matthes G (2015): Amputation und Prothesenversorgung der unteren Extremität. *Unfallchirurg* 118: 535–548. DOI: 10.1007/s00113-015-0015-x

Nederhand MJ, Van Asseldonk EHF, Der Kooij HV, Rietman HS (2012): Dynamic Balance Control (DBC) in lower leg amputee subjects; contribution of the regulatory activity of the prosthesis side. *Clin Biomech (Brisol)* 27(1): 40–45. DOI: 10.1016/j.clinbiomech.2011.07.008

Slade SC, Dionne CE, Underwood M, et al. (2016): Consensus on Exercise Reporting Template (CERT): modified Delphi Study. *Phys Ther* 96(10): 1514–1524. DOI: 10.2522/ptj.20150668

Turner S, Belsi A, McGregor AH (2022): Issues faced by people with amputation(s) during lower limb prosthetic rehabilitation: A thematic analysis. *Prosthet Orthot Int* 46(1): 61–67. DOI: 10.1097/PXR.0000000000000070

Walter N, Alt V, Rupp M (2022): Lower limb amputation rates in Germany. *Medicina (Kaunas)* 58(1): 101. DOI: 10.3390/medicina58010101

KAPITEL

33

Sven Karstens

Spezifische Übungsbehandlung statt operativer Dekompression bei subakromialem Impingement: Ergebnisse nach zehn Jahren

33.1 Einleitung

Unter der Bezeichnung *subakromiales Impingementsyndrom* werden verschiedene funktionelle Weichteilpathologien zusammengefasst, bei denen Strukturen wie die Sehnen von Muskeln der Rotatorenmanschette, die Bursa subacromialis oder die lange Bizepssehne unter dem Schulterdach eingeklemmt werden (Holmgren et al. 2012, DVSE und DGOOC 2021). Bei einer schmerzhaften Beeinträchtigung sind konservative Behandlungsansätze die erste Wahl (Garving et al. 2017). Da sich in Studien vergleichbare Ergebnisse zur subacromialen Dekompression zeigen (Haahr et al. 2005; Ketola et al. 2009; DVSE und DGOOC 2021, Paavola et al. 2021), soll die Physiotherapie einer Operation zunächst vorgezogen werden (DVSE und DGOOC 2021). Ein wichtiger Behandlungsansatz sind Übungen (Haahr et al. 2005, Ketola et al. 2009). Paavola et al. (2021) lieferten bereits Ergebnisse für Patientinnen und Patienten, die über einen Zeitraum von fünf Jahren nachbeobachtet wurden. Von Petersson et al. (2024) wurde diese Beobachtungsdauer noch einmal verdoppelt.

33.2 Abstract der Studie

Petersson AH, Björnsson Hallgren HC, Adolfsson LE, Holmgren TM (2025): No need for subacromial decompression in responders to specific exercise treatment: a 10-year follow-up of a randomized controlled trial. *J Shoulder Elbow Surg* 34(6): e477–e487.
DOI: 10.1016/j.jse.2024.10.027
https://doi.org/10.1016/j.jse.2024.10.027

Abstract

Keine Notwendigkeit für eine subakromiale Dekompression bei Ansprechen auf eine spezifische Übungsbehandlung: 10-Jahres-Follow-up einer randomisierten kontrollierten Studie

Hintergrund
Subakromiale Schmerzen sind eine häufige und einschränkende Erkrankung mit multifaktorieller Ätiologie. Es gibt immer mehr Belege dafür, dass Übungen die erste Wahl bei der Behandlung sind; die Notwendigkeit einer Operation wird diskutiert. Langfristige Nachuntersuchungen nach chirurgischer und nichtchirurgischer Behandlung sind selten. Hauptziel der vorliegenden Studie war es, die 10-Jahres-Ergebnisse einer Studie zu untersuchen, in der eine spezifische und eine unspezifische Übungsbehandlung sowie die Notwendigkeit einer Operation verglichen wurden. In einem zweiten Schritt verglichen wir Patientinnen und Patienten, die sich einer Übungsbehandlung unterzogen hatten, mit solchen, die sich einer Operation unterzogen, und untersuchten die Bedeutung des Status der Rotatorenmanschette in Bezug auf die jeweilige Behandlung und deren Ergebnisse.

Methodik
Zum Zeitpunkt der Aufnahme in die Studie 2009–2010 standen 97 Patientinnen und Patienten mit lange bestehenden subakromialen Schmerzen auf der Warteliste für eine arthroskopische subakromiale Dekompression. Sie wurden zufällig in die Gruppe mit spezifische Übungen zur Kräftigung der Rotatorenmanschette und der Skapula-Stabilisatoren (n = 51) oder in die Kontrollgruppe mit unbelasteten Übungen im Bewegungsradius (n = 46) randomisiert. Die Möglichkeit einer subakromialen Dekompression bestand während der gesamten Beobachtungszeit optional. Die dafür zugänglichen Teilnehmenden aus beiden Gruppen bilden die vorliegende Zehn-Jahres-Kohorte aus nichtoperierten (n = 42) oder operierten (n = 41) Patientinnen und Patienten. Primärer Endpunkt waren Schulterfunktion und -schmerz nach zehn Jahren, die mit dem Schulterfunktionsscore (Constant-Murley-Score, CMS) erfasst wurden. Sekundäre Endpunkte waren der Anteil der Teilnehmenden, der sich für eine Operation entschieden hatte, der Status der Rotatorenmanschette

bezogen auf die gewählte Behandlung und den primären Endpunkt.

Ergebnisse

An der Kontrolluntersuchung nach 10 Jahren nahmen 83 der ursprünglich 97 Patientinnen und Patienten (86 %) teil. Bei allen hatte sich der CMS-Wert nach 10 Jahren gegenüber dem Ausgangswert signifikant verbessert, im Mittel um 37 Punkte (95 %-Konfidenzintervall 33–41, p < 0,0001). Bei nicht operierten Teilnehmenden war der CMS-Wert signifikant besser als bei den operierten Teilnehmenden (mittlere Differenz 11; 95 %-Konfidenzintervall 4–18, p = 0,003). Der Anteil derjenigen, die sich im Laufe der zehn Jahre für einen chirurgischen Eingriff entschieden hatten, war in der Kontrollgruppe signifikant (p = 0,006) höher (65 %, 26 von 40) als in der Gruppe mit den spezifischen Übungen (35 %, 15 von 43). Nach zehn Jahren hatten 55 % der Teilnehmenden einen partiellen oder kompletten Riss der Rotatorenmanschette, verglichen mit 28 % zu Beginn der Studie. Es gab keinen Unterschied in der Rissprogression zwischen operierten und nicht operierten Teilnehmenden (p = 0,494). In der kontralateralen Schulter hatten 51 % der Teilnehmenden (39 von 76) einen Rotatorenmanschettenriss, verglichen mit 3 % zu Beginn der Studie.

Zusammenfassung

Die gezielte Übungsbehandlung war bei subakromialen Schmerzen wirksam und verringerte die Notwendigkeit eines chirurgischen Eingriffs bei nachhaltenden Ergebnissen nach zehn Jahren. Die besten Langzeitergebnisse erzielten diejenigen, die auf die Übungsbehandlung ansprachen, während die ASD bei denjenigen, die nicht darauf ansprachen, zufriedenstellende Ergebnisse erzielte. Ein Riss der Rotatorenmanschette war bei operierten Teilnehmenden ebenso häufig wie bei nichtoperativ behandelten Teilnehmenden und in der kontralateralen Schulter.

33.3 Kommentar

33.3.1 Zusammenfassung

Aufbauend auf einer im Jahr 2012 veröffentlichten randomisiert kontrollierten Studie untersuchten Petersson et al. (2024) die Zehn-Jahres-Ergebnisse für spezifische und unspezifische Übungen sowie den Bedarf einer Operation in diesem Zeitraum (Holmgren et al. 2012; Petersson et al. 2024). Sekundär verglichen die Autorinnen und Autoren Patientinnen und Patienten, die konservativ mit Übungen bzw. operativ behandelt wurden sowie den Einfluss des Status der Rotatorenmanschette differenziert nach durchgeführter Behandlung und Endpunkt.

Für die Originalstudie wurden sehr umfangreiche Ein- und Ausschlusskriterien festgelegt (Holmgren et al. 2012). Unter anderem mussten die Beschwerden seit mindestens sechs Monaten bestehen und drei Schulterprovokationstests positiv ausfallen. Die Patientinnen und Patienten konnten eine geringgradige anterio-superiore Rotatorenmanschettenruptur ohne traumatisch bedingten Beginn und ohne gravierenden Funktionsverlust haben. Besonders anzumerken ist zudem die sehr spezifische Altersspanne von 30 bis 65 Jahren.

Die Interventionen in den Studienarmen waren ein „spezifisches" Übungsprogramm oder Bewegungsübungen ohne Belastung (Kontrollgruppe). Die Messungen wurden initial von einer Orthopädin bzw. einem Orthopäden ausgeführt, die Kontrolle nach zehn Jahren von einer Physiotherapeutin bzw. einem Physiotherapeuten. Primärer Endpunkt war der Schulterfunktionsscore nach Constant und Murley (1987).

An der Untersuchung nach zehn Jahren nahmen 55 Männer und 28 Frauen teil. Der Schulterfunktionsscore verbesserte sich im Mittel im Vergleich zur Ausgangsmessung um 37 Punkte (95 %-Konfidenzintervall 33–41) und war mit dem Wert nach fünf Jahren vergleichbar (➤ Abb. 33.1). Patientinnen und Patienten, die im Verlauf operiert wurden, zeigten initial und bei der Kontrolluntersuchung eine stärkere Funktionseinschränkung. Nach zehn Jahren lag der Unterschied bei 11 Punkten (95 %-Konfidenzintervall 4–18). Von den Teilnehmenden, welche die Übungen im Bewegungsradius ohne Belastung erhalten hatten, ließen sich 65 % operieren. Demgegenüber standen nur 35 % in der Gruppe, die den spezifischen Übungen zugewiesen wurde. Hinsichtlich einer fortschreitenden Degeneration unterschieden sich operierte und nicht operierte Patientinnen und Patienten nicht signifikant voneinander.

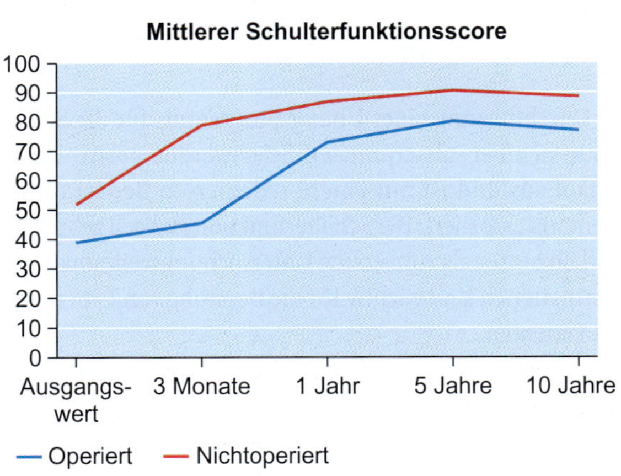

Abb. 33.1 Mittelwerte des Schulterfunktionsscores nach Constant und Murley für nicht operierte und operierte Teilnehmende. Umverteilung gegenüber der ursprünglichen Randomisierung (operiert bzw. nichtoperiert vs. spezifisches Übungsprogramm bzw. Kontrollgruppe). Angabe der Ausgangswerte sowie der Werte bei den Kontrollen nach drei Monaten, einem Jahr, fünf Jahren und zehn Jahren. (Dabei entspricht 100 der bestmöglichen Schulterfunktion.) [Quellcode]

33.3.2 Wissenschaftliche Einordnung

Der lange Nachbeobachtungszeitraum von zehn Jahren ist für die Betrachtung der Wirksamkeit von kräftigenden Übungen bei subakromialen Beschwerden von großem Wert. Die Forschenden erhoben für 86 % der Teilnehmenden der Originalstudie noch einmal Untersuchungsergebnisse. Ein solch hoher Wert wird selbst in Studien mit kurzem Nachbeobachtungszeitraum häufig nicht erreicht. Zum Ein- und Ausschluss der Teilnehmenden wurde eine sehr umfassende Kriterienliste aufgestellt. Dies ist zu bedenken, wenn an den Übertrag der Studienergebnisse auf die Arbeit mit eigenen Patientinnen und Patienten gedacht wird.

Bei der Betrachtung der Ergebnisse (z. B. ➤ Abb. 33.1) ist die veränderte Gruppeneinteilung zu beachten. Sie unterscheidet sich gegenüber den Gruppen der ursprünglichen randomisiert kontrollierten Studie. Petersson et al. (2024) unterscheiden für den Zehn-Jahres-Zeitraum nicht mehr zwischen Übungsprogramm/Kontrollgruppe sondern zwischen operiert/nichtoperiert.

Das zugrunde liegende Studiendesign wurde von den Forschenden im Register ClinicalTrials.gov dokumentiert. Dies war zu dieser Zeit fortschrittlich und lässt einen Abgleich beispielsweise der eingesetzten Test- und Messverfahren zu. Eine nähere Betrachtung zeigt aber, dass die Datenerhebung für die Originalstudie zwischen Januar 2008 und Februar 2010 erfolgte (Holmgren et al. 2012), während die erste Dokumentation im Register erst im Dezember 2009 eingetragen wurde. Das Design wurde also nicht a priori registriert.

Ein Abgleich der Veränderung der Beschwerden mit dem minimalen klinisch relevanten Unterschied (MIC) des Schulterfunktionsscores (Constant-Murley Score) unterstreicht, wie stark sich diese über lange Zeiträume hinweg betrachtet verringern (Holmgren et al. 2014).

33.3.3 Praxistipp

Die Durchführung eines Übungsprogramms für die Schulter wirkte sich bei subacromialen Beschwerden positiv auf den Verlauf aus und ist mit einem reduzierten Bedarf für eine Operation assoziiert. Die Schulterfunktion ist nach zehn Jahren deutlich besser als zum ersten Untersuchungszeitpunkt. Diese Informationen sind wichtig für die Beratung von Patientinnen und Patienten.

Aus klinischer Sicht sollte die Bezeichnung der Gruppen genauer betrachtet werden. Die Beschreibung der einen Übungsart als „spezifisch" könnte nahelegen, dass diese Übungen systematisch in einem hypothetisch deduktiven Entscheidungsprozess ausgewählt wurden. Tatsächlich sind die Unterschiede aber anders gelagert. So war für die Kontrollgruppe vorgegeben, dass Bewegungsübungen nur ohne Belastung durchgeführt werden. Die Therapeutinnen und Therapeuten der „spezifischen" Gruppe sollten ihre klinische Expertise einfließen lassen, ihnen waren aber Übungen zum Muskelaufbau vorgegeben. Zur Kräftigung der Muskeln der Rotatorenmanschette wurde exzentrisch gearbeitet, während die Übungen zur Kräftigung der die Skapula stabilisierenden Muskulatur konzentrisch-exzentrisch erfolgte. Konkret wurden Übungen zur Kräftigung der Musculi supraspinatus, infraspinatus und teres minor sowie der Musculi trapezius/rhomboidei und serratus anterior ausgewählt. Sie wurden durch Dehnübungen für die hintere Schulter ergänzt.

Das Übungsprogramm wurde von den Autorinnen und Autoren als Anhang zu ihrer Originalveröffentlichung zum Download zur Verfügung gestellt und ist somit sehr gut nachvollziehbar (https://www.bmj.com/highwire/filestream/634108/field_highwire_adjunct_files/0/holt903328.ww1_default.pdf) (Holmgren et al. 2012).

Auch die Trainingsumfänge und der Umgang mit evtl. auftretenden Schmerzen wurden konkret beschrieben: Kräftigung 15 Wiederholungen, drei Sätze; Dehnung dreimal 30–60 Sekunden, zweimal täglich für acht Wochen. Bis zur zwölften Woche wurden die Übungen dann einmal täglich durchgeführt (Holmgren et al. 2012). Als akzeptabel während der Übungen galten Schmerzen mit einer Stärke von bis 5 Punkten auf einer numerischen Ratingskala (0–10 Punkte).

TAKE HOME MESSAGE

Ein Übungsprogramm zum Muskelaufbau, bei dem Schmerzen von begrenzter Intensität toleriert werden, zeigte langfristig positive Effekte für Patientinnen und Pateinten mit subakromialem Impingement. Eine Übungsbehandlung ist einer Operation i. d. R. zunächst vorzuziehen

LITERATUR

Constant CR, Murley AH (1987): A clinical method of functional assessment of the shoulder. *Clin Orthop Relat Res* (214): 160–4.

Deutsche Vereinigung für Schulter- und Ellbogenchirurgie e.V. (DVSE), Deutsche Gesellschaft für Orthopädie und Orthopädische Chirurgie e.V. (DGOOC) (2021): *S2e-Leitlinie Subacromiales Impingement.* Version 1.0. AWMF-Registernr. 033-056 (neu: 187-060). Stand: 20.11.2021, gültig bis 19.11.2026. www.awmf.org

Garving C, Jakob S, Bauer I, Nadjar R, Brunner UH (2017): Impingementsyndrom der Schulter. *Dtsch Arztebl Int* 114: 765–76. DOI: 10.3238/arztebl.2017.0765

Haahr JP, Østergaard S, Dalsgaard J, et al. (2005): Exercises versus arthroscopic decompression in patients with subacromial impingement: a randomised, controlled study in 90 cases with a one year follow up. *Annals of the Rheumatic Diseases* 64: 760. DOI: 10.1136/ard.2004.021188

Holmgren T, Björnsson Hallgren H, Öberg B, Adolfsson L, Johansson K (2012): Effect of specific exercise strategy on need for surgery in patients with subacromial impingement syndrome: randomised controlled study. *BMJ,* 344: e787. DOI: 10.1136/bmj.e787

Holmgren T, Oberg B, Adolfsson L, Björnsson Hallgren H, Johansson K (2014): Minimal important changes in the Constant-Murley score in patients with subacromial pain. *J Shoulder Elbow Surg* 23: 1083–90. DOI: 10.1016/j.jse.2014.01.014

Ketola S, Lehtinen J, Arnala I, et al. (2009): Does arthroscopic acromioplasty provide any additional value in the treatment of shoulder impingement syndrome? A two-year randomised controlled trial. *J Bone Joint Surg Br* 91(10): 1326–34. DOI: 10.1302/0301-620X.91B10.22094

Paavola M, Kanto K, Ranstam J, et al. (2021): Subacromial decompression versus diagnostic arthroscopy for shoulder impingement: a 5-year follow-up of a randomised, placebo surgery controlled clinical trial. *Br J of Sports Med* 55(2), 99–107. DOI: 10.1136/bjsports-2020-102216

KAPITEL **34**

Dominik Heußner

Wirksamkeit manueller Mobilisationstechniken bei unspezifischen Nackenschmerzen

34.1 Einleitung

Nackenschmerzen sind ein häufiges Beschwerdebild mit weitreichenden Folgen (Wu et al. 2024). Im Jahr 2020 betrug die weltweite Prävalenz 203 Millionen Fälle – das entspricht 2.450 Fällen pro 100.000 Einwohnenden. Deutschland hat mit 3.001–4.400 Fällen/100.000 Einwohnenden eine der höchsten Prävalenzen in Europa. Drastische Folgen von Nackenschmerzen bestehen sowohl auf individueller Ebene (z. B. Beeinträchtigung im Alltag, reduzierte Lebensqualität) als auch für das Gesundheitssystem (z. B. hohe Kosten durch die Behandlung, Arbeitsunfähigkeit oder reduzierte Produktivität).

Nationale und internationale Leitlinien empfehlen multimodale Ansätze, die neben Edukation und Übungstherapie auch Manuelle Therapie (MT) umfassen (Blanpied et al. 2017, Bier et al. 2018, DEGAM 2025). Laut den Standards der International Federation of Orthopaedic Manipulative Physical Therapists (IFOMPT) wird zwischen Techniken zur Mobilisation und Manipulation unterschieden (Rushton et al. 2016). *Mobilisationen* (engl. auch Joint Mobilization Techniques) sind demnach *sorgfältig durchgeführte* passive Bewegungen unterschiedlicher Geschwindigkeiten und Amplituden, die auf Gelenke, Muskeln oder Nerven ausgeübt werden. *Manipulationen* (engl. auch High-Velocity Low-Amplitude Techniques, HV-LAT) hingegen sind passive Schübe, die sich durch hohe Geschwindigkeit und geringe Amplitude auszeichnen. Bisherige Systematische Reviews (SR) und Meta-Analysen kommen zu dem Schluss, dass die Wirksamkeit von Mobilisationen und Manipulationen zwar grundsätzlich gut ist, die Ergebnisse jedoch mit großer Vorsicht interpretiert werden sollten (Coulter et al. 2019, Pool et al. 2020, Leech et al. 2023, Minnucci et al. 2023). Zum einen sind die einzelnen Studien zur Untersuchung der Wirksamkeit meist von geringem Evidenzlevel mit einem hohen Risiko für eine Verzerrung der Ergebnisse. Zum anderen werden essenzielle Parameter der untersuchten Techniken (z. B. Dosierung, Durchführung) oft nicht oder nur unzureichend beschrieben. Somit ist die Reproduzierbarkeit der Techniken und damit auch die Übertragbarkeit der Ergebnisse in Forschung und Praxis stark limitiert.

34.2 Abstract der Studie

Benetton A, Battista S, Bertoni G, Rossettini G, Maistrello LF (2025): Effectiveness of manual joint mobilization techniques in the treatment of nonspecific neck pain: Systematic review with meta-analysis and meta-regression of randomized controlled trials. *J Orthop Sports Phys Ther* 55(3): 1–20.
DOI: 10.2519/jospt.2025.12836
https://doi.org/10.2519/jospt.2025.12836

Abstract

Wirksamkeit manueller Gelenkmobilisationstechniken bei der Behandlung unspezifischer Nackenschmerzen: systematischer Review mit Metaanalyse und Metaregression von randomisierten kontrollierten Studien

Ziel
In dieser Studie sollte untersucht werden, welche Effekte Mobilisationstechniken an der Halswirbelsäule auf Schmerzen und Behinderungen bei Erwachsenen mit unspezifischen Nackenschmerzen haben.

Studiendesign
Es handelt es sich um einen systematischen Review mit Metaanalyse und Metaregression von randomisierten kontrollierten Studien (RCTs).

Literatursuche
Bis zum 16. Oktober 2024 führten wir eine Suche in den Datenbanken MEDLINE, Cochrane CENTRAL, EMBASE, Cumulative Index to Nursing and Allied Health Literature, Physiotherapy Evidence Database und Web of Science auch nach Verweisen auf andere Reviews oder klinische Praxisleitlinien durch.

Auswahlkriterien für die Studie
Die in Frage kommenden RCTs untersuchten Mobilisationen im Vergleich zu routinemäßiger Physiotherapie, minimal aktiven Interventionen oder keiner Behandlung. Primärer Endpunkt war Schmerz; sekundäre Endpunkte waren Behinderung, Global Perceived Effect (GPE),

Lebensqualität, psychosozialer Status und unerwünschte Ereignisse.

Datensynthese

Für Schmerz, Behinderung und GPE wurden Metaanalysen und Metaregressionen durchgeführt. Das Verzerrungsrisiko wurde mit dem Cochrane RoB 2.0 Tool bewertet; die Vertrauenswürdigkeit der Evidenz wurde mit dem Ansatz *Grading of Recommendations, Assessment, Development, and Evaluations* bewertet. Die Qualität der Berichterstattung über die durchgeführten Interventionen wurde mit der Checkliste *Template for the Intervention Description and Replication* bewertet.

Ergebnisse

Die Ergebnisse von 16 RCTs wurden gepoolt (n = 1.157 Teilnehmer) und zeigten positive nichtklinische Ergebnisse der Schmerzreduktion (mittlerer Unterschied [MD] = −0,86 (95 %-Konfidenzintervall [−1,35, −0,36]), Behinderung (MD=−2,11 [−3,31, −0,91]) und GPE (standardisierter mittlerer Unterschied = 0,11 ([−0,15, 0,37]) und eine hohe Heterogenität. Die Metaregressionen ergaben keine mit den Behandlungseffekten verbundenen zwecks Einheitlichkeit, s. unten Kovariaten. Es wurden geringfügige Nebenwirkungen (verstärkte Nacken- und Kopfschmerzen) gemeldet.

Schlussbemerkung

Mit sehr geringer Vertrauenswürdigkeit wurde die Effektivität von Mobilisationen zur Verringerung von Schmerzen und zur Verbesserung von Behinderungen bei Menschen mit unspezifischen Nackenschmerzen belegt.

34.3 Kommentar

34.3.1 Zusammenfassung

Der vorliegende Review wurde nach den Kriterien des etablierten „Cochrane Handbook for Systematic Reviews“ erstellt. Es wurden nur Studien eingeschlossen, die an Patientinnen und Patienten mit unspezifischem Nackenschmerz, jedoch ohne Komorbiditäten, relevante spezifische Erkrankungen oder neurologische Nebendiagnosen erfolgten. Es wurden verschiedene statistische Verfahren (Metaanalyse, Metaregression, Sensitivitätsanalyse, Subgruppenanalyse) durchgeführt um (a) die Wirksamkeit von Mobilisationen im Vergleich zu anderen physiotherapeutischen (PT) Interventionen und (b) den Einfluss von ebd Kovariaten (z. B. Alter, Stadium der Nackenschmerzen) auf das Behandlungsergebnis zu analysieren. Zwar war die Anwendung von Mobilisationen in den meisten Studien wirksamer als die Kontrollbehandlung (z. B. therapeutische Übungen, multimodale Interventionen), jedoch ist die Aussagekraft dieses Ergebnisses stark eingeschränkt. Zum einen ist die Größe der Unterschiede zwischen Mobilisationen und anderen Behandlungen klinisch nicht relevant. Zum anderen wurden die meisten eingeschlossenen Studien mit einem mittleren oder hohen Verzerrungsrisiko und einem sehr geringen Evidenzlevel bewertet. Ein Einfluss von ebd Kovariaten vs Kovariablen, wie dem Alter der Patientinnen und Patienten oder dem Stadium der Nackenschmerzen, auf die Ergebnisse zeigte sich nicht. Auch gab es keine Unterschiede zwischen Mobilisationen und Manipulationen.

34.3.2 Wissenschaftliche Einordnung

Systemische Reviews mit unterschiedlichen Fragestellungen zu Mobilisationen und Manipulationen zur Behandlung von Nackenschmerzen kommen immer wieder zu ähnlichen Ergebnissen. Eine Aussage zur Wirksamkeit kann nur stark eingeschränkt getroffen werden. Grund dafür sind methodische Mängel der eingeschlossenen Interventionsstudien. Hierzu gehören häufig eine unzureichende Beschreibung der untersuchten Techniken sowohl nach den TIDieR-Kriterien als auch nach den Standards zur Beschreibung einer Technik der American Academy of Orthopaedic Manual Physical Therapists (Mintken et al. 2008, Hoffmann et al. 2014). Unter anderem deshalb sind Studien oft mit einem hohen Verzerrungsrisiko und einem geringen bis sehr geringen Evidenzlevel bewertet. Aussagen zur Wirksamkeit sowie Empfehlungen für die klinische Praxis sollten daher immer mit Vorsicht getroffen werden. Da Techniken der Manuellen Therapie in der Praxis meist im Kontext eines multimodalen Behandlungsansatzes, eines komplexen Clinical Reasoning und in Wechselwirkung mit Kontextfaktoren stattfinden, ist umso mehr Sorgfalt bei der Planung des Studiendesigns gefordert. Ein besonderes Augenmerk ist auf die ausführliche Beschreibung der Intervention nach etablierten Kriterien zu legen.

34.3.3 Praxistipp

Obwohl Mobilisationen in vielen Leitlinien zur Behandlung von Nackenschmerzen empfohlen werden, lässt sich anhand der wissenschaftlichen Literatur keine klare Aussage über deren Wirksamkeit in diesem Kontext im Vergleich zu anderen physiotherapeutischen Verfahren treffen. Ein Hauptgrund hierfür ist das niedrige Evidenzlevel der eingeschlossenen Studien. Daher sollte die Entscheidung für Mobilisationen als Behandlungsmethode in der Praxis anhand der individuell vorhanden Symptome und Befunde, der Präferenzen der Patientinnen und Patienten und der Erfahrung der Behandelnden getroffen werden. Da eine Überlegenheit der Mobilisationen nicht bewiesen ist, sollten auch weitere physiotherapeutische Interventionen erwogen werden. Mobilisationen sollten außerdem grundsätzlich im Rahmen einer multimodalen Behandlungsstrategie zusammen mit Übungstherapie, Edukation und Anleitung zum Selbstmanagement angewandt werden.

TAKE HOME MESSAGE

- Eine konkrete Aussage zur Wirksamkeit von Mobilisationen kann aufgrund von methodischen Mängeln der eingeschlossenen Studien nicht getroffen werden.
- In der Praxis sollten Mobilisationen immer im Kontext eines multimodalen Ansatzes und im Rahmen eines kritischen Clinical Reasoning unter Einbeziehen der Präferenzen von Patientinnen und Patienten und klinischer Evidenz eingesetzt werden.
- Zukünftige Forschung sollte zum einen die untersuchten manualtherapeutischen Interventionen nach etablierten Kriterien beschreiben und zum anderen die Wirksamkeit der Techniken im Kontext multimodaler Ansätze entsprechend der Praxisrealität untersuchen.

LITERATUR

Bier JD, Scholten-Peeters WGM, Staal JB, et al. (2018): Clinical practice guideline for physical therapy assessment and treatment in patients with nonspecific neck pain. *Phys Ther* 98(3): 162–171. DOI: 10.1093/ptj/pzx118

Blanpied PR, Gross AR, Elliott JM, et al. (2017): Neck pain: Revision 2017. *J Orthop Sports Phys Ther* 47(7): A1–A83. DOI: 10.2519/jospt.2017.0302.

Coulter ID, Crawford C, Vernon H, et al. (2019): Manipulation and mobilization for treating chronic nonspecific neck pain: a systematic review and meta-analysis for an appropriateness panel. *Pain Physician* 22(2): E55–E70.

Deutsche Gesellschaft für Allgemeinmedizin und Familienmedizin (DEGAM, 2025): *S3-Leitlinie Nichtspezifische Nackenschmerzen.* Version 3.0. AWMF-Registernr. 053-007. Stand 18.02.2025, gültig bis 17.02.2030. www.awmf.org

Hoffmann TC, Glasziou PP, Boutron I, et al. (2014): Better reporting of interventions: template for intervention description and replication (TIDieR) checklist and guide. *BMJ* 348: g1687. DOI: 10.1136/bmj.g1687

Leech JB, Owen WE, Young JL, Rhon DI (2023): Incomplete reporting of manual therapy interventions and a lack of clinician and setting diversity in clinical trials for neck pain limits replication and real-world translation. A scoping review. *J Man Manip Ther* 31(3): 153–161. DOI: 10.1080/10669817.2022.2113295

Minnucci S, Innocenti T, Salvioli S, et al. (2023): Benefits and harms of spinal manipulative therapy for treating recent and persistent nonspecific neck pain: A systematic review with meta-analysis. *J Orthop Sports Phys Ther* 53(9): 510–528. DOI: 10.2519/jospt.2023.11708

Mintken PE, DeRosa C, Little T, Smith B; American Academy of Orthopaedic Manual Physical Therapists (2008): A model for standardizing manipulation terminology in physical therapy practice. *J Orthop Sports Phys Ther* 38(3): A1-A6. DOI: 10.2519/jospt.2008.0301

Pool J, Maissan F, De Waele N, Wittink H, Ostelo R (2020). Completeness of the description of manipulation and mobilisation techniques in randomized controlled trials in neck pain; A review using the TiDieR checklist. *Musculoskelet Sci Pract* 45: 102098. DOI: 10.1016/j.msksp.2019.102098

Rushton A, Beeton K, Jordaan R, et al. (2016): *Educational Standards In Orthopaedic Manipulative Therapy.* International Federation of Orthopaedic Manipulative Physical Therapists (IFOMPT) Inc.

Wu A-M, Cross M, Elliott JM, et al. (2024): Global, regional, and national burden of neck pain, 1990–2020, and projections to 2050: a systematic analysis of the Global Burden of Disease Study 2021. *Lancet Rheumatol* 6(3): e142–e155. DOI: 10.1016/S2665-9913(23)00321-1

KAPITEL 35

Katja Ehrenbrusthoff

Sicherheit und Sorgfalt bei der Behandlung von Nackenschmerzen in der physiotherapeutischen Praxis

35.1 Einleitung

Nackenschmerzen gehören neben Rückenschmerzen zu den weltweit häufigsten muskuloskelettalen Beschwerdebildern in der physiotherapeutischen Praxis (Cohen et al. 2021). In der Behandlung der Halswirbelsäule (HWS) kommen neben aktiven Interventionen auch Techniken aus der Manuellen Therapie wie Mobilisationen und Manipulationen zum Einsatz (Riley et al. 2023). Beim Einsatz dieser Techniken in Untersuchung und Therapie stehen Sicherheit und Wirksamkeit ebendieser im Vordergrund. Immer wieder wurden in der Vergangenheit schwerwiegende Nebenwirkungen wie Schlaganfälle mit bestimmten Techniken, insbesondere sogenannten „High Velocity Thrust“-Manipulationen, in Verbindung gebracht (Kranenburg et al. 2017). Obwohl solche Zwischenfälle sehr selten sind, stellen sie eine Herausforderung in der Therapie von Patientinnen und Patienten mit Nackenschmerzen dar und werden auch in der Fachwelt nach wie vor kontrovers diskutiert (Maher et al. 2023).

Insbesondere im Kontext eines Primärkontakts, eben der Situation, dass Patientinnen und Patienten ohne vorherige Konsultation einer Ärztin oder eines Arztes und somit ohne eine ärztliche Verordnung in die physiotherapeutische Praxis kommen, liegt es in der Verantwortung der Physiotherapeutinnen und -therapeuten, eine fundierte Anamnese, inklusive eines strukturierten Screenings durchzuführen und dieses adäquat zu dokumentieren. Damit sollen zum einen die Patientinnen und Patienten identifizierte werden, deren Beschwerden sich als muskuloskelettale Beschwerden „maskieren“, tatsächlich aber Anzeichen einer schwerwiegenden Pathologie sind und einer umgehenden medizinischen Abklärung bedürfen. Zum anderen sollen auch die Patientinnen und Patienten identifiziert werden, bei denen ein Risiko dafür besteht, dass sich unterwünschte schwerwiegende Nebenwirkungen im Rahmen einer physiotherapeutische Intervention einstellen könnten und bei denen somit die Vorgehensweise in Untersuchung und Behandlung der Nackenschmerzen von bewussten Vorsichtsmaßnahmen geleitet sein muss.

Vor diesem Hintergrund hat die „International Federation of Orthopaedic Manipulative Physical Therapists (IFOMPT)“ ein internationales Positionspapier entwickelt, das eine strukturierte und sichere Herangehensweise an die Untersuchung und Behandlung der Halswirbelsäule ermöglicht. Dieses Positionspapier wurde erstmals 2012 veröffentlicht (Rushton et al. 2014) und im Jahr 2020 grundlegend überarbeitet, um neue wissenschaftliche Erkenntnisse sowie die gestiegene Verantwortung von Physiotherapeutinnen und -therapeuten zu berücksichtigen (Rushton et al. 2023). Es bietet eine strukturierte Anleitung für die klinische Entscheidungsfindung bei Patientinnen und Patienten mit Beschwerden im Bereich von Kopf und Nacken (z. B. Kopfschmerzen, Nackensteifigkeit, Schwindel) und hilft insbesondere dabei, gefährliche Differenzialdiagnosen wie vaskuläre Erkrankungen zu erkennen, die sich als muskuloskelettale Beschwerden maskieren können. Das Ziel ist es, die Sicherheit manueller Interventionen an der HWS zu verbessern, ohne dabei deren therapeutischen Nutzen einzuschränken (Ehrenbrusthoff 2024).

Die aktuellste Version des Positionspapiers (Rushton et al. 2023) stellt auf Basis der aktuellen Evidenz klar, dass sich Physiotherapeutinnen und -therapeuten nicht auf die Ergebnisse einzelner Positionstests der Halswirbelsäule zur Einschätzung einer potenziell vorliegenden Gefäßpathologie verlassen sollten. Stattdessen wird auf eine fundierte klinische Untersuchung, differenzialdiagnostisches Denken und gezielte Risikoeinschätzung gesetzt – Kompetenzen, die auch für Physiotherapeutinnen und -therapeuten im Kontext des Primärkontaktes in Deutschland immer wichtiger sind (Ehrenbrusthoff 2024).

Trotz der Aktualisierung und Verbreitung des Positionspapiers war unklar, wie gut die Empfehlungen tatsächlich in der physiotherapeutischen Praxis angekommen sind.

Die Studie von Mourad et al. (2025) ging deshalb der Frage nach, ob und wie die einzelnen nationalen IFOMPT-Mitgliedsorganisationen das neue Positionspapier in ihre Arbeit integriert haben. Dazu wurde eine internationale Online Umfrage unter den 42 Mitgliedsorganisationen durchgeführt.

35.2 Abstract der Studie

Mourad F, Kranenburg R, Wilbrink W, Taylor A, Kerry R, Hutting N (2025): Implementation of the International IFOMPT Cervical Framework: A survey among IFOMPT organisations. *J Bodyw Mov Ther* 42:693–697.
DOI: 10.1016/j.jbmt.2025.01.060
https://doi.org/10.1016/j.jbmt.2025.01.060

Abstract

Umsetzung des Internationalen IFOMPT-Cervical Framework: eine Umfrage unter IFOMPT-Organisationen

Hintergrund
Das IFOMPT (International Federation of Orthopaedic Manual and Musculoskeletal Physical Therapists) Cervical Framework wurde erstmals 2012 veröffentlicht und 2020 überarbeitet. Es war das Ergebnis der Forderung der IFOMPT-Mitgliedsorganisationen (MO) nach Konsistenz und Vorgaben für die Lehre und die Umsetzung einer sicheren Beurteilung und Behandlung von Schmerzen und Dysfunktionen im Bereich von Kopf und Nacken.

Ziel
Die Evaluation des Wissens, der Verbreitung und der Umsetzung des IFOMPT Cervical Framework 2020 durch die IFOMPT-Mitgliedsorganisationen (MOn).

Methodik
Unter allen IFOMPT-MOn wurde eine internationale Umfrage mit geschlossenen und offenen Fragen durchgeführt. Nach entsprechender Aufklärung wurde eine offizielle Einverständniserklärung eingeholt. Die Daten wurden anonym erhoben.

Ergebnisse
Von den 42 eingeladenen Organisationen füllten 25 den Fragebogen aus. Die Befragten gaben an, dass das Framework sehr zahlreich an Mitglieder (100 %) und Bildungsprogramme (92 %) verteilt wurde. Insgesamt 52 % gaben Empfehlungen für die Umsetzung im eigenen Land, aber nur 12,5 % Empfehlungen für Bildungsprogramme. Fünf Vertreter (20 %) gaben an, für Patientinnen und Patienten ein Informationsblatt über die Sicherheit von muskuloskelettalen Interventionen, hauptsächlich für Thrust-Manipulationen (84,3 %), aber nicht für Bewegungsübungen (0 %) entwickelt zu haben. Endgradige Thrust-Manipulationen werden auch weiterhin insbesondere an der oberen Halswirbelsäule selten empfohlen (8,7 %).

Zusammenfassung
Die Verbreitung des neuen IFOMPT Cervical Framework unter den Mitgliedern und Bildungsprogrammen war erfolgreich. Die Mitgliedsorganisationen (MOn), assoziierten Mitgliedsorganisationen (AMOn) und registrierten Interessengruppen (RIGs) gaben jedoch nur marginale Empfehlungen zur Umsetzung des Rahmens. Darüber hinaus ist bei der Informationsweitergabe an die Patientinnen und Patienten ebenso wie bei den im Framework getroffenen Empfehlungen noch Platz für Verbesserungen, um Behandlungen im endgradigem Bewegungsbereich zu verhindern,.

35.3 Kommentar

35.3.1 Wissenschaftliche Einordnung

Die Verbreitung des Positionspapiers an alle Mitglieder (100 %) und fast alle Studien- und Ausbildungsprogramme (92 %) zeigt einen hohen Informationsgrad unter den IFOMPT-assoziierten Organisationen. Dieses Ergebnis bestätigt die vorherige Studie von Hutting et al. (2022), die bereits eine breite Kenntnis des Positionspapiers in internationalen Studien- sowie Aus- und Fortbildungsprogrammen dokumentiert hatte.
Allerdings zeigt sich, dass die aktive Implementierung – insbesondere in Studien-, Aus- und Fortbildungsplänen – bisher nur begrenzt erfolgt ist: Nur 12,5 % der Organisationen gaben an, konkrete Empfehlungen zur Integration in spezifische Curricula ausgesprochen zu haben. Dieser Unterschied zwischen passiver Dissemination (reiner Informationsweitergabe) und aktiver Umsetzung ist in der Implementierungsforschung bekannt (Glasgow et al. 2012). Passive Maßnahmen wie Newsletter oder Social Media erreichen zwar viele Personen, führen aber selten zu nachhaltigen Veränderungen im Verhalten oder in institutionellen Strukturen (Grimshaw et al. 2001, Grol und Grimshaw 2003). Die Erkenntnis, dass viele Organisationen die Entwicklung und Einführung einer aktiven Implementierungsstrategie als zukünftige Aufgabe sehen (50 % planen Empfehlungen), zeigt das Bewusstsein für die Notwendigkeit einer aktiven Wissensumsetzung. Dabei ist der Umstand, dass in manchen Ländern Ausbildungseinrichtungen rechtlich unabhängig sind und nationale Richtlinien Vorrang haben, eine bekannte Hürde bei der internationalen Implementierung (Tabak et al. 2012, Angus et al. 2024).

Ein zentrales Ziel des Positionspapiers ist die Risikominimierung bei der Behandlung der Halswirbelsäule – insbesondere in Bezug auf seltene, aber potenziell schwerwiegende Nebenwirkungen wie zerebrovaskuläre Ereignisse nach Manipulationen (Pankrath, Nilsson und Ballenberger 2024, Whedon et al. 2023). Mourad et al. (2025) konnten zeigen, dass die Aufklärung der Patientinnen und Patienten über potenzielle Risiken, die mit der Behandlung der Halswirbelsäule verbunden sein können, inzwischen in 68 % der Länder empfohlen und in 56 % gesetzlich vorgeschrieben ist. Dennoch haben nur 20 % der Organisationen eigene Informationsblätter entwickelt. Diese Versäumnis wurde schon von Hutting et al. (2023) kritisch hervorgehoben.

Vergleicht man diese Ergebnisse mit einer früheren Befragung von Carlesso und Rivett (2011) zeigt sich eine positive Entwicklung hinsichtlich der Aufklärung bei Mobilisation (von 28 % auf 40 %) und Bewegungstherapie (von 0 % auf 23,5 %). Der Rückgang bei „High Velocity Thrust"-Manipulationen (von 80 % auf 61,5 %) legt nahe, dass diese Technik unter Physiotherapeutinnen und -therapeuten differenzierter betrachtet wird. Möglicherweise werden die Risikoprofile und die schwachen Kausalzusammenhänge bezüglich ihrer therapeutischen Überlegenheit gegenüber anderen manualtherapeutischen Techniken inzwischen besser verstanden (Puentedura et al. 2017, Mourad et al. 2022).

Ein deutlicher Rückgang zeigt sich bei der Anwendung sogenannter „End-Range-Manipulationen", per definitionem Manipulationen, die insbesondere im sensiblen Bereich der oberen Halswirbelsäule am aktuellen Bewegungsende durchgeführt werden (nur noch 8,7 % Empfehlung durch IFOMPT-Mitglieder). Diese Entwicklung steht im Einklang mit den Empfehlungen des aktuellen Positionspapiers (Rushton et al. 2023) und den Forderungen nach Techniken mit einer geringeren biomechanischen Belastung der zervikalen Strukturen.

Ein gewisser Anteil der Programme und Organisationen (etwa ein Viertel bis ein Drittel laut Hutting et al. 2022) lehrt jedoch weiterhin auch End-Range-Manipulationen. Diese Diskrepanz zwischen Theorie und Praxis zeigt, dass die vollständige Anpassung an die neuen Sicherheitsstandards noch aussteht.

35.3.2 Praxistipp

Die Studie von Mourad et al. (2025) unterstreicht deutlich, dass die sichere Behandlung von Patientinnen und Patienten mit Nackenschmerzen durch weit mehr als nur durch die Auswahl einer Behandlungstechnik gewährleistet wird. Sie beginnt bereits vor der eigentlichen Behandlung bei der Einschätzung möglicher Risiken, der differenzialdiagnostischen Abklärung und bei der transparenten Kommunikation mit den Patientinnen und Patienten.

Für die physiotherapeutische Praxis bedeutet das: Erfassen Sie strukturiert das individuelle Risikoprofil Ihrer Patientinnen und Patienten:

1. **Risikoprofil abklären:** Erfassen Sie gezielt und strukturiert im Rahmen von Screening und Anamnese mögliche Hinweise auf Gefäßpathologien, neurologische Auffälligkeiten oder andere Red Flags. Als Vorlage dazu kann das Clinical Reasoning Flowchart des IFOMPT-Positionspapiers von (Rushton et al. 2023) dienen (➤ Abb. 35.1).
2. **Patientinnen und Patienten verständlich aufklären:** Erläutern Sie den Nutzen und die möglichen Risiken Ihrer Behandlung ggf. auch in laienverständlicher Sprache mithilfe von Informationsblättern und grafischen Darstellungen (➤ Abb. 35.2).
3. **Einwilligung einholen und schriftlich dokumentieren:** Lassen Sie sich die Einwilligung zur Behandlung schriftlich geben, idealerweise in Form eines Kombinationsdokuments zur Dokumentation des Aufklärungsgesprächs.
4. **Behandlungstechniken risikoadaptiert auswählen:** Vermeiden Sie End-of-Range-Manipulationen der oberen Halswirbelsäule und nutzen Sie sicherere Alternativen wie Mid-Range-Mobilisationen oder aktive Therapieansätze zur Schmerzlinderung und Funktionsverbesserung.

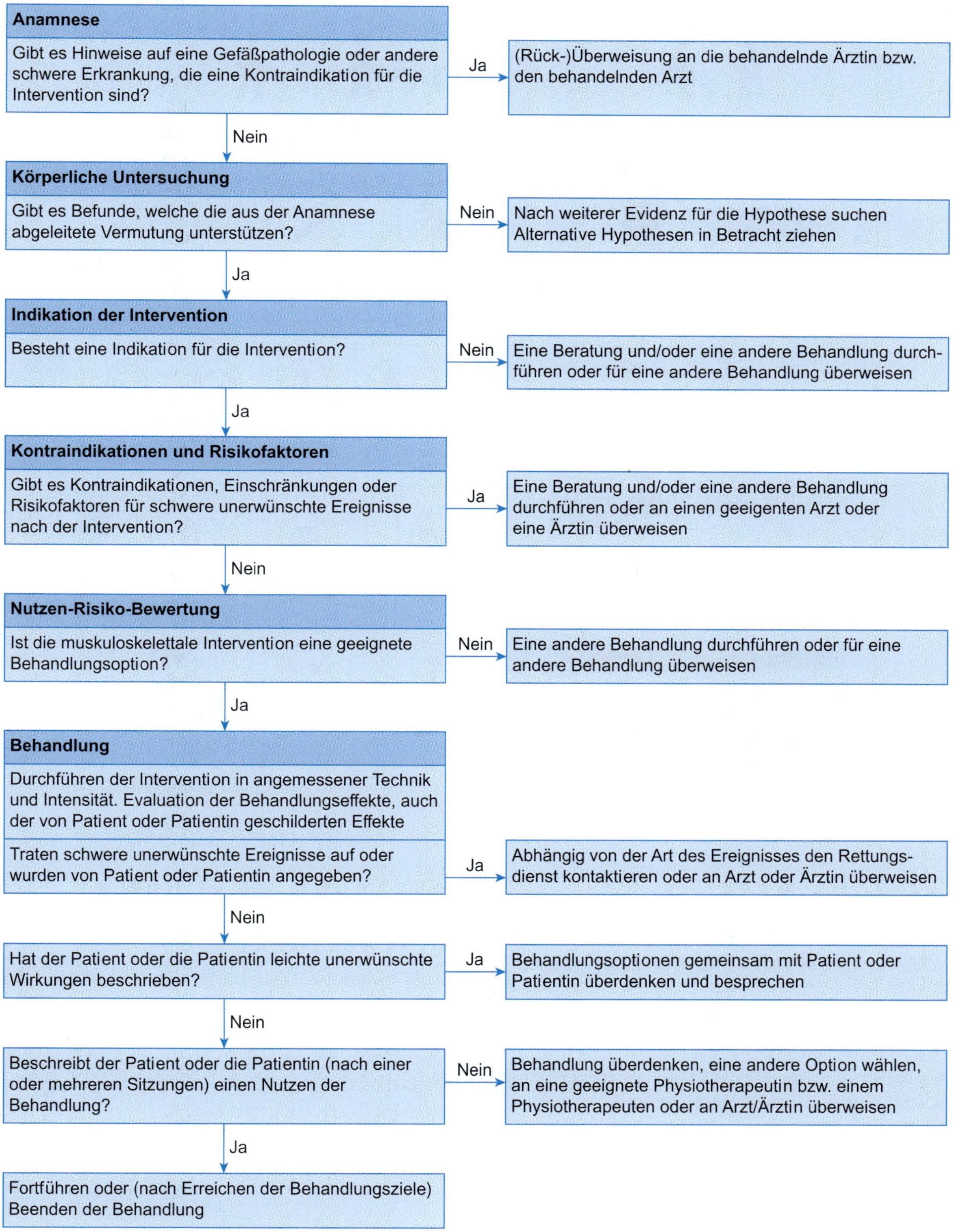

Abb. 35.1 Klinischer Entscheidungsbaum zur Risikoeinstufung vor muskuloskelettalen Interventionen [H360-002, L231]

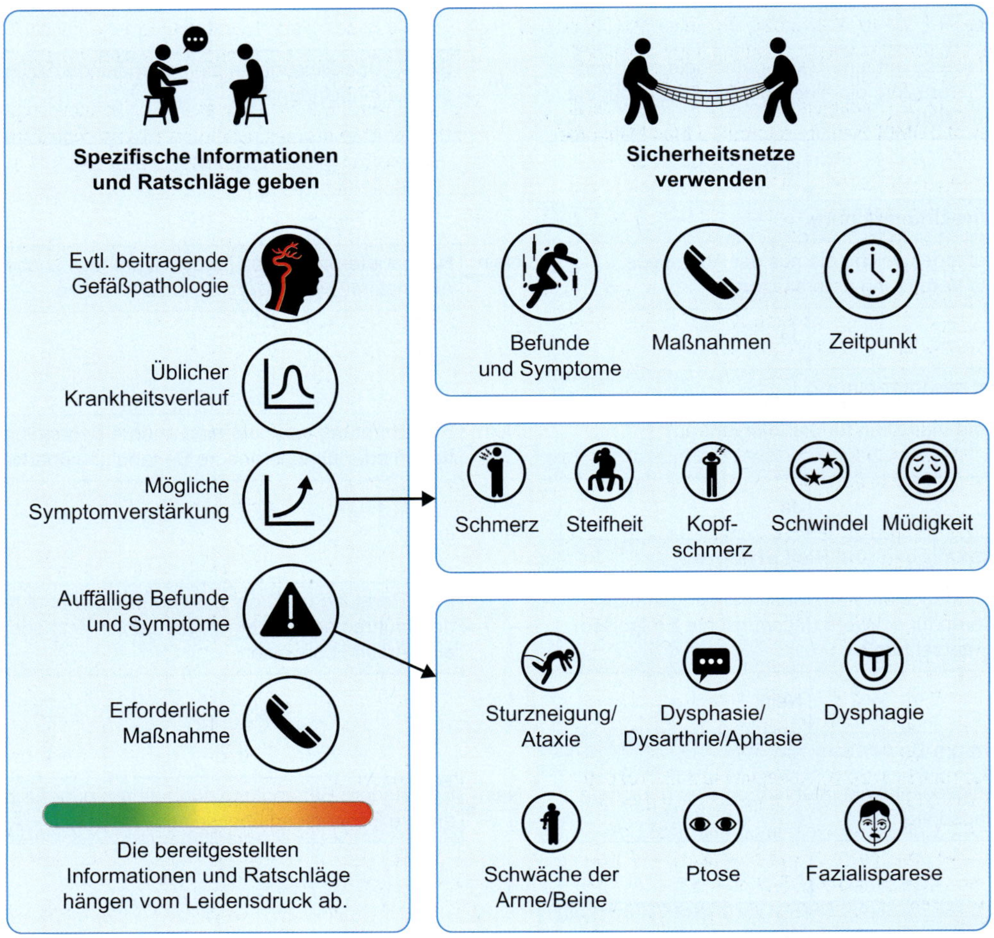

Abb. 35.2 Zusammenstellung wichtiger Möglichkeiten, mit deren Hilfe Patientinnen und Patienten mit Nacken- und Kopfschmerzen und/oder orofazialen Symptomen spezielle Informationen und Ratschläge erhalten können. [F1193-002, L231]

TAKE HOME MESSAGE

Die Studienergebnisse unterstreichen die Bedeutung von aktiven, strukturierten Implementierungsstrategien, um Leitlinien wie das IFOMPT-Positionspapier nicht nur bekannt zu machen, sondern auch in die tägliche Praxis, die Ausbildung und das Studium zu integrieren. Dabei sollten besonders folgende Aspekte beachtet werden:

- Schulung zu Differenzialdiagnostik und Risikoeinschätzung in physiotherapeutischer Ausbildung, Studium und Fortbildung nach dem aktuellen Stand der wissenschaftlichen Evidenz
- Einbindung der Patientinnen und Patienten durch transparente und verständliche Aufklärung und entsprechende Dokumentation
- Anpassung insbesondere manualtherapeutischer Untersuchungs- und Behandlungstechniken nach dem aktuellen Stand der wissenschaftlichen Evidenz, um Risiken für schwerwiegende Nebenwirkungen zu minimieren

ERKLÄRUNG ZU KI UND KI-GESTÜTZTEN TECHNOLOGIEN IM SCHREIBPROZESS

Bei der Vorbereitung dieser Arbeit hat die Autorin ChatGPT von OpenAI verwendet, um eine Zusammenfassung der Studie in deutscher Sprache zu erstellen. Nach der Nutzung dieses Tools/Dienstes hat die Autorin den Inhalt nach Bedarf überprüft und bearbeitet und übernimmt die volle Verantwortung für den Inhalt der Veröffentlichung.

LITERATUR

Angus DC, Huang AJ, Lewis RJ, et al. (2024): The integration of clinical trials with the practice of medicine: repairing a house divided. *JAMA* 332(2): 153–162. DOI: 10.1001/jama.2024.4088

Carlesso L, Rivett D (2011): Manipulative practice in the cervical spine: a survey of IFOMPT member countries. *J Man Manip Ther* 19(2): 66–70. DOI: 10.1179/2042618611Y.0000000002

Cohen SP, Vase L, Hooten WM (2021): Chronic pain: an update on burden, best practices, and new advances. *The Lancet* 397(10289): 2082–2097. DOI: 10.1016/S0140-6736(21)00393-7

Ehrenbrusthoff K (2024): Gefäßpathologien im Bereich der Halswirbelsäule bei Nackenschmerzen – Identifikation eines Chamäleons. In: Kopkow C, Elsner B. (Hrsg.): *Physiotherapie evidenzbasiert.* 1. Aufl. München: Urban & Fischer Verlag/Elsevier GmbH, S. 144–145.

Glasgow RE, Vinson C, Chambers D, Khoury MJ, Kaplan RM, Hunter C (2012): National institutes of health approaches to dissemination and implementation science: current and future directions. *Am J Public Health* 102(7): 1274–1281. DOI: 10.2105/AJPH.2012.300755

Grimshaw JM, Shirran L, Thomas R, et al. (2001). Changing provider behavior: an overview of systematic reviews of interventions. *Med Care* 39(8 Suppl 2): II2–45.

Grol R, Grimshaw J (2003): From best evidence to best practice: effective implementation of change in patients' care. *The Lancet* 362(9391): 1225–1230. DOI: 10.1016/S0140-6736(03)14546-1

Hutting N, Kranenburg R, Taylor A, Wilbrink W, Kerry R, Mourad F (2022): Implementation of the International IFOMPT Cervical Framework: A survey among educational programmes. *Musculoskelet Sci Pract* 62: 102619. DOI: 10.1016/j.msksp.2022.102619

Hutting N, Mourad F, Kranenburg R, Wilbrink W, Kerry R, Taylor A (2023): What to look out for, what to do, and when: 3 key messages for safely treating neck pain, headache, and/or orofacial symptoms in musculoskeletal rehabilitation settings. *J Orthop Sports Phys Ther* 53(2): 59–63. DOI: 10.2519/jospt.2022.11568

Kranenburg HA, Schmitt MA, Puentedura EJ, Luijckx GJ, van der Schans CP (2017): Adverse events associated with the use of cervical spine manipulation or mobilization and patient characteristics: A systematic review. *Musculoskelet Sci Pract* 28: 32–38. DOI: 10.1016/j.msksp.2017.01.008

Maher C, Mclachlan A, Shaheed CA (2023): A second look at the risks of serious adverse events with orthopaedic manual therapy, paracetamol, and NSAID treatment of neck pain. *J Orthop Sports Phys Ther* 53(6): 369–369. DOI: 10.2519/jospt.2023.0202

Mourad F, Yousif MS, Maselli F, et al. (2022): Knowledge, beliefs, and attitudes of spinal manipulation: a cross-sectional survey of Italian physiotherapists. *Chiropr Man Therap* 30(1): 38. DOI: 10.1186/s12998-022-00449-x

Pankrath N, Nilsson S, Ballenberger N (2024): Adverse events after cervical spinal manipulation – a systematic review and meta-analysis of randomized clinical trials. *Pain Physician* 27(4): 185–201.

Puentedura EJ, Rebecca S, Sean R, Erwin V, Young D (2017): Thrust joint manipulation utilization by U.S. physical therapists. *J Man Manip Ther* 25(2): 74–82. DOI: 10.1080/10669817.2016.1187902

Riley SP, Shaffer SM, Flowers DW, Hofbauer MA, Swanson BT (2023): Manual therapy for non-radicular cervical spine related impairments: establishing a 'Trustworthy' living systematic review and meta-analysis. *J Man Manip Ther* 31(4): 231–245. DOI: 10.1080/10669817.2023.2201917

Rushton A, Carlesso LC, Flynn T, et al. (2023): International Framework for Examination of the Cervical Region for Potential of Vascular Pathologies of the Neck Prior to Musculoskeletal Intervention: International IFOMPT Cervical Framework. *J Orthop Sports Phys Ther* 53(1): 7–22. DOI: 10.2519/jospt.2022.11147

Rushton A, Rivett D, Carlesso L, Flynn T, Hing W, Kerry R (2014): International framework for examination of the cervical region for potential of cervical arterial dysfunction prior to orthopaedic manual therapy intervention. *Man Ther* 19(3): 222–228. DOI: 10.1016/j.math.2013.11.005

Tabak RG, Khoong EC, Chambers DA, Brownson RC (2012): Bridging research and practice: models for dissemination and implementation research. *Am J Prev Med* 43(3): 337–50. DOI: 10.1016/j.amepre.2012.05.024

Whedon JM, Petersen CL, Schoellkopf WJ, Haldeman S, MacKenzie TA, Lurie JD (2023): The association between cervical artery dissection and spinal manipulation among US adults. *Eur Spine J* 32(10): 3497–3504. DOI: 10.1007/s00586-023-07844-9

V Neurologie

36 Botulinumtoxin-Injektionen 136

37 Nutzen einer intensiven schädigungsorientierten Armrehabilitation im chronischen Stadium nach Schlaganfall 140

38 Bobath: evidenzbasierte Therapie oder widerlegte Theorie? 144

39 Aerobes Training nach Schlaganfällen 147

40 Spezialisierte Physiotherapie bei funktionellen Bewegungsstörungen (Physio4FMD) 150

41 Effekte eines Trainings der nichtbetroffenen oberen Extremität nach Schlaganfall 154

42 Rehabilitation nach Schlaganfall: Erkenntnisse mit Fragezeichen 157

43 Diagnostik und Therapie mittels virtueller Realität und künstlicher Intelligenz beim visuospatialen Neglect 163

44 Gehtraining bei Multipler Sklerose 166

KAPITEL

36 Botulinumtoxin-Injektionen

Michael Jöbges

36.1 Einleitung

Spastizität ist Bestandteil des Syndroms des oberen Motoneurons. Sie geht mit einer geschwindigkeitsabhängigen Zunahme der tonischen Dehnungsreflexe (sog. Muskeltonus) und durch den übererregbaren Dehnungsreflex mit gesteigerten Sehnenreflexen einer. Gleichzeitig besteht ein starker Widerstand gegen passive Bewegungen (Sunnerhagen, Opheim und Alt Murphy 2019). Die Prävalenz der Spastik nach einem Schlaganfall (Post Stroke Spasticity = PSS) wird auf 4–42 % innerhalb eines Jahres geschätzt (Zeng et al. 2020, Liao et al. 2023).

Das Auftreten einer Spastik hängt mit der Schwere des Schlaganfalls und dem Grad der Muskelschwäche zusammen (Sunnerhagen, Opheim und Alt Murphy 2019). So wurde sie zum Beispiel in einer aktuellen Studie bei ca. 40 % der Schlaganfallpatientinnen und -patienten mit Parese beschrieben (Zeng et al. 2020). Eine Spastik nach Schlaganfall kann die Selbstständigkeit bei Alltagsaktivitäten erheblich einschränken (Wissel et al. 2015). Außerdem klagen Schlaganfallpatientinnen und -patienten mit Spastik der oberen Extremitäten häufig über starke Schmerzen in Schulter, Fingern und Handgelenk der betroffenen Seite (Trompetto et al. 2023). Die PSS hat einen erheblichen Einfluss auf die Erfolgsaussichten der Rehabilitation und die funktionellen Ergebnisse (Brainin et al. 2011).

Botulinumtoxin Typ A (BoNT A) ist ein injizierbares Medikament mit peripherer Wirkungsweise, das die Spastik wirksam behandeln kann (Levy et al. 2023). Die aktuelle S2k-Leitlinie Therapie des spastischen Syndroms von DGN und DGNR führt umfangreiche Evidenz dafür auf, dass BoNT A bei der Indikation Armspastik nach Schlaganfall die Spastik, die spastikbedingten Schmerzen und die Belastungen für Pflegepersonen signifikant reduziert und den passiven Bewegungsumfang verbessert. Es erzielt bei spastikassoziierten Schulterschmerzen eine Schmerzreduktion und verbessert die passive Schulterbeweglichkeit (Platz et al. 2024).

Daneben hebt die Leitlinie die Bedeutung von spezifischen physio- und ergotherapeutischen Verfahren bei der Behandlung der Spastik hervor. Diese können die aktive Funktion verbessern und gleichzeitig den spastischen Tonus im Arm reduzieren (Platz et al. 2024).

Das hier vorgestellte Paper von Hwang et al. (2024) kombinierten die Anwendung von BoNT A mit einem spezifischen physio- bzw. ergotherapeutischen Verfahren entweder durch die Physiotherapeutinnen und -therapeuten selbst oder im Eigentraining.

36.2 Abstract der Studie

Hwang IS, Ryu JW, Jin S, Kim SA, Kim MS (2024): Long-term enhancement of botulinum toxin injections for post-stroke spasticity by use of stretching exercises-a randomized controlled trial. *Toxins (Basel)* 16(6): 267.
DOI: 10.3390/toxins16060267
https://doi.org/10.3390/toxins16060267

Abstract

Dauerhafte Verstärkung von Botulinumtoxin-Injektionen durch Dehnungsübungen bei Spastik nach Schlaganfall – eine randomisierte, kontrollierte Studie

Botulinumtoxin A (BONT/A)-Injektionen spielen eine zentrale Rolle bei der Behandlung der Spastik der oberen Gliedmaßen von Schlaganfallpatientinnen und -patienten. Wir schlugen strukturierte Dehnungsübungen vor, um die die Linderung der Spastik in den oberen Gliedmaßen nach BONT/A-Injektionen zu verstärken. Insgesamt 43 Teilnehmende mit Schlaganfall und einer Spastik des Grades 2 oder höher auf der Modified Ashworth Scale (MAS) in den Muskeln der oberen Gliedmaßen wurden nach dem Zufallsprinzip der Interventions- (n = 21) oder Kontrollgruppe (n = 22) zugeteilt. Die Teilnehmenden der Interventionsgruppe erhielten nach der BONT/A-Injektion sechs Monate lang an fünf Tagen pro Woche 20 Minuten lang strukturierte Dehnungsübungen in einem Krankenhaus. Die Teilnehmenden in der Kontrollgruppe führten zu Hause Selbstdehnungsübungen durch. Die Ergebnisse wurden vor der Intervention (T0) sowie nach drei (T1) und sechs Monaten (T2) gemessen. In der Interventionsgruppe wurden an T1 und T2 signifikant stärkere Verbesserungen bei den MAS-Scores der Ellenbogen, Handgelenke und Finger festgestellt. Die Verhaltensmessungen, einschließlich Schulterschmerzen, Alltagsaktivitäten und Lebensqualität, sowie unsere elektrophysiologischen Untersuchungen zeigten ebenfalls eine signifikant stärkere Verbesserung in dieser Gruppe. Daraus folgt, dass die strukturierten Dehnungsübungen in Verbindung mit BONT/A-Injektionen die Spastik der oberen Gliedmaßen nach einem Schlaganfall über einen Zeitraum von sechs Monaten besser lindern als Selbstdehnungsübungen.

36.3 Kommentar

36.3.1 Zusammenfassung

Die Behandlung mit Botulinumtoxin A ist eine nachgewiesen wirksame Therapie der Post Stroke Spasticity (PSS). Ergänzt man dieser Therapie um ein strukturiertes Dehnübungsprogramm im Eigentraining, können drei und sechs Monate nach Therapiebeginn Verbesserungen erzielt werden. Erfolgt statt des Eigentrainings ein strukturiertes Dehnungsprogramm durch Physiotherapeutinnen und -therapeuten, werden signifikant bessere Ergebnisse erzielt. Dies wurde nicht nur für den primären Endpunkt (Einstufung der Spastik auf der Modified Ashworth Scale) gezeigt, sondern auch für die sekundären Endpunkte Schulterschmerzen, Lebensqualität, Alltagsaktivitäten und Funktionsfähigkeit der oberen Extremität (gemessen mit dem Fugl-Meyer-Assessment für die obere Extremität). Auch die EMG-gestützte Analyse der Spastik zeigte eine signifikant bessere Reduktion in der therapeutisch begleiteten Gruppe als in der Eigentrainingsgruppe.

Somit erzielen strukturierte Dehnungsübungen in Kombination mit BONT/A-Injektionen über einen Zeitraum von sechs Monaten eine deutlich stärkere Linderung der Spastik der oberen Extremitäten nach Schlaganfall als Selbstdehnungsübungen in Kombination mit BONT/A-Injektionen.

36.3.2 Wissenschaftliche Einordnung

Diese Arbeit baut auf vorhandenem Wissen auf (Bumbea et al. 2023), erkennt die Limitationen der vorhandenen Studien an (Gomez-Cuaresma et al. 2021) und fügt der bisher bestehenden Evidenz einen besonders bedeutsamen Baustein hinzu. Sie zeichnet sich durch die wissenschaftlich präzise Beschreibung des zur Anwendung kommenden Therapieprogramms aus. Dieses ist transparent und nachvollziehbar dargestellt. In diesem Bereich lag ein besonderer Kritikpunkt bisheriger Reviews bzw. Metaanalysen, die eine wenig nachvollziehbare Beschreibung der eingesetzten Methoden beklagten und darum auch keine differenzierte Analyse des zu Grunde liegenden Studienmaterials vornehmen konnten (Brusola et al. 2023). Dadurch bereichern Hwang und Mitarbeiter die bisherige Datenbasis ganz erheblich.

Hwangs Arbeit unterliegt jedoch auch gewissen Einschränkungen. Selbstverständlich wäre eine noch größere Anzahl von Teilnehmern noch aussagekräftiger gewesen und hätte zum Beispiel Subgruppenanalysen ermöglicht. Die zur Spastik führenden Schlaganfallarten hätten dann noch differenzierter analysiert werden können, da Blutungen zum Teil noch ausgeprägteren spastische Syndrome nach sich ziehen können als Ischämien (Cha et al. 2016). Ebenso hätten dann die Lokalisationen der zugrunden liegenden zentralnervösen Defizite noch genauer beleuchtet werden können (Lee et al. 2019).

Trotzdem hat diese Arbeit ihren Stellenwert. Sie ist beispielhaft für ein sauberes Studiendesign und auch die ausgewählten Messparameter decken sowohl grundlagenwissenschaftlich bedeutsame als auch alltagspraktisch relevante Aspekte ab. Die Ergebnisse ermutigen, die Kombination dieser therapeutischen Verfahren in die tägliche Praxis zu integrieren. Gleichzeitig ergeben sich auch wissenschaftlich interessante Anschlussfragen, z. B. nach der Integration von Angehörigen in das Dehnübungsprogramm, nach der Frequenz oder Intensität, der Auswahl der zu injizierenden Muskeln sowie der Dosis pro Muskel bzw. der Gesamtdosis von BoNT/A im Zeitverlauf.

36.3.3 Praxistipp

Diese Arbeit liefert umsetzungstaugliche Vorschläge. Das strukturierte Dehnungsprogramm lässt sich aus der ➢ Abb. 36.1 sehr gut entnehmen. Wichtige Punkte sind natürlich die jeweilige Mobilisation bleibt unterhalb der Schmerzgrenze und wird regelmäßig (in diesem Setting 20 Minuten an fünf Tagen in der Woche) wiederholt.

Die in dieser Arbeit dargestellten Ergebnisse sind sehr ermutigend, da sie sich nicht nur auf wissenschaftlich relevante Parameter wie die Modified Ashworth Scale zur Abbildung des Ausmaßes der Spastik und EMG Analyse derselben beziehen, sondern auch in den sekundären Outcome Parametern für die Lebensqualität, Schmerz und Funktion in den Fokus rücken.

Sollte eine solche hochfrequente Umsetzung unter den gegebenen Bedingungen nicht möglich sein, kann die Anleitung von Angehörigen geprüft werden. Auch das Eigentraining ergab in einigen Bereichen Verbesserungen im Vergleich zur Ausgangssituation.

Wesentlich für den Therapieerfolg ist die Kooperation von ärztlichem und physiotherapeutischem Fachpersonal. Auch die Ärztinnen und Ärzte, die das Botulinumtoxin injizieren, sind in der Regel sehr an einer Kooperation interessiert, da sie die Patientinnen und Patienten in der Regel erst drei Monate

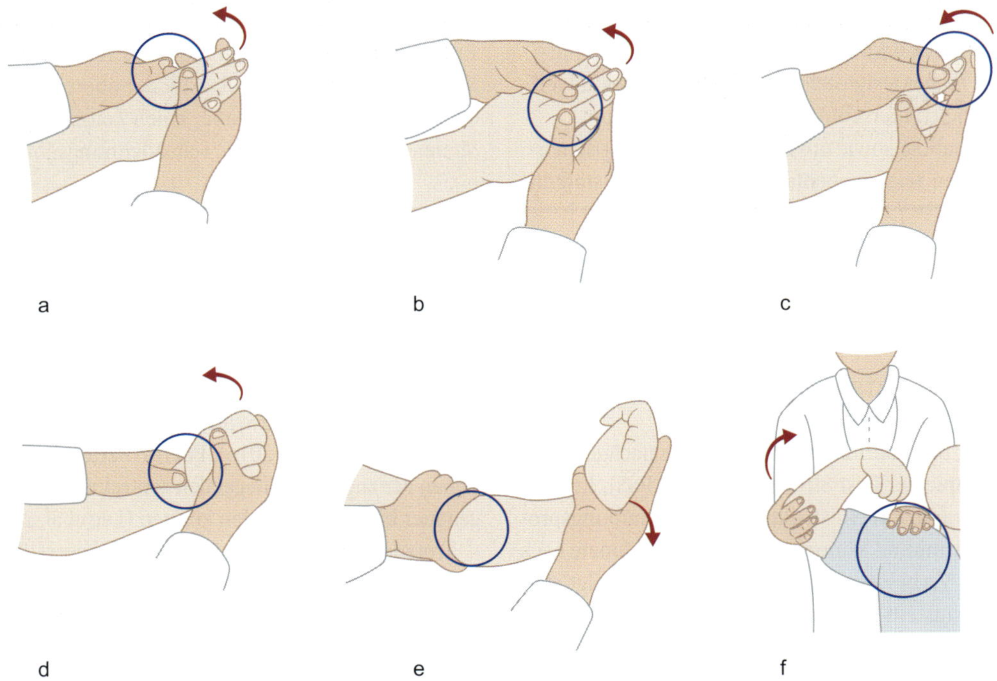

Abb. 36.1 Strukturierte Dehnübungen nach der Gabe von Botulinumtoxin A (BONT/A). (blauer Kreis: Zielgelenke. Magenta-Pfeil: Dehnungsrichtungen.) Unmittelbar nach der Injektion von Botulinustoxin A werden im Liegen unterstützte Dehnübungen durchgeführt. Begonnen wird mit den Fingergelenken, die jeweils langsam und behutsam von der gebeugten Stellung weg gestreckt werden. Sobald der maximal erträgliche Winkel erreicht wurde, wird diese Position für 2 s behalten und der Muskel anschließend entspannt. Um Schmerzen zu vermeiden, wird jeder Armmuskel einzeln gedehnt und dabei die Skapula mit der anderen Hand fixiert. Danach werden in der Schulter vorsichtige Rotationsbewegungen durchgeführt und die Schultergürtelmuskeln mit oder gegen den Uhrzeigersinn so stark gedehnt, wie es für den Patient bzw. die Patientinnen erträglich ist. (A) Metakarpophalangealgelenk, (B) proximales Interphalangealgelenk, (C) distales Interphalangealgelenk, (D) Handgelenk, (E) Ellenbogengelenk und (F) Schultergelenk. [L231]

nach einer Injektion und damit zu einem Zeitpunkt sehen, an dem die reinen Effekte der Botulinumtoxin-Injektion wieder abgeklungen sind. Für sie ist jedoch wichtig, wie der Effekt im Wirkungsmaximum war und ob eventuell die Dosis angepasst werden muss. Daher freuen sie sich genau wie die Physiotherapeutinnen und -therapeuten, wenn durch das Zusammenspiel von Injektion und Physio- bzw. Ergotherapie auch nachhaltige positive Effekte für die Betroffenen erreicht werden können.

Sollten Sie bisher noch keinen Kontakt zu einem Botulinumtoxin injizierenden Arzt bzw. einer entsprechenden Ärztin haben, finden sie diese vielleicht über die Homepage des Arbeitskreises Botulinumtoxin (ak-botulinumtoxin.de) oder andere Ansprechpartner in sogenannten Instituts- oder Ermächtigungsambulanzen für Botulinumtoxin an großen Krankenhäusern oder Universitätskliniken.

TAKE HOME MESSAGE

Die Behandlung von Post Stroke Spaticity (PSS) der oberen Extremität in Kombination von Botulinumtoxin A Injektionen und einem supervidierten Dehnübungsprogramm führt zu einer Reduktion der Spastik mit einer verbesserten Selbständigkeit in den Alltagsaktivitäten, einer Linderung von Schulterschmerzen und einer Verbesserung der Lebensqualität. Diese Ergebnisse werden durch elektrophysiologische Messungen untermauert. Enthalten sie den Betroffenen dieses wichtige Therapiekombination nicht vor.

LITERATUR

Brainin M, Norrving B, Sunnerhagen KS, et al. (2011): Poststroke chronic disease management: towards improved identification and interventions for poststroke spasticity-related complications. *Int J Stroke* 6(1): 42–6. DOI: 10.1111/j.1747-4949.2010.00539.x

Brusola G, Garcia E, Albosta M, Daly A, Kafes K, Furtado M (2023): Effectiveness of physical therapy interventions on post-stroke spasticity: An umbrella review. *NeuroRehabilitation* 52(3): 349–363. DOI: 10.1111/j.1747-4949.2010.00539.x

Bumbea AM, Rogoveanu OC, Turcu-Stiolica A, et al. (2023): Management of upper-limb spasticity using modern rehabilitation techniques versus botulinum toxin injections following stroke. *Life (Basel)* 13(11): 2218. DOI: 10.3390/life13112218

Cha EG, Kim S-Y, Lee HI, et al. (2016): Prevalence rate of spasticity at 3 months after stroke in Korea: the Korean stroke cohort for functioning and rehabilitation (KOSCO) Study. *Brain Neurorehabil* 9(2): e6. DOI: 10.12786/bn.2016.9.e6

Gomez-Cuaresma L, Lucena-Anton D, Gonzalez-Medina G, Martin-Vega FJ, Galan-Mercant A, Luque-Moreno C (2021): Effectiveness of stretching in post-stroke spasticity and range of motion: systematic review and meta-analysis. *J Pers Med* 11(11): 1074. DOI: 10.3390/jpm11111074

Lee KB, Hong BY, Kim JS, et al. (2019). Which brain lesions produce spasticity? An observational study on 45 stroke patients. *PLoS One* 14(1): e0210038. DOI: 10.1371/journal.pone.0210038

Levy J, Karam P, Forestier A, Loze JY, Bensmail D (2023): Botulinum toxin use in patients with post-stroke spasticity: a nationwide retrospective study from France. *Front Neurol* 14, 1245228. DOI: 10.3389/fneur.2023.1245228

Liao LY, Xu PD, Fang XQ, et al. (2023): Prevalence and clinical predictors of spasticity after intracerebral hemorrhage. *Brain Behav* 13(3): e2906. DOI: 10.1002/brb3.2906

Platz T, Liepert J, Abel U, et al. (2024): S2k-Leitlinie Therapie des spastischen Syndroms. AWMF-Registernr. 030-078. Stand 1.12.2024, gültig bis 30.11.2029. www.awmf.org

Sunnerhagen KS, Opheim A, Alt Murphy M (2019): Onset, time course and prediction of spasticity after stroke or traumatic brain injury. *Ann Phys Rehabil Med* 62(6): 431–434. DOI: 10.1016/j.rehab.2018.04.004

Trompetto C, Marinelli L, Mori L, et al. (2023): Increasing the passive range of joint motion in stroke patients using botulinum toxin: the role of pain relief. *Toxins (Basel)* 15(5): 335. DOI: 10.3390/toxins15050335

Wissel J, Verrier M, Simpson DM, et al. (2015): Post-stroke spasticity: predictors of early development and considerations for therapeutic intervention. *PM R* 7(1): 60–7. DOI: 10.1016/j.pmrj.2014.08.946

Zeng H, Chen J, Guo Y, Tan S (2020): Prevalence and risk factors for spasticity after stroke: a systematic review and meta-analysis. *Front Neurol* 11: 616097. DOI: 10.3389/fneur.2020.616097

KAPITEL 37

Thomas Platz

Nutzen einer intensiven schädigungsorientierten Armrehabilitation im chronischen Stadium nach Schlaganfall

37.1 Einleitung

Schlaganfälle sind weltweit und auch Europa die häufigste Ursache von alltagsrelevanten Behinderungen und das mit zunehmender Tendenz (GBD 2021 Nervous System Disorders Collaborators 2024; Prendes et al. 2024). Lähmungen führen zu Einschränkungen von Armfunktionen und Mobilität. Trotz einer Schädigung besitzt das Gehirn die Fähigkeit, seine Funktionen, die mit Netzwerken realisiert werden, zumindest teilweise wieder zu etablieren. Ein spezifisches Training kann dazu beitragen, die so genannte spontane Erholung entweder zu beschleunigen oder ein Mehr an Funktionserholung zu erreichen. Hierfür wurde die Begrifflichkeit „Brain Repair Therapy" eingeführt (Joy und Carmichael 2021). Dabei wird mit einer sehr spezifischen Intervention an der individuellen Leistungsgrenze der motorischen Kontrolle engagiert und intensiv trainiert. Ziel ist es allmählich eine verbesserte motorische Kontrolle und mittelbar zum Beispiel eine verbesserte Armfunktion und Einsatzfähigkeit des betroffenen Arms (inklusive Hand) im Alltag zu erreichen.

Es gibt viele Hinweise aus Beobachtungsstudien, dass die Erholung der Armfunktion nach einem Schlaganfall in den ersten drei Monaten am stärksten ist und dann ein Plateau erreicht (Bernhardt et al. 2017; van der Vliet et al. 2020). Daraus wird nicht selten abgeleitet, dass jenseits dieses Zeitfensters ggf. keine weitere Funktionserholung mehr möglich ist. In diesem Fall verfolgen die therapeutischen Bemühungen nur noch das durchaus ebenfalls wichtige Ziel, mit den vorhandenen Kapazitäten im Alltag bestmöglich zurecht zu kommen. Auf diese Weise wird der effektive Einsatz von vorhandenen körperlichen Ressourcen zwar therapeutisch unterstützt, aber nicht länger eine Wiederherstellung der Funktion angestrebt.

Bei der hier vorgestellten Untersuchung (Platz et al. 2025) wurde in einer Beobachtungsstudie überprüft, ob auch Langzeitüberlebende nach Schlaganfall, bei denen das Ereignis also schon mehr als sechs Monate zurück liegt, von einem intensiven, einerseits standardisierten und andererseits individuell adaptierten schädigungsorientierten Training profitieren, indem ihre Armfunktion (weiter) verbessert wird. Es sollte die Frage geklärt werden, ob durch intensive Arm-Rehabilitation im ambulanten Setting bei leichter oder schwerer Armlähmung eine funktionelle Wiederherstellung erreicht werden kann.

37.2 Abstract der Studie

Platz T, Kaiser K, Laborn T, Laborn M (2025): Effects of intensive impairment-oriented arm rehabilitation for chronic stroke survivors: an observational cohort study. J Clin Med 2025; 14(1):176.
DOI: 10.3390/jcm14010176
https://doi.org/10.3390/jcm14010176

Abstract

Auswirkungen einer intensiven schädigungsorientierten Armrehabilitation bei Langzeitüberlebenden nach Schlaganfall: eine Beobachtungsstudie

Ziel

Bewertung der Effekte eines zweiwöchigen Kurses mit intensiver schädigungsorientierter Armrehabilitation auf die motorische Funktion von Langzeitüberlebenden nach Schlaganfall.

Methodik

Diese Beobachtungsstudie erfolgte an Langzeitüberlebenden nach Schlaganfall (≥ 6 Monate nach dem Schlaganfall) mit leichten bis schweren Armlähmungen, die für zwei Wochen täglich (an fünf Tagen pro Woche) für vier Stunden eine schädigungsorientierte und technikgestützte Armrehabilitation (1:1-Teilnehmer-Therapeut-Setting) erhielten. Die Ergebnisse wurden wie folgt gemessen: Primärer Endpunkt war die motorische Funktion des betroffenen Arms (leichte Parese: BBT, NHPT; schwere Parese: Fugl-Meyer Arm Motor Score). Sekundäre Endpunkte waren die Fingerstärke, der aktive Bewegungsumfang in den Gelenken (ROM), Spastizität, passive Gelenkbeweglichkeit/Schmerz, Somatosensibilität, emotionale Belastung, Lebensqualität, Akzeptanz und unerwünschte Ereignisse.

Ergebnisse
Es wurden 100 Langzeitüberlebende (≥ 6 Monate) nach einem Schlaganfall mit leichter bis schwerer Armparese rekrutiert. Das Training war akzeptabel (Abbrecherquote 3 %; 3/100). Das klinische Assessment ergab eine Verbesserung der motorischen Funktion (standardisierte Mittelwertdifferenz, SMD 0,42, 95 %-Konfidenzintervall 0,36–0,49; n = 97), eine Verringerung der Spastizität/ des Widerstands gegen passive Bewegungen, eine leichte Verbesserung der Gelenkbeweglichkeit sowie der Schmerzen und der Somatosensibilität. Die technologiebasierten objektiven Messungen bestätigten den verbesserten aktiven Bewegungsumfang der Arm- und Fingergelenke, die verringerte Spastizität der Finger/des Widerstandes gegen passive Bewegungen und den erhöhten Nutzungsumfang im Alltag, allerdings keine Effekte auf die Fingerkraft. Das emotionale Wohlbefinden und die Lebensqualität wurden positiv beeinflusst. Unerwünschte Ereignisse wurden von der Mehrzahl der Teilnehmerinnen und Teilnehmer (51 %, 49/97) mitgeteilt und waren leicht.

Schlussfolgerungen
Die strukturierte intensive schädigungsorientierte und technikgestützte Armrehabilitation kann die motorische Funktion bei Langzeitüberlebenden nach Schlaganfall mit leichten bis schweren Armlähmungen fördern und ist eine akzeptable und verträgliche Form der Behandlung, wenn sie therapeutisch überwacht und angepasst wird.

37.3 Kommentar

37.3.1 Zusammenfassung

An der Studie konnten Menschen teilnehmen, deren Schlaganfall bereits mehr als sechs Monate zurücklag, die weiterhin Armfunktionsstörungen durch eine leichte bis schwere Armlähmung hatten und die Armfunktion durch eine zweiwöchige intensive Armrehabilitation mit vier Stunden Therapie am Tag verbessern wollten. Der Begriff Armfunktion schließt dabei in diesem Kapitel die Handfunktionen mit ein.

Alle Teilnehmerinnen und Teilnehmer erhielten als schädigungsorientiertes Training entweder ein Arm-Basis-Training bei mittelschwerer bis schwerer Armparese oder ein Arm-Fähigkeits-Training bei leichter Armparese und daraus resultierenden Armfunktionsstörungen (Platz 2004; Platz et al. 2009). Diese Therapien wurden jeden Tag umgesetzt. Zusätzlich erhielten die Betroffenen jeden Tag individuell kombiniert ein apparativ gestütztes schädigungsorientiertes Training mit dem Ziel, die motorische Kontrolle im betroffenen Arm zu verbessern. Das konnten kommerzielle Robot-gestützte Rehabilitationstechnologien sein oder auch Nicht-Robotik-Therapiesysteme für die Armrehabilitation (Amadeo®, Amadeo®/ EMG, Pablo®, Diego®, Gloreha und Myro). Zusätzlich zu den vier geplanten Therapiestunden wurde auch die Möglichkeit eines ergänzenden supervidierten Eigentrainings als Spiegeltherapie, als somatosensorisches Training oder unter Nutzung eines sensorgestützter Rehabilitationshandschuhs (Rapael®) für interaktive Therapien für Finger und Hand angeboten. Die Therapie wurde individuell im 1:1- Setting an zehn aufeinanderfolgenden Wochentagen über zwei Wochen mit jeweils vier Stunden Therapie in einer von zwei ergotherapeutischen Schwerpunktpraxen durchgeführt.

Verbunden wurde das intensive Training jeweils an der Leistungsgrenze der motorischen Kontrolle mit einem klaren Fokus darauf, die motorischen Funktionen beständig graduell zu verbessern und das Erreichte im Alltag einzusetzen und so einen Transfer in den Alltag zu unterstützen. Das wurde auch mit einem Smartphone-basierten Feedback unterstützt, bei dem die Betroffenen den Einsatz ihres betroffenen Armes im Alltag rückgemeldet bekamen.

Unerwünschte Wirkungen wurden täglich erfasst. Primärer Endpunkt war die motorische Kapazität. Sie wurde bei schwer Betroffenen mit dem Fugl-Meyer Arm Motor Score als Maß für selektive Bewegungsfähigkeit ermittelt und bei leichter Betroffenen mit dem Nine-Hole-Peg Test und den Box-and-Block Test als Maße für die Fingergeschicklichkeit und grobe manuelle Geschicklichkeit. Sekundäre Endpunkte waren die klinische beurteilte passive Beweglichkeit und Bewegungsschmerzen sowie somatosensorische Funktionen (Fugl-Meyer Subskalen) und Spastizität (REPAS). Mit den o. g. Rehabilitationstechnologien wurden apparativ über die einzelnen Gelenke im Arm der aktive Bewegungsumfang im Gelenk (aktiver ROM), die Fingerkraft, ein technisches Maß für Spastizität sowie auch die Anzahl von Bewegungen mit dem betroffenen Arm in der Häuslichkeit (Armtracker ARYS™) gemessen. Außerdem wurden die emotionale Belastung im Sinne von Depressivität und Angst-Symptomen (HADS) sowie die Lebensqualität (EQ5D) untersucht.

Die Studienpopulation (n = 100) war so geplant, dass auch kleinere, ggf. klinisch noch nicht relevante Effekte (Effektgröße d = 0,2) statistisch abgesichert werden konnten.

Von den insgesamt 100 Personen, die an der Studie teilnahmen, schlossen 97 das Training und die Assessments ab. Sie unterschieden sich stark hinsichtlich des Alters und der Ausprägung der Lähmung im betroffenen Arm, wobei nur wenige Personen mit leichter Armlähmung (sieben Personen) an der Studie teilnahmen.

Die umgesetzte Therapiezeit lag sehr eng im intendierten Dosisbereich (von 40 Stunden) und verteilte sich entsprechende der individuellen Vorgehensweise auf die verschiedenen auch technisch unterstützten Therapieansätze. Insgesamt war die Adhärenz für diese intensive vierstündige Therapie über zwei Wochen an zehn Behandlungstagen sehr hoch.

Unerwünschte Wirkungen kamen bei der etwa der Hälfte der beteiligten Personen vor. Am häufigsten waren Müdigkeit durch das Training, Schulterbeschwerden oder muskuläre Beschwerden, die jeweils häufiger nur für wenige Tage auftraten und durch einfache therapeutische Maßnahmen behandelt werden konnten.

Bezüglich der motorischen Armfunktionen konnte relativ konsistent eine mittelgradige Funktionsverbesserung erzielt werden (standardisierte Mittelwertdifferenz [SMD] 0,42, 95 %-Konfidenzintervall 0,36–0,49). Damit einher ging eine Reduktion der Spastizität sowie eine leichte Verbesserung der Somatosensibilität und der passiven Beweglichkeit/Schmerzen beim passiven Bewegen des betroffenen Arms. Auch konnte bei der apparativen Messung des aktiven Bewegungsumfangs über verschiedene Gelenke im Arm und den Fingern hinweg eine verbesserte aktive Bewegungskontrolle dokumentiert werden. Eine Verbesserung der Fingerkraft wurde hingegen nicht dokumentiert. Ferner wurde auch ein Mehreinsatz des betroffenen Armes bei Alltagstätigkeiten festgestellt. Damit einher gingen eine etwas geringere emotionale Belastung und eine etwas höhere Lebensqualität als zu Beginn der Therapie.

Neben diesen Behandlungsergebnissen wurde in der Studie multivariat geprüft, welche Charakteristika der beteiligten Personen, die in der Gruppe deutliche Veränderungen aufwiesen, mit einem besonders guten Behandlungserfolg in Verbindung standen, bzw. ob es vielleicht auch Charakteristika gab, die mit keinem oder einem nur geringen Behandlungserfolg einhergingen. Zudem wurden auch Veränderungen, die nicht die motorische Kontrolle an sich betreffen, untersucht. Dadurch sollte festgestellt werden, ob zumindest statistische Veränderungen anderer klinischer Aspekte wie Spastizität oder emotionale Belastung die Stärke des motorischen Behandlungserfolgs vorhersagen konnten. Dies war relevant, weil auf diese Weise untersucht werden konnte, ob ggf. auch für andere Aspekte, die nicht primär die motorische Kontrolle betreffen, ein wesentlicher Zusammenhang mit dem Behandlungsergebnis diskutiert werden müsste.

Das Ergebnis dieses multivarianten Ansatzes war im Wesentlichen, dass die beobachteten positiven Behandlungseffekte auf die Bewegungskontrolle für die eingeschlossene Klientel insgesamt zutraf und nicht durch Veränderungen anderer Aspekte in Richtung und Stärke verbunden waren. Damit waren die Ergebnisse im Wesentlichen auf die eingeschlossene Klientel insgesamt übertragbar und wiesen auf die Verbesserungen der motorischen Kontrolle als eigenständigem Phänomen hin.

37.3.2 Wissenschaftliche Einordnung

In einer Beobachtungstudie sind Interpretationen von Ursache und Wirkungen, also der Kausalität nur bedingt möglich. Es ist dennoch anzunehmen, dass die beobachteten Veränderungen bei der untersuchten Klientel von Schlaganfall-Betroffenen im chronischen Stadium nicht durch spontane Erholungsphänomene erklärbar sind und durch die Therapie induziert wurden.

Es kamen zwei nichttechnisch unterstützte Therapieverfahren, das Arm-Basis-Training und Arm-Fähigkeit-Training sowie eine ganze Reihe von Rehabilitationstechnologien zum Einsatz. Diese wurden individuell für die Betroffenen auch in Kombination selektiert und wurden adaptiert in den Trainingsprogrammen verwendet. Daher liefert die Studie keine Auskunft darüber, welche dieser Elemente welchen Beitrag zum Behandlungsergebnis beigetragen haben. Solche Fragen werden durch experimentelle Studien, also geeignete randomisierte kontrollierte Studien, untersucht. Dennoch ergänzt die Beobachtungsstudie unsere bislang nur sehr begrenzten Kenntnisse darüber, welche Behandlungserfolge bei Armlähmung nach Schlaganfall im chronischen Stadium erzielt werden können. Hier gibt es nur wenig Evidenz, die dann aber auch nachweist, dass zum Beispiel mit 90 Stunden Training oder 300 Stunden Therapie, also noch mit deutlich höheren Dosierungen ebenfalls Verbesserungen der selektiven Bewegungsfähigkeit erreicht werden konnten (McCabe et al. 2015, Ward, Brander und Kelly 2019).

37.3.3 Praxistipp

Die Studie ist insofern für die klinische Praxis relevant, als sie für einen intensiven schädigungsorientierten Behandlungsansatz sowohl mit klinischen Assessmentskalen als auch technisch apparativ eine Verbesserung der motorischen Kontrolle der Arm- und Handfunktion bei Menschen nach Schlaganfall im chronischen Stadium nachweist. Die Studienergebnisse sprechen dafür, dass eine leichte und insbesondere eine mittelschwere und schwere Armparese durch ein intensives schädigungsorientiertes Training mit individueller Anpassung an die jeweilige Leistungsgrenze, enger therapeutischer Betreuung und dem Ziel einer verbesserten motorischen Funktionalität des betroffenen Arms auch im chronischen Stadium nach einem Schlaganfall genau diese Therapieziele erreicht: eine verbesserte motorische Kontrolle und damit einhergehend einen stärkeren Einsatz den betroffenen Arms im Alltag.

Organisatorisch unterscheidet sich der Ansatz sehr stark von der üblichen ambulanten therapeutischen Vorgehensweise. D. h., obwohl hier gute Behandlungserfolge nachgewiesen werden konnten, benötigt die Umsetzung des gewählten Ansatzes sehr spezifische organisatorische Vorkehrungen. Dazu gehören das Vorhalten der therapeutischen Personalressourcen, eine umfängliche Rehabilitationstechnologie und eine Absicherung der Finanzierung.

Da all diese Aspekte in der Beobachtungsstudie umgesetzt wurden, sollte festgestellt werden, ob dieser Therapieansatz auch die intendierten klinischen Wirkungen erzielt, was bestätigt werden konnte. Die Therapie war für die meisten, die sich dafür entschieden hatten, trotz des erwarteten hohen zeitlichen Einsatzes verbunden mit Engagement und Ausdauer in der Umsetzung akzeptabel und mit einer hohen Therapie-Adhärenz verbunden. Sie erbrachte bei aller Unterschiedlichkeit der Beteiligten so doch im Wesentlichen für die Therapieklientel insgesamt das gewünschte positive Behandlungsergebnis.

TAKE HOME MESSAGE

Auch im chronischen Stadium nach Schlaganfall lassen sich – auch schwere - lähmungsbedingte Armfunktionsstörungen durch ein intensives, therapeutisch eng betreutes, schädigungsorientiertes Training an der Leistungsgrenze mit einem klaren Fokus auf Funktionsverbesserung im ambulanten Setting verbessern.

Die Ergebnisse machen Mut, für die Betroffenen, bei denen auch im chronischen Stadium nach Schlaganfall als Behandlungsziel die Wiederherstellung der Funktion bei lähmungsbedingten Armfunktionsstörungen im Vordergrund steht, jenseits der vorhandenen ambulanten Therapieorganisationsformen entsprechende Ansätze vorzuhalten.

Danksagung

Den Koautorinnen und Koautoren der Originalpublikation Katharin Kaiser, Tina Laborn und Michael Laborn sowie allen Studienbeteiligten der Primärstudie sei herzlich für ihren wertvollen und engagierten Beitrag zum Gelingen des Forschungsansatzes gedankt. Diese Arbeit wurde vom BDH Bundesverband Rehabilitation e. V. durch eine nicht zweckgebundene persönliche Unterstützung an den Autor Thomas Platz unterstützt.

LITERATUR

Bernhardt J, Hayward KS, Kwakkel G, et al. (2017): Agreed definitions and a shared vision for new standards in stroke recovery research: The Stroke Recovery and Rehabilitation Roundtable taskforce. *Int J Stroke* 12(5): 444–450. DOI: 10.1177/1747493017711816

GBD 2021 Nervous System Disorders Collaborator (2024): Global, regional, and national burden of disorders affecting the nervous system, 1990–2021: a systematic analysis for the Global Burden of Disease Study 2021. *Lancet Neurol* 23(4): 344–381. DOI: 10.1016/S1474-4422(24)00038-3. Erratum in: *Lancet Neurol* 2024; 23(5): e9.

Joy MT, Carmichael ST (2021): Encouraging an excitable brain state: mechanisms of brain repair in stroke. *Nat Rev Neurosci* 22(1): 38–53. DOI: 10.1038/s41583-020-00396-7

McCabe J, Monkiewicz M, Holcomb J, Pundik S, Daly JJ (2015): Comparison of robotics, functional electrical stimulation, and motor learning methods for treatment of persistent upper extremity dysfunction after stroke: a randomized controlled trial. *Arch Phys Med Rehabil* 96(6): 981–990. DOI: 10.1016/j.apmr.2014.10.022

Platz T (2004): Impairment-oriented training (IOT)—Scientific concept and evidence-based treatment strategies. *Restor Neurol Neurosci* 22: 301–315.

Platz T, van Kaick S, Mehrholz J, Leidner O, Eickhof C, Pohl M (2009): Best conventional therapy versus modular impairment-oriented training for arm paresis after stroke: a single-blind, multicentre randomized controlled trial. *Neurorehabil Neural Repair* 23(7): 706–716. DOI: 10.1177/1545968309335974

Prendes CF, Rantner B, Hamwi T, et al.; GBD Collaborators Study Group (2024): Burden of stroke in Europe: an analysis of the global burden of disease study findings from 2010 to 2019. *Stroke* 55(2): 432–442. DOI: 10.1161/STROKEAHA.122.042022

van der Vliet R, Selles RW, Andrinopoulou ER, et al. (2020): Predicting upper limb motor impairment recovery after stroke: a mixture model. *Ann Neurol* 87(3): 383–393. DOI: 10.1002/ana.25679

Ward NS, Brander F, Kelly K (2019): Intensive upper limb neurorehabilitation in chronic stroke: outcomes from the Queen Square programme. *J Neurol Neurosurg Psychiatry* 90(5): 498–506. DOI: 10.1136/jnnp-2018-319954

KAPITEL

38

Gabriele Eckhardt

Bobath: evidenzbasierte Therapie oder widerlegte Theorie?

38.1 Einleitung

Das Bobath-Konzept zählt weltweit zu den am häufigsten in der Neurorehabilitation verwendeten Therapieverfahren. Derzeit wird es jedoch von Neurowissenschaftlern zunehmend kritisch betrachtet, insbesondere im Zusammenhang mit Metaanalysen, die seine Wirksamkeit infrage stellen (Scrivener et al. 2020, Pathak et al. 2021, Dorsch et al. 2023).

Die kritische Überprüfung von Dorsch et al. (2023) weist dabei deutliche methodische Mängel auf, darunter die Einbeziehung von Studien ohne zertifizierte Bobath-Therapeutinnen oder -therapeuten sowie Interventionen, die nicht dem aktuellen Standard des Bobath-Konzepts entsprechen. Viele dieser Studien basieren zudem auf veralteten Referenzen, wodurch die Verlässlichkeit der Ergebnisse angezweifelt wird (Vaughan-Graham et al. 2023). Aus ähnlichem Grund wurde die Arbeit von Scrivener et al. (2020) aufgrund veralteter Einschlusskriterien für Bobath-Interventionen kritisiert. Einige der einbezogenen Studien beziehen sich auf Veröffentlichungen aus den Jahren 1960 bis 1990 und spiegeln nicht den aktuellen Forschungsstand wider (Vaughan-Graham et al. 2023). In ihrer Antwort an Pathak et al. (2021) wiesen Sliwka und Aviv (2023) ebenfalls auf das Fehlen zeitgemäßer Rahmenbedingungen hin.

Die Studie von Marques et al. (2024) analysiert die zur Bobath-Therapie verfügbare Literatur von 2013 bis 2023, um den aktuellen Wissensstand darzustellen und künftige Forschungspotenziale aufzuzeigen.

38.2 Abstract der Studie

Marques S, Vaughan-Graham J, Costa R, Figueiredo D (2024): The Bobath concept (NDT) in adult neurorehabilitation: a scoping review of conceptual literature. *Disabil Rehabil* 47(6): 1379–1390.
DOI: 10.1080/09638288.2024.2375054
https://doi.org/10.1080/09638288.2024.2375054

Abstract

Das Bobath-Konzept (NDT) in der Neurorehabilitation von Erwachsenen: ein Scoping Review der konzeptionellen Literatur

Ziele
In diesem Scoping Review soll beschrieben werden, wie das Bobath-Konzept in der Neurorehabilitation von Erwachsenen konzeptualisiert, operationalisiert und untersucht wird.

Methodik
Die Leitlinien des Joanna Briggs Institute (JBI) und die Preferred Reporting Items for Scoping Reviews (PRISMA-ScR) wurden übernommen. In den elektronischen Datenbanken PubMed, Cumulative Index to Nursing and Allied Health Literature (CINAHL), Scopus, Web of Science, ScienceDirect und Physiotherapy Evidence Database (PEDro) wurde mit den Stichwörtern *Bobath* oder *Neurodevelopmental Treatment* nach nichtwissenschaftlichen und wissenschaftlichen Artikeln gesucht, die zwischen 2013 und 2023 in englischer, spanischer oder portugiesischer Sprache veröffentlicht wurden.

Ergebnisse
Von den 78 identifizierten Veröffentlichungen befassten sich 31 mit den konzeptionellen Grundlagen des Bobath-Konzepts (sieben theoretische Abhandlungen, sieben Delphi-Studien, Umfragen oder Mixed-Methods-Studien, vier qualitative Studien, ein Scoping Review, zehn Leserbriefe und zwei Leitartikel). Diese umfassten fünf Themenbereiche: (a) theoretische Prinzipien, (b) klinische Prinzipien, (c) klinische Argumentation, (d) Konzeptualisierung der Bewegung und (e) Diskussionen der aktuellen Evidenz. Die überarbeitete Definition und das Modell der klinischen Bobath-Praxis verdeutlichen die einzigartigen Aspekte des Bobath-Konzepts. Neben der Fazilitation wurden eine neue klinische Fähigkeit (die visuell-räumliche kinästhetische Wahrnehmung) identifiziert sowie die Konzeptionalisierung von Bewegung durch Bobath-Fachleute. Dies alles ist für die klinische Argumentation entscheidend.

Zusammenfassung
Diese Übersicht bietet einen aktualisierten klinischen Bobath-Rahmen, der die theoretischen Grundlagen und die

klinischen Prinzipien der Praxis zusammenfasst, die bei der Gestaltung künftiger Interventionsstudien sorgfältig berücksichtigt werden sollten.
Auswirkungen auf die Rehabilitation
- In diesem Scoping Review werden die klinischen und theoretischen Prinzipien der heutigen Bobath-Therapie zu klaren Vorgaben für den Therapeuten bzw. die Therapeutin fusioniert.
- Das Modell der klinischen Bobath-Praxis (Model of Clinical Practice, MBCP) ermöglicht die detaillierte Dokumentation der Bewegungsanalyse und -diagnostik und dient als Leitfaden für klinische Überlegungen und Interventionen.
- In diesem Review werden grundlegende Prinzipien und Praktiken für künftige Bobath-Interventionsstudien aufgezeigt, um deren klinische Relevanz zu gewährleisten.
- Für Bobath-Interventionsstudien wurden spezifische Empfehlungen entwickelt, um die Integration von klinischer Praxis, Ausbildung und Forschung zu verbessern.

38.3 Kommentar

38.3.1 Zusammenfassung

Marques et al. zeigen, dass in den letzten zehn Jahren bedeutende Fortschritte erzielt wurden, um die theoretischen Grundlagen und klinischen Prinzipien des Bobath-Konzepts präzise zu formulieren. Die überarbeitete Definition des Bobath-Konzepts (Vaughan-Graham et al. 2023) sowie das Modell der klinischen Praxis (Model of Clinical Practice, MBCP) spiegeln zentrale Elemente des klinischen Denkens in der Bobath-Therapie wider und entsprechen den neuesten wissenschaftlichen Erkenntnissen (Michielsen et al. 2017).

Die Autorinnen und Autoren identifizieren bei der Kritik am Bobath-Konzept mehrere Wissenslücken:
- Es sollte als flexibler Ansatz betrachtet werden, der spezifische Bewegungsprobleme im individuellen Kontext adressiert.
- Wichtige Konzepte wie die visuospatiale kinästhetische Wahrnehmung und die Fazilitation werden nicht ausreichend berücksichtigt.
- Individualisierte Interventionen benötigen ein neues Forschungsparadigma mit einem Klassifikationssystem für Bewegungsdiagnosen.
- Wirksamkeitsstudien sollten motorische Kontrollprozesse einbeziehen, um Bewegungsvariabilität und posturale Kontrolle zu untersuchen.
- Die Glaubwürdigkeit von Studien und Behandlungsverfahren kann durch standardisierte Dokumentation und Klassifikationssysteme verbessert werden.

Es sollten alternative Forschungsansätze entwickelt werden, um die individuellen Bedürfnisse der Betroffenen zu berücksichtigen.

38.3.2 Wissenschaftliche Einordnung

Dieser Scoping Review Übersichtsarbeit betont die wesentlichen Merkmale der Bobath-Therapie, die durch einen inklusiven und individualisierten Ansatz geprägt sind. Besonders hervorgehoben werden dabei folgende Aspekte:
- Bei der Erfassung von funktionalen Bewegungen wird die Bewegungsleistung unter Berücksichtigung der Wechselwirkungen zwischen posturaler Kontrolle und selektiven Bewegungssequenzen analysiert. Dabei kommen unterschiedliche Bewegungsbegriffe wie typisch, atypisch und kompensatorisch zum Einsatz, um die vielfältigen Aspekte der Bewegung zu erfassen.
- Ein wesentlicher Bestandteil des Bobath-Ansatzes ist die Fazilitation, welche die gezielte Manipulation von sensorischen Informationen umfasst. Diese Manipulation berücksichtigt die jeweilige Aufgabe sowie die therapeutische Handhabung und das Umfeld, einschließlich nonverbaler und verbaler Hinweise.
- Darüber hinaus wird eine neue Dimension des klinischen Denkens, die als visuospatial kinästhetische Wahrnehmung bezeichnet wird, eingeführt. Sie hebt die Wahrnehmung (Perzeption) und Interpretation von Bewegungen auf eine neue Ebene.
- Ein herausragendes Merkmal des Bobath-Konzepts ist der multidisziplinäre 24-Stunden-Ansatz, der sicherstellt, dass therapeutische Prinzipien nahtlos in die täglichen Aktivitäten der Betroffenen integriert werden. Zudem wird der aktiven Teilnahme der Betroffenen, ihrer Familien und Betreuungspersonen während der Interventionen große Bedeutung beigemessen und werden diese durch Hausprogramme und Schulungen unterstützt.
- Diese Elemente verdeutlichen den personenzentrierten und kooperativen Ansatz, bei dem die Betroffenen aktiv in den Therapieprozess einbezogen werden, was zu einer Steigerung ihres Empowerments führt.

38.3.3 Praxistipp

Trotz der breiten Anerkennung von randomisierten kontrollierten Studien (RCTs) als Goldstandard bei der Evaluation der Wirksamkeit einer Rehabilitationsmaßnahme besteht oft eine Diskrepanz zwischen den Forschungsfragen und den Anforderungen des klinischen Alltags. Bobath-Interventionen sind nicht standardisiert, sondern individuell auf die spezifischen Bewegungsprobleme der jeweiligen Person abgestimmt. Darin unterscheiden sie sich von standardisierten Techniken, die über festgelegte Zeiträume angewandt werden – eine methodologische Erfordernis bei RCTs.

TAKE HOME MESSAGE

Viele der negativen Äußerungen über das Bobath Konzept sollten gründlich überprüft und neu bewertet werden. Die in die aktuellen Metaanalysen eingeschlossenen Artikel spiegeln hauptsächlich klinische Praktiken wider, die nach dem im Bobath-Konzept aber ohne spezifische und strukturierte Schulungen nach dem aktuellen Stand durchgeführt wurden.

ERKLÄRUNG ZU KI UND KI-GESTÜTZTEN TECHNOLOGIEN IM SCHREIBPROZESS

Bei der Vorbereitung dieser Arbeit hat die Autorin NeuroFlash verwendet, um Inhalte des Artikels zu übersetzen und die Lesbarkeit zu verbessern. Nach der Nutzung dieses Tools hat die Autorin den Inhalt nach Bedarf überprüft und bearbeitet und übernimmt die volle Verantwortung für den Inhalt der Veröffentlichung.

LITERATUR

Dorsch S, Carling C, Cao Z, et al. (2023): Bobath therapy is inferior to task-specific training and not superior to other interventions in improving arm activity and arm strength outcomes after stroke: a systematic review. *J Physiother* 69(1): 15–22. DOI: 10.1016/j.jphys.2022.11.008

Michielsen M, Vaughan-Graham J, Holland A, Magri A; Suzuki M (2017): The Bobath concept – a model to illustrate clinical practice. *Disabil Rehab* DOI: 10.1080/09638288.2017.1417496

Pathak A, Gyanpuri V, Dev P, Dhiman NR (2021): The Bobath Concept (NDT) as rehabilitation in stroke patients: A systematic review. *J Family Med Prim Care* 10(11): 3983–3990. DOI: 10.4103/jfmpc.jfmpc_528_21

Scrivener K, Dorsch S, McCluskey A, et al. (2020): Bobath therapy is inferior to task-specific training and not superior to other interventions in improving lower limb activities after stroke: a systematic review. J Physiother 66(4): 225–235. DOI: 10.1016/j.jphys.2020.09.008

Sliwka A, Aviv H (2021): Letter to the Editor re: Pathak A, Gyanpuri V, Dev P, Dhiman NR. The Bobath Concept (NDT) as rehabilitation in stroke patients: A systematic review. *J Family Med Prim Care* 12(5): 1022–1023. DOI: 10.4103/jfmpc.jfmpc_2080_22

Vaughan-Graham J, Benito García M, Aviv H, et al. (2023). Correspondence: Re: Dorsch et al. Journal of Physiotherapy. 69. DOI: 10.1016/j.jphys.2023.08.012.

Vaughan-Graham J, Torriani-Pasin C, Benito-Garcia M, Kypriglis-Kypriotis K, Sliwka A (2021): Correspondence: Re: Scrivener et al. *J Physiother* 67(3): 230. DOI: 10.1016/j.jphys.2021.06.017

Vaughan-Graham J, Cheryl C, Holland A, et al. (2020): Developing a revised definition of the Bobath concept: Phase three. *Physiother Res Int* 25(3):e1832. DOI: 10.1002/pri.1832

KAPITEL

39 Aerobes Training nach Schlaganfällen

Kateřina Luxemburgová

39.1 Einleitung

Schlaganfälle führen zu Beeinträchtigung der kardiopulmonalen sowie neuromotorischen Funktion, durch die unter anderem Gehgeschwindigkeit und -strecke abnehmen. Derartige Einschränkungen der Gehfähigkeit können simultan mit einem Lokomotionstraining gezielt behandelt werden (Winstein et al. 2016). Unklar ist jedoch, wie sich die Effekte von aerobem Training abhängig von der Rehabilitationsphase, in der sich die Betroffenen befinden, unterscheiden. Die hier besprochene Studie befasst sich mit den Trainingseffekten sowie dem idealen Zeitpunkt von aerobem Training nach einem Schlaganfall.

39.2 Abstract der Studie

Li Z, Guo H, Yuan Y, Liu X (2024): The effect of moderate and vigorous aerobic exercise training on the cognitive and walking ability among stroke patients during different periods: A systematic review and meta-analysis. *PLOS ONE* 19(2): e0298339.
DOI: 10.1371/journal.pone.0298339
https://doi.org/10.1371/journal.pone.0298339

Abstract

Die Wirkung von moderatem und intensivem aeroben Training auf die kognitiven Fähigkeiten und die Gehfähigkeit in den verschiedenen Phasen nach einem Schlaganfall: ein systematischer Review mit Metaanalyse

Ziel
In dieser Studie wurde untersucht, ob eine Rehabilitation mit aerobem Training besser in den ersten drei Monaten nach einem Schlaganfall oder erst danach erfolgen sollte.

Methode
PubMed, Embase, Web of Science, Scopus und CNKI-Datenbanken wurden vom Zeitpunkt des Studienbeginns bis zum September 2023 durchsucht. Alle einbezogenen Studien mussten in englischer Sprache verfasst sein, graue Literatur wurde ausgeschlossen. Die Studienqualität wurde mit der PEDro-Skala bewertet. Berechnet wurden die standardisierte Mittelwertdifferenz (SMD) und das 95 %-Konfidenzintervall (CI). Primäre Endpunkte waren die kognitiven Fähigkeiten und die Gehfähigkeit. Die Intervention der Versuchsgruppe musste ein hochintensives aerobes Training oder ein aerobes Training mittlerer Intensität sein oder beinhalten. Außerdem verlangten wir in der Kontrollgruppe Routineübungen von geringer Intensität.

Ergebnis
Nur 15 Studien wurden in diese Metaanalyse einbezogen. Die Ergebnisse zeigten, dass aerobes Training einen positiven Rehabilitationseffekt auf die kognitiven Fähigkeiten und die Gehfähigkeit nach Schlaganfall hat: globale kognitive Funktion (SMD = 0,81, 95 %CI 0,49–1,12), Gehfähigkeit (SMD = 1,19, 95 %CI 0,75–1,62), $\dot{V}_{O2Peak}$ (SMD = 0,97, 95 %CI 0,66–1,28) und Brain-Derived Neurotrophic Factor (SMD = 2,73, 95 %CI 2,03-3,43). Außerdem stellten wir fest, dass Patientinnen und Patienten, die innerhalb der letzten drei Monate einen Schlaganfall erlitten hatten, insbesondere hinsichtlich kognitiver Fähigkeiten, Gehversuchen und kardiopulmonaler Funktion bessere Rehabilitationsergebnisse erzielten als Patientinnen und Patienten, deren Schlaganfall länger als drei Monate zurücklag.

Zusammenfassung
Es wird empfohlen, Patientinnen und Patienten im Anfangsstadium des Schlaganfalls zu behandeln. Bei der Behandlung muss auf Bewegungsintensität geachtet werden, um die Sicherheit der Patientinnen und Patienten zu gewährleisten.

39.3 Kommentar

39.3.1 Zusammenfassung

In einer Metaanalyse verglichen die Forschenden, in welchem zeitlichen Abstand nach einem Schlaganfall aerobes Training größere Effekte erreichen kann. Dafür wurden die Teilnehmenden, abhängig davon, ob der Schlaganfall weniger als drei oder mehr als drei Monate zurücklag, in zwei Gruppen aufgeteilt. Verglichen wurden moderates und intensives aerobes Training mit einer Dauer von 45–60 Minuten und einer Herzfrequenz von 60–90 % der maximalen Herzfrequenz und niedrigdosiertes Training wie Dehnung, Gleichgewichtsübungen, kognitives oder funktionales Training.

Die globalen kognitiven Funktionen sowie die Gehfähigkeit konnten bei Personen mit einem Schlaganfall vor bis zu drei Monaten stärker verbessert werden als bei jenen mit länger zurückliegenden Ereignissen. Moderates und intensives aerobes Training beeinflussten außerdem die maximal mögliche Sauerstoffaufnahme ($\dot{V}_{O2Peak}$) sowie die Ausschüttung von Brain-Derived Neurotrophic Factor (BDNF) stärker als niedrig dosiertes Training.

39.3.2 Wissenschaftliche Einordnung

Aerobes Training beweist sich als eine wirksame Behandlungsmaßnahme zur Reduktion der globalen Beeinträchtigung nach einem Schlaganfall. Der Effekt des aeroben Trainings auf die Gehfähigkeit ist einerseits von der gewählten Trainingsart abhängig. So korreliert der 6-Minuten-Gehtest stärker mit einem Gehtraining auf dem Laufband oder Ausdauertraining auf einem Fahrradergometer als mit einem Ganzkörper-Krafttraining. Anderseits spielt der Therapiezeitpunkt eine wichtige Rolle. In der frühen Rehabilitationsphase nach einem Schlaganfall (bis zu 3 Monaten) kann die spontane Funktion des Gehirns, neuronale Schädigungen zu regenerieren, durch eine geeignete Therapie angeregt werden. Nach dem optimalen Zeitfenster stagniert die Regenerationsfähigkeit des Gehirns, sodass Fortschritte in kognitiven sowie motorischen Funktionen erschwert werden. Weiterhin wird durch trainingsbedingte Hirnstimulation verstärkt BDNF ausgeschüttet, das eine wichtige Rolle bei der Neuroplastizität spielt und dadurch die Hirnregeneration nach einem Schlaganfall begünstigen kann (Miranda et al. 2019).

Aerobes Training mit angemessener Intensität dient außerdem der Prävention. Bei Personen, die regelmäßig körperlich aktiv sind, wurde ein deutlich geringeres Risiko für kardiovaskuläre Ereignisse wie Herzinfarkt oder Schlaganfall bewiesen, sodass eine höhere maximal mögliche Sauerstoff-Aufnahme als ein Schutzfaktor verstanden wird (Fan und Jia 2020). Aus umfangreichen epidemiologischen Studien geht hervor, dass für jeden zusätzlichen metabolischen Äquivalenten (MET) das Risiko für Mortalität und kardiovaskuläre Ereignisse um 13–15 % reduziert werden kann. Diese positiven Effekte des aeroben Trainings auf die kardiovaskuläre Fitness lassen sich auch auf die Schlaganfallrehabilitation übertragen (Anjos et al. 2022), wobei die Fitness nicht nur konstant gehalten, sondern sogar gesteigert werden kann (Saunders et al. 2020). Ein Schlüsselelement ist das Einhalten der empfohlenen Trainingsintensitäten durch die Patientinnen und Patienten, um die kardiovaskuläre Fitness langfristig aufrechtzuerhalten. Als Teil der Therapie sollten gemeinsam mit Betroffenen nachhaltige Strategien entwickelt werden, um aerobes Training lohnenswert und im besten Falle sozial interaktiv zu gestalten. Auf diese Weise wird die Integration in die Alltagsroutine optimal unterstützt (MacDonald et al. 2025).

39.3.3 Praxistipp

Für optimale Behandlungseffekte sollte aerobes Training auf dem Laufband, Sitzergometer oder Stepper-Gerät frühzeitig (innerhalb der ersten 3 Monate) in die Therapie eingebaut werden. Mögliche Kontraindikationen sind je nach der Trainingsart schwerwiegenden muskuloskelettalen, vaskulären oder neurologischen Einschränkungen der unteren Extremität sowie ein instabiler kardiovaskulärer Status (Mehrholz, Thomas und Elsner 2017). Insbesondere bei komorbiden Menschen mit Diabetes oder Vorhofflimmern sollte die Therapieeignung im multidisziplinären Team abgeklärt werden (Rackoll et al. 2022). Die Trainingsparameter sollten sorgfältig gewählt werden, die Trainingsintensität bei einer Herzfrequenz von 120–140/Min. liegen und die Übungszeit im frühen Stadium eine Dauer von 30 Minuten nicht überschreiten (MacKay-Lyons et al. 2020). Nach drei Monaten können Intensität und Dauer progressiv gesteigert werden (Li et al. 2024). Für nachhaltige Effekte über die frühe Rehabilitationsphase hinaus sollte die Trainingsplanung den gemeinsam erarbeiteten Zielen entsprechen und motivierende Aspekte beinhalten.

TAKE HOME MESSAGE

Aerobes Training ist essenziel für die Verbesserung von Kognition und Gehfähigkeit nach einem Schlaganfall. Eine frühe Implementierung des aeroben Training in die Rehabilitation fördert das Wiedererlangen von Selbstständigkeit und reduziert Morbidität. Dabei sollten jedoch die Trainingsintensität sowie Sicherheitsaspekte beachtet werden.

LITERATUR

Anjos JM, Neto MG, Dos Santos FS, et al. (2022): The impact of high-intensity interval training on functioning and health-related quality of life In post-stroke patients: A systematic review with meta-analysis. *Clin Rehabil* 36(6): 726–739. DOI: 10.1177/02692155221087082

Boyne P, Billinger SA, Reisman DS, et al. (2023): Optimal intensity and duration of walking rehabilitation in patients with chronic stroke: A randomized clinical trial. *JAMA Neurol* 80(4): 342–351. DOI: 10.1001/jamaneurol.2023.0033

Fan Q, Jia J (2020): Translating research into clinical practice: importance of improving cardiorespiratory fitness in stroke population. *Stroke* 51(1): 361–367. DOI: 10.1161/STROKEAHA.119.027345

Li Z, Guo H, Yuan Y, Liu X (2024): The effect of moderate and vigorous aerobic exercise training on the cognitive and walking ability among stroke patients during different periods: A systematic review and meta-analysis. *PLoS One* 19(2): e0298339. DOI: 10.1371/journal.pone.0298339

MacDonald C, Bennekou M, Midtgaard J, Langberg H, Lieberman D (2025): Why exercise may never be effective medicine: an evolutionary perspective on the efficacy versus effectiveness of exercise in treating type 2 diabetes. *Br J Sports Med* 59(2): 118–125. DOI: 10.1136/bjsports-2024-108396

MacKay-Lyons M, Billinger SA, Eng JJ, et al. (2020): Aerobic exercise recommendations to optimize best practices in care after stroke: AEROBICS 2019 Update. *Phys Ther* 100(1): 149–156. DOI: 10.1093/ptj/pzz153

Mehrholz J, Thomas S, Elsner B (2017): Treadmill training and body weight support for walking after stroke. Cochrane Database Syst Rev 8(8): Cd002840. DOI: 10.1002/14651858.CD002840.pub4

Miranda M, Morici JF, Zanoni MB, Bekinschtein P (2019): Brain-derived neurotrophic factor: a key molecule for memory in the healthy and the pathological brain. *Front Cell Neurosci* 13, 363. DOI: 10.3389/fncel.2019.00363

Rackoll T, Nave AH, Ebinger M, Endres M, Grittner U, Flöel A, for the PHYS-Stroke study group (2022): Physical fitness training in patients with subacute stroke (PHYS-STROKE): Safety analyses of a randomized clinical trial. *Int J Stroke* 17(1): 93–100. DOI: 10.1177/17474930211006286

Saunders DH, Sanderson M, Hayes S, et al. (2020): Physical fitness training for stroke patients. *Cochrane Database Syst Rev* 3(3): Cd003316. DOI: 10.1002/14651858.CD003316.pub7

Winstein CJ, Stein J, Arena R, et al. (2016): Guidelines for adult stroke rehabilitation and recovery: A guideline for healthcare professionals from the American Heart Association/American Stroke Association. *Stroke* 47(6): e98–e169. DOI: 10.1161/STR.0000000000000098

KAPITEL 40

Sabine Lamprecht

Spezialisierte Physiotherapie bei funktionellen Bewegungsstörungen (Physio4FMD)

40.1 Einleitung

„*Funktionelle neurologische Störungen manifestieren sich mit neurologischen oder anderen körperlichen Symptomen, die mit keiner bekannten neurologischen oder anderen körperlichen Störung in Einklang zu bringen sind. Trotz hoher Komorbidität mit psychischen Störungenen ist der Nachweis eines psychischen Stressors oder psychischer Störungen für die Diagnose nicht erforderlich. Die Frage nach dem Vorliegen von funktionellen neurologischen Störungen kann sich bei allen neurologischen Symptomen und Erkrankungen stellen. Neurologische Erkrankungen erhöhen das Risiko eines Auftretens von funktionelle neurologische Störungen*“ (Schmidt und Lamprecht 2023).

Entscheidend sind die Befunde einer differenzierten neurologischen Untersuchung sowie positive klinische Befunde (z. B. das Hoover Zeichen), die mit gezielten Untersuchungsverfahren eine Inkongruenz und Inkonsistenz der klinischen Befunde belegen (Stone und Carson 2011, Gasca-Salas und Lang 2016). Die Symptome sind unterschiedlich stark ausgeprägt. Obwohl sich die diagnostischen Möglichkeiten und die Diagnosesicherheit in den letzten Jahren deutlich verbessert haben, sind funktionelle neurologische Störungen auch heute noch eine Blackbox für Ärztinnen und Ärzte sowie Physiotherapeutinnen und -therapeuten. Schätzungsweise sind etwa 10 % der Patientinnen und Patienten in physiotherapeutischen, ergotherapeutischen sowie logopädischen Praxen davon betroffen.

Funktionelle Störungen müssen keineswegs nur neurologischer Natur sein, auch andere körperliche Störungen werden heute unter funktionellen Störungen zusammengefasst. Jeder sechste Arztbesuch (Ahmad und Ahmad 2016) sowie 10 % der Notfälle und stationären Aufnahmen in neurologischen Kliniken sind auf funktionelle Störungen zurückzuführen. Zudem gibt es nur wenige wirksame Behandlungsmöglichkeiten. Trotz ihrer klinischen Bedeutung bleiben funktionelle neurologische Störungen oft lange unerkannt und werden unspezifisch behandelt. Außerdem werden sie oft als psychogen, hysterisch oder gar eingebildet eingestuft, was mit einer Stigmatisierung einhergeht. „*Patienten mit funktionelle neurologischen Störungen und anderen funktionellen Störungen sorgen bei Physiotherapeutinnen und -therapeuten sowie bei Ärztinnen und Ärzten zudem rasch für diagnostische Verunsicherung und therapeutische Ratlosigkeit. Es entsteht ein „Teufelskreis“ (Barnett et al. 2020), bei dem die Verantwortung zwischen Patienten und Helfer hin und her geschoben wird, insbesondere auch zwischen den Behandelnden untereinander. So droht Patienten mit FNS nicht nur eine ungenügende, einer Chronifizierung den Weg bereitende, sondern auch eine falsch ausgerichtete Behandlung, die eigene Gesundheitsschäden nach sich ziehen kann.*“ (Schmidt und Lamprecht 2023).

Tatsächlich zeigt sich immer mehr, dass die Physiotherapie, aber auch die gezielte Ergotherapie und Logopädie, einen großen Stellenwert bei der Behandlung von funktionellen neurologischen Störungen einnehmen. Wahrscheinlich ist eine dauerhafte Verbesserung aber nur bei einem Teil der Betroffenen möglich. Sinnvoll ist auf jeden Fall ein interdisziplinärer Ansatz, bei dem auch die gezielte psychotherapeutische Begleitung einen wichtigen Stellenwert einnimmt. Daher sollte die Behandlung möglichst zweigleisig erfolgen. Nach der Veröffentlichung einer kleinen klinischen Pilotstudie im Jahr 2017 durch Nielsen et al., in der sehr oft ein dauerhafter Nutzen (d. h. eine Verringerung der belastenden Symptome und eine Verbesserung der motorischen Funktion und der Lebensqualität) belegt wurde, ist der Stellenwert der spezialisierten Physiotherapie bei funktionellen motorischen Störungen gewachsen. Die Intervention sollte auf Aufklärung, Schulung, Erkennen und die motorische Umschulung abnormer Funktionen abzielen und insbesondere Selbstwahrnehmung und Selbstmanagement fördern.

Ein erster und grundlegender Bestandteil der Therapie ist immer die Vermittlung der Diagnose (Popkirov 2024). Dies erfolgt in der Praxis häufig durch Physiotherapeutinnen und -therapeuten. Die Therapieansätze können durch das Training von Bewegungskontrolle, Bewegungsabläufen, das die Aufmerksamkeit der Betroffenen vom motorischen Defizit weg lenkt, und durch das Entwickeln eines Selbstmanagementplans sehr erfolgreich sein. Ein Grundprinzip der Physiotherapie bei funktionellen Bewegungsstörungen besteht darin, die Betroffenen schrittweise davon zu überzeugen, dass sie zu normalen Bewegungen fähig sind. Grundlegende Voraussetzung ist dabei nicht zuletzt die Überzeugung der Betroffenen, selbst auf die Symptome eingehen zu können und diese auch selbst regulieren bzw. kompensieren zu können. Der erste Schritt besteht darin, die Betroffenen zu unterstützen, ihre Probleme zu identifizieren, gezielt zu beurteilen und dann gemeinsame Therapieansätze zu schaffen. Dies ist nur möglich, wenn alle Beteiligten mit der Sachlage vertraut sind und an einem Strang ziehen.

40.2 Abstract der Studie

Nielsen G, Stone J, Lee TC, et al., on behalf of the PHysio4FMD Study Group (2024): Specialist physiotherapy for functional motor disorder in England and Scotland (Physio4FMD): a pragmatic, multicentre, phase 3 randomised controlled trial. *Lancet Neurol* 23(7): 675–686.
DOI: 10.1016/S1474-4422(24)00135-2
https://doi.org/10.1016/S1474-4422(24)00135-2

Abstract

Spezialisierte Physiotherapie bei funktionellen motorischen Störungen in England und Schottland (Physio4FMD): eine pragmatische, multizentrische, randomisierte kontrollierte Phase-3-Studie

Hintergrund
Funktionelle motorische Störungen – die motorische Variante der funktionellen neurologischen Störungen – gehen mit starken körperlichen Einschränkungen und oft schlechten gesundheitlichen Ergebnissen einher. Aus pathophysiologischen Modellen wurden neue Behandlungsansätze abgeleitet, wie die spezialisierte Physiotherapie, für die es allerdings keine Evidenz aus groß angelegten randomisierten kontrollierten Studien gibt. Wir wollten die klinische Wirksamkeit einer spezialisierten physiotherapeutischen Intervention bei funktionellen Bewegungsstörungen mit derjenigen einer konventionellen Behandlung vergleichen.

Methodik
In diese pragmatische, multizentrische, randomisierte kontrollierte Phase-3-Studie an elf Krankenhäusern in England und Schottland wurden Erwachsene mit der klinisch-neurologisch gesicherten Diagnose einer funktionellen motorischen Störung aufgenommen. Die Teilnehmenden wurden nach dem Zufallsprinzip (1 : 1, stratifiziert nach Standort) mithilfe eines webbasierten Programms entweder einer spezialisierten Physiotherapie (protokollierte Intervention von neun Sitzungen plus Nachuntersuchung) oder einer konventionellen Physiotherapie (Überweisung an eine örtliche neurologische Physiotherapiepraxis) zugeführt. Die Personen, die an Datenerhebung und -analyse beteiligt waren, wurden hinsichtlich der Behandlungsart verblindet. Primärer Endpunkt war die Domäne „körperliche Funktion" des Short-Form-(36)-Gesundheitsfragebogens zwölf Monate nach der Randomisierung. Die Primäranalyse erfolgte mit einem modifizierten Intention-to-treat-Prinzip unter Verwendung von Eliminierungsverfahren. Teilnehmende, die ihre randomisierte Behandlung aufgrund der Unterbrechung der Behandlung während der COVID-19-Pandemie nicht erhalten konnten, wurden von der primären Analyse ausgeschlossen. Diese Studie ist im Register für internationale standardisierte, randomisierte und kontrollierte Studien (ISRCTN56136713) eingetragen und abgeschlossen.

Ergebnisse
Die Rekrutierung fand zwischen dem 19. Oktober 2018 und dem 11. März 2020 statt. Nach einer Pause während der COVID-19-Pandemie und sie vom 3. August 2021 bis zum 31. Januar 2022 fortgesetzt. Von 355 aufgenommenen Teilnehmenden wurden 179 nach dem Zufallsprinzip einer spezialisierten Physiotherapie und 176 der üblichen Behandlung zugeteilt. Wegen der Unterbrechung ihrer Behandlung während der COVID-19-Pandemie wurden davon 89 Teilnehmende aus der primären Analyse ausgeschlossen (27 aus der Gruppe mit spezialisierter Physiotherapie und 62 aus der Gruppe mit der üblichen Behandlung). Nach Berücksichtigung von Abbrüchen (n = 11) und Verlusten bei der Nachbeobachtung (n = 14) flossen die Daten von 241 Teilnehmenden (138 [91 %] mit spezialisierter Physiotherapie und 103 [90 %] mit der üblichen Behandlung) in die primäre Analyse ein. Die mit dem SF36 bewertete körperliche Funktionsfähigkeit unterschied sich nicht signifikant zwischen den Gruppen (bereinigte mittlere Differenz 3–5, 95 %-Konfidenzintervall –2,3 bis 9,3; p = 0,23). Es gab keine schwerwiegenden unerwünschten Ereignisse im Zusammenhang mit den Studieninterventionen. In der Gruppe mit der spezialisierten Physiotherapie traten 35 schwere unerwünschte Ereignisse bei 24 Teilnehmenden (17,0 %) auf und in der Gruppe mit der üblichen Behandlung 24 schwere unerwünschte Ereignisse bei 18 Teilnehmende (17,0 %). Außerdem kam es zu einem Todesfall in der Gruppe mit spezialisierter Physiotherapie. (Als Todesursache wurde Suizid angegeben.) Für keines der schweren unerwünschten Ereignisse wurde ein Zusammenhang mit der spezialisierten Physiotherapie ermittelt.

Schlussfolgerung
Obwohl mehr Teilnehmende, die eine spezialisierte Physiotherapie erhielten, ihre motorischen Symptome als besser einstuften und bessere Werte bei subjektiven Messungen der psychischen Gesundheit aufwiesen, verbesserte

die Intervention nach zwölf Monaten die selbstberichtete körperliche Funktionsfähigkeit nicht. Sowohl die spezialisierte als auch die übliche neurologische Physiotherapie sind jedoch bei ausgewählte Patienten mit funktionellen Bewegungsstörungen eine eher sichere und wertvolle Behandlung. Künftige Studien sollten die Interventionen bei funktionellen motorischen Störungen weiter verfeinern und evidenzbasierte Methoden zur Unterstützung bei der therapeutischen Entscheidungsfindung entwickeln.

40.3 Kommentar

40.3.1 Zusammenfassung

In diese pragmatische, multizentrische, randomisierte, kontrollierte Phase-3-Studie in elf Krankenhäusern in England und Schottland wurden Erwachsene mit der klinisch-neurologisch gesicherten Diagnose einer funktionellen Bewegungsstörung aufgenommen. Ziel war der Vergleich der klinischen Effekte einer spezialisierten Physiotherapie (individualisiert zusammengesetzt aus Schulung, Bewegungstraining und Selbstmanagement) mit der üblichen Behandlung (Überweisung an eine neurologische Physiotherapiepraxis) bei funktionellen motorischen Störungen. Die Teilnehmenden wurden nach dem Zufallsprinzip der spezialisierten Physiotherapie (eine protokollierte Intervention aus neun Sitzungen plus Follow-up) oder der üblichen Physiotherapie zugewiesen.

Der spezialisierten Physiotherapie wurden 138 Teilnehmende zugewiesen und der üblichen Physiotherapie 103. Primärer Endpunkt war die Domäne der körperlichen Funktionsfähigkeit des 36-Items-Kurzfragebogens zum Gesundheitszustand (SF36) zwölf Monate nach der Randomisierung, der sich nach zwölf Monaten nicht signifikant zwischen den Behandlungsgruppen unterschied.

Obwohl mehr Teilnehmende, die eine spezialisierte Physiotherapie erhielten, ihre motorischen Symptome selbst als verbessert einschätzten und bessere Werte bei subjektiven Messungen der psychischen Gesundheit aufwiesen, fand sich nach zwölf Monaten keine Verbesserung der selbstberichteten körperlichen Funktionsfähigkeit durch die Intervention. Sowohl die spezialisierte als auch die übliche neurologische Physiotherapie sind bei ausgewählten Patientinnen und Patienten mit funktionellen Bewegungsstörungen eine eher sichere und positive Behandlung.

Die Physio4FMD-Studie unterliegt mehreren Einschränkungen. Da während des Rekrutierungs- und Auswertungszeitraum die COVID-19-Pandemie ausbrach, konnte die Studie nicht wie ursprünglich geplant durchgeführt werden. Beispielsweise wurde die Zahl der Teilnehmenden, die untersucht werden konnten, gegenüber der geplanten Stichprobengröße reduziert. Eine zweite Einschränkung könnte darin bestanden haben, dass die Kontrollgruppe (übliche Behandlung), die ebenfalls an einer Physiotherapie teilnahm, sowohl durch die Veröffentlichung der Pilotstudie als auch durch die Aufklärung über funktionelle Bewegungsstörungen beeinflusst wurde. Zudem ist wie immer unklar, was „treatment as usual" wirklich beinhaltet und ob sich die Physiotherapeutinnen und -therapeuten nicht ebenfalls über die Behandlung von funktionellen neurologischen Störungen informiert haben. Drittens hielten die Symptome in der Gruppe mit spezialisierter Physiotherapie länger an und hatten die Teilnehmenden dieser Gruppe mit größerer Wahrscheinlichkeit bereits eine Physiotherapie hinter sich. Eine Chronifizierung von funktionellen Bewegungsstörungen führt erfahrungsgemäß zu schlechteren Ergebnissen. Außerdem sind Personen, die bereits Physiotherapien erhalten haben, weniger von deren Erfolgsaussichten überzeugt. Schließlich war der Zeitraum zwischen dem Ende der Therapie und der Kontrolle nach zwölf Monaten in der spezialisierten Physiotherapiegruppe länger als in der in der Gruppe mit üblicher Physiotherapie, was bedeutet, dass der Nutzen länger angehalten hatte.

Ein weiteres Punkt betrifft die Wahl der Ergebnismessungen bzw. das ausgewählte Assessment. Verbesserungen von funktionellen neurologischen Störungen lassen sich nur schwer objektiv quantifizieren. Außerdem kann es eine Rolle spielen, dass verschieden funktionelle Symptome eingeschlossen wurden. Vielleicht lassen sich bestimmte Symptome wie Gangstörungen (Jordbru et al. 2014) oder Lähmungen besser durch Physiotherapie beeinflussen als andere.

40.3.2 Praxistipp

Funktionelle (neurologische) Störungen sind in Praxis und Klinik (auch in der Rehabilitation) sehr häufig. Extrem häufig sind funktionelle (neurologische) Störungen in der Physiotherapie sowie in Ergotherapie und Logopädie. Daher sollten alle Therapeutinnen und Therapeuten mit funktionellen neurologischen Störungen vertraut sein, diese erkennen und auch die Behandlungsstrategien kennen. Hier helfen spezielle Weiterbildungen in diesem Bereich, für die es jedoch noch viel zu wenig Angebote gibt. Weitere Informationen finden sich beim Netzwerk der AG FNS (www.ag-fns.de). Die AG FNS wurde gegründet, um den Aufbau regionaler und überregionaler Behandlungs- und Forschungsnetzwerke und die Entwicklung integrierter Versorgungsmodelle zu schaffen und sucht ständig Therapiefachkräfte, die sich mit dem spannenden, herausfordernden und häufigen Bild der Funktionelle neurologische Störungen beschäftigen und sich darüber austauschen wollen. Die Anerkennung von funktionellen neurologischen Störungen in Klinik und Praxis, Öffentlichkeit, Wissenschaft, bei Akteuren im Gesundheitswesen und politischen Entscheidungsträgern soll durch diese AG gefördert werden.

Funktionelle neurologische Störungen verdeutlichen, wie eng körperliche und psychosoziale Prozesse miteinander verwoben sind. Sie erfordern ein interdisziplinäres Vorgehen und eine integrative Medizin, welche die Erkenntnis und Handlungsmodelle sämtlicher an der Therapie beteiligten Fachrichtungen in eine übergreifend in sich stimmige Behandlung zusammenführt. Die Physiotherapie hat dabei – unter Einbeziehung eher kognitiv-verhaltenstherapeutischer Inhalte – ihre Wirksamkeit belegt.

40.3.3 Wissenschaftliche Einordnung

Die Physio4FMD ist die erste und die größte vollständig randomisierte kontrollierte Studie über eine physiotherapeutische Intervention bei funktionellen Bewegungsstörungen (Hallet 2024). Die Intervention folgte einem Behandlungsprotokoll und wurde so beschrieben, dass sie durchaus als Vorlage für andere ggf. modifizierte Studien dienen kann. Es wurde außerdem gezeigt, dass große randomisierte Studien bei Personen mit funktionellen motorischen Störungen mit hoher Compliance durchgeführt werden können.

Trotz vielversprechender Ergebnisse von körperbasierten Interventionen bei funktionellen motorischen Störungen gibt es nur wenige randomisierte kontrollierte Studien mit ausreichender Aussagekraft. Außerdem werden Daten über eine Nachbeobachtungszeit von mehr als 6 Monaten benötigt. Auch wenn die Physio4FMD-Studie formal nicht das erwartete Ergebnis erbrachte, sind die positiven sekundären Ergebnisse (trotz der Einschränkungen der Studie) vielversprechend. Auch andere Fachrichtungen, wie Ergotherapie und Logopädie müssen untersucht werden. Weiteren Bedarf gibt es an besseren Skalen zur Ergebnismessung funktionellen motorischen Störungen.

Obwohl die Physiotherapie eine gute symptomatische Behandlung für die Patienten sein kann, ist dieser Ansatz allein auf lange Sicht möglicherweise nicht ausreichend. Die Kombination von Rehabilitationstechniken (Schmidt et al. 2023) mit Psychotherapie könnte Synergieeffekte bewirken. Die Entwicklung von Therapien für funktionelle Bewegungsstörungen befindet sich noch in einem frühen Stadium, aber die Physio4FMD-Studie ist ein Schritt in die richtige Richtung

TAKE HOME MESSAGE

In Anbetracht aller verfügbaren Erkenntnisse scheint die Physiotherapie im Rahmen eines interdisziplinären Vorgehens (Hausteiner-Wiehle, Schmidt und Henningsen 2023) bei ausgewählten Menschen mit funktionellen Bewegungsstörungen ein wertvoller Behandlungsansatz zu sein.

LITERATUR

Ahmad O, Ahmad KE (2016): Functional neurological disorders in outpatient practice: An Australian cohort. *J Clin Neurosci* 28: 93–6. DOI: 10.1016/j.jocn.2015.11.020

Barnett C, Davis R, Mitchell C, Tyson S (2020): The vicious cycle of functional neurological disorders: a synthesis of healthcare professionals' view on working with patients with functional neurological disorders. *Disabil Rehabil* 44(10): 1802–1811. DOI: 10.1080/09638288.2020.1822935

Gasca-Salas C, Lang AE (2016): *Neurologic diagnostic criteria for functional neurologic disorders.* In: Hallett M, Stone J, Carson A (eds.): Functional Neurologic Disorders, 1st ed. Amsterdam, Oxford, Cambridge: Academic Press/Elsevier, Vol. 139, pp. 193–212. https://www.sciencedirect.com/handbook/handbook-of-clinical-neurology/vol/139/suppl/C

Hallett M (2024): Progress in physical therapy for functional motor disorder. *Lancet Neurol* 23(7): 650–651. DOI: 10.1016/ S1474-4422(24)00162-5

Hausteiner-Wiehle C, Schmidt R, Henningsen P (2023): Treating in concert: Integrated biopsychosocial care – Not only for functional disorders. *J Psychosom Res* 170: 111376. DOI: 10.1016/j.jpsychores.2023.111376

Jordbru AA, Smedstad LM, Klungsgøyr O, Martinsen EW (2014): Psychogenic gait disorder: a randomized controlled trial of physical rehabilitation with one-year follow-up. *J Rehabil Med* 46(2): 181–187. DOI: 10.2340/16501977-1246

Nielsen G, Buseziwzc M, Stevenson F, et al. (2017): Randomised feasibility study of physiotherapy for patients with functional motor symptoms. *J Neurol Neurosurg Psychiatry* 88(6): 484–490. DOI: 10.1136/jnnp-2016-314408

Popkirov S (2024): *Funktionelle neurologische Störungen. Erkennen, verstehen, behandeln.* 2. Aufl. Berlin, Heidelberg: Springer. Online-Zugang: https://doi.org/10.1007/978-3-662-69215-8?nosfx=y

Schmidt R, Lamprecht S (2023): Funktionelle neurologische Störungen. *PT* 8: 48–52.

Schmidt R, Klaasen Van Husen D, Gegusch M, Steurer A, Hausteiner-Wiehle C, Schmid DA (2023): Die interdisziplinäre – integrative – Versorgung von funktionellen neurologischen Störungen. Goldstandard und aktuelle Herausforderung in Einem. *Nervenheilkunde* 42(08): 555–562. DOI: 10.1055/a-2086-2481

Stone J, Carson A (2011): Functional neurologic symptoms: assessment and management. *Neurol Clin* 29(1): 1–18. DOI: 10.1016/j.ncl.2010.10.011

KAPITEL

Joachim Liepert

41 Effekte eines Trainings der nichtbetroffenen oberen Extremität nach Schlaganfall

41.1 Einleitung

Schlaganfälle sind die weltweit dritthäufigste Ursache für chronische Behinderung (GBD 2019, Collaborators 2021) und somit für Immobilität und Inaktivität. Mittelfristig können durch die Einschränkung der körperlichen Leistungsfähigkeit weitere Komplikationen entstehen, insbesondere Symptome wie eine Sarkopenie (die wiederum die Immobilität verstärkt), eine erhöhte Sturzgefahr, die Entwicklung oder Verstärkung einer Osteoporose sowie eine erhöhte Gefahr von sturzassoziierten Frakturen. Somit sollte sich die Behandlung nach einem Schlaganfall nicht nur auf die Besserung der unmittelbaren Schlaganfallfolgen konzentrieren, sondern auch die allgemeine körperliche Leistungsfähigkeit im Blick haben.

Die Studie von Feng et al. (2024) hatte zum Ziel herauszufinden, ob sich ein Krafttraining der nichtbetroffenen Seite positiv auf körperliche und psychologische Aspekte auswirkt.

41.2 Abstract der Studie

Feng T, Zhao C, Dong J, et al. (2024): The effect of unaffected side resistance training on upper limb function reconstruction and prevention of sarcopenia in stroke patients: a randomized controlled trial. *Sci Rep* 14(1): 25330.
DOI: 10.1038/s41598-024-76810-2
https://doi.org/10.1038/s41598-024-79958-z

Abstract

Effekt eines Krafttrainings der nichtbetroffenen Seite bei der Wiederherstellung der Funktion der oberen Gliedmaßen und der Prävention der Sarkopenie nach Schlaganfall: eine randomisierte kontrollierte Studie

Durch die weltweit immer älter werdende Population ist der Schlaganfall die dritthäufigste Ursache von Tod und Behinderung, wobei eine Sarkopenie die Behinderung und die Lebensqualität nach einem Schlaganfall verschlechtert. Krafttraining ist zwar für ältere Menschen grundsätzlich von Vorteil, seine Effekte bei Menschen nach Schlaganfall sind jedoch noch nicht ausreichend erforscht. In dieser Studie wird untersucht, in welchem Umfang ein vierwöchiges unilaterales Krafttrainings eine Muskelatrophie nach Schlaganfall verhindern kann. Beurteilt werden die Effekte auf Greifkraft (HG), Muskeldicke (MT) und Beweglichkeit der oberen Gliedmaßen sowie auf den psychischen Status. Durch eine quantitative Analyse dieser Indikatoren sollen evidenzbasierte Rehabilitationsverfahren nach einem Schlaganfall entwickelt werden. In diese randomisierte kontrollierte Studie (RCT) wurden 77 Patientinnen und Patienten, die einen Schlaganfall überlebt hatten, aufgenommen und zu gleichen Teilen auf eine Kontrollgruppe (n = 39) und eine Interventionsgruppe (n = 38) aufgeteilt. Die Kontrollgruppe erhielt eine Standardrehabilitation, während die Interventionsgruppe zusätzlich an einem vierwöchigen Krafttraining teilnahm. Primäre Endpunkte waren die Handkraft der nicht betroffenen Seite sowie die Muskeldicke, die jeweils Muskelmasse und -funktion widerspiegeln. Zu den sekundären Endpunkten gehörten die Fugl-Meyer-Bewertung der Beweglichkeit oberen Extremität (FMA-UE) und die Hamilton Depression Rating Scale (HAMD) für Veränderungen des psychischen Wohlbefindens. Am Ende des vierwöchigen Zeitraums erfolgte eine statistische Auswertung, die für alle gemessene Parameter signifikante Unterschiede ($p < 0{,}05$) zwischen der Interventions- und der Kontrollgruppe nachwies. Auch gruppeninterne Vergleiche ergaben erhebliche Verbesserungen ($p < 0{,}05$). Ein unilaterales Krafttraining verringert die Muskelatrophie nach Schlaganfall erheblich, beugt einer Sarkopenie vor und verbessert die Funktion der oberen Gliedmaßen. Zudem lindert es depressive Symptome und verbessert die Rehabilitationsergebnisse und die allgemeine Lebensqualität.

41.3 Kommentar

41.3.1 Zusammenfassung

Die Autorinnen und Autoren führten eine randomisierte kontrollierte Studie mit Patientinnen und Patienten, die einen Schlaganfall überlebt hatten, durch. Es sollte ermittelt werden, ob ein vierwöchiges Krafttraining der nichtbetroffenen Seite Effekte auf Muskelkraft, Muskelmasse, Armfunktion, Stimmung und Lebensqualität hat. Am Ende der Trainingsphase ergaben sich in allen Parametern signifikante Verbesserungen im Vergleich zur Kontrollgruppe, die Bewegungen ohne Widerstand durchgeführt hatte. In der Interventionsgruppe fanden sich signifikant stärkere Verbesserungen der Muskelkraft und -masse im nichtbetroffenen Arm, der Funktion des paretischen Arms (gemessen mit dem Fugl-Meyer-Assessment) und der Stimmung als in der Kontrollgruppe. Die Autorinnen und Autoren folgerten daraus, dass diese Art des Trainings eine Sarkopenie verhindern kann und die Funktionen der oberen Extremität verbessert. Leider geht aus der Publikation nicht hervor, ob sich die Betroffenen im subakuten oder chronischen Stadium der Erkrankung befanden.

41.3.2 Wissenschaftliche Einordnung

Die Studie von Feng et al. (2024) adressiert einen wichtigen Punkt, nämlich das Risiko für die Entwicklung oder Verschlechterung einer Sarkopenie bei Menschen, die nach einem Schlaganfall in ihrer Mobilität und allgemeinen Aktivität eingeschränkt sind. Die umfassende Analyse der körperlichen und psychischen Effekte zeichnet diese Studie aus.

Andere Studien, die Effekte eines Trainings auf den nichtbetroffenen Arm untersuchten, fokussierten sich vor allem auf die Armfunktionen. In einem aktuellen Review mit Metaanalyse von fünf kontrollierten Studien mit 131 Teilnehmenden wurde festgestellt, dass ein unilaterales Training der nichtbetroffenen Seite (von den Autorinnen und Autoren als Cross-Education bezeichnet) Kraft und Funktion des paretischen Arms statistisch signifikant und klinisch relevant verbessert (Smyth et al. 2023). In einer kontrollierten Studie, in der unilaterales Handgelenks-Extensions-Training des nichtbetroffenen Armes in Ergänzung zu konventioneller Physiotherapie (zwölf Therapie-Einheiten über einen Zeitraum von vier Wochen) untersucht wurde, fand sich neben Verbesserungen der Handextensionskraft in beiden oberen Extremitäten auch eine Steigerung der kortikospinalen Erregbarkeit in der geschädigten Hemisphäre (Untersuchung mittels transkranieller Magnetstimulation, Salehi Dehno et al. 2021).

Krafttraining bzw. Training gegen Widerstand ist integraler Bestandteil der Therapie nach Schlaganfall. Es verbessert nicht nur die Kraft, sondern reduziert auch Spastik (Chacon-Barba et al. 2024). Dabei wird ein exzentrisches Training und ein konzentrisches Training unterschieden. Die Ellbogenbeugung ist beispielsweise ein konzentrisches Training des M. biceps brachii, die Muskelaktivierung im M. biceps brachii bei der Ellbogenextension hingegen als antagonistische Aktivität ein exzentrisches Training, weil der Muskel gedehnt wird, während er bremsende Arbeit leistet. Vorteil des exzentrischen Trainings ist eine höhere Kraftentfaltung bei gleichzeitig geringerem Energieverbrauch (Sato et al. 2022, Pakosz et al. 2023). Die Wirksamkeit von exzentrischem Krafttraining nach Schlaganfall konnte in mehreren Publikationen nachgewiesen werden (Lattouf et al. 2021, Perez et al. 2024, Ramoneda-Rabat et al. 2024).

41.3.3 Praxistipp

Diese Studie ist aus zwei Gründen bedeutsam:

1. Sie wurde bei Menschen, die einen Schlaganfall überlebt hatten, durchgeführt. Aufgrund der Häufigkeit dieses Krankheitsbildes (2,5 % der erwachsenen Bevölkerung Deutschlands oder etwa 1.750.000 Einwohner [RKI 2015]) sind die Ergebnisse für eine große Menschengruppe relevant.
2. Die Studie beschäftigt sich mit Trainingseffekten für den nichtbetroffenen Arm und hat eine relativ große Zahl von körperlichen und psychischen Parametern erhoben. Die Fokussierung auf den nichtbetroffenen Arm ist eher eine Ausnahme bei Schlaganfall-Studien. Nicht nur die Funktionsverbesserung der betroffenen Seite, sondern auch das Verhindern einer (zunehmenden) Sarkopenie stand im Vordergrund. Die Ergebnisse sind klinisch relevant und sollten bei der Therapie von Menschen nach Schlaganfall berücksichtigt werden.

TAKE HOME MESSAGE

Die Intervention (Krafttraining für den nichtbetroffenen Arm) führte zu stärkeren Verbesserungen sowohl für den trainierten Arm als auch für die paretische obere Extremität, was auch in der Metaanalyse anderer Studien gezeigt wurde. Das Training wirkte der Gefahr einer immobilitätsbedingten Sarkopenie entgegen. Daher sollte ein Krafttraining für den nichtbetroffenen Arm in das therapeutische Konzept integriert werden. Dies könnte auch als Eigentraining außerhalb einer physiotherapeutischen Behandlungseinheit erfolgen.

LITERATUR

Chacon-Barba JC, Moral-Munoz JA, De Miguel-Rubio A, Lucena-Anton D (2024): Effects of resistance training on spasticity in people with stroke: a systematic review. *Brain Sci* 14(1): 57. DOI: 10.3390/brainsci14010057

GBD 2019 Stroke Collaborators (2021): Global, regional, and national burden of stroke and its risk factors, 1990–2019: a systematic analysis for the Global Burden of Disease Study 2019. *Lancet Neurol* 20(10): 795–820. DOI: 10.1016/S1474-4422(21)00252-0

Lattouf NA, Tomb R, Assi A, Maynard L, Mesure S (2021): Eccentric training effects for patients with post-stroke hemiparesis on strength and speed gait: A randomized controlled trial. *NeuroRehabilitation* 48(4): 513–522. DOI: 10.3233/NRE-201601

Pakosz P, Konieczny M, Domaszewski P, Dybek T, Gnoiński M, Skorupska E (2023): Comparison of concentric and eccentric resistance training in terms of changes in the muscle contractile properties. *J Electromyogr Kinesiol* 73: 102824. DOI: 10.1016/j.jelekin.2023.102824

Perez N, Morales C, Reyes A, Cruickshank T, Penailillo L (2024): Effects of eccentric strength training on motor function in individuals with stroke: a scoping review. *Top Stroke Rehabil* 31(7): 667–680. DOI: 10.1080/10749357.2024.2330040

Ramoneda-Rabat M, Medina-Casanovas J, Nishishinya Aquino MB, Guerra-Balic M (2024): Effects of eccentric resistance training after stroke on body function, activities of daily living and cognitive function: A review. *Sports Med Health Sci* 7(2): 85–101. DOI: 10.1016/j.smhs.2024.06.004

Robert-Koch-Institut (2015): *Gesundheit in Deutschland. Gesundheitsberichterstattung des Bundes.* Gemeinsam getragen von RKI und Destatis, 1–129. DOI: 10.17886/rkipubl-2015-003-2

Salehi Dehno N, Kamali F, Shariat A, Jaberzadeh S (2021): Unilateral strength training of the less affected hand improves cortical excitability and clinical outcomes in patients with subacute stroke: a randomized controlled trial. *Arch Phys Med Rehabil* 102(5): 914–924. DOI: 10.1016/j.apmr.2020.12.012

Sato S, Yoshida R, Murakoshi F, et al. (2022): Comparison between concentric-only, eccentric-only, and concentric-eccentric resistance training of the elbow flexors for their effects on muscle strength and hypertrophy. *Eur J Appl Physiol* 122(12): 2607–2614. DOI: 10.1007/s00421-022-05035-w

Smyth C, Broderick P, Lynch P, Clark H, Monaghan K (2023): To assess the effects of cross-education on strength and motor function in post stroke rehabilitation: a systematic literature review and meta-analysis. *Physiotherapy* 119: 80–88. DOI: 10.1016/j.physio.2023.02.001

KAPITEL

42

Katrin Rösner

Rehabilitation nach Schlaganfall: Erkenntnisse mit Fragezeichen

42.1 Einleitung

Schlaganfälle gehören zu den häufigsten neurologischen Erkrankungen des Erwachsenenalters (Kolominsky-Rabas et al. 2006). In Deutschland sind sie nach Herz- und Krebserkrankungen die dritthäufigste Todesursache und die häufigste Ursache für bleibende Behinderungen bei Erwachsenen (Mohan et al. 2011). In einer Analyse des Erlanger Schlaganfallregisters stellten Ward et al. (2005) fest, dass 43 % von 379 Menschen mit Schlaganfall gemessen am Barthel-Index drei Monate nach dem Ereignis pflegebedürftig waren. Viele verschiedene Prädiktoren haben Einfluss auf das Outcome nach einem Schlaganfall, z. B. die Schwere des Schlaganfalls sowie Alter, Komorbiditäten und kognitive Fähigkeiten der Betroffenen (Sodero et al. 2024). Ebenso relevant sind der Zeitpunkt der Rehabilitation und die angewandten Therapien (Krakauer et al. 2012, Li 2021). Daher ist es umso wichtiger, neben der Art der therapeutischen Interventionen beispielsweise auch den Therapieumfang, inkl. der Wiederholungsanzahl einzelner Übungen, sowie Pausenzeiten zu betrachten (Hayward et al. 2021).

42.2 Abstract der Studie

Todhunter-Brown A, Sellers CE, Baer GD, et al. (2025): Physical rehabilitation approaches for the recovery of function and mobility following stroke. *Cochrane Database of Syst Rev* 2(2): CD001920.
DOI: 10.1002/14651858.CD001920.pub4
https://doi.org/10.1002/14651858.CD001920.pub4

Abstract

Physikalische Rehabilitationsansätze zur Wiederherstellung von Funktion und Mobilität nach einem Schlaganfall

Hintergrund
Nach einem Schlaganfall werden verschiedene Ansätze zur körperlichen Rehabilitation verwendet, um Funktion und Mobilität zu verbessern. Die relative Wirksamkeit der einzelnen Ansätze ist sehr umstritten und über die optimale Verabreichung und Dosis ist nur wenig bekannt. Manche Physiotherapeutinnen und -therapeuten stützen ihre Behandlungen auf einen einzigen Ansatz, andere kombinieren Komponenten aus mehreren Ansätzen.

Ziele
Primärer Endpunkt: Es soll festgestellt werden, ob die körperliche Rehabilitation nach Schlaganfällen zur Wiederherstellung von Funktion und Mobilität wirksam ist und ob ein einzelner Ansatz wirksamer ist als alle anderen.
Sekundärer Endpunkt: Aufdecken von Faktoren, welche die Wirksamkeit der physiotherapeutischen Rehabilitation beeinflussen können, wie die seit dem Schlaganfall vergangene Zeit, der Ort, an dem die Studie durchgeführt wurde, Dosis und Dauer der Intervention, Anbieterin bzw. Anbieter der Intervention sowie die Komponenten der Behandlung.
Einbeziehen von Interessengruppen: Im Vordergrund stand, den Fokus des Reviews darzulegen, die geplanten Subgruppenanalysen zu begründen und gemeinsam Aussagen zu den wichtigsten Konsequenzen der Studie zu treffen.

Literatursuche
Für diese Aktualisierung durchsuchten wir das Cochrane Stroke Trials Register (letzte Suche im November 2022), CENTRAL (2022, Ausgabe 10), MEDLINE (1966 bis November 2022), Embase (1980 bis November 2022), AMED (1985 bis November 2022), CINAHL (1982 bis November 2022) und die Chinese Biomedical Literature Database (bis November 2022).

Auswahlkriterien
Einschlusskriterien: randomisierte kontrollierte Studien (RCTs) über die physiotherapeutische Rehabilitation zur Wiedererlangung von Funktionen oder Mobilität bei Erwachsenen mit der klinischen Diagnose eines Schlaganfalls
Ausschlusskriterien: RCTs zur Funktion der oberen Gliedmaßen oder zu einzelnen Behandlungskomponenten.

Ergebnisse

Primäre Ergebnisse: Messungen der Unabhängigkeit bei Alltagsaktivitäten (IADL) und der motorischen Funktion.

Sekundäre Ergebnisse: Gleichgewicht, Ganggeschwindigkeit und Dauer des Klinikaufenthalts.

Datenerhebung und -analyse

Zwei unabhängige Autoren wählten die Studien nach den vorab festgelegten Zulassungskriterien aus, extrahierten die Daten und bewerteten das Risiko einer Verzerrung in den eingeschlossenen Studien. Wir haben GRADE zur Bewertung der Vertrauenswürdigkeit der Evidenz verwendet.

Die wichtigsten Forschungsergebnisse

In diesen aktualisierten Review wurden 267 Studien (21.838 Teilnehmende) aufgenommen. Die Studien wurden in 36 Ländern durchgeführt, davon die Hälfte (133/267) in China. Die Studien waren insgesamt heterogen und oft unzureichend beschrieben. Nur bei 14 der in den Metaanalysen berücksichtigten Studien wurde das Verzerrungsrisiko in allen Bereichen als gering eingestuft. Wir gingen davon aus, dass im Mittel bei 33 % der bei der Analyse der primären Endpunkte berücksichtigten Studien ein hohes Verzerrungsrisiko besteht.

Ist eine physiotherapeutische Rehabilitation wirksamer als keine (oder eine nur minimale) physiotherapeutische Rehabilitation?

Im Vergleich zu keiner körperlichen Rehabilitation verbessert eine physiotherapeutische Rehabilitation die IADL (Standardisierte mittlere Differenz 1,32, 95 %-Konfidenzintervall 1,08–1,56; 52 Studien, 5.403 Teilnehmende; Evidenz mit geringer Vertrauenswürdigkeit) und die motorischen Funktionen (standardisierte mittlere Differenz 1,01, 95 %-Konfidenzintervall 0,80–1,22; 50 Studien, 5.669 Teilnehmende; Evidenz mit geringer Vertrauenswürdigkeit). Es gab Hinweise darauf, dass mit diesem Programm langfristig Vorteile verbunden sind.

Eine physiotherapeutische Rehabilitation kann das Gleichgewicht verbessern (Mittlere Differenz 4,54, 95 %-Konfidenzintervall 1,36–7,72; neun Studien, 452 Teilnehmende; Evidenz mit geringer Vertrauenswürdigkeit) und vermutlich auch die Ganggeschwindigkeit (SMD 0,23, 95 %-Konfidenzintervall 0,05–0,42; 18 Studien, 1131 Teilnehmende; Evidenz mit mittlerer Vertrauenswürdigkeit), jedoch ohne Hinweise auf langfristige Vorteile.

Ist eine physiotherapeutische Rehabilitation wirksamer als Aufmerksamkeitskontrolle?

Die Evidenz zu den Auswirkungen der physiotherapeutischen Rehabilitation im Vergleich zur Aufmerksamkeitskontrolle auf IADL (standardisierte mittlere Differenz 0,91, 95 %-Konfidenzintervall 0,06–1,75; zwei Studien, 106 Teilnehmende), motorische Funktion (Standardisierte mittlere Differenz 0,13, 95 %-Konfidenzintervall –0,13 bis 0,38; fünf Studien, 237 Teilnehmende) und Gleichgewicht (Mittlere Differenz 6,61, 95 %-Konfidenzintervall –0,4 bis 13,66; vier Studien, 240 Teilnehmende) ist sehr unsicher.

Vermutlich verbessert die physiotherapeutische Rehabilitation die Ganggeschwindigkeit im Vergleich zur Aufmerksamkeitskontrolle (standardisierte mittlere Differenz 0,34, 95 %-Konfidenzintervall 0,14–0,54; sieben Studien, 405 Teilnehmende; mäßige Vertrauenswürdigkeit).

Verbessert eine zusätzliche physiotherapeutische Rehabilitation die Ergebnisse?

Eine zusätzliche physiotherapeutische Rehabilitation kann die IADL (standardisierte mittlere Differenz 1,26, 95 %-Konfidenzintervall 0,82–1,71; 21 Studien, 1.972 Teilnehmende; Evidenz mit geringer Vertrauenswürdigkeit) und die motorischen Funktionen (standardisierte mittlere Differenz 0,69, 95 %-Konfidenzintervall 0,46–0,92; 22 Studien, 1.965 Teilnehmende; Evidenz mit geringer Vertrauenswürdigkeit) verbessern. Nur in sehr wenige Studien wurden Ergebnisse mit langfristiger Nachbeobachtung erhoben.

Eine zusätzliche körperliche Rehabilitation kann das Gleichgewicht (MD 5,74, 95 %-Konfidenzintervall 3,78–7,71; 15 Studien, 795 Teilnehmende; Evidenz mit geringer Vertrauenswürdigkeit) und die Ganggeschwindigkeit (standardisierte mittlere Differenz 0,59, 95 %-Konfidenzintervall 0,26–0,91; 19 Studien, 1.004 Teilnehmende; Evidenz mit geringer Vertrauenswürdigkeit) verbessern. Nur in sehr wenigen Studien wurden diese Ergebnisse mit langfristiger Nachbeobachtung erhoben.

Ist ein bestimmter Ansatz zur physiotherapeutischen Rehabilitation wirksamer als ein anderer?

Ansätze, die sich auf funktionelles Aufgabentraining konzentrieren, können die IADL (standardisierte mittlere Differenz 0,58, 95 %-Konfidenzintervall 0,29–0,87; 22 Studien, 1.535 Teilnehmende; Evidenz mit geringer Vertrauenswürdigkeit) und die motorischen Funktionen (standardisierte mittlere Differenz 0,72, 95 %-Konfidenzintervall 0,21–1,22; 20 Studien, 1.671 Teilnehmende; Evidenz mit sehr geringer Vertrauenswürdigkeit) verbessern, wobei die Evidenz für letztere sehr unsicher ist. Der Nutzen blieb auch langfristig erhalten. Die Beweise für die Wirkung des funktionellen Aufgabentrainings auf das Gleichgewicht (mittlere Differenz 2,16, 95 %-Konfidenzintervall –0,24 bis 4,55) und die Ganggeschwindigkeit (standardisierte mittlere Differenz 0,28, 95 %-Konfidenzintervall –0,01 bis 0,56) sind sehr unsicher. Möglicherweise sind neurophysiologische Ansätze weniger wirksam bei der Verbesserung der IADL (standardisierte mittlere Differenz –0,34, 95 %-Konfidenzintervall –0,63 bis –0,06; 14 Studien, 737 Teilnehmende; Evidenz mit geringer Vertrauenswürdigkeit) als andere Ansätzen. Zudem gibt es wohl keinen Unterschied bei der Verbesserung der motorischen Funktion (standardisierte mittlere Differenz –0,60, 95 %-Konfidenzintervall –1,32 bis 0,12; 13 Studien,

663 Teilnehmende; Evidenz mit geringer Gewissheit), des Gleichgewichts (mittlere Differenz –0,60, 95 %-Konfidenzintervall –5,90 bis 6,03; neun Studien, 292 Teilnehmende; Evidenz mit geringer Gewissheit) und der Ganggeschwindigkeit (standardisierte mittlere Differenz –0,17, 95 %-Konfidenzintervall –0,62 bis 0,27; 16 Studien, 630 Teilnehmende; Evidenz mit sehr geringer Gewissheit), wobei die Evidenz für die Wirksamkeit bei Ganggeschwindigkeit sehr unsicher ist. Für alle Vergleiche ist die Beweislage hinsichtlich der Auswirkungen der physiotherapeutischen Rehabilitation auf unerwünschte Ereignisse und die Dauer des Krankenhausaufenthalts sehr unsicher.

Schlussfolgerungen der Autoren

Die physiotherapeutische Rehabilitation mit einer Kombination verschiedener Behandlungskomponenten verbessert wahrscheinlich die Wiederherstellung von Funktion und Mobilität nach einem Schlaganfall. Eine zusätzliche physiotherapeutische Rehabilitation als Ergänzung zur „normalen" Rehabilitation kann vorteilhaft sein. Oft sind Rehabilitationsansätze, die sich auf das Training funktioneller Aufgaben konzentrieren, sinnvoll. Neurophysiologische Ansätze unterscheiden sich nicht von anderen physiotherapeutischen Rehabilitationsansätzen oder sind weniger wirksam als diese.

Die Vertrauenswürdigkeit dieser Erkenntnisse ist aufgrund der großen Heterogenität, der überwiegend kleinen Studien und der großen Unterschiede zwischen den Studienpopulationen und Interventionen begrenzt. Wir halten es für unwahrscheinlich, dass seit November 2022 veröffentlichte Studien unsere Schlussfolgerungen ändern würden. In Anbetracht des Umfangs dieses Reviews sollten weitere Aktualisierungen im Konsens mit Interessengruppen erörtert werden, um sicherzustellen, dass die wichtigsten Fragen einer optimalen Entscheidungsfindung betrachtet werden.

42.3 Kommentar

42.3.1 Zusammenfassung

Die Autorengruppe um Todhunter-Brown aktualisiert mit diesem Cochrane Review einen systematischen Review, den sie erstmals 2003 durchführte. Dazu wurden insgesamt 267 Studien mit 21.838 Meschen nach Schlaganfall aus 36 Ländern zusammengetragen und ausgewertet.

Eine positive Errungenschaft bei der Durchführung der systematischen Reviews ist die Einbindung von Interessengruppen. Dieses Vorgehen ist bisher eher von Leitlinien bekannt und weniger von systematischen Reviews. Daher sahen sich Todhunter-Brown et al. der Aufgabe gegenüber, die Literatur, die sie in den vorausgegangenen systematischen Reviews (Pollock et al. 2003 und 2007, Todhunter-Brown et al. 2014) verwendet hatten, mit der nun zusammengestellten Literatur so zu kombinieren, dass sie u. a. Metaanalysen durchführen und die Evidenz anhand ausgewählter Outcomes bewerten konnten. Die Interessengruppen von Menschen mit Schlaganfall, deren Pflegepersonen sowie Physiotherapeutinnen und -therapeuten hatten anhand des vorherigen Reviews und der 30 dort eingeschlossenen Studien einen Katalog mit 27 Behandlungskategorien zusammengestellt (➤ Tab. 42.1).

Tab. 42.1 Klassifikation der Kategorien und einzelnen Behandlungskomponenten

Kategorie	Behandlungskomponente	Beschreibung
Hilfsmittel (AD)	Gehhilfen	Geräte zur Unterstützung des Gehens, wie Unterarmgehstützen und Rollatoren
	Orthesen zum Gehen	Externe Orthesen zur Unterstützung des Gehens, wie Ankle-Foot-Orthesen und Knieorthesen
	Ruheschienen	Externe Orthesen zur Erhaltung oder Verbesserung der Gelenkstellung
Kardiopulmonale Intervention (CI)	Aerobes/Fitness-/Ausdauertraining	Aktivitäten zur Verbesserung der kardiopulmonalen Fitness
Funktionelles Aufgabentraining (FTT)	ADL-Training	Üben von (partiellen oder kompletten) Alltagsaktivitäten
	Sitz-/Stehgleichgewichtstraining	Verschiedene Übungen im Sitzen und/oder Stehen, um die Fähigkeit, das Gleichgewicht sicher und ohne Hilfsmittel zu halten, zu verbessern
	Sitz-zu-Steh-Übung	Übungen zur Verbesserung der Fähigkeit, sicher aufzustehen und sich hinzusetzen
	Transfertraining	Übungen zur Verbesserung von Positionswechseln (z. B. vom Bett in den Rollstuhl)
	Gehen	Übungen zur Verbesserung der Gehfähigkeit
	Treppensteigen	Übungen zur Verbesserung der Fähigkeit, Treppen auf und ab zu steigen
	Training der Armfunktion	Übungen, um das Bewegen und Verwenden des Arms, das Greifen sowie das Bewegen der Hand zum Mund zu verbessern
	Als Motorisches Wiedererlernprogramm (MRP) bezeichnet	Als MRP bezeichnetes Training

Tab. 42.1 Klassifikation der Kategorien und einzelnen Behandlungskomponenten *(Forts.)*

Kategorie	Behandlungskomponente	Beschreibung
Modalität (Mo)	Akupunktur	Als ergänzende Maßnahme bei frt Schmerz- und Bewegungstherapie
	Physikalische Maßnahmen (z. B. Wärme, Kälte, TENS)	Als ergänzende Maßnahme bei der Schmerz- oder Bewegungstherapie
Muskuloskelettale Intervention (aktiv)	Muskelaufbautraining	Übungen mit dem eigenen Körpergewicht oder gegen externen Widerstand zur allmählichen Steigerung der Muskelkraft
	Aktive/aktiv unterstützte Bewegung	Bewegung im Gelenkumfang unter aktiver Kontrolle (mit/ohne Unterstützung)
Muskuloskelettale Intervention (passiv)	Erhöhen des Sitzwinkels	Eine Lagerungsform, um bereits frühzeitig Sitzen zu ermöglichen
	Kipptisch	Zur frühzeitigen Belastung der unteren Extremitäten
	Passive Bewegung	Bewegen der Gliedmaßen im Gelenkumfang, während der Betroffene passiv ist
	Körper- und Gliedmaßenlagerung	Unterstützte Lagerung einer Extremität oder eines Körperteils, um die korrekte Ausrichtung zu gewährleisten
	Massage	Manuelle oder werkzeuggestützte Weichteilmanipulation
Neurophysiologische Intervention	Manuelle Bewegungsanbahnung („normal", Bobath)	Erleichtern von Bewegungen nach Bobath oder Davies
	Hemmen eines anormalen und Muskeltonus; Normalisieren des Muskeltonus (Bobath)	Hemmung von abnormalem Muskeltonus bzw. Normalisierung des Tonus nach Bobath oder Davies
	Beschrieben als „Bobath"	Beschrieben als „Bobath"
	Rumpfmobilisationen, posturale Reaktionen (Bobath)	Rumpfübungen oder Reaktionen auf Gleichgewichtsstörungen nach Bobath oder Davies
	Propriozeptive neuromuskuläre Fazilitation (PNF)	Als PNF beschriebene Intervention
	Sensomotorische Fazilitation	Nutzung stimulierender Techniken (z. B. Bürsten, Klopfen, Kühlen), um sensorische Wahrnehmung und Muskelaktivität zu fördern

Die Qualität der Studien war sehr heterogen und zum Großteil schlecht berichtet. Nur 14 Studien wiesen in allen bewerteten Domänen ein geringes Verzerrungsrisiko auf. Durchschnittlich konnte den Primärergebnissen von 33 % der Studien ein hohes Verzerrungsrisiko zugeordnet werden. Daher wurden nur 14 Studien in Metaanalysen eingeschlossen, deren Ergebnisse in ➢ Tab. 42.2 zusammengefasst werden.

Tab. 42.2 Zusammenfassung der Ergebnisse des Systematic Review (nach Todhunter-Brown et al. 2025)

Vergleich	Ergebnis	Effektgröße (95 %-CI)	Bewertung des Effekts	Bewertung der Evidenz
Rehabilitation vs. keine/minimale Rehabilitation	Instrumentelle Aktivitäten des Täglichen Lebens (IADL)	SMD 1,32 (1,08–1,56)	↑	Gering
	Motorische Funktion	SMD 1,01 (0,80–1,22)	↑	Gering
	Balance	MD 4.54 (1,36–7,72)	↑	Gering
	Gehgeschwindigkeit	SMD 0,23 (0,05–0,42)	↓	Moderat
Rehabilitation vs. Aufmerksamkeitskontrolle	IADL	SMD 0.91 (0,06–1,75)	↓	Sehr unsicher
	Motorische Funktion	SMD 0,13 (–0,13–0,38)	↓	Sehr unsicher
	Balance	MD 6,61 (–0,45–13,66)	↓	Sehr unsicher
	Gehgeschwindigkeit	SMD 0,34 (0,14–0,54)	↑	Moderat
Zusätzliche Rehabilitation	IADL	SMD 1,26 (0,82–1,71)	↑	Gering
	Motorische Funktion	SMD 0,69 (0,46–0,92)	↑	Gering
	Balance	MD 5,74 (3,78–7,71)	↑	Gering
	Gehgeschwindigkeit	SMD 0,59 (0,26–0,91)	↑	Gering

Tab. 42.2 Zusammenfassung der Ergebnisse des Systematic Review (nach Todhunter-Brown et al. 2025) *(Forts.)*

Vergleich	Ergebnis	Effektgröße (95 %-CI)	Bewertung des Effekts	Bewertung der Evidenz
Funktionelles Training vs. andere	IADL	SMD 0,58 (0,29–0,87)	↑	Gering
	Motorische Funktion	SMD 0,72 (0,21–1,22)	↓	Sehr gering
	Balance	MD 2,16 (–0,24–4,55)	↓	Sehr unsicher
	Gehgeschwindigkeit	SMD 0,28 (–0,01–0,56)	↓	Sehr unsicher
Neurophysiologische Ansätze	IADL	SMD –0,34 (–0,63–-0,06)	↓	Gering
	Motorische Funktion	SMD –0,60 (–1,32–0,12)	↓	Gering
	Balance	MD –0,60 (–5,90–6,03)	↓	Gering
	Gehgeschwindigkeit	SMD –0,17 (–0,62–0,27)	↓	Gering

42.3.2 Wissenschaftliche Einordnung

Die Aussagekraft und somit die Vertrauenswürdigkeit der Ergebnisse ist begrenzt. Die geringen Stichprobengröße sowie die unterschiedlichen Studienpopulationen und Interventionen erschweren Vergleiche untereinander. Es besteht ein hoher Bedarf an hochwertigen, standardisierten Studien – insbesondere solchen mit langfristiger Nachverfolgung.

Bei zukünftigen Studien sollte die Basistherapie bzw. Kontrolltherapie ausführlich nach den Leitlinien der Berichterstattung für Interventionen mittels (Template for intervention description and replication (TIDieR) checklist and guide, Hoffmann et al. 2014) beschrieben werden. Dadurch wird die Standardtherapie nachvollziehbarer und lässt sich besser mit der in anderen Studien verwendeten Therapie vergleichen. Für die Zukunft ist eine höhere methodische Qualität der Studien wünschenswert, damit nicht nur 14 Studien in die Metaanalyse eingeschlossen werden können.

Ein weiterer Faktor, der in zukünftigen Studien Beachtung finden muss, ist die Klassifizierung der Symptomschwere nach Schlaganfall, um die Populationen besser vergleichen zu können.

42.3.3 Praxistipp

Dieser systematische Review zeigt, dass nach einem Schlaganfall eine physiotherapeutische Rehabilitation mit der Kombination verschiedener Behandlungskomponenten sinnvoll ist und wahrscheinlich zu einer besseren Wiederherstellung von Alltagsfunktionen und Mobilität führen kann.

Eine zusätzliche physiotherapeutische Rehabilitation zur üblicherweise durchgeführten Rehabilitation (Usual/Standard Care) bringt weitere Vorteile mit sich. Ab einer Häufigkeit von 2,5 Stunden/Woche werden die Unterschiede sichtbar. Ansätze mit dem Fokus auf funktionelle Alltagstraining sind besonders nützlich. Neurophysiologische Ansätze sind hingegen wohl nicht wirksamer oder sogar weniger wirksam als andere Interventionsansätze.

TAKE HOME MESSAGE

Die physiotherapeutische Rehabilitation nach Schlaganfall scheint wirksam zu sein, jedoch mit geringer Vertrauenswürdigkeit der Evidenz. Therapien, die an alltagsrelevanten Aufgaben orientiert sind, können bei einer Therapiezeit von > 2,5 Stunden pro Woche bei Outcomes wie IADL tendenziell zur Verbesserung führen. Dennoch erfolgt die Auswahl der besten Methode auch weiterhin individuell und sollte weiter in Studien untersucht werden.

LITERATUR

Hayward KS, Churilov L, Dalton EJ, et al. (2021): Advancing stroke recovery through improved articulation of nonpharmacological intervention dose. *Stroke* 52(2): 761–769. DOI: 10.1161/STROKEA-HA.120.032496

Hoffmann TC, Glasziou PP, Boutron I, et al. (2014). Die TIDieR Checkliste und Anleitung – ein Instrument für eine verbesserte Interventionsbeschreibung und Replikation. *BMJ* 7; 348: g1687. DOI: 10.1136/bmj.g168

Kolominsky-Rabas PL, Heuschmann PU, Marschall D, et al. (2006): Lifetime cost of ischemic stroke in germany: results and national projections from a population-based stroke registry: The Erlangen Stroke Project. *Stroke* 37(5): 1179–1183. DOI: 10.1161/01.STR.0000217450.21310.90

Krakauer JW, Carmichael ST, Corbett D, Wittenberg GF (2012): Getting neurorehabilitation right: what can be learned from animal models? *Neurorehabil Neural Repair* 26(8): 923–931. DOI: 10.1177/1545968312440745

Li S (2021): *BreEStim for Post-Stroke Motor Recovery* (Clinical trial registration No. NCT04750564). clinicaltrials.gov.

Mohan KM, Wolfe CDA, Rudd AG, Heuschmann PU, Kolominsky-Rabas PL, Grieve AP (2011): Risk and cumulative risk of stroke recurrence: a systematic review and meta-analysis. *Stroke* 42(5): 1489–1494. DOI: 10.1161/STROKEAHA.110.602615

Pollock A, Baer G, Pomeroy V, Langhorne P (2003): Physiotherapy treatment approaches for the recovery of postural control and lower limb function following stroke. *Cochrane Database Syst Rev* (2): CD001920. DOI: 10.1002/14651858.CD001920

Pollock A, Baer G, Pomeroy VM, Langhorne P (2007): Physiotherapy treatment approaches for the recovery of postural control and lower limb function following stroke. *Cochrane Database Syst Rev* (1): CD001920. DOI: 10.1002/14651858.CD001920.pub2

Sodero A, Campagnini S, Paperini A, et al. (2024): Predicting the functional outcome of intensive inpatient rehabilitation after stroke: results from the RIPS Study. *Eur J Phys Rehabil Med* 60(1): 1–12. DOI: 10.23736/S1973-9087.23.07852-8

Todhunter-Brown A, Baer G, Campbell P, et al. (2014): Physical rehabilitation approaches for the recovery of function and mobility following stroke. *Cochrane Database Syst Rev.* (4): CD001920. DOI: 10.1002/14651858.CD001920.pub3

Ward A, Payne KA, Caro JJ, Heuschmann PU, Kolominsky-Rabas PL (2005): Care needs and economic consequences after acute ischemic stroke: The Erlangen Stroke Project. *Eur J Neurol* 12(4): 264–267. DOI: 10.1111/j.1468-1331.2004.00949.x

KAPITEL

43 Diagnostik und Therapie mittels virtueller Realität und künstlicher Intelligenz beim visuospatialen Neglect

Marco Dippner

43.1 Einleitung

Unilaterale Neglect-Symptome treten überwiegend bei akuten Schädigungen der rechten Hemisphäre auf (Esposito, Shekhtman und Chen 2021, Cazzoli et al. 2025). Häufig handelt es sich dabei um einen visuospatialen Neglect (VSN), der durch eine Blickdeviation und Exploration zur Läsionsseite gekennzeichnet ist. Er ist nicht motorisch bedingt, sondern Folge einer gestörten egozentrischen Perspektive mit Vernachlässigung der kontraläsionalen Seite (Karnath 2015, Coelho-Marques et al. 2023). Bislang wurden zur Diagnostik zweidimensionale Papier-Bleistift-Tests wie Streich-, Linien- oder Zeichenaufgaben, eingesetzt, die anders als etwa die Catherine Bergego Scale, keine alltagsbezogenen Einschränkungen erfassen (Pedroli et al. 2015, Esposito, Shekhtman und Chen 2021). Die Catherine Bergego Scale kann als „Ecological Assessment" die Auswirkungen des Neglects auf Alltagsaufgaben sensitiv erfassen, jedoch nicht zwischen Störungen der Wahrnehmung, der Kognition und der motorischen Funktionen differenzieren (Esposito, Shekhtman und Chen 2021).

43.2 Abstract der Studie

De Boi I, Embrechts E, Schatteman Q, Penne R, Truijen S, Saeys W (2024): Assessment and treatment of visuospatial neglect using active learning with Gaussian processes regression. *Artif Intell Med* 149: 102770.
DOI: 10.1016/j.artmed.2024.102770
https://doi.org/10.1016/j.artmed.2024.102770

Abstract

Diagnostik und Therapie des visuospatialen Neglect durch aktives Lernen mit Gaußscher Prozessregression

Der visuospatiale Neglect ist durch die gestörte Wahrnehmung visueller Reize in räumlichen Bereichen und Bezugsrahmen gekennzeichnet. Er tritt häufig im Rahmen eines Schlaganfalls auf. Die Betroffenen können mit allen Aspekten des Alltags und mit der Teilhabe an der Gesellschaft Schwierigkeiten haben. Die Untersuchungsmethoden sind begrenzt und weisen zahlreiche Mängel auf, da sie hauptsächlich auf dem Papier durchgeführt werden und der Komplexität des Alltags nicht gerecht werden. Auch Behandlungsmöglichkeiten gibt es kaum und die verfügbaren erzielen oft nur geringe Verbesserungen.

Wir stellen eine Lösung mit künstlicher Intelligenz vor, die entwickelt wurde, um den visuospatialen Neglect präzise und dreidimensional zu erfassen. Dazu verwenden wir ein aktives Lernverfahren, das auf der Gaußschen Prozessregression beruht, um den betroffenen die Untersuchung zu erleichtern. Außerdem beschreiben wir, wie dieses Modell in der patientenorientierten Behandlung eingesetzt werden kann und wie dadurch der Weg zu Gamification, Tele-Rehabilitation und personalisierter Gesundheitsversorgung geebnet wird. Dadurch ist dies ein vielversprechender Ansatz zur Verbesserung von Patientenengagement und Rehabilitationsergebnissen.

Zur Validierung unseres Beurteilungsmoduls führten wir mit Betroffenen klinische Studien in einer realen Umgebung durch. Wir verglichen die Ergebnisse unserer KI-basierten Beurteilung mit den derzeit üblicherweise zur Beurteilung des visuospatialen Neglects in der Praxis verwendeten konventionellen Tests. Der Validierungsprozess dient dazu, die Genauigkeit und Reliabilität unseres Modells zu ermitteln und sein Potenzial als wertvolles Instrument für die Diagnose und Nachbeobachtung des visuospatialen Neglects zu bestätigen. Unsere VR-Anwendung erwies sich bei weiterhin hoher Intra-Rater-Reliabilität als sensitiver.

43.3 Kommentar

43.3.1 Wissenschaftliche Einordnung

De Boi et al. (2024) entwickelten ein innovatives VR-basiertes und KI-gestütztes digitales Diagnose- und Therapieverfahren für den VSN. Die Betroffenen mussten in drei klinisch relevanten Raumebenen zeitlich begrenzte visuelle Alltagsstimuli fokussieren. Mit einem Head-Mounted-Device (VR-Brille) wurden die Augenbewegungen erkannt und verfolgt (Eyetracking). Erfasst wurde, wie viel Zeit zum Suchen und Fokussieren visueller Stimuli benötigt wird. Mithilfe einer auf einem Gaußschen Prozess beruhenden KI konnte anhand der Daten ein Vorhersagewert für die zuverlässige oder unsichere visuelle Exploration und Fixation eines Raumpunktes getroffen werden. Dadurch konnte nahezu in Echtzeit eingeschätzt werden, für welche Raumabschnitte eine reduzierte visuelle Aufmerksamkeit vorliegt. Daraus konnten Rückschlüsse auf das individuelle Neglect-Muster gezogen und zur Therapie genutzt werden. Bei der Therapie wurde das KI-Modell dazu genutzt, um Stimuli vor allem in Grenzgebieten zwischen vom Neglect betroffenen und störungsfrei wahrgenommenen Bereichen zu setzen und somit die Aufmerksamkeit auf die vom Neglect betroffenen Bereichen zu lenken.

Das Verfahren von De Boi et al. (2024) gehört zu den zahlreichen neuen Ansätzen im Gefolge der technischen Weiterentwicklung leistungsfähiger VR-Brillen. In einem Review zeigten Pedroli et al. bereits 2015, dass VR-Diagnostik sensibler als klassische Papier-Bleistift-Tests ist und alltagsrelevante Anforderungen wie das Überqueren einer Straße berücksichtigen. Vor allem im chronischen Stadium scheint die VR-Diagnostik den klassischen Verfahren überlegen zu sein (Belger et al. 2024, Sauvage et al. 2025). In weiteren Untersuchungen (Belger et al. 2024, Uimonen et al. 2024) wurde bestätigt, dass VR-Diagnostik auch den extrapersonellen Raum (Sauvage et al. 2025) sowie durch Erfassen der Augen- und/oder Kopfbewegungen zusätzliche Parameter wie Explorationsbewegungen oder die Such- oder Fixierungszeit pro Ziel, bewerten kann. Besonders hervorzuheben ist der Vorteil, dass vor allem der Schwierigkeitsgrad sowie die Komplexität individuell angepasst und subtile nicht lateralisierte Neglect-Symptome erfasst werden können (Belger et al. 2024). Durch den Vergleich der Anwendung von VR-Brillen bei gesunden Testpersonen (n = 15), bei Personen mit zentralnervöser Schädigung aber ohne VSN (n = 13) und den sehr wenigen VSN-Betroffenen (n = 10) lassen sich die Studienergebnisse von De Boi et al. (2024) nur eingeschränkt verallgemeinern. Dazu tragen auch das Verfehlen der a priori errechneten Stichprobengröße pro Gruppe (n = 20), das explorativen Studiendesign, das Setting (Klinik), das Sampling (subakut), der Untersuchungszeitraum und die fehlende Kontrollintervention bei. Damit gehört die Studie von De Boi et al. zu einer Reihe ähnlich eingeschränkter innovativer Arbeiten zur VR-basierten Diagnostik des visuospatialen Neglects.

43.3.2 Praxistipp

Aufgrund der aufwendigeren technischen Erfordernissen (Karnath und Schenk 2023) und der digitalen Infrastruktur, der Wartung sowie der Kosten der Geräte wird die VR-Diagnostik und -Therapie bislang nur begrenzt angewendet.

VR-Applikationen wie die hier beschriebene kommen der Forderung nach, komplexe Alltagsituationen zu berücksichtigen und objektivieren dadurch Diagnostik und Therapie. Durch eine integrierte KI lassen sich die Therapiereize individuell und ohne permanente therapeutische Begleitung bei adjuvanten Heim- oder Eigenübungen optimieren. Die Trainingsparameter können durch Physiotherapeutinnen und -therapeuten dezentral digital erfasst und zur weiteren Therapiegestaltung verwendet werden. Lediglich das Anlegen der VR-Brille bedarf dann noch der Unterstützung durch eine zweite Person. VR-Brillen haben gegenüber Monitor-basierten Technologien den Vorteil der First-Person-View und der höheren Immersion und somit auch eines höheren Grades an Embodiment (Borrego et al. 2019). Zusätzlich können dabei Kopf und Augen synchron bewegt werden. Aktuelle Studien fanden eine hohe Akzeptanz und keine Motion- oder Cybersickness (Belger et al. 2024, Uimonen et al. 2024, Sauvage et al. 2025). Dennoch sollten diese Aspekte regelmäßig evaluiert werden.

TAKE HOME MESSAGE

Die vorgestellte Arbeit zeigt sehr gut, wie eine zukünftige objektive Diagnostik und Therapie von VSN aussehen kann. Der Einsatz von virtueller Realität und Künstlicher Intelligenzen erweitert die bisherigen therapeutischen Möglichkeiten.

ERKLÄRUNG ZU KI UND KI-GESTÜTZTEN TECHNOLOGIEN IM SCHREIBPROZESS

Bei der Vorbereitung dieser Arbeit hat der Autor DeepL verwendet, um potentiellen Unsicherheiten in der Übersetzung zu begegnen. Nach der Nutzung dieses Tools/Dienstes hat der Autor den Inhalt nach Bedarf überprüft und bearbeitet und übernimmt die volle Verantwortung für den Inhalt der Veröffentlichung.

LITERATUR

Belger J, Wagner S, Gaebler M, et al. (2024): Application of immersive virtual reality for assessing chronic neglect in individuals with stroke: the immersive virtual road-crossing task. *J Clin Exp Neuropsychol* 46(3): 254–271. DOI: 10.1080/13803395.2024.2329380

Borrego A, Latorre J, Alcañiz M, Llorens R (2019): Embodiment and presence in virtual reality after stroke. A comparative study with healthy subjects. *Front Neurol* 10: 1061. DOI: 10.3389/fneur.2019.01061

Cazzoli D, Kaufmann BC, Rühe H, Geiser N, Nyffeler T (2025): Incidence of visuospatial neglect in acute stroke: Assessment and stroke characteristics in an unselected 1-year cohort. *Stroke* 56(7): 1693–1703. DOI: 10.1161/STROKEAHA.124.048907

Coelho-Marques J, Hanke J, Schell C, Andres F, Karnath HO (2023): "Look straight ahead"– A new test to diagnose spatial neglect by computed tomography. *PLoS One* 18: e0284033. DOI: 10.1371/journal.pone.0284033

Esposito E, Shekhtman G, Chen P (2021): Prevalence of spatial neglect post-stroke: A systematic review. *Ann Phys Rehabil Med* 64(5): 101459. DOI: 10.1016/j.rehab.2020.10.010

Karnath HO (2015): Spatial attention systems in spatial neglect. *Neuropsychologia* 75: 61–73. DOI: 10.1016/j.neuropsychologia.2015.05.019

Karnath HO, Schenk T (2023): *S2k-Leitlinie Diagnostik und Therapie von Neglect und anderen Störungen der Raumkognition.* AWMF-Registernr. 030/126. Stand: 01.03.2023, gültig bis 29.02.2028. www.awmf.org

Pedroli E, Serino S, Cipresso P, Pallavicini F, Riva G (2015): Assessment and rehabilitation of neglect using virtual reality: a systematic review. *Front Behav Neurosci* 9, 226. DOI: 10.3389/fnbeh.2015.00226

Sauvage C, Chaulet P, Rivas Lopez L, et al. (2025): Immersive virtual reality to assess unilateral spatial neglect in stroke patients: a preliminary study. *J Rehabil Med* 57:jrm41195. DOI: 10.2340/jrm.v57.41195

Uimonen J, Villarreal S, Laari S, et al. (2024): Virtual reality tasks with eye tracking for mild spatial neglect assessment: a pilot study with acute stroke patients. *Front Psychol* 15: 1319944. DOI: 10.3389/fpsyg.2024.1319944

KAPITEL

44 Gehtraining bei Multipler Sklerose

Christian Dettmers

44.1 Einleitung

Für viele Menschen mit Multipler Sklerose ist das Krankheitsstadium der sekundären Progredienz das „Endstadium". Sie fühlen sich „austherapiert" und meinen damit, man könne nichts mehr für sie tun. In der Tat sind immunmodulatorische, medikamentöse Behandlungsmöglichkeiten derzeit bei dem schleichenden Verlauf häufig nicht vielversprechend. Umso wichtiger ist die Frage, welche anderen Behandlungsoptionen es gibt, damit die Betroffenen möglichst lange mobil bleiben und eine möglichst hohe Lebensqualität behalten. Es gibt hinlänglich Studien, welche die Effekte von sportlichem Training auf die Gehfähigkeit analysiert haben, aber das naheliegendste wurde bisher kaum untersucht: die unmittelbaren Effekte des Gehtrainings auf die Gehfähigkeit. Ein systematischer Review trägt die diesbezüglichen Evidenzen des Effekts von regelmäßigem Gehtraining bei MS zusammen (Bokova et al. 2024).

44.2 Abstract der Studie

Bokova I, Gaemelke T, Novotna K, Hvid LG, Dalgas U (2024): Effects of walking interventions in persons with multiple sclerosis –a systematic review. *Mult Scler Relat Disord* 84: 105511.
DOI: 10.1016/j.msard.2024.105511
https://doi.org/10.1016/j.msard.2024.105511

Abstract

Effekte von Gehtraining bei Menschen mit Multipler Sklerose – ein systematischer Review

Ziel
In diesem systematischen Review wurden die Effekte eines freiwilligen Gehtrainings bei Menschen mit Multipler Sklerose (pwMS) untersucht. Dafür haben wir ein Konzept zur Beschreibung der Komponenten von Gehtraining entwickelt.

Datenquellen
Im Jahr 2023 wurden zwei Datenbanken (MEDLINE/PubMed und EMBASE) durchsucht.

Auswahl der Studien
In den ausgewählten Studien wurde bei Menschen mit MS und einer Behinderung mindestens zwei Wochen lang ein Gehtraining durchgeführt. Dabei wurde mindestens ein Gangparameter bewertet. Es wurden sowohl randomisierte kontrollierte Studien (RCTs) als auch nichtkontrollierte Studien aufgenommen.

Datenextraktion
Die Daten wurden mithilfe einer speziellen Tabelle, die ausführliche Informationen zu Merkmalen, Interventionen, Erfolgen und Ergebnissen enthielt, extrahiert. Anhand der zusammengestellten Ergebnisse wurde möglichst die Effektgröße (ES, Hedge's g) des Gehtrainings berechnet. Die methodische Qualität der eingeschlossenen Studien und deren Prüfberichte wurden mit dem TESTEX-Tool überprüft.

Datensynthese
Insgesamt wurden die Daten von n = 200 Menschen mit MS und einer Behinderung aus n = 7 RCTs (von 3 wurden Daten innerhalb einer Gruppe verwendet) und n = 5 Einzelgruppenstudien einbezogen. Im Durchschnitt fanden 91,7 ± 9,9 % der geplanten Gehtrainings statt und brachen 8,7 ± 10,5 % der Teilnehmenden die Studie ab. Es traten nur sehr wenige unerwünschte Ereignisse auf. Das Gehtraining verbesserte die Gehleistung bei Kurzstrecken-Gehtests (Effektgröße zwischen –0,21 und –0,72, „Gehzeit") und Langstrecken-Gehtests (ES 0,27–0,72, „Gehstrecke").

Zusammenfassung
Freiwilliges Gehtraining scheint die Gehleistung von Menschen mit MS und Behinderung sicher und wirksam zu verbessern. Um diese vielversprechenden Effekte zu bestätigen, sind jedoch gut angelegte Interventionsstudien zum Gehtraining erforderlich. Durch seine einfache Durchführung ist das Gehtraining für gehfähige Menschen mit MS und Behinderung sehr wichtig.

44.3 Kommentar

44.3.1 Zusammenfassung

Der systematische Review von Bokova et al. 2024 stützt sich auf sieben randomisierte kontrollierte Studien und fünf Kohortenstudien. Insgesamt ist eine eher geringe Zahl von 200 Patienten eingeschlossen. Die TESTEX-Evaluation bewertete die methodische Qualität der einbezogenen Studien als mäßig. Erfasst wurden die Art des Gehens (Laufband oder Boden), die Länge (im Durchschnitt acht Wochen) und Frequenz (durchschnittlich dreimal pro Woche) des Trainings und die damit einhergehende Belastung bzw. Anstrengung. Das Training fand überwiegend ambulant statt. Ergebnisparameter waren Kurzstrecken-Tests zur Erfassung der Geschwindigkeit (Timed 25 Foot Walk; 10-m-Gehtest), Langstreckentests zur Erfassung der Ausdauer (2- und 6-Minuten-Gehtest), Mobilitätstests wie der Time-up-and-go-Test und die subjektive Beurteilung entsprechend der MS-Walking Scale (12-MSWS). Sekundäre Parameter waren Fatigue, Depression, das Auffassungsvermögen und die Lebensqualität. Es wurde jeweils versucht, die Effektgröße zu bestimmen. Es fand sich ein überwiegend positiver Effekt auf die Geschwindigkeit bei Kurzstrecken und eine Verbesserung der Ausdauer. Allerdings konnte wegen der unzureichenden Aufschlüsselung nicht ermittelt werden, ob die leicht Betroffenen oder die schwer Betroffenen stärker davon profitieren.

44.3.2 Wissenschaftliche Einordnung

Mit einer begrenzten Anzahl von randomisierten kontrollierten Studien und einer sehr begrenzten Anzahl an Patientinnen und Patienten wird versucht, eine für die Betroffenen, deren Angehörige sowie die Mitarbeitenden der Gesundheitsberufe wichtige Frage zu beantworten.

Mit einer anderen Zielrichtung, aber ähnlich relevant ist für mich eine systematische Übersichtsarbeit, die den Effekt von regelmäßigem Training auf das allgemeine und subjektive Wohlbefinden, das soziale Wohlbefinden und die gesundheitsbezogene Lebensqualität untersucht und feststellt, dass das Training nicht nur für den Körper sondern auch für das allgemeine Wohlbefinden und die Lebensqualität positiv ist (Beratto et al. 2024).

Auch die neuen MS-Leitlinien der Deutschen Gesellschaft für Neurologie (DGN), die jetzt jährlich überarbeitet werden (Living Guidelines), enthalten erfreulicherweise viele Hinweise auf „weiche“ Einflussfaktoren wie den Lebensstil bei MS, denen man früher in der Akutneurologie nicht viel Aufmerksamkeit gewidmet hatte (Hemmer et al. 2025). So werden jetzt die Menschen mit MS bezüglich körperlicher Aktivität mit denselben Empfehlungen der WHO konfrontiert wie Gesunde. Die Gehfähigkeit ist eine der wichtigsten Fähigkeiten von Betroffenen.

44.3.3 Praxistipp

Die Studie hat für mich eine große Bedeutung, weil sie dazu anhält, Menschen mit MS dazu zu ermuntern, sich durch regelmäßiges Gehen ihre Mobilität zu erhalten. Dieser Verhaltenshinweis ist vor allem im Stadium der sekundären Progredienz, in denen sich viele der Betroffenen früher als „austherapiert“ erlebt haben, wichtig, weil regelmäßiges Gehen oder Gehtraining in dieser Phase vermutlich die wirksamste und wichtigste Maßnahme zum Erhalt der Mobilität ist.

TAKE HOME MESSAGE

Gerade im Stadium der sekundären Progression, im dem wir derzeit häufig keine gute immunmodulatorische Empfehlung aussprechen können, ist es wichtig, Menschen mit MS – soweit es ihnen möglich ist –zum Wohl von Leib und Seele zu regelmäßiger, angemessener körperlicher Aktivität zu animieren.

LITERATUR

Beratto L, Bressy L, Agostino S, Malandrone F, Brichetto G, Ponzano M (2024): The effect of exercise on mental health and health-related quality of life in individuals with multiple sclerosis: a systematic review and meta-analysis. *Mult Scler Relat Disord* 83: 105473. DOI: 10.1016/j.msard.2024.105473

Hemmer B, Gehring K, et al. (2025): *S2k-Leitlinie Diagnose und Therapie der Multiplen Sklerose, Neuromyelitis Optica Spektrum und MOG-IgG-assoziierte Erkrankungen – Living Guideline.* AWMF-Registernr. 030-050. Stand 01.12.2024, gültig bis 30.11. 2025. www.awmf.org

VI Pädiatrie

45 Funktionelles Krafttraining bei Kindern und Jugendlichen mit Zerebralparese 170

46 Wirksamkeit von Interventionen bei Kindern mit Zerebralparese – Teilhabe in den Fokus rücken 174

47 Verbesserung der Motorik bei Kindern und Jugendlichen mit Zerebralparese - Pilates oder Plyometrie? 177

48 Effektivität der CIMT bei Kindern mit unilateraler Zerebralparese oder einem hohen Risiko dafür 180

49 Bewertung supportiver Therapien in der pädiatrischen Onkologie anhand patientenberichteter Ergebnisse 183

KAPITEL

45 Funktionelles Krafttraining bei Kindern und Jugendlichen mit Zerebralparese

Wencke Ackermann und Natalie Friedl

45.1 Einleitung

Die Zerebralparese ist definiert als eine nichtprogrediente Störung des sich entwickelnden oder kindlichen Gehirns, die u. a. mit Störungen der Motorik und Sensorik sowie Seh- und Sprachstörungen assoziiert wird (Rosenbaum et al. 2007; Ashwal et al. 2004). Zudem weist eine Vielzahl der Patienten und Patientinnen eine ausgeprägte Muskelschwäche auf (Döderlein 2015), die u. a. durch eine Schädigung der absteigenden Bahnen bedingt ist (Mockford und Caulton 2010). Durch die zentrale Schädigung werden die Fähigkeit zur maximalen Aktivierung der Agonisten und zur Beeinflussung des Grades der Kokontraktion beeinflusst (Elder et al. 2003, Stackhouse, Binder-Macleod und Lee 2005; Hussain et al. 2014). Des Weiteren wird die Muskelschwäche durch intrinsische Veränderungen der Muskulatur verursacht, wie die Reduktion der Muskelgröße, eine verschlechterte Muskelintegrität und möglicherweise auch Veränderungen in der Faszikelanordnung (Moreau et al. 2010; Noble et al. 2014; Reid et al. 2015; Young et al. 2015).

Die generalisierte Muskelschwäche wirkt sich u. a. negativ auf körperliche Aktivitäten (Gang, Grobmotorik) und die Teilhabe aus. Das Training kann durch die zahlreichen Komorbiditäten, wie kognitive und sensorische Problematiken, erschwert werden. Früher geltende Paradigmen, wonach Krafttraining die Spastik verstärkt, konnten in verschiedenen Arbeiten widerlegt werden (Damiano et al. 2010, Scholtes et al. 2010, Döderlein 2015).

45.2 Abstract der Studie

Shilesh K, Karthikbabu S, Rao PT (2023): The impact of functional strength training on muscle strength and mobility in children with spastic cerebral palsy – a systematic review and meta-analysis. *Dev Neurorehabil* 26(4): 262–277.
DOI: 10.1080/17518423.2023.2218905
https://doi.org/10.1080/17518423.2023.2218905

Abstract

Einfluss von funktionellem Krafttraining auf Muskelkraft und Mobilität bei Kindern mit spastischer Zerebralparese – ein systematischer Review mit Metaanalyse

Ziel
Überprüfen der Auswirkungen des funktionellen Krafttrainings (FST) auf Muskelkraft und Beweglichkeit von Kindern mit spastischer Zerebralparese (CP).

Methodik
Bis März 2022 wurden acht Datenbanken nach Studien durchsucht, in denen die Auswirkungen von funktionellem Krafttraining auf Kraft, Mobilität, Gleichgewicht und Ausdauer bei Kindern mit spastischer Zerebralparese untersucht wurden. Die Qualität der Studien wurde anhand der Downs- und Black-Checkliste und der Cochrane Risk of Bias-Tools bewertet. Anschließend wurde eine Metaanalyse durchgeführt.

Ergebnisse
Es wurden zwölf Interventionsstudien mit mittlerer bis hoher Evidenz ausgewählt. Die Interventionen umfassten offene und geschlossene Kettenübungen mit freien Gewichten oder dem eigenen Körpergewicht, die zwölf Wochen lang etwa dreimal pro Woche durchgeführt wurden. Es wurde festgestellt, dass das funktionelle Krafttraining einen mäßigen bis großen, statistisch signifikanten, positiven Effekt auf die Muskelkraft (Quadrizeps, Kniesehnen und Plantarflexoren) und die Beweglichkeit (GMFM D und E) hat, wobei die Verbesserungen in nur vier Studien auch während Nachbeobachtungszeit fortbestanden.

Schlussbemerkung
Das funktionelle Krafttraining wirkt sich positiv auf Muskelkraft und Beweglichkeit von Kindern mit spastischer Zerebralparese aus. Es gibt aber nur begrenzte Evidenz für dauerhafte Effekte des funktionellen Krafttrainings.

45.3 Kommentar

45.3.1 Zusammenfassung

Im systematischen Review mit Metaanalyse von Shilesh, Karthikbabu und Rao (2023) werden die Auswirkung von funktionellem Krafttraining auf die Domänen Muskelkraft, Beweglichkeit, Gleichgewicht und Ausdauer von Kindern und Jugendlichen mit spastischer Zerebralparese (CP) betrachtet und die Ergebnisse, sofern möglich, zusammengefasst und in einer Metaanalyse statistisch ausgewertet.

Anhand genau definierter Ein- und Ausschlusskriterien wurden zwölf Arbeiten in den systematischen Review eingeschlossen. Für die Domänen Muskelkraft und Mobilität erfolgte eine quantitative Auswertung der Studienergebnisse. Die Domänen Gleichgewicht und Ausdauer konnten aufgrund der Heterogenität der Studien nicht in die Metaanalyse einbezogen werden.

Die Studienqualität und das Evidenzlevel wurden u. a. mit dem Cochrane Risk of Bias Tool, der PEDro-Skala (Physiotherapy Evidence Database) und der Checkliste des Centre for Evidence-Based Medicine beurteilt.

Das funktionelles Krafttraining umfasste verschiedene aufgabenbezogene und zielgerichtete Aktivitäten, die in einer geschlossenen oder offenen kinematischen Kette ausgeführt wurden. Der Schwerpunkt lag auf korrekt abgestimmten, gut ausbalancierten konzentrischen, exzentrischen und isometrischen Aktionen der wichtigsten Synergisten und Antagonisten. „Funktionell" bedeutet laut Shilesh, Karthikbabu und Rao (2023), dass die dazu verwendeten Materialien kostengünstig und einfach sind und in den meisten pädiatrischen Rehabilitationszentren verfügbar sind, wie Trainingsbänder, Hanteln, Stühle.

Nachfolgend werden die wichtigsten im Review und durch die Metaanalyse gewonnenen Erkenntnisse in Bezug auf die genannten vier Domänen beschrieben.

Domäne Muskelkraft

Neun der zwölf ausgewählten Studien befassen sich mit dem Effekt von Krafttraining auf die Muskelkraft von Kindern mit Zerebralparese. Fünf der neun Studien sind randomisiert kontrollierte Studien (RCTs) und entsprechen dem höchsten Evidenzlevel von Interventionsstudien. Die durchgeführte Metaanalyse der Arbeiten zeigt eine insgesamt mäßige Verbesserung der Kraft der Ischiokruralmuskeln und der Plantarflexoren sowie eine deutliche Verbesserung der Kraft des Musculus quadriceps femoris. Somit wirkt sich funktionelles Krafttraining bei Kindern mit Zerebralparese positiv auf die wichtigsten Muskelgruppen der unteren Extremitäten aus. Die Erkenntnisse von Shilesh, Karthikbabu und Rao (2023) lassen sich jedoch nicht auf andere Muskelgruppen übertragen.

Domäne Mobilität

Zehn der zwölf eingeschlossenen Studien befassen sich u. a. mit den Auswirkungen von Krafttraining auf die Beweglichkeit von Kindern mit Zerebralparese. Die Metaanalyse von fünf Arbeiten, in denen die Gross Motor Function Measure (GMFM) eingesetzt wurde, erbrachte keinen klinisch relevanten Unterschied, der auf positive Auswirkungen von Krafttraining auf die Beweglichkeit hinweisen.

Wie bereits erwähnt, ermittelten Shilesh, Karthikbabu und Rao aber deutlich positive Auswirkungen von Krafttraining auf den Musculus quadriceps (Shilesh, Karthikbabu und Rao 2023). Schon frühere Studien wiesen auf positive Effekte einer Stärkung des Musculus quadriceps bezogen auf die Mobilität von Kindern und Jugendlichen mit Zerebralparese hin (MacPhail und Kramer 1995; Damiano 2014). Schon die Metanalyse von Park und Kim zeigt, dass Krafttraining Variablen, die mit dem Gangbild zusammenhängen, von Kindern mit Zerebralparese positiv beeinflussen kann (Park and Kim 2014). Auch Shilesh, Karthikbabu und Rao (2023) leiten in ihrer Arbeit positive Auswirkungen auf die Beweglichkeit von Kindern und Jugendlichen mit Zerebralparese ab.

Domäne Gleichgewicht

Aufgrund der Heterogenität der Studien, welche die Effekte von Krafttraining auf das dynamische Gleichgewicht untersuchen, konnten Shilesh, Karthikbabu und Rao keine Metaanalyse zum dynamischen Gleichgewicht durchführen. Die Ergebnisse der eingeschlossenen Studien weisen aber darauf hin, dass sich Krafttraining positiv auf das Gleichgewicht auswirkt. Dies wird vorwiegend auf die verbesserte Beweglichkeit zurückgeführt, die wiederum das Gleichgewicht positiv beeinflusst. Zu diesem Schluss kommen auch Saquetto et al. (2015) in ihrem systematischen Review mit Metaanalyse und Duarte et al. (2014) in ihrer Studie.

Domäne Ausdauer

In vier der eingeschlossenen Studien wurden die Auswirkungen von Krafttraining, u. a. kombiniert mit Ausdauertraining, auf die Ausdauer von Kindern und Jugendlichen mit Zerebralparese untersucht. Aufgrund der Heterogenität der Studien kann auch für diese Domäne keine Metaanalyse durchgeführt werden. Die Ergebnisse der vier Studien weisen aber darauf hin, dass sich Krafttraining in der Kombination mit Ausdauertraining positiv auf diese Domäne auswirkt.

Zusammenfassung

Die im Review von Shilesh, Karthikbabu und Rao (2023) zusammengetragene Evidenz aus Studien mit mäßiger bis hoher Qualität zeigt, dass funktionelles Krafttraining eine mäßige bis starke positive Wirkung auf die Muskelkraft hat und die Mobiliät von Kindern und Jugendlichen mit Zerebralparese positiv beeinflussen kann.

45.3.2 Wissenschaftliche Einordnung

In der Arbeit von Shilesh, Karthikbabu und Rao (2023) wird Literatur der vergangenen zwanzig Jahre zum funktionellen Krafttraining bei Kindern und Jugendlichen mit spastischer Zerebralparese gesammelt, qualitativ bewertet und eingestuft. Die Domänen Kraft und Beweglichkeit werden quantitativ in einer Metaanalyse zusammengefasst und ausgewertet. Die Ergebnisse zu den Domänen Ausdauer und Gleichgewicht können aufgrund der limitierten Studienzahl und der großen Heterogenität der vorhandenen Studien nicht in die Metaanalyse einbezogen werden. Diese Aspekte müssen in RCTs noch weiter untersucht werden, um eine ausreichend große und vor allem homogene Studienlage zu erhalten.

Dieser systematische Review mit Metaanalyse ist einer von vielen aus den vergangenen 20 Jahren, die sich für ein Krafttraining bei Kindern und Jugendlichen mit Zerebralparese aussprechen. Diese Reviews unterscheiden sich in Bezug auf die untersuchten Aspekte oder motorischen Domänen, betonen aber durchwegs die Relevanz von Krafttraining in den verschiedensten Formen (Merino-Andrés et al. 2022; Novak et al., 2020; Park und Kim, 2014).

Die Durchführung qualitativ hochwertiger randomisiert kontrollierter Studien ist auch bezogen auf das Thema Krafttraining bei Kindern und Jugendlichen mit Zerebralparese unerlässlich und notwendig, zumal noch viele Aspekte unbeachtet geblieben sind. Als wesentlich gilt die Berücksichtigung der GMFCS-Level. Shilesh, Karthikbabu und Rao (2023) betonen zudem, dass die Auswirkungen von Krafttraining auf die Ebenen Aktivität und Teilhabe in zukünftigen Studien objektiv erfasst werden sollten, zumal dies bislang oft vernachlässigt wird oder lediglich subjektive Eindrücke geschildert werden.

45.3.3 Praxistipp

Nicht zuletzt aufgrund der vorliegenden Publikation sollte das funktionelle Krafttraining einen hohen Stellenwert bei der Therapie von Kindern und Jugendlichen mit Zerebralparese einnehmen. Das Training sollte individuell an die motorischen und kognitiven Voraussetzungen angepasst werden und gemäß der Prinzipien der Trainingstherapie (u. a. trainingswirksamer Reiz, stete Anpassung an das Trainingsniveau) und des motorischen Lernens erfolgen. In der Praxis haben sich Einzel- und Gruppentraining bewährt. Es kann ein breites Spektrum an Übungen mit und ohne Geräte (z. B. MTT-Geräte wie Beinpresse oder Ergometer, Ganzkörpervibrationstherapie, Hanteln, Gewichtsmanschetten) genutzt werden. Dabei ist auf Ausweichbewegungen zu achten.

TAKE HOME MESSAGE

Anhand der derzeit vorliegenden Evidenz kann eine klare Empfehlung für Krafttraining bei Kindern und Jugendlichen mit Zerebralparese ausgesprochen werden. In zahlreichen Studien wurden positive Effekte auf Beweglichkeit, Kraft, Gleichgewicht und Ausdauer festgestellt. Das Training sollte individuell gestaltet werden und an die Bedürfnisse, Fähigkeiten und besonders auch an die Ziele und Interessen der Kinder und Jugendlichen angepasst sein.

LITERATUR

Ashwal S, Russman BS, Blasco PA, et al. (2004): Practice parameter: diagnostic assessment of the child with cerebral palsy: report of the Quality Standards Subcommittee of the American Academy of Neurology and the Practice Committee of the Child Neurology Society. *Neurology* 62(6): 851–863. DOI: 10.1212/01.wnl.0000117981.35364.1b

Damiano DL, Arnold AS, Steele KM, Delp SL (2010): Can strength training predictably improve gait kinematics? A pilot study on the effects of hip and knee extensor strengthening on lower-extremity alignment in cerebral palsy. *Phys Ther* 90(2): 269–29. DOI: 10.2522/ptj.20090062

Döderlein L (2015): *Infantile Zerebralparese: Diagnostik, konservative und operative Therapie.* 2. Aufl. Heidelberg: Springer, 2015.

Duarte Nde A, Grecco LA, Franco RC, Zanon N, Oliveira CS (2014): Correlation between Pediatric Balance Scale and Functional Test in children with cerebral palsy. *J Phys Ther Sci* 26(6): 849–53. DOI: 10.1589/jpts.26.849

Elder GC, Kirk J, Stewart G, et al. (2003): Contributing factors to muscle weakness in children with cerebral palsy. *Dev Med Child Neurol* 45(8): 542–550. DOI: 10.1017/s0012162203000999

Hussain AW, Onambele GL, Williams AG, Morse CI (2014): Muscle size, activation, and coactivation in adults with cerebral palsy. *Muscle Nerve* 49(1): 76–83. DOI: 10.1002/mus.23866

MacPhail HE, Kramer JF (1995): Effect of isokinetic strength-training on functional ability and walking efficiency in adolescents with cerebral palsy. *Dev Med Child Neurol* 37(9): 763–75. DOI: 10.1111/j.1469-8749.1995.tb12060.x.

Merino-Andrés J, García de Mateos-López A, Damiano DL, Sánchez-Sierra A (2022): Effect of muscle strength training in children and adolescents with spastic cerebral palsy: A systematic review and meta-analysis. *Clin Rehabil* 36(1): 4–14. DOI: 10.1177/02692155211040199

Mockford M, Caulton JM (2010): The pathophysiological basis of weakness in children with cerebral palsy. *Pediatr Phys Ther* 22(2): 222–233. DOI: 10.1097/PEP.0b013e3181dbaf96

Moreau NG, Simpson KN, Teefey SA, Damiano DL (2010): Muscle architecture predicts maximum strength and is related to activity levels in cerebral palsy. *Phys Ther* 90(11): 1619–1630. DOI: 10.2522/ptj.20090377

Noble JJ, Charles-Edwards GD, Keevil SF, Lewis AP, Gough M, Shortland AP (2014): Intramuscular fat in ambulant young adults with bilateral spastic cerebral palsy. *BMC Musculoskelet Disord* 15: 236. DOI: 10.1186/1471-2474-15-236

Novak I, Morgan C, Fahey M, et al. (2020): State of the Evidence Traffic Lights 2019: Systematic review of interventions for preventing and treating children with cerebral palsy. *Curr Neurol Neurosci Rep* 20(2): 3. DOI: 10.1007/s11910-020-1022-z.

Park EY, Kim WH (2014): Meta-analysis of the effect of strengthening interventions in individuals with cerebral palsy. *Res Dev Disabil* 35(2): 239–49. DOI: 10.1016/j.ridd.2013.10.021

Reid SL, Pitcher CA, Williams SA, et al. (2015): Does muscle size matter? The relationship between muscle size and strength in children with cerebral palsy. *Disabil Rehabil* 37(7): 579–584. DOI: 10.3109/09638288.2014.935492

Rosenbaum P, Paneth N, Leviton A, et al. (2007): A report: the definition and classification of cerebral palsy April 2006. *Dev Med Child Neurol Suppl* 109: 8–14.

Saquetto M, Carvalho V, Silva C, Conceição C, Gomes-Neto M (2015): The effects of whole body vibration on mobility and balance in children with cerebral palsy: a systematic review with meta-analysis. *J Musculoskelet Neuronal Interact* 15(2): 137–44.

Scholtes VA, Becher JG, Comuth A, Dekkers H, Van Dijk L, Dallmeijer AJ (2010): Effectiveness of functional progressive resistance exercise strength training on muscle strength and mobility in children with cerebral palsy: a randomized controlled trial. *Dev Med Child Neurol* 52(6): e107–13. DOI: 10.1111/j.1469-8749.2009.03604.x

Stackhouse SK, Binder-Macleod SA, Lee SC (2005): Voluntary muscle activation, contractile properties, and fatigability in children with and without cerebral palsy. *Muscle Nerve* 31(5): 594–601. DOI: 10.1002/mus.20302

Young HJ, Jenkins NT, Zhao Q, McCully KK (2015): Measurement of intramuscular fat by muscle echo intensity. *Muscle Nerve* 52(6): 963–971. DOI: 10.1002/mus.24656

KAPITEL

46

Anne Marie Kroll und Sven Karstens

Wirksamkeit von Interventionen bei Kindern mit Zerebralparese – Teilhabe in den Fokus rücken

46.1 Einleitung

Die Internationale Klassifikation der Funktionsfähigkeit, Behinderung und Gesundheit (ICF) beinhaltet die Bereiche Körperfunktionen, -strukturen, Aktivitäten und Teilhabe sowie Umweltfaktoren und personenbezogene Faktoren (World Health Organization 2001). Um die unterschiedlichen Facetten der Teilhabe zu erfassen, führten Imms et al. (2017) das Konzept der partizipationsbezogenen Konstrukte (fPRCs) ein. Dabei wird Teilhabe durch Anwesenheit (Häufigkeit und Vielfalt der Teilnahme) und Beteiligung (Erfahrung der Teilnahme, Motivation, Ausdauer, Effekt und soziale Verbindung) abgebildet. Die Facetten von Teilhabe werden anhand des folgenden Beispiels verdeutlicht: *Ein zehnjähriges Kind mit Zerebralparese (CP) und Level drei der Gross-Motor-Function Classification (GMFCS-Level III) gibt als Ziel an, es möchte beim regionalen Fußballverein mitmachen. Es besucht die Fußballspiele und hat das Vereinssymbol auf dem Speichenschutz des Rollstuhls. Die Beteiligung des Kindes geht über die bloße Anwesenheit hinaus. Während der Spiele empfindet das Kind eine starke emotionale Verbindung zur Vereinsgemeinschaft. Es erlebt Motivation und Ausdauer durch das gemeinsame Anfeuern und den Austausch mit anderen Fans. Das Kind fühlt sich als wichtiger Teil des Vereins.*

Die aufgezeigten Aspekte sollten sich auch im physiotherapeutischen Prozess widerspiegeln. Daher sollten Physiotherapeutinnen und -therapeuten spezifische Assessmentinstrumente zur Erfassung von Teilnahmequalität und -häufigkeit nutzen, um Verbesserungen der Teilhabe zu erheben. Ungeklärt ist, welche Domäne am besten durch die Intervention adressiert werden sollte. Verbessern Interventionen auf Ebene der Körperstruktur und -funktion sowie auf Aktivitätsebene oder Interventionen, welche die Aspekte der Teilhabe beinhalten, letztere am effektivsten?

46.2 Abstract der Studie

Dimakopoulos R, Vakalaki T, Spinou A, Michopoulos I, Papdopoulo M (2024): Effectiveness of therapeutic interventions on participation in children with cerebral palsy: A systematic review and meta-analysis. *Child Care Health Dev* 50(4): e13301.
DOI: 10.1111/cch.13301
https://doi.org/10.1111/cch.13301

Abstract

Effekte therapeutischer Maßnahmen auf die Teilhabe von Kindern mit Zerebralparese: ein systematischer Review mit Metaanalyse

Hintergrund
Die Teilhabe an den Aktivitäten des Lebens ist ein wesentlicher Bestandteil der Gesundheit und bei Kindern und Jugendlichen mit Behinderungen ein wichtiges Ergebnis der Rehabilitationsmaßnahmen. Es besteht jedoch noch kein Konsens darüber, wie die Teilhabe am effektivsten verbessert werden kann. In diesem systematischen Review sollte die Wirksamkeit therapeutischer Maßnahmen auf die Teilhabe von Kindern mit Zerebralparese (CP) ermittelt werden.

Methodik
Für diesen systematischen Review wurde nach randomisierten kontrollierten Studien (RCTs) gesucht, die zwischen 2001 und 2023 in den Datenbanken PubMed, Cochrane Library, Science Direct, Web of Science und Scopus wurden. Eingeschlossen wurden Studien, in denen irgendeine Intervention für Kindern mit Zerebralparese (CP) erfolgte und mit einem beliebigen Instrument die Teilhabe als Endpunkt beurteilt wurde. Es wurde eine Metaanalyse des Behandlungseffekts durchgeführt. Sofern eine Intervention auf verschiedene Bereiche der Internationalen Klassifikation der Funktionsfähigkeit (ICF) abzielte, wurde einer Sensitivitätsanalyse durchgeführt, um die Effekte der Behandlung auf die Teilhabe zu ermitteln.

Ergebnisse
Insgesamt wurden 1.572 Datensätze identifiziert. Der systematische Review und die Metaanalyse wurden an acht RCTs mit 384 Kindern (195 in der Interventionsgruppe und 189 in der Kontrollgruppe) durchgeführt.

Eine Sensitivitätsanalyse zeigte, dass Maßnahmen, die sich auf die Teilhabe konzentrieren, diese signifikant steigern (standardisierte Mittelwertdifferenz 1,83; 95 %-Konfidenzintervall 1,33–2,32; Z = 7,21; p < 0,00001). Andere Interventionsformen, die sich auf Körperfunktionen und -strukturen oder Aktivitäten konzentrierten, wirkten sich nicht positiv auf die Teilhabe aus.

Schlussfolgerung
Maßnahmen, die in erster Linie auf das Beseitigen von Hürden der Teilhabe in mehreren ICF-Domänen abzielen, haben einen stärkeren Einfluss auf das Verbessern der Teilhabe. Maßnahmen, die auf die Verbesserung spezifischer motorischer Fähigkeiten, einschließlich Grob- und Feinmotorik sowie Kraft, abzielen, haben nicht zwingend positive Auswirkungen auf die Teilhabe.

46.3 Kommentar

46.3.1 Zusammenfassung

In der Metaanalyse von Dimakopoulos et al. (2024) wurden die Effekte therapeutischer Interventionen auf die Teilhabe von Kindern und Jugendlichen mit CP untersucht. Es flossen die Daten von 384 Teilnehmenden aus acht randomisiert kontrollierten Studien ein. Wesentliche Einschlusskriterien waren eine vorhandene Kontrollgruppe sowie validierte Assessmentinstrumente. In die berücksichtigten Studien wurden Kinder mit spastischer und dystoner CP aufgenommen. Der GMFCS-Level der Teilnehmenden betrug in zwei Studien Level I–II (Clutterbuck, Auld und Johnston 2022, Verschuren et al. 2007), in vier Studien Level I–III (Gibson et al. 2018, Reedman et al. 2019, Ryan et al. 2020, Van Wely et al. 2014) und in einer Studie Level II–IV (Armstrong et al. 2020). Für eine weitere Studie wurde dies nicht spezifiziert (Scholtes et al. 2012). Die Interventions- und Erhebungszeiträume variierten zwischen acht Wochen und zwölf Monaten. Die Ergebnisse zeigen, dass die Interventionen sich überwiegend auf Körperfunktionen und -strukturen bezogen (Verschuren et al. 2007, Scholtes et al. 2012, Van Wely et al. 2014, Ryan et al. 2020), zweimal auf Aktivitäten (Gibson et al. 2018, Armstrong et al. 2020) sowie zweimal auf Teilhabe (Reedman et al. 2019, Clutterbuck, Auld und Johnston 2022). Zum Messzeitpunkt nach acht Wochen steigerten teilhabebezogene Interventionen die Teilhabe, während Therapien, welche sich auf die Funktions- oder Aktivitätsebene bezogen, die Teilhabe nicht verbesserten.

46.3.2 Wissenschaftliche Einordnung

Eine Stärke der vorgestellten Metaanalyse ist die breit angelegte und transparente Suche in fünf Datenbanken, bei der alle Formen, Altersgruppen und nichtmedikamentöse konservative Interventionen berücksichtigt wurden. Dennoch konnten nur wenige Studien zur Wirksamkeit therapeutischer Interventionen auf die Teilhabe von Kindern und Jugendlichen mit CP identifiziert werden. Die eingeschlossenen Arbeiten wiesen ein geringes Verzerrungsrisiko auf und wurden unabhängig von zwei der Autorinnen bzw. Autoren als gut bewertet.

Die durch die Metaanalyse aufgezeigte schwache Datenlage weist auf einen erheblichen Forschungsbedarf hin. Dieser sollte durch hochwertige Studien mit teilhabeorientierten Endpunkten gedeckt werden, um die Physiotherapie evidenzbasiert teilhabebezogen gestalten zu können. Zukünftige Arbeiten sollten verstärkt teilhabebezogene Interventionen fokussieren und diese mit teilhabebezogenen Assessmentinstrumenten hoher Güte erfassen (Resch et al. 2020). Zudem sollten zukünftige Studien Unterschiede durch heterogene Gruppen aufgrund verschiedener CP-Formen, GMFCS-Level und individueller Faktoren wie der Motivation berücksichtigen.

46.3.3 Praxistipp

Das Ergebnis der Metaanalyse verdeutlicht, dass zielspezifische Ansätze die Teilhabe wirksam steigern. Dies zeigt sich bei Clutterbuck, Auld und Johnston (2020) und Reedman et al. (2019). Beide Studien basieren auf einer individuellen Zielsetzung und Zielevaluation, wobei eine modifizierte Version des Canadian Occupational Performance Measure (COPM) (Law et al. 1990) zur Erfassung der Performanz und Zufriedenheit mit der Betätigung verwendet wurde. Performanz im COPM bezieht sich darauf, wie gut eine Person ihre Betätigung nach eigener Einschätzung ausführen kann. Die Zufriedenheit beschreibt hingegen, wie zufrieden die Person mit ihrer Leistung bei der Betätigung ist. Clutterbuck, Auld und Johnston (2020) haben sportartspezifische Ziele in einer Gruppeninterventionen verfolgt, die auch Maßnahmen zum Aufbau von Selbstvertrauen beinhalten. Reedman et al. (2019) führten Einzeltherapien durch, die entlang dem Prozess der klinischen Entscheidungsfindung aufgebaut wurden, und orientierten sich dabei an Modellen zur Verhaltensänderung. Dabei wurden die Prinzipien des motorischen Lernens berücksichtigt und evidenzbasierte Ansätze wie Motivational Interviewing und kontextbezogene Strategien eingesetzt. Sie wurden gezielt darauf ausgerichtet, Barrieren der Teilhabe zu identifizieren und Bewältigungsstrategien zu entwickeln.

Mithilfe von fCRPs können die individuellen Lebensrealitäten der Betroffenen erfasst werden. Dadurch werden Autonomie, Kompetenz und Zugehörigkeit gesteigert, um die Motivation für Verhaltensänderungen zum Erzielen einer Teilhabe zu erreichen. In der vorgestellten Studie zeigte sich, dass teilhabeorientierte Assessmentinstrumente und Interventionen wenig Verwendung finden. Eine präzise Differenzierung z. B. unter Verwendung von fCRPs trägt dazu bei, die Therapie auf die individuellen Situationen, Bedürfnisse und Wünsche der Betroffenen auszurichten. Defizitorientierte Aspekte auf Funktionsebene sollten demgegenüber nicht maßgeblich zur Zielsetzung und Therapiegestaltung verwendet werden, wenn ein Teilhabeziel verfolgt wird (Verschuren et al. 2007). Ihre vorrangige Nutzung stünde im Widerspruch zu den Ergebnissen der Arbeit von Dimakopoulos et al. (2024) und dem Recht auf gleichberechtigte Teilhabe entsprechend der Behindertenrechtskonvention 2006.

TAKE HOME MESSAGE

Die Teilhabe am täglichen Leben wird wirksam gesteigert, wenn sie konsequent bei allen Schritten des therapeutischen Prozesses – vom Assessmentinstrument, über die Zielformulierung, bis hin zur Intervention und Evaluation – berücksichtigt wird!

LITERATUR

Armstrong EL, Boyd RN, Horan SA, Kentish MJ, Ware RS, Carty CP (2020): Functional electrical stimulation cycling, goaldirected training, and adapted cycling for children with cerebral palsy: A randomized controlled trial. *Dev Med Child Neurol* 62(12): 1406–1413. DOI: 10.1111/dmcn.14648

Clutterbuck GL, Auld ML, Johnston LM (2022): SPORTS STARS: A practitioner-led, peer-group sports intervention for ambulant children with cerebral palsy. Activity and participation outcomes of a randomised controlled trial. *Disabil Rehabil* 44(6): 948–956. DOI: 10.1080/09638288.2020.1783376

Gibson N, Chappell A, Blackmore AM, et al. (2018): The effect of a running intervention on running ability and participation in children with cerebral palsy: A randomized controlled trial. *Disabil Rehabil* 40(25): 3041–3049. DOI: 10.1080/09638288.2017.1367426

Imms C, Granlund M, Wilson PH, Steenbergen B, Rosenbaum PL, Gordon AM (2017): Participation, both a means and an end: a conceptual analysis of processes and outcomes in childhood disability. *Dev Med Child Neurol* 59(1): 16–25. DOI: 10.1111/dmcn.13237

Law M, Baptiste S, Carswell A, McColl MA, Polatajko H, Pollock N (1990): The Canadian occupational performance measure: an outcome measure for occupational therapy. *Can J Occup Ther* 57(2): 82–87. DOI: 10.1177/000841749005700207

Reedman SE, Boyd RN, Trost SG, Elliott C, Sakzewski L (2019): Efficacy of participation-focused therapy on performance of physical activity participation goals and habitual physical activity in children with cerebral palsy: A randomized controlled trial. *Arch Phys Med and Rehabil* 100(4): 676–686. DOI: 10.1016/j.apmr.2018.11.012

Resch C, Van Kruijsbergen M, Ketelaar, et al. (2020): Assessing participation of children with acquired brain injury and cerebral palsy: A systematic review of measurement properties. *Dev Med Child Neurol* 62(4): 434–444. DOI: 10.1111/dmcn.14465.

Ryan JM, Lavelle G, Theis N, et al. & The Star Trial Team (2020): Progressive resistance training for adolescents with cerebral palsy: The STAR randomized controlled trial. *Dev Med Child Neurol* 62(11): 1283-1293. DOI: 10.1111/dmcn. 14601

Scholtes VA, Becher JG, Janssen-Potten YJ, Dekkers H, Smallenbroek L, Dallmeijer AJ (2012): Effectiveness of functional progressive resistance exercise training on walking ability in children with cerebral palsy: A randomized controlled trial. *Res Dev Disabil* 33(1): 181–188. DOI: 10.1016/j.ridd.2011. 08.026

Van Wely L, Balemans AC, Becher JG, Dallmeijer AJ (2014): The effectiveness of a physical activity stimulation programme for children with cerebral palsy on social participation, self-perception, and quality of life: A randomized controlled trial. *Clin Rehabil* 28(10): 972–982. DOI: 10.1177/0269215513500971

Verschuren O, Ketelaar M, Gorter JW, Helders PJM, Uiterwaal CSPM, Takken T (2007): Exercise training program in children and adolescents with cerebral palsy: A randomized controlled trial. *Arch Pediatr Adolesc Med* 161(11): 1075–1081. DOI: 10.1001/archpedi.161.11.1075

World Health Organization (2001): *International Classification of Functioning, Disability and Health (ICF).* Geneva: World Health Organization.

KAPITEL 47

Annett Heitling

Verbesserung der Motorik bei Kindern und Jugendlichen mit Zerebralparese - Pilates oder Plyometrie?

47.1 Einleitung

Die Zerebralparese ist eine der häufigsten motorischen Behinderungen in der Kindheit und tritt weltweit mit einer Prävalenz von 1,5 bis > 4 auf 1.000 Lebendgeburten auf (Sadowska et al. 2020). Bei der unilateralen Zerebralparese (ULCP) betreffen die motorischen Beeinträchtigungen vorwiegend eine Körperhälfte, weswegen die Betroffenen meist gehfähig sind. Die ULCP macht 33–39 % der Zerebralparesen aus (Novak et al. 2012). Zu den motorischen Beschwerden gehören Spastik, Muskelschwäche, Balance- und Gangstörungen (Sadowska et al. 2020) sowie vor allem Störungen der Haltungskontrolle (Elnaggar et al. 2022). Mit welchen Mitteln kann dieses Defizit angegangen werden? In der hier betrachteten Studie wurde die Anwendung von Pilates-Übungen, dem plyometrischen Training sowie einer Kombination beider Interventionen bei dieser Indikation untersucht.

47.2 Abstract der Studie

Elnaggar RK, Ramirez-Campillo R, Azab AR, et al. (2024): Optimization of postural control, balance, and mobility in children with cerebral palsy: a randomized comparative analysis of independent and integrated effects of pilates and plyometrics. *Children (Basel).* 11(2): 24.
DOI: 10.3390/children11020243
https://doi.org/10.3390/children11020243

Abstract

Optimierung von Haltungskontrolle, Balance und Beweglichkeit bei Kindern mit Zerebralparese: eine randomisierte Vergleichsstudie der unabhängigen und integrierten Effekte von Pilates und plyometrischem Training

Da das Paradigma umfassender Behandlungsansätze bei Kindern mit Zerbralparese inzwischen gut etabliert ist, wägen Ärzte und Ärztinnen unabhängige und integrierte Behandlungen gegeneinander ab. Häufig wird dieser Entscheidungsprozess dadurch erschwert, dass die optimale therapeutische Strategien auf nur unzureichender empirischer Evidenz beruht. Daher wurden in dieser Studie die Effekte von Pilates-Übungen zur Rumpfkräftigung (PsCS), plyometrischer Muskelbelastung (PlyoML) und deren Kombination auf die Kontrolle von Körperhaltung, Gleichgewicht und Bewegungen bei Kindern mit einseitiger Zerebralparese (ULCP) verglichen. Dazu wurden 81 Kinder mit ULCP (Alter: 12–18 Jahre) nach dem Zufallsprinzip der PsCS-Gruppe (n = 27), der PlyoML-Gruppe (n = 27) oder eine kombinierte Interventionsgruppe (n = 27; gleich viele Sätze/Wiederholungen) zugewiesen. Die drei Interventionen wurden zweimal pro Woche in zwölf aufeinander folgende Wochen durchgeführt. Dabei wurden vor und nach den Interventionen die Haltungskontrolle (Stabilitätslimit insgesamt und abhängig von der Richtungs) sowie die Kontrolle von Balance und Bewegungen (Community Balance and Mobility Scale – CB&M; Functional Walking Test – FWT; Timed Up and Down Stair Test – TUDS) untersucht. Das richtungsabhängige Stabilitätslimit (LoS – Limit of Stability) besserte sich in der kombinierte Gruppe sowohl rückwärts (p = 0,006 bzw. 0,033) und vorwärts (p = 0,015 bzw. 0,036) als auch paretisch (p = 0,017 bzw. 0,018) und nichtparetisch (p = 0,006 bzw. 0,004)] deutlich stärker als in der PsCS- und PlyoML-Gruppe. Dies galt auch für das Stabilitätslimit insgesamt (p < 0,001 im Vergleich zu PsCS und PlyoML). Darüber hinaus besserten sich CB&M (p = 0,037 bzw. p = 0,002), FWT (p = 0,012 bzw. p = 0,038) und TUDS (p = 0,046 bzw. p = 0,021) in der kombinierten Gruppe deutlich stärker als in der PsCS- und der PlyoML-Gruppe. Insgesamt verbessert das kombinierte PsCS- und PlyoML-Übungsprogramm die Kontrolle von Körperhaltung, Gleichgewicht und Bewegungen bei Kindern mit ULCP weitaus stärker als ein unimodales Training.

47.3 Kommentar

47.3.1 Zusammenfassung

Diese prospektive randomisierte Studie mit verblindeten Untersuchern wurde retrospektiv bei ClinicalTrial.gov registriert (Kennung: NCT05429281) und nach den Richtlinien von CONSORT (Consolidated Standards of Reporting Trials) durchgeführt. Die 81 Kinder und Jugendlichen mit der Diagnose einer ULCP, die für die Studie ausgewählt wurden, mussten folgende Einschlusskriterien erfüllen: die neuropädiatrisch gesicherte Diagnose einer spastischen ULSCP, ein GMFCS-Level I–II, ein Alter von 12–18 Jahren, eine geringe Spastik (Grad 1 oder 1+) gemäß der modifizierten Ashworth-Skala und die Fähigkeit mehrstufige Anweisungen umzusetzen. Die Randomisierung erfolgte in drei Gruppen: PsCS (Pilates-Übungen zur Rumpfkräftigung), PlyoML (plyometrischer Muskelbelastung „Sprungtraining") und kombinierte Intervention. Die Kontrolle der Körperhaltung wurde mit dem Biodex Balance System (BBS; Biodex Medical System, Shirley, NY, USA) erfasst. Dazu wurden die richtungsabhängigen und allgemeinen Stabilitätslimits ermittelt. Die Balance und die Beweglichkeit wurden mit drei Messinstrumenten überprüft: der Community Balance and Mobility Scale (CB&M), dem Functional Walking Test (FWT) und dem Timed Up and Down Stair Test (TUDS). Die Messungen wurden vor sowie nach dem zwölfwöchigen Interventionszeitraum durchgeführt. In jeder Gruppe wurden 24 Trainingseinheiten (zweimal pro Woche) absolviert, die jeweils (PsCS und PlyoML) 45 Minuten dauerten. In der Gruppe mit der kombinierten Intervention wurde bei jeder Sitzung jeweils halb so viele Übungssätze und Wiederholungen wie in den Gruppen mit den Einmalmaßnahmen durchgeführt. Außerdem wurden Pausen mit einer Dauer von 10–15 Minuten zwischen den PsCS- und PlyoML-Übungen eingehalten.

Für die Haltungskontrolle wurde in allen Gruppen für allen Dimensionen des Stabilitätslimits (rückwärts, vorwärts, paretisch, nichtparetisch und gesamt) eine signifikante Verbesserung nachgewiesen ($p < 0{,}001$). Dabei schnitt die plyometrische Muskelbelastung hinsichtlich CB&M ($p < 0{,}001$ vs. $< 0{,}022$) und TUDS ($p < 0{,}001$ vs. $p < 0{,}002$) etwas besser ab als Pilates-Übungen zur Rumpfkräftigung. Bei der Auswertung des FWT waren Pilates-Übungen zur Rumpfkräftigung ($p < 0{,}05$) etwas wirksamer als die plyometrische Muskelbelastung ($p < 0{,}032$). Die kombinierten Interventionen schnitten in allen drei Tests mit $p < 0{,}001$ insgesamt am besten ab.

Die Autorinnen und Autoren der Studie haben das in der Studie verwendete Übungsprotokoll zur Verfügung gestellt. Die Übungsauswahl befindet sich in ➤ Tab. 47.1.

Tab. 47.1 In den Gruppen ohne kombinierte Interventionen durchgeführte Übungen

Übungen	Wiederholungsfrequenz
Pilates-Übungen zur Rumpfkräftigung (PsCS)	
Unterarmstütz (Prone Bridge)	• 1.–4. Woche: 2 Sätze x 4 Wiederholungen • 5.–8. Woche: 2 Sätze x 6 Wiederholungen • 9.–12. Woche: 2 Sätze x 8 Wiederholungen
Schulterbrücke (Shoulder Bridge)	
Einbeinige Schulterbrücke (Unilateral Shoulder Bridge)	
Seitstütz (Side Bridge)	
Hundreds	
Beinheben in Rückenlage (Leg Pull Supine)	
Nixen-Seitdehnung (Mermaid)	
Seitliche Muschel (Side Laying Clam)	
Übungen zur plyometrische Muskelbelastung (PlyoML)	
Sprungwechsel (Bound)	• 1. Block: 1 Satz x 5 Wiederholungen • 2. Block: 1 Satz x 10 Wiederholungen • 3. Block 1 Satz x 15 Wiederholungen
Vorwärtssprung (Forward-Jump)	
Einbeiniger Vorwärts Hüpfer (Single-Leg Forward Hop)	
Seitlicher Sprung (Lateral Leap)	
Seit-zu-Seit-Sprung (Side-to-Side Jump)	
Wechselsprung (Reciprocal Stride-Jump)	
Kniebeugen Sprung (Squat-Jump)	
Hocksprung (Tuck-Jump)	
Hoher Step-Hüpfer (High-Step Hop)	
Hoher Step-Sprung (High-Step Jump)	

47.3.2 Wissenschaftliche Einordnung

Die Überlegenheit von Pilates-Übungen auf die Bereiche Rumpf, Haltungskontrolle, Balance und Gehleistung gegenüber NDT (Neuro-Developmental-Therapy – Bobath) konnte bereits für einen Trainingszeitraum von acht Wochen nachgewiesen werden (Adiguzel und Elbasan, 2022). Außerdem konnte gezeigt werden, dass zusätzlich zur konventionellen Therapie nach Bobath (NDT) durchgeführte Pilates-Übungen bessere Therapieerfolge hinsichtlich Steh- und Gehfähigkeit sowie Balance erzielen als die konventionelle Therapie (NDT) alleine (Abd-Elfattah et al. 2022). Das plyometrische Training basiert auf der Annahme, dass der schnelle Wechsel von exzentrischer und konzentrischer Muskelaktivität die konzentrische Kraftleistung über den Dehnungs-Verkürzungs-Zyklus erhöht (Seiberl et al. 2021).

Elnaggar et al. beschäftigen sich seit einigen Jahren mit dem plyometrischen Training bei Zerebralparese. Sie konnten bereits nachweisen, dass sich eine acht- bis zwölfwöchige PlyoML-Intervention lohnt, um Muskelkraft, Balance, Haltungskontrolle, Gangsymmetrie und Gangbild zu verbessern (Elnaggar 2021 und 2022).

In der vorliegenden Studie wurden die Pilates-Übungen zur Rumpfkräftigung und die plyometrischen Übungen wie beim Krafttraining üblich 2–3 Mal pro Woche mit jeweils 1–2 Sätzen aus 10–15 Wiederholungen durchgeführt (Verschuren et al. 2016), da sie am ehesten dem Krafttraining zuzuordnen sind.

47.3.3 Praxistipp

Die Ergebnisse dieser Studie und der zahlreichen Vorarbeiten der Gruppe um Elnaggar lassen gemessen an LoS, CB&M, FWT und TUDS den Schluss zu, dass sich Haltungskontrolle, Balance und Beweglichkeit am besten durch ein kombiniertes Training aus den ausgewählten Pilates-Übungen und plyometrischen Übungen verbessern lassen. Vermutlich spielen Compliance und Kognition eine wichtige Rolle bei der Durchführbarkeit eines solchen Übungsprogramms.

TAKE HOME MESSAGE

Eine Kombination aus den hier verwendeten Pilates-Übungen und plyometrischen Übungen kann bei Kindern und Jugendlichen mit ULCP, GMFCS I und II und einem Alter von 14–18 Jahren angewandt werden, um Verbesserungen in folgenden Domänen zu erzielen: Kontrolle von Körperhaltung, Balance und Beweglichkeit. Das Training sollte zwölf Wochen lang mit einer Frequenz von zwei Mal wöchentlich für ca. 45 Minuten durchgeführt werden. Die Intensität sollte hierbei den allgemeinen Trainingsprinzipien zum Krafttraining folgen. Eine Steigerung kann nach jeweils vier Wochen erfolgen.

ERKLÄRUNG ZU KI UND KI-GESTÜTZTEN TECHNOLOGIEN IM SCHREIBPROZESS

Bei der Vorbereitung dieser Arbeit hat die Autorin ChatGPT in der kostenlosen Version verwendet, um die Trainingspläne übersetzen zu lassen. Nach der Nutzung dieses Tools/Dienstes hat die Autorin den Inhalt nach Bedarf überprüft und bearbeitet und übernimmt die volle Verantwortung für den Inhalt der Veröffentlichung.

LITERATUR

Abd-Elfattah HM, Galal D, Aly MIE, Aly SM, Elnegamy TE (2022): Effect of pilates exercises on standing, walking, and balance in children with diplegic cerebral palsy. *Ann Rehabil Med* 46(1): 45–52. DOI: 10.5535/arm.21148

Adiguzel H, Elbasan B (2022): Effects of modified pilates on trunk, postural control, gait and balance in children with cerebral palsy: a single-blinded randomized controlled study. *Acta Neurol Belg* 122(4): 903–914. DOI: 10.1007/s13760-021-01845-5

Elnaggar RK, Alqahtani BA, Alsubaie SF, Mohammed RR, Elbanna MF (2021): Stretch-shortening cycle exercises can efficiently optimize gait-symmetry and balance capabilities in children with unilateral cerebral palsy: A randomized controlled trial. *NeuroRehabilitation* 49(1): 139–149. DOI: 10.3233/nre-210063

Elnaggar RK (2022): Effects of plyometric exercises on muscle-activation strategies and response-capacity to balance threats in children with hemiplegic cerebral palsy. *Physiother Theory Pract* 38(9): 1165–1173. DOI: 10.1080/09593985.2020.1833389

Elnaggar RK, Alhowimel A, Alotaibi M, Abdrabo MS, Elshafey MA (2022): Accommodating variable-resistance exercise enhance weight-bearing/gait symmetry and balance capability in children with hemiparetic cerebral palsy: a parallel-group, single-blinded randomized clinical trial. *Eur J Phys Rehabil Med* 58(3): 378–386. DOI: 10.23736/s1973-9087.21.07324-x

Novak I, Hines M, Goldsmith S, Barclay R (2012): Clinical prognostic messages from a systematic review on cerebral palsy. *Pediatrics* 130(5): e1285–e312. DOI: 10.1542/peds.2012-0924

Sadowska M, Sarecka-Hujar B, Kopyta I (2020): Cerebral palsy: current opinions on definition, epidemiology, risk factors, classification and treatment options. *Neuropsychiatr Dis Treat* 16: 1505–1518. DOI: 10.2147/NDT.s235165

Seiberl W, Hahn D, Power GA, Fletcher JR, Siebert T (2021): Editorial: The stretch-shortening cycle of active muscle and muscle-tendon complex: What, Why And How It Increases Muscle Performance? *Front Physiol* 12: 693141. DOI: 10.3389/fphys.2021.693141

Verschuren O, Peterson MD, Balemans AC, Hurvitz EA (2016): Exercise and physical activity recommendations for people with cerebral palsy. *Dev Med Child Neurol* 58(8): 798–808. DOI: 10.1111/dmcn.13053

KAPITEL 48

Michael Jung

Effektivität der CIMT bei Kindern mit unilateraler Zerebralparese oder einem hohen Risiko dafür

48.1 Einleitung

Constraint-Induced Movement Therapy (kurz CIMT) wurde für Kinder, Jugendliche und Erwachsene mit einer Halbseitensymptomatik in ihrer Wirksamkeit an der oberen Extremität mehrfach erforscht (Hamzei et al. 2008). Variationen und veränderte Namen dieser Therapie gibt es ebenfalls mehrere, u. a. Taubsches Training oder Forced Use. Die hierbei durchgeführte Restriktion im Gebrauch der nichtbetroffenen Seite bietet sowohl Physio- als auch Ergotherapeut*innen eine einfach zu applizierende, kostengünstige Methode, die sich über eine Angehörigenanleitung auch sehr gut in den Alltag der Betroffenen transferieren lässt.

Neben der Möglichkeit für Physiotherapeuten und -therapeuinnen, definitiv evidenzbasiert zu arbeiten, liefert das systematische Review mit Metaanalyse von Merino-Andrés et al. (2024) eine evidenzbasierte Empfehlung zur Therapiedauer, -Intensität sowie Art des *Constraint* (der Einschränkung) für Kinder von 0–6 Jahren. Mit diesen Daten lassen sich die Ergebnisse der Studie auch sehr gut in den Pädiatrie-Unterricht implementieren.

48.2 Abstract der Studie

Merino-Andrés J, López-Muñoz P, Carrión RP, Martín-Casas P, Ruiz-Becerro I, Hidalgo-Robles Á (2024): Is more always better? Effectiveness of constraint-induced movement therapy in children with high-risk or unilateral cerebral palsy (0–6 years): Systematic review and meta-analysis. *Child Care Health Dev* 50(3): e13262.
DOI: 10.1111/cch.13262
https://doi.org/10.1111/cch.13262

Abstract

Viel hilft viel? Effektivität der CIMT bei Kindern mit unilateraler Zerebralparese oder hohem Risiko dafür (0–6 Jahre): systematischer Review und Metaanalyse

Hintergrund
Obwohl die Constraint-Induced Movement Therapy (CIMT) als Intervention für Säuglinge mit unilateraler Zerebralparese dringend empfohlen wird, ist die optimale Dosierung noch unbekannt. In diesem systematischen Review sollte das effektivste Intensitätsniveau der CIMT zur Verbesserung der manuellen Funktion bei Säuglingen mit unilateraler Zerebralparese oder einem hohen Risiko für asymmetrische Hirnläsionen ermittelt werden.

Methodik
In diesem systematischen Review mit Metaanalyse erfolgte in vier elektronischen Datenbanken eine umfassende Suche nach Artikeln, welche die folgenden Kriterien erfüllten: randomisierte kontrollierte Studien, Kinder im Alter von 0–6 Jahren mit unilateraler Zerebralparese oder einem hohen Risiko dafür und einer CIMT-Behandlung zur Funktionsverbesserung der oberen Extremität. Studien mit ähnlichen Ergebnissen wurden gepoolt, indem für jede Untergruppe die standardisierte Mittelwertdifferenz berechnet wurde. Die Untergruppen wurden in 30-Stunden-Schritten anhand der Interventionsdauer stratifiziert (30–60, 61–90, > 90 Stunden). Das Verzerrungsrisiko wurde mit dem Cochrane Collaboration's Tool RoB2 bewertet.

Ergebnisse
Insgesamt wurden 17 Studien eingeschlossen. Die Metaanalysen ergaben signifikante Unterschiede zwischen den Untergruppen. In der Untergruppe 30–60 Stunden zeigte sich ein schwacher Effekt für den spontanen Gebrauch der betroffenen oberen Extremität bei bimanuellen Aufgaben, der Handfunktion und der subjektiven Wahrnehmung der Eltern, wie oft das Kind die betroffene obere Gliedmaße benutzt. Darüber hinaus zeigte sich in dieser Untergruppe ein moderater Effekt auf die Einschätzung der Eltern, wie effektiv das Kind die betroffene obere Extremität nutzt.

Zusammenfassung
Die Anwendung eines CIMT-Protokolls in einer Dosierung von 30–60 Stunden ist ein vielversprechender, altersgerechter und kosteneffizienter Ansatz zur Verbesserung der funktionellen Ergebnisse der oberen Extremität und der Wahrnehmung der Eltern.

48.3 Kommentar

48.3.1 Zusammenfassung

Der systematische Review von Merino-Andrés et al. (2024) wurde streng am PRISMA-Statement orientiert. Die Trefferanzahl von 17 randomisierten kontrollierten Studien (RCTs) mit insgesamt n = 424 Säuglingen und Kindern (Alter 10,95–61,17 Monate) aus den genannten Datenbanken und der Handsuche in den Referenzlisten der Studien erscheint für den gewählten Altersbereich ausreichend. Verzerrungen bei der Auswahl der Artikel, der Datenextraktion und den RoB2-Bewertungen wurden im Konsens oder nach Rücksprache mit einem Drittautor gelöst, wobei die Autorinnen und Autoren zuvor nur unzureichend erklärten, dass die Literaturrecherche von zwei unabhängigen Untersuchern bzw. Untersucherinnen durchgeführt wurde.

Das Verzerrungsrisiko der eingeschlossenen RCTs wurde mit dem RoB2-Tool der Cochrane Collaboration bewertet. Nur bei der Hälfte der eingeschlossenen Studien fand sich ein geringes Verzerrungsrisiko für die Intention-to-Treat-Analyse. Bei der anderen Hälfte bestanden Bedenken hinsichtlich des Verzerrungsrisikos. Für die Per-Protokoll-Analyse zeigten 84,6 % der 17 Studien Bedenken hinsichtlich des Verzerrungsrisikos, und 15,4 % der Studien ein hohes Verzerrungsrisiko. Keine der Studien zeigte ein geringes Verzerrungsrisiko für diesen Effekt. Die Hauptursachen für Verzerrungen waren der Randomisierungsprozess, Abweichungen von den beabsichtigten Interventionen und das gewählte berichtete Ergebnis.

Die gepoolte Schätzung der Effektstärke und deren 95 %-Konfidenzintervalle (CI) wurden mit der Methode nach DerSimonian und Laird berechnet (DerSimonian und Kacker 2007). Für jede Subgruppe wurde eine standardisierte Mittelwertdifferenz berechnet. Die Subgruppen wurden in 30-Stunden-Intervallen der Interventionsdosis stratifiziert, da die meisten Protokolle in der Literatur Gesamtstunden in Vielfachen von 30 angaben (Jackman et al. 2020). Daraus wurde mit dem Hedges g-Index eine Effektstärken-Statistik berechnet, bei der negative Effektstärken einem positiven CIMT-Effekt im Vergleich zu einer Kontrollintervention entsprechen. Für die gepoolten Effektstärken von AHA, QUEST und PMAL wurden Forest Plots (Diagramme) für die Verbesserungen und Dosierungen erstellt. Hier wird die teilweise signifikante Überlegenheit von CIMT im Vergleich zur Kontrollbehandlung sichtbar.

Normalerweise werden Studienergebnisse mit statistischen Signifikanzen von $p < 0{,}05$ inkludiert, hier haben sich die Autoren dazu entschlossen, Werte mit einer statistischen Signifikanz von $p < 0{,}10$ ebenfalls zu berücksichtigen, vielleicht um mehr Studien einschließen zu können?!

Die Autoren und Autorinnen kommen zu dem Schluss, dass die Ergebnisse wegen ihrer moderaten Heterogenität aufgrund der geringen Stichprobengröße mit Vorsicht interpretiert werden sollten. Diese Heterogenität wurde mit der I^2-Statistik bewertet. Auch wegen der starken Abweichungen bei der Gesamtlänge der Therapie in den insgesamt nur wenigen berücksichtigten Studien sollten die Ergebnisse nur zurückhaltend interpretiert werden.

48.3.2 Wissenschaftliche Einordnung

Das Team um Merino-Andrés führte einen systematischen Review mit Metaanalyse in den medizinischen und therapiewissenschaftlichen Onlinedatenbanken Cochrane, Medline (PubMed), OTseeker und PEDro bis zum 1. April 2023 durch. Schlussendlich wurden 17 randomisierte kontrollierte Studien (RCTs) eingeschlossen. Sie betrachteten jeweils die Wirksamkeit der CIMT bei der Verbesserung der manuellen Funktionen bei Säuglingen und Kindern im Alter von 0–6 Jahren mit einseitiger Zerebralparese oder einem hohen Risiko dafür untersucht. Die CIMT scheint auch bei kleineren Kindern die wirksamste Intervention zu sein, um den spontanen Gebrauch der betroffenen oberen Extremität, dissoziierte Bewegungen und motorische Fähigkeiten zu verbessern und in der Wahrnehmung der Eltern zur Häufigkeit und Qualität der Nutzung der betroffenen Extremität durch ihr Kind als verbessert anzusehen (Hoare et al. 2019; Jackman et al. 2020). Die Autoren und Autorinnen erzielten die genannten Ergebnisse mit einer Dosierung von 30–60 Stunden über mehrere Wochen. Lediglich zur Verbesserung dissoziativer Bewegungen sollte die Gesamtdosis zwischen 61 und 90 Stunden liegen. Diese Ergebnisse stimmen mit den Daten des systematischen Reviews von Jackman et al. (2020) überein, die eine Schwellendosis der Therapie von 30–40 Stunden empfehlen, um klinisch signifikante Verbesserungen im Assisting-Hand-Assessment (AHA) zu erzielen. Neben dem AHA werden in den identifizierten 17 Studien auch der Quality of Upper Extremity Skills Test (QUEST) und das Pediatric Motor Activity Log (PMAL) als Assessments zur Evaluation von Änderungen in den ICF-Dimensionen Körperstrukturen und -funktionen, Aktivitäten und Teilhabe eingesetzt.

In der Studie wird die CIMT-Umsetzung als umfassender und kollaborativer Entscheidungsprozess von Kind und Eltern beschrieben und geht damit über Überlegungen zur Dosierung (z. B. Hoare et al. 2019) hinaus. Der Prozess sollte evidenzbasiert und familienzentriert, unter Berücksichtigung von Durchführbarkeit, Präferenzen, Werten und Verfügbarkeit von familiären Ressourcen sein. Auf diese Weise kann die CIMT den Kindern in deren natürlicher Umgebung vielfältige Möglichkeiten zur aktiven Exploration bieten, bedeutet jedoch ein verstärktes Engagement der Eltern. Die Angabe einer evidenzbasierten Dosierung ist jedoch ein wichtiger Schritt, um eine Therapie beispielsweise in Leitlinien einzubringen. Das Erreichen dieser Dosierung muss aber häufig durch die Ergänzung strukturierter Heimprogramme und persönlicher Interventionen unterstützt werden (Jackman et al. 2020).

48.3.3 Praxistipp

Da die Metaanalyse von Merino-Andrés et al., ähnlich wie die Studie von Hoare et al. (2019) evidenzbasierte Dosierungsempfehlungen gibt, sind sie als Orientierungshilfe in der Praxis geeignet. In der natürlichen Umgebung der Kinder (Kindergarten, Schule oder Zuhause) wurden positive Effekte der CIMT beobachtet (Jamali und Amini 2018), wobei Jackman et al. (2020) auch positive Effekte eines gemischten Ansatzes aufzeigten. Über die derart gebotenen Möglichkeiten soll die aktive Exploration verbessert und die Funktionsfähigkeit gesteigert werden.

Merino-Andrés et al. belegen mit ihren Daten, dass Handschuhe die häufigste Form von Constraint [Einschränkung] sind, gefolgt von Gipsverbänden und Schienen, was mit den Ergebnissen von Hoare et al. (2019) übereinstimmt. Diese stehen aber im Widerspruch zu Jamali und Amini (2018), welche Schienen als die am häufigsten verwendeten und komfortabelsten Hilfsmittel in der Pädiatrie benennen. Um Bedenken bezüglich sensorischer Veränderungen und Fehlanpassungseffekten bei Säuglingen zu minimieren, wurde für Säuglinge unter zwei Jahren ein lockerer, weicher Gurt vorgeschlagen, der sensorisches Feedback, den vollen Bewegungsumfang der Arme und die Nutzung der Hand als Hilfe oder für grobmotorische Fähigkeiten wie Krabbeln ermöglicht.

Im Rehabilitationssetting empfehlen die Autoren und Autorinnen einen evidenzbasierten Entscheidungsfindungs- und familienzentrierten Prozess, wie das Rehabilitation Evidence bAsed Decision-Making (READ)-Modell (Novak et al. 2021), um Faktoren zu berücksichtigen, die über die reine Dosierung einer Intervention hinausgehen. In diesem Zusammenhang wird die Bedeutung der „F-Wörter für die kindliche Entwicklung“ von Rosenbaum und Gorter (2012) als Eckpfeiler der Beurteilung und Intervention herausgestellt.

TAKE HOME MESSAGE

CIMT ist auch bei Zwei- bis Sechsjährigen zur Funktionsverbesserung der betroffenen Extremität wirksam und erhält mit dieser Studie evidenzbasierte Empfehlungen für Therapieprotokolle. Allerdings steigt die Bedeutung der Elternarbeit bei dieser Therapie durch den Einsatz im natürlichen Umfeld der Kinder.

LITERATUR

DerSimonian R, Kacker R (2007): Random-effects model for meta-analysis of clinical trials: An update. *Contemp Clin Trials* 28(2): 105–114. DOI: 10.1016/j.cct.2006.04.004

Hamzei F, Binkowski F, Buccino G, et al. (2008): Update Physiotherapie. Evidenzbasierte NeuroReha. Stuttgart: Thieme; S. 14, 31–40.

Hoare B, Wallen MA, Thorley MN, Jackman ML, Carey LM, Imms C (2019): Constraint induced movement therapy in children with unilateral cerebral palsy. *Cochrane Database Syst Rev* 4(4): CD004149. DOI: 10.1002/14651858.CD004149.pub3

Jackman M, Lannin N, Galea C, Sakzewski L, Miller L, Novak I (2020): What is the threshold dose of upper limb training for children with cerebral palsy to improve function? A systematic review. *Aust Occup Ther J* 67(3): 269–280. DOI: 10.1111/1440-1630.12666

Jamali AR, Amini M (2018): The effects of constraint-induced movement therapy on functions of cerebral palsy children. *Iran J Child Neurol* 12(4): 16–27.

Novak I, te Velde A, Hines A, et al. (2021): Rehabilitation evidence-based decision-making: The READ model. Front Rehabil Sci (2): 726410. DOI: 10.3389/fresc.2021.726410

Rosenbaum P, Gorter JW (2012): The "F-words" in childhood disability: I swear this is how we should think! *Child Care Health Dev* 38(4): 457–463. DOI: 10.1111/J.1365-2214.2011.01338.x

KAPITEL 49

Jo-Isabelle Flor

Bewertung supportiver Therapien in der pädiatrischen Onkologie anhand patientenberichteter Ergebnisse

49.1 Einleitung

Die Diagnose Krebs stellt für Kinder und ihre Familien eine enorme physische und emotionale Belastung dar. Neben den Herausforderungen der eigentlichen Krebsbehandlung leiden betroffene Kinder oft unter zahlreichen therapiebedingten Nebenwirkungen wie Schmerzen, Fatigue oder emotionaler Belastung. Unterstützende Therapien spielen daher eine entscheidende Rolle, um die Lebensqualität dieser jungen Patientinnen und Patienten zu verbessern. Ein zentrales Instrument zur Bewertung der Wirksamkeit solcher Maßnahmen sind Patient-Reported Outcomes (PROs), die direkte Einblicke in die subjektive Wahrnehmung von Symptomen und Wohlbefinden geben. Obwohl PROs als Goldstandard bei der Bewertung der Lebensqualität gelten, zeigt die aktuelle Forschung, dass sie in klinischen Studien zur pädiatrischen Onkologie bisher nur unzureichend genutzt werden.

49.2 Abstract der Studie

Rothmund M, Lehmann J, Moser W, de Rojas T, Sodergren SC, Darlington AS, Riedl D (2022): Patient-reported outcomes are under-utilised in evaluating supportive therapies in paediatric oncology – A systematic review of clinical trial registries. *Crit Rev Oncol Hematol* 176: 103755.
DOI: 10.1016/j.critrevonc.2022.103755
https://doi.org/10.1016/j.critrevonc.2022.103755

Abstract

Patientenberichtete Ergebnisse werden auch weiterhin zu selten zur Evaluation supportiver Therapien in der pädiatrischen Onkologie eingesetzt – ein systematischer Review von Registern klinischer Studien

Hintergrund

Da krebskranke Kinder unter zahlreichen Symptomen und Nebenwirkungen leiden, sind unterstützende Maßnahmen zur Verbesserung ihrer Lebensqualität unerlässlich. Goldstandard bei der Bewertung dieser Maßnahmen sind Patient-Reported Outcomes (PROs). Dieser systematische Review untersucht die derzeitige Praxis der klinischen Ergebnisbewertung (Clinical Outcome Assessment, COA) zu supportiven Maßnahmen.

Methoden

ClinicalTrials.gov und EudraCT wurden nach Studien an Kindern und Jugendlichen (≤ 21 Jahre) mit einer Krebserkrankung, die eine unterstützende Behandlung erhielten, durchsucht, die zwischen 2007 und 2020 registriert wurden. Betrachtet wurde die Verwendung verschiedener COAs, wobei der Schwerpunkt auf den PROs und den damit gemessenen Bereichen (PROMs) lag. Die Zusammenhänge mit den Studienmerkmalen wurden mit univariaten und multivariaten Analysen untersucht.

Ergebnisse

Von den 4.789 gefundenen wurden 229 in die Studie eingeschlossen. Von ihnen verwendeten 44,1 % PROMs, den am häufigsten verwendeten COA. Der Anteil der Studien, die PROMs verwenden, änderte sich im Laufe der Zeit nicht signifikant. In der multivariaten Analyse waren die Art der Intervention (stärkerer PROM-Einsatz in verhaltenstherapeutischen im Vergleich zu medizinischen Interventionsstudien) und die Krebsart (stärkerer PROM-Einsatz bei gemischten und soliden Tumoren als bei hämatologischen Tumoren) signifikante Prädiktoren für den PROM-Einsatz. Die meisten Studien, die PROMs einsetzten (59,6 %), erfassten mehr als einen Gesundheitsbereich. Die körperliche Gesundheit war der am häufigsten bewertete Bereich (92,6 %).

Schlussbemerkung

Weniger als die Hälfte der registrierten klinischen Studien, die unterstützende Maßnahmen für krebskranke Kinder untersuchten, verwendete PROMs. Dieses Ergebnis ist bemerkenswert, da die unterstützende Pflege ausdrücklich auf die Lebensqualität, die am besten mit PROMs bewertet werden kann, ausgerichtet ist. Unser systematischer Review unterstreicht die Notwendigkeit, Hürden bei der Verwendung von PROM zu identifizieren und die PRO-Forschung in der pädiatrischen Onkologie zu verbessern.

49.3 Kommentar

49.3.1 Zusammenfassung

Kinder mit Krebs leiden häufig unter erheblichen körperlichen und psychischen Belastungen, weshalb unterstützende Therapien essenziell sind, um ihre Lebensqualität zu verbessern. Patient-Reported Outcomes (PROs) sind der Goldstandard zur Bewertung dieser Lebensqualität, werden jedoch in klinischen Studien zur pädiatrischen Onkologie oft nicht ausreichend genutzt.

Dieser systematische Review analysierte klinische Studien, die unterstützende Interventionen bei krebskranken Kindern untersuchten und zwischen 2007 und 2020 in den Registern ClinicalTrials.gov und EudraCT erfasst wurden. Von den 229 eingeschlossenen Studien nutzten nur 44,1 % PRO-Messinstrumente (PROMs). Besonders in Studien zu medikamentösen und medizinischen Interventionen war der Einsatz von PROMs gering, während sie in Studien zu verhaltensbezogenen Interventionen häufiger zum Einsatz kamen. Zudem wurde vorwiegend die physische Gesundheit erfasst, während psychologische und soziale Aspekte seltener berücksichtigt wurden.

Die Studie zeigt, dass PROs in der pädiatrischen Onkologie nach wie vor unterrepräsentiert sind, obwohl sie für die Beurteilung von unterstützenden Maßnahmen unerlässlich sind. Zukünftige Forschung sollte sich auf die Identifikation von Barrieren für die Implementierung von PROs konzentrieren, um ihre Nutzung in klinischen Studien zu verbessern und die Perspektive der betroffenen Kinder stärker in den Mittelpunkt zu rücken.

49.3.2 Wissenschaftliche Einordnung

Die Studie unterstreicht die Notwendigkeit, PROs systematisch in die klinische Forschung und Praxis zu integrieren. Für Physiotherapeutinnen und -therapeuten bedeutet dies eine engere Zusammenarbeit mit ärztlichen, psychologischen und anderen Berufsgruppen, um eine umfassende und patientenzentrierte Versorgung sicherzustellen. Viele physiotherapeutische Maßnahmen in der Onkologie beruhen auf klinischer Erfahrung und wenigen randomisierten kontrollierten Studien. Eine stärkere Integration von PROs könnte dazu beitragen, die Effektivität von Interventionen wissenschaftlich besser zu belegen. Viele Studien erfassen PROs nur während der Behandlungsphase, nicht aber langfristig. Gerade in der Physiotherapie sind Langzeiteffekte (z. B. auf motorische Entwicklung, Alltagsaktivitäten, Lebensqualität nach Abschluss der Krebsbehandlung) von großer Bedeutung.

49.3.3 Praxistipp

Die Relevanz der Studie für die klinische Praxis in der Physiotherapie liegt vor allem in der Bedeutung von Patient-Reported Outcomes (PROs) bei der Beurteilung von Therapieerfolgen und der Lebensqualität von Kindern mit Krebs. Vor allem in der Physiotherapie, die sich oft auf die Verbesserung von Beweglichkeit, Kraft und allgemeinem Wohlbefinden konzentriert, sind PROs essenziell, um den tatsächlichen Nutzen der Behandlung aus Sicht der Betroffenen zu erfassen. Physiotherapie zielt nicht nur auf körperliche Verbesserungen ab, sondern auch auf die Reduktion von Fatigue, Schmerzen und psychischen Belastungen. Die Studie betont, dass psychologische und soziale Aspekte in klinischen Studien oft vernachlässigt werden – ein Punkt, der auch in der physiotherapeutischen Praxis mehr Beachtung finden sollte. Da PROs dazu beitragen, die Wirksamkeit von Behandlungen aus Patientensicht zu bewerten, können sie auch dazu verwendet werden, physiotherapeutische Maßnahmen besser zu standardisieren und evidenzbasiert weiterzuentwickeln. Dies könnte langfristig Qualität und Akzeptanz physiotherapeutischer Interventionen in der pädiatrischen Onkologie erhöhen.

TAKE HOME MESSAGE

Patient-Reported Outcomes (PROs) sind essenziell für die Bewertung der Lebensqualität krebskranker Kinder, werden in klinischen Studien zu unterstützenden Therapien jedoch noch zu wenig genutzt. Besonders in der Physiotherapie sollten PROs verstärkt eingesetzt werden, um neben objektiven Messungen auch die subjektive Wahrnehmung der Betroffenen zu erfassen. Eine bessere Integration von PROs kann helfen, physiotherapeutische Interventionen gezielter an den Bedürfnissen der Kinder auszurichten und deren langfristige Lebensqualität zu verbessern.

ERKLÄRUNG ZU KI UND KI-GESTÜTZTEN TECHNOLOGIEN IM SCHREIBPROZESS

Bei der Vorbereitung dieser Arbeit hat die Autorin ChatGPT verwendet, um Unterstützung bei der Formulierung von Textelementen wie der Einleitung und Zusammenfassung zu erhalten. Nach der Nutzung dieses Tools hat die Autorin den Inhalt nach Bedarf überprüft und bearbeitet und übernimmt die volle Verantwortung für den Inhalt der Veröffentlichung.

VII Trainingslehre und Sportphysiotherapie

50 Explizite Strategien beim sensomotorischen Lernen: das 3R-Modell 186

51 Wie gelingt eine evidenzbasierte Dosierung eines sensomotorischen Trainings? 192

52 Sprungdiagnostik mit Smartphone und gezieltem Feedback 196

53 Bewegung als Medizin im Alter 198

54 Wirksamkeit der Prähabilitation vor größeren Operationen 202

VIII

KAPITEL

Anna Gorsler und Bernhard Elsner

50 Explizite Strategien beim sensomotorischen Lernen: das 3R-Modell

50.1 Einleitung

In den Neurowissenschaften wird motorisches Lernen überwiegend als eine Form des impliziten Lernens verstanden. Diese Erkenntnis fußt weitestgehend auf Beobachtungen von motorischem Lernen bei dem Patienten H. M., der 1957 von Scoville und Milner beschrieben wurde. Der Patient H. M. litt nach einer bilateralen medialen Temporallappenresektion unter einer schweren anterograden Amnesie. Obwohl er keinerlei Erinnerung an die jeweils vorangegangene Trainingseinheit hatte, konnte er dennoch beachtliche Fortschritte bei der Bewältigung einer gespiegelten Zeichenaufgabe erzielen. Die Deutung, dass es sich hierbei um ein rein implizites motorisches Lernen handele, wird in der hier besprochenen Studie hinterfragt und die Rolle expliziter Lernstrategien aufgezeigt.

50.2 Abstract der Studie

Tsay JS, Kim HE, McDougle SD, et al. (2024): Fundamental processes in sensorimotor learning: Reasoning, refinement, and retrieval. *eLife* 13: e91839.
DOI: 10.7554/eLife.91839
https://doi.org/10.7554/eLife.91839

Abstract

Grundlegende Prozesse beim sensomotorischen Lernen: Reasoning, Präzisieren und Abrufen

Motorisches Lernen wird oft als ein uniformer Prozess betrachtet, der unterbewusst abläuft. Diese Sichtweise hat zur Entwicklung komplexer Modelle geführt, durch welche die Mechanismen des impliziten sensomotorischen Lernens hergeleitet werden sollen. In diesem Review stellen wir einen breiteren Erklärungsansatz des motorischen Lernens vor und möchten den Beitrag expliziter Strategien bei sensomotorischen Lernaufgaben betonen. Darüber hinaus schlagen wir einen theoretischen Rahmen für das motorische Lernen vor, der aus drei grundlegenden Prozessen besteht: dem Begreifen des Zusammenhangs zwischen Handlung und Ergebnis (Reasoning), dem Präzisieren sensomotorischer und kognitiver Parameter (Refinement), sodass die motorischen Ziele erreicht werden, und dem Abrufen (Retrieval), nachdem der Kontext erkannt wurde und für diesen Fall eine Steuerungsstrategie abgerufen wird. Wir gehen davon aus, dass dieser 3R-Rahmen zur Erklärung des Erlernens komplexer Bewegungen neue Wege für die zukünftige Forschung an der Schnittstelle zwischen Kognition und Handlung eröffnen wird.

50.3 Kommentar

50.3.1 Zusammenfassung

Die Autorinnen und Autoren gehen der Frage nach, wie man implizites und explizites Lernen voneinander abgrenzen kann.

Implizites Lernen spielt eine entscheidende Rolle bei der Ausübung feinmotorischer Bewegungen. Es ist ein Prozess, der automatisch und außerhalb der bewussten Wahrnehmung stattfindet. Im Gegensatz dazu entsprechen explizite Strategien Bewegungsplänen, die durch den Probanden dargestellt werden können und infolge einer Strategie entwickelt wurden.

Traditionell gelten verschiedene Feedbackarten und sensomotorische Erfahrungen, wie Lernen aus motorischen Fehlern, Belohnungssysteme und Bewegungswiederholung, als Faktoren, die das implizite Lernen fördern. Darüber hinaus geht man davon aus, dass diese Formen von implizitem Lernen über unterschiedliche neuronale Verschaltungen erfolgen: Fehlerbasiertes motorisches Lernen erfordert Interaktionen zwischen Kleinhirn und Kortex, verstärkungsbasiertes Lernen Interaktionen zwischen Basalganglien und Kortex, und repetitionsabhängiges Lernen (d. h. Lernen durch einfache Bewegungswiederholung) moduliert neuronale Interaktionen in primären sensomotorischen Bereichen.

Der Prozess, motorische Fehler durch sensorisches Feedback zu korrigieren, bietet ein hilfreiches Erklärungsmodell, um den Anteil expliziter und impliziter Lernprozesse zu unterscheiden. Traditionell funktioniert **fehlerbasiertes Lernen** durch allmähliche implizite Änderungen der Bewegungskinematik, z. B.

die Anpassung des Bewegungswinkels der Hand als Reaktion auf ein gestörtes sensorisches Feedback bei zielgerichteten Greifaufgaben. Diese impliziten Anpassungen der Greifbewegung bestehen zunächst auch dann noch fort, wenn die gestörte sensorische Rückmeldung nicht mehr vorhanden ist. Im Wesentlichen führt diese Form des impliziten Lernens zu einer Art visuomotorischen Illusion, bei der man glaubt, sich in eine Richtung zu bewegen (z. B. geradeaus zu greifen), sich aber in Wirklichkeit in einer adaptierten Weise bewegt (z. B. mit einigen Winkelgraden Abweichung zur beabsichtigten Bewegungsrichtung). Diese Art der Fehlanpassung, die auch als **Nacheffekt** bezeichnet wird, ist ein typisches Merkmal des impliziten Lernens (➤ Abb. 50.1).

Zwei wichtige Aspekte legen nahe, dass auch **explizite Strategien** eine nicht zu vernachlässigende Rolle beim fehlerbasierten motorischen Lernen spielen: Erstens können sich die Testpersonen bei der zielgerichteten Greifaufgabe zwar an größere Störfaktoren anpassen (z. B. an einen optischen Abweichungswinkel von 45°), die anhaltenden Nacheffekte der Winkelabweichung sind jedoch wesentlich geringer ausgeprägt (durchschnittlich 15–25°). Dies lässt vermuten, dass nur ein Teil des beobachteten Lernens wirklich implizit ist. Zweitens wird das Lernen maßgeblich durch explizite Strategien gefördert, wenn die Testpersonen aufgefordert werden, vor jeder Bewegung zunächst zu schildern, wohin sie zu greifen beabsichtigen. Diese Erkenntnisse ordnen das fehlerbasierte motorische Lernen neu ein: Es ist nicht allein ein Prozess des impliziten Gedächtnisses, sondern es werden auch explizite Strategien benötigt.

Über das visuomotorische Rotationslernen hinaus konnte gezeigt werden, dass explizite Strategien auch bei anderen fehlerbasierten Anpassungsaufgaben angewendet werden, wie Blick-Ziel-Bewegungen (Stellbewegungen der Augen), Kraftanpassung (bei zeitlich verzögertem Bewegungswiderstand), Ziel-Sprung-Anpassung (verkürzte Vorbereitungszeit), Prismen-Anpassung (systematische optische Abweichung) und lokomotorischer Anpassung. Die zentrale Bedeutung von Strategien bei der sensomotorischen Kontrolle zeigt sich daran, dass sie bei allen vorgenannten Szenarien zum Einsatz kamen.

Die Aufgabe, eine spiegelverkehrte Bewegung zu erlernen, wie sie klassisch in der Studie des Patienten H. M. verwendet wurde, ist heute als überzeugender Nachweis für den Strategieeinsatz anerkannt. In einigen Folgestudien wurde versucht, den relativen Anteil impliziter und expliziter Komponenten beim Erlernen gespiegelter Bilder zu quantifizieren. Aus den mündlich berichteten Zielangaben lässt sich ableiten, dass mehr als 90 % des Lernens auf explizite Strategien zurückzuführen sind. Darüber hinaus zeigen der hohe Zeitaufwand für die Bewegungsplanung und die unter Dual-Task-Bedingungen beobachteten Lernbeeinträchtigungen, dass das Lernen über ein gespiegeltes Bild sehr stark auf dem Einsatz expliziter Strategien beruht (➤ Abb. 50.2).

Am **motorischen Verstärkungslernen,** worunter die Präzisierung von Bewegungen durch Belohnung und/oder Bestrafung verstanden wird, sind mehrere Lernprozesse beteiligt: In den ersten Arbeiten mit dieser Methode ging man davon aus, dass das Lernen hauptsächlich über implizite Prozesse erfolgt. Beim motorischen Verstärkungslernen kommen jedoch sowohl implizite als auch explizite Prozesse zum Einsatz: Die Testpersonen können ihre Bewegungen durch ein binäres Verstärkungsfeedback anpassen, das ihnen eine Rückmeldung darüber gibt, ob sich ihre Bewegungen einem sich langsam verschiebenden Zielbereich annähern oder sich davon entfernen. Auffallend ist, dass das Lernen nur zu einem kleinen Teil anhand impliziter Prozesse erfolgt, da es den Testpersonen in der Phase der Nacheffekte gelingt, ohne Strategieeinsatz direkt nach dem visuellen Ziel zu greifen.

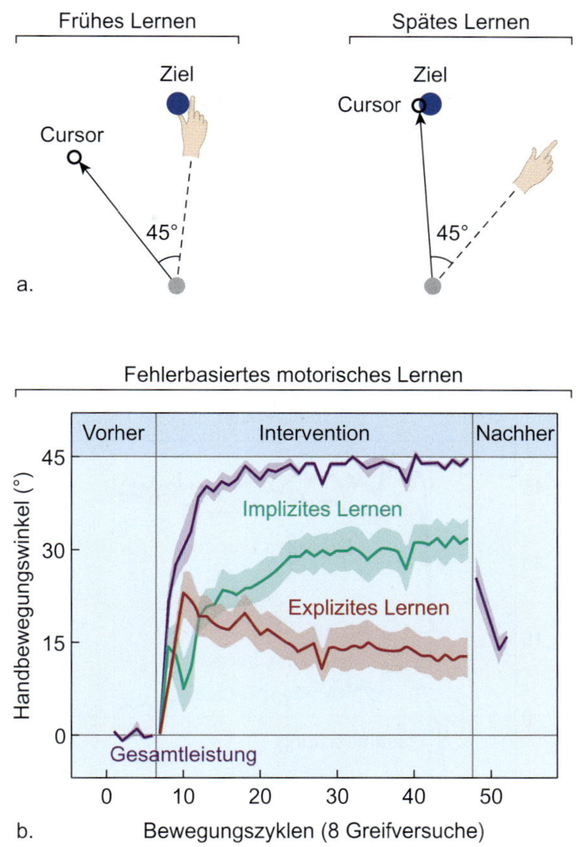

Abb. 50.1 Implizite und explizite Lernprozesse sind an zahlreichen sensomotorischen Lernaufgaben beteiligt.
a) Schematische Darstellung einer fehlerbasierten motorischen Lernaufgabe. Während der Bewegung wurde der um 45 Grad rotierte Cursor (weißer Punkt) als Feedback gezeigt. [F1232, L231]
b) Mittlerer zeitlicher Verlauf des Handbewegungswinkels (hellblaue Linie) in der Ausgangsphase, unter dem gestörten Feedback und dem Nacheffekt (kein Feedback). Die roten Linien zeigen den zeitlichen Verlauf der strategischen Umsetzung gemessen an den mündlichen Zielangaben. Die schwarzen Linien zeigen den zeitlichen Verlauf des impliziten Lernens, das durch Subtraktion der mündlichen Zielangaben von der Gesamtleistung abgeschätzt wurde. Der Handwinkel wird bezogen auf das Ziel (0°) angegeben. [F461-006]

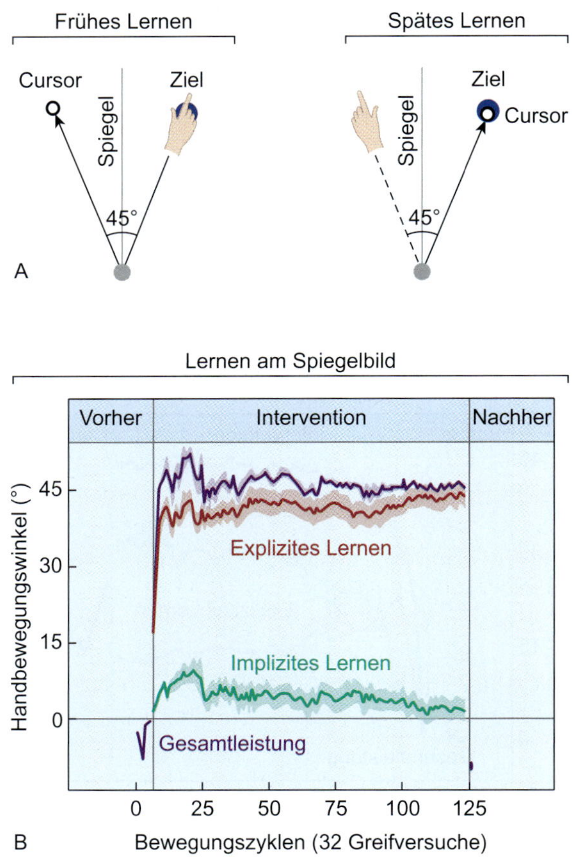

Abb. 50.2 Implizite und explizite Lernprozesse sind an zahlreichen sensomotorischen Lernvorgängen beteiligt.
A) Schematische Darstellung einer Lernaufgabe am Spiegelbild. Das visuelle Feedback mittels Cursor (weißer Punkt) wurde über die vertikale Achse gespiegelt und während der Bewegung angezeigt.[F1232, L231]
B) Mittlerer zeitlicher Verlauf des Handbewegungswinkels bei einer Lernaufgabe am Spiegelbild. [F1233]

Auch beim **nutzungsabhängigen motorischen Lernen** spielen zahlreiche Lernprozesse eine Rolle. Bei dieser Form des Lernens erfolgt die Feinabstimmung der Bewegungen durch wiederholtes Ausführen einer Bewegung ohne Verwendung von Feedback: In Studien zu zielgerichteten Greifbewegungen zeigte sich, dass eine häufig ausgeübte Zielbewegung beim nachfolgenden Greifen zu einer systematischen Abweichung in diese Bewegungsrichtung führt. Bisher ging man davon aus, dass diese Abweichung der gezielten Greifbewegung implizit und starr ist, was bedeutet, dass sie nicht willentlich durch explizite Prozesse außer Kraft gesetzt werden kann. Jüngste Ergebnisse konnten jedoch nachweisen, dass sich ein Großteil der gebrauchs- oder übungsabhängigen Abweichungen bewusst reduzieren lässt: Die nutzungsabhängige Abweichung in Richtung einer häufig wiederholten Zielbewegung ist bei schnelleren und impulsiveren Bewegungen stärker ausgeprägt und spiegelt einen vorgegebenen motorischen Plan wider, der durch die vielen Wiederholungen der gleichen Bewegung entstanden ist. Auffallend ist, dass diese Abweichung bei verlangsamter Bewegungsausführung nahezu aufgehoben wird. Eine Bewegung zu einem relativ selten angesteuerten ungeübten Ziel erfordert eine bewusste strategische Neuausrichtung, die den eingeübten motorischen Standardplan überwinden kann. Die implizite Komponente der nutzungsabhängigen Abweichung, die sich bei verlangsamter Bewegungseinleitung zeigt, ist gering (< 5°).

Implizites und explizites Lernen zeigen unterschiedliche Eigenschaften bei einfachen visuomotorischen Aufgaben

In welchen wesentlichen Merkmalen unterscheiden sich explizites und implizites motorisches Lernen? Eine Gegenüberstellung findet sich in ➤ Tab. 50.1. Bei visuomotorischen Rotationsaufgaben unterscheiden sich beide Prozesse in der Umsetzung der Aufgabe erheblich: Der explizite Strategiegebrauch ist bemerkenswert flexibel und führt zu Leistungsverbesserungen, die an den Grad der Rotation angepasst sind. Im Gegensatz dazu ist das implizite Lernen auffallend starr und zeigt bei unterschiedlichen Rotationswinkeln eine stets ähnliche Ausführung. Das Ergebnis ist jedoch bei explizitem Strategieeinsatz schwer vorhersagbar. Es kann nicht nur zu sprunghaften, deutlichen Änderungen der motorischen Leis-

Tab. 50.1 Gegenüberstellung implizites und explizites motorisches Lernen

Aspekt	Implizites Lernen	Explizites Lernen
Art der Ausführung	Automatisch, unterbewusst	Bewusst, können erklärt werden, strategiebasiert
Nacheffekte bei Fehlanpassung	Eher hoch	Eher gering
Typisches Beispiel	Lernen durch Repetition	Lernen mit Spiegelumkehr
Flexibilität auf Änderungen	Niedrig	Hoch
Kognitiver Anspruch	Niedrig	Hoch
Reaktionszeit proportional zur Größe der Bewegung	Nein	Ja
Gebrauch beim Wiedererlernen	Niedrig	Hoch
Generalisierung/Übertragbarkeit	Niedrig	Hoch
Koordinatenrahmen	Intrinsisch und extrinsisch	Extrinsisch
Erfordert zeitnahes Feedback	Ja	Nein
Veränderung über die Lebensspanne	Verstärkt sich	Verringert sich
Fehlerreduzierung	Allmählich	Sprunghaft

tung kommen, die Testpersonen setzen teilweise auch ohne äußere Störfaktoren unnötigerweise Strategien ein – ein Verhalten, das zu selbst verursachten motorischen Fehlern führt. Implizites Lernen kann diese selbst verursachten Fehler bis zu einem gewissen Grad „bereinigen" und eine stabilere sensomotorische Reaktion wiederherstellen.

Per Definitionem unterscheiden sich die beiden Prozesse in ihren kognitiven Anforderungen: Beim expliziten Lernen werden Strategien bewusst eingesetzt und die Reaktionszeiten verhalten sich proportional zur Größe des Rotationswinkels. Im Gegensatz dazu ist implizites Lernen kognitiv nicht anspruchsvoll und zeigt konstant schnelle Reaktionszeiten über einen großen Bereich von Rotationswinkeln.

Die beiden Prozesse unterscheiden sich auch in Bezug auf Effizienzen und Übertragbarkeit. Der Gebrauch von Strategien wird durch das Wiedererlernen verstärkt; während das implizite Lernen beim Wiedererlernen abgeschwächt wird. Der Einsatz von Strategien lässt sich auf eine Vielzahl verschiedener Positionen des Zielobjekts übertragen und zeigt eine fast vollständige Übertragbarkeit, wenn die Bewegung mit einem anderen Effektor als dem im ursprünglichen Training verwendeten ausgeführt wird. Sie basiert dabei hauptsächlich auf einem extrinsischen Bezugsrahmen (d. h. der Position des Körpers oder von Körperteilen im Verhältnis zu Gegenstände in der Umgebung). Im Gegensatz dazu ist implizites Lernen eng um den Zielpunkt herum fokussiert und zeigt eine nur minimale Generalisierung über Effektoren hinweg und basiert sowohl auf einem extrinsischen als auch auf einem intrinsischen Bezugsrahmen. (Letzteres meint den Bezug der verschiedenen Körperbestandteile zueinander.)

Der Zeitpunkt des Feedbacks hat unterschiedliche Auswirkungen auf implizite und explizite Prozesse: Während der Strategiegebrauch auch bei deutlich verzögertem Feedback unbeeinträchtigt bleibt, ist das implizite Lernen auf eine enge zeitliche Abfolge von Bewegungseinleitung und Feedback-Präsentation angewiesen. Auch das menschliche Alter hat Auswirkungen auf die Lernfähigkeit: Während der Strategiegebrauch bei älteren Erwachsenen deutlich beeinträchtigt ist, ist das implizite Lernen bei älteren Testpersonen nicht beeinträchtigt oder sogar stärker ausgeprägt. Dies unterstreicht die Hypothese, dass der explizite Strategiegebrauch auf neuronale Systeme angewiesen ist, die mit Planung und Entscheidungsfindung in Verbindung stehen, wie der präfrontale Kortex und der mediale Temporallappen. Diese Hirnregionen sind für die altersbedingte Leistungsminderung relevant.
Auch der zeitliche Verlauf des Lernens unterscheidet sich zwischen impliziten und expliziten Prozessen. Implizites Lernen ist zumindest im motorischen Bereich gut durch einen Prozess der allmählichen Fehlerreduzierung charakterisiert. Dieses Konzept ist in Computermodellen und beim Training von künstlichen neuronalen Netzen („Künstlicher Intelligenz") von zentraler Bedeutung. Im Gegensatz dazu sind die Lernfunktionen bei expliziten Lernaufgaben viel individueller, obwohl die durchschnittliche Lernkurve eine allmähliche Fehlerreduzierung zeigt: Einige Personen zeigen plötzliche, punktuelle Leistungssprünge („Momente der Einsicht"), während andere große Schwankungen aufweisen („explorative Muster"). Anstatt individuelle Unterschiede als bloßes Rauschen abzutun, kann die Anerkennung dieser strategischen Unterschiede unser Verständnis für verschiedene kognitive Einflüsse auf das motorische Lernen vertiefen.

Zwei Aspekte sind bei der Differenzierung von implizitem und explizitem motorischen Lernen zu beachten: Erstens wäre es zu einfach, implizite und explizite motorische Lernprozesse als voneinander komplett unabhängig zu verstehen. So scheint das implizite Lernen den Strategiegebrauch bei traditionellen visuomotorischen Rotationsaufgaben zu unterdrücken. Diese Dominanz des impliziten Lernens könnte erklären, warum die Testpersonen keine Strategie anwenden, um einen Restfehler auszugleichen, der nach dem maximal ausgeschöpften impliziten Lernen weiterhin fortbesteht. Bei Aufgaben, bei denen das implizite Lernen aufgehoben wird (z. B. durch eine deutliche Verzögerung des Feedbacks), gelingt es den Testpersonen jedoch häufig, eine ähnlich große Störung strategisch zu kompensieren. Bei einem anderen Forschungsansatz wird angenommen, dass implizites und explizites Lernen um ein gemeinsames Fehlersignal konkurrieren. Dies könnte erklären, warum Manipulationen, die den Strategiegebrauch modulieren (z. B. verbale Anweisungen oder Störungsschemata), entgegengesetzte Effekte auf das implizite Lernen haben.

Zweitens wurde die Unterscheidung in implizite und explizite motorische Lernprozesse vor allem bei einfach konstruierten sensomotorischen Lernaufgaben eingeführt, bei denen die meisten Leistungsänderungen innerhalb weniger Minuten auftreten. Es bleibt abzuwarten, ob analoge Prinzipien auch für den Erwerb komplexer motorischer Fähigkeiten gelten, die zu erlernen Stunden, Tage oder sogar Wochen dauern kann.

➤ Tab. 50.1 veranschaulicht die beiden idealtypischen Ausprägungen. Die beiden Lernverfahren sind jedoch nicht voneinander zu trennen und treten in praxi gemeinsam auf.

3R-Modell für motorisches Lernen: Reasoning, Refinement (Präzisieren), Retrieval (Abrufen)

Die Autorinnen und Autoren schlagen das 3R- Modell für motorisches Lernen vor, welches drei weithin akzeptierte Aspekte des motorischen Lernens integriert.
Beim **Reasoning** geht es um das Bewusstwerden des Zusammenhangs von Handlung und Ergebnis, um einen wirksamen Kontrollmechanismus zu entwickeln (z. B. Erlernen des Fahrradfahrens: *„Wenn man den rechten Arm nach vorne schiebt und den linken Arm nach hinten zieht, wird das Fahrrad nach links bewegt."*). Meistens ist das Reasoning in hohem Maße explizit und strategisch, d. h. es kann leicht mit Begriffen wie „oder", „und", „vorher" und „nachher" beschrieben werden.

Beim **Refinement (Präzisieren)** werden die Bewegungsparameter angepasst, um ein motorisches Ziel besser zu erreichen. Diese Feinabstimmung ist von entscheidender Bedeutung, da die Steuerungsstrategie so verfeinert werden kann, dass die Bewegungsziele mit höherer Genauigkeit, Präzision und Effizienz erreicht werden. Sobald unsere als Anfängerin beginnende Radfahrerin verstanden hat, wie der Lenker den Lenkeinschlag steuert, muss sie diese Fähigkeit verfeinern, indem sie das optimale Timing und die Amplitude der motorischen Befehle lernt, die für verschiedene Arten von Kurven erforderlich sind. In ähnlicher Weise zeigt sich diese Feinabstimmung bei visuomotorischen Anpassungsaufgaben, wenn das anfänglich abrupte und sprunghafte motorische Verhalten in eine allmählichere und präzisere Abstimmung der Winkelanpassung übergeht, die erforderlich ist, um Restfehler zu beseitigen.

Beim **Retrieval (Abrufen)** wird eine Steuerungsstrategie abgerufen, die sich dabei bewährt hat, um ein motorisches Ziel effizient zu erreichen. Sobald ein Radfahrer herausbekommen hat, wie er ausbalanciert fährt, wird dieses Bewegungsmuster im motorischen Langzeitgedächtnis abgespeichert und kann bei geeigneten kontextuellen Schlüsselreizen leicht abgerufen werden. Nach vielen Übungsstunden könnte unser Fahrradfahrer beispielsweise an einer Treppe einen fehlerfreien „Wheelie Drop" ausführen, indem er das Vorderrad vom Boden hebt und die Treppe nur auf dem Hinterrad herunterfährt. Ganz ähnlich zeigt sich der Prozess des Abrufens bei visuomotorischen Anpassungsaufgaben, wenn die motorische Reaktion von erklärbar und beabsichtigt zu unbeschreibbar und automatisiert übergeht. Mit zunehmender Anzahl der Wiederholungen sinken Aufwand und Vorbereitungszeit für den Abruf einer Steuerungsstrategie.

Wichtig ist, dass sich dieser aus der Automatisierung einer Steuerungsstrategie hervorgehende implizite Prozess deutlich von dem Prozess unterscheidet, der mit der impliziten sensomotorischen Rekalibrierung, also der Beseitigung von Fehlern, verbunden ist. Erstens führt ein abgerufenes Bewegungsmuster nicht durch den Abgleich zwischen wahrgenommenen und geplanten Handlungen zu einer Änderung der sensomotorischen Abbildung. Somit führt sie nicht zu einem Nacheffekt, dem wichtigsten Merkmal der impliziten Rekalibrierung. Stattdessen sind abgerufene Bewegungsmuster gut eingeübte Abbildungen des aktuellen Zustands, des Kontextes und der beabsichtigten Handlung. Zweitens kann ein abgerufenes Bewegungsmuster erklärt und auch bewusst wieder verworfen werden, vor allem wenn dazu ausreichend Zeit zur Verfügung steht, was bei einer impliziten Rekalibrierung nicht möglich ist.

50.3.2 Wissenschaftliche Einordnung

Dieser narrative Review gibt einen Überblick über den aktuellen Stand der Evidenz und das Verhältnis von implizitem und explizitem motorischen Lernen und leitet daraus ein neues Modell ab.

Die Betonung des impliziten Abrufs gegenüber strategischer Überlegung weist Parallelen zu Theorien zum Erwerb von Expertise auf, bei denen durch intensive Übungen zahlreiche Reiz-Reaktions-Verbindungen entstehen, auf die man zurückgreifen kann. Solche Modelle können zwar die Genauigkeit und Effizienz erfassen, die sich bei längerer Übung einstellt, werden aber der Anpassungsfähigkeit, die ebenfalls ein Kennzeichen von fachlicher Expertise ist, nicht gerecht.

Stattdessen postuliert das 3R-Modell, dass erfahrene Ausübende über eine Fülle von kontextuellen Erinnerungen verfügen, die von konkreten motorischen Aufgaben stammen. Jede ist mit einer gut begründeten und gut verfeinerten Steuerungsstrategie verbunden, die sie durch ausgiebige praktische Übung und Erfahrung erworben haben. Expertinnen und Experten benötigen keinen aufwändigen Rechenprozess mehr, um neue Erfahrungen und neue Steuerungsstrategien abzuspeichern. Durch ihr umfangreiches sensomotorisches Repertoire können sie den aktuellen Kontext erkennen und die entsprechende Handlung effizient und sicher abrufen. Sollte ein motorischer Fehler auftreten, können sie erkennen, ob der Fehler durch kontextuelle Inferenz (Variation im Kontext der Aufgabe), die Art der Aktionsausführung selbst oder die Auswahl der Handlung verursacht wurde. Letztere kann dabei schnell korrigiert werden, indem zu einer anderen, gut eingeübten Steuerungsstrategie gewechselt wird.

Das 3R-Modell kann auch Merkmale der motorischen Entwicklung darstellen. Der Übergang vom Sitzen über das Krabbeln zum Laufen ist zwar sicherlich in unseren Genen verankert, aber die Unterschiede zwischen Individuen und Kulturen lassen vermuten, dass die Entwicklung selbst durch eine so grundlegende Fähigkeit wie Reasoning, Präzisieren und Abrufen geprägt sein kann. Es ist unwahrscheinlich, dass Kinder komplexe Reasoning-Formen anwenden. Sie können aber motorische Fähigkeiten durch weniger kognitiv anspruchsvolle, heuristische Reasoning-Formen erwerben. So können Kinder durch Übung und Anleitung ein besseres Gespür dafür entwickeln, wie sie ihr Gewicht effektiv verlagern können, was ihnen hilft, einen stabileren Gang zu entwickeln und das Gleichgewicht zu halten. Am meisten lernen sie durch implizites Präzisieren von Steuerungsstrategien, indem sie die Koordination von Muskeln des Ober- und Unterkörpers feinabstimmen, um einen effizienteren Gang zu erreichen. In der Abrufphase geht das Gehen von einem anstrengenden Akt zu einer automatisierten Fähigkeit über, durch die das Kind natürlicher gehen und sich schnell von einem Stolperer erholen kann.

Auch wenn das 3R-Modell dem Modell des motorischen Lernens von Fitts und Posner (1979) ähnelt, geht er nach Meinung der Autorinnen und Autoren dennoch darüber hinaus: Das Fitts-Posner-Modell beschreibt drei Phasen des Lernens: die kognitive, die assoziative und die automatisierte Phase. In der kognitiven Phase begreifen Lernende die Aufgabenziele und die allgemeinen Handlungsabläufe, die zur Zielerreichung erforderlich sind. In der assoziativen Phase experimentieren sie mit verschiedenen Bewegungen und lernen die verschiedenen Teilkomponenten der Bewegung, die für eine gekonnte Ausführung der gelernten Bewegung notwendig sind. In der abschließenden automatischen Phase wird die Bewegungsfertigkeit präzisiert, und nach ausreichendem Training laufen die Bewegungen mühelos und fast schon reflexartig ab.

Obwohl sowohl das 3R-Modell als auch das Fitts-Posner-Modell anerkennen, dass der Erwerb motorischer Fähigkeiten einen Übergang von kognitiv anspruchsvollen zu automatisierten Fähigkeiten beinhaltet, gibt es Unterschiede: Erstens betont das Fitts-Posner-Modell ein alleiniges Voranschreiten durch die kognitiven, assoziativen und automatischen Phasen des Lernens. Im Gegensatz dazu geht das 3R-Modell von der Prämisse aus, dass motorische Fähigkeiten durch mehrere, oft parallel ablaufende Lernprozesse entstehen. Dies ist von entscheidender Bedeutung, da das motorische Lernen somit keine lineare Entwicklung ist, sondern vielmehr ein dynamisches Zusammenspiel vieler sich parallel entwickelnder Prozesse. Zweitens beschreibt das Fitts-Posner-Modell den Erwerb motorischer Fähigkeiten auf einer rein phänomenologischen Ebene. Im Gegensatz dazu umreißt das 3R-Modell spezifische Berechnungsmechanismen. Als Ausgangspunkt haben die Autorinnen und Autoren vorgeschlagen, dass das Reasoning auf Inferenz und/oder Heuristiken beruhen könnte, das Refinement (Präzisierung) durch Nutzenmaximierung gesteuert wird und das Retrieval (Abruf) von kontextbezogenen Inferenzen abhängt. Dieser Grad an berechneter Spezifität wird hoffentlich zu konkreteren experimentellen Tests anregen und eine einfache Integration mit anderen Lernprozessen ermöglichen. Reasoning, Refinement und Retrieval stellen zwar einen Weg zum erfolgreichen motorischen Lernen dar, können aber leicht mit anderen Berechnungsvorgängen kombiniert werden, z. B. mit denen für implizites fehlerbasiertes, implizites verstärkungsbasiertes und implizites nutzungsabhängiges Lernen. Weitere Möglichkeiten zur Erforschung der am motorischen Lernen beteiligten neuronalen Areale und deren Verbindung bieten sich durch die Fortschritte im Bereich der Brain-Computer-Interfaces an. Mit dieser Technik wäre es möglich, im Tiermodell oder am Menschen die an Reasoning, Refinement (Präzisieren) und Retrieval (Abruf) beteiligten neuronalen Strukturen zu identifizieren.

50.3.3 Praxistipp

Ob bei der Arbeit mit Leistungssportlerinnen und Leistungssportlern oder Menschen mit chronischen Erkrankungen wie Schlaganfällen: Motorisches Lernen spielt beim (Wieder-) Erlernen von Bewegungen eine große Rolle in der physiotherapeutischen klinischen Versorgung. Hierbei gibt es im Wesentlichen zwei verschiedene Ansätze bzw. Strategien: das implizite und das explizite Lernen, die jedoch stets gemeinsam wirken. Je nach Situation, Aufgabe und Patient bzw. Patientin, ist eines der beiden Verfahren besser geeignet als das andere. Durch Hintergrundwissen über die vorgenannten Ansätze können Physiotherapeutinnen und -therapeuten abhängig von den Begleitumständen den richtigen Ansatz bzw. die richtige Mischung auswählen, um ein optimales Therapieergebnis zu erhalten.

TAKE HOME MESSAGE

Beim motorischen Lernen scheint explizites Lernen in Form von Überlegungen, die auch anderen erklärt werden können, eine größere Rolle zu spielen, als bisher gedacht. Das 3R-Modell mit den Phasen Reasoning, Refinement (Präzisieren) und Retrieval (Abruf) ist der Versuch, motorische Lernprozesse phänomenologisch und neurophysiologisch als Zusammenspiel impliziter und expliziter Lernprozesse zu beschreiben. Es ist kompatibel mit gängigen motorischen Berechnungsvorgängen und erlaubt die Beschreibung von motorischen Entwicklungsprozessen ebenso wie von Lernprozessen (motorische Ontogenese und Expertise).

LITERATUR

Fitts PM, Posner MI (1979): *Human Performance.* Bloomsbury Academic. 9780313212451

Scoville WB, Milner B (1957): Loss of recent memory after bilateral hippocampal lesions. J *Neurol Neurosurg Psychiatry* 20(1): 11–21. DOI: 10.1136/jnnp.20.1.11

KAPITEL

51 Wie gelingt eine evidenzbasierte Dosierung eines sensomotorischen Trainings?

Hiner Baur

51.1 Einleitung

Sensomotorische Trainingsformen gehören zum Therapiealltag in vielen Settings, insbesondere bei Pathologien des Bewegungsapparats, im Sport, in der Geriatrie oder auch in der Neurologie. Der sensomotorische Regelkreis aus afferentem Input, spinaler und supraspinaler Verarbeitung sowie daraus resultierender efferenter, motorischer Bewegungsantwort wird zwar bei jeder Trainingsform der konditionellen Leistungsfaktoren (z. B. Kraft-, Ausdauer-, Schnelligkeitstraining) angesprochen. Trotzdem können spezifische Übungsformen zur gezielten Ansprache des Sensomotorischen Regelkreises genutzt werden, um Reflexanpassungen und/oder Motorisches Lernen auszulösen.

Sensomotorisches Training erfolgt mit Übungen, die Verarbeitungsprozesse zwischen sensorischem Input (z. B. visuellen, vestibulären und propriozeptiven Informationen) und motorischem Output (Muskelbewegungen) verbessern. Diese Art des Trainings soll somit die Fähigkeit des Körpers verbessern, sensorische Informationen zu verarbeiten und mit angemessenen motorischen Aktionen zu reagieren. Dadurch lassen sich Gleichgewicht und Koordination sowie ganz allgemein die motorische Kontrolle optimieren (Kienle und Meyer 2015; Seidler und Carson 2017). Oft wird der Begriff sensomotorisches Training synonym mit dem Begriff neuromuskuläres Training verwendet. Hier gibt es weitreichende Überschneidungen, wobei die Kraftkomponente beim neuromuskulären Training eine stärkere Rolle spielt (Myer et al. 2011). Das Gleichgewichtstraining, das Training der posturalen Kontrolle und reaktive Übungsformen, wie plyometrischen Übungen, können als sensomotorisches Training zusammengefasst werden. Dieses wird häufig in der Rehabilitation eingesetzt, um die Funktion nach Verletzungen wiederherzustellen (Gruber et al. 2007). Auch in der Prävention findet es alleine oder im Rahmen von multimodalen Interventionen breite Anwendung, um beispielsweise Sportverletzungen zu verhindern (Emery et al. 2022, Berkey et al. 2024) oder das Sturzrisiko bei älteren Erwachsenen zu reduzieren (Zhong, Meng und Su 2024).

In der Praxis ergibt sich bei der Entwicklung eines progressiven trainingstherapeutischen Plans die Schwierigkeit, wie eine adäquate Dosierung des sensomotorischen Trainings gelingen kann. Die patientenspezifische Definition der Belastungsnormative wie Trainingshäufigkeit, Trainingsumfang, Belastungsdauer und -dichte (Serienanzahl, Wiederholungen, Reizdauer, Pausengestaltung) sowie die Trainingsintensität sind essenziell für einen nachhaltigen Therapieerfolg. Derzeit gibt es noch zu wenig Studien und es besteht ein hoher Bedarf für Dosis-Wirkungs-Studien. Außerdem kann hier noch nicht auf umfangreiches Lehrbuchwissen (wie z. B. beim Krafttraining) zurückgegriffen werden. Allerdings lohnt sich ein Blick in die vorhandenen Trainings- und Therapiestudien, um dort Belastungsnormative zu extrahieren und in den eigenen Therapiealltag zu transferieren.

51.2 Abstract der Studie

Ketterer J, Gollhofer A, Ringhof S, Assländer L, Granacher U, Gehring D (2024): Effects of balance training with visual input manipulations on balance performance and sensory integration in healthy young adults: a randomized controlled trial. *Sci Rep* 14(1): 28589.
DOI: 10.1038/s41598-024-79736-x
https://doi.org/10.1038/s41598-024-79736-x

Abstract

Effekte von Gleichgewichtstraining mit Manipulationen der visuellen Wahrnehmung auf die Gleichgewichtsfunktionen und sensorische Integration bei gesunden jungen Erwachsenen: eine randomisierte kontrollierte Studie

Gleichgewichtstraining kann das Gleichgewicht in verschiedenen Populationen verbessern, wobei die die zugrunde liegenden Mechanismen, über welche es die sensorische Integration verändert, weiterhin unklar sind. In dieser Studie wurden die Effekte eines Gleichgewichtstrainings mit Manipulationen der visuellen Wahrnehmung mittels virtueller Realität (VR) und die Effekte eines konventionellen Gleichgewichtstrainings auf die Posturale Kontrolle bei statischer Haltung und die sensorische Integration bei der Gleichgewichtskontrolle untersucht. Dazu wurden 22 gesunde junge Erwachsene nach dem Zufallsprinzip auf eine Gruppe mit konventionellem Gleichgewichtstraining (BT) und eine Gruppe mit konventionellem und VR-Gleichgewichtstraining (BT+VR) verteilt. Die BT-Gruppe erhielt ein herkömmliches Gleichgewichtstraining, während die BT+VR-Gruppe während der vierwöchigen Studienphase neben dem konventionellen Gleichgewichtstraining zusätzlich visuellen Manipulationen ausgesetzt wurde, um sensorische Konflikte auszulösen. Das statische Gleichgewicht wurde in Form des Center of Pressure (COP) Sway Speed unter trainierten (offene Augen) und untrainierten (geschlossene Augen) Gleichgewichtsbedingungen gemessen. Mittels modellgestützter Analyse wurden die sensorische Integration und die Feedback-Charakteristiken des Gleichgewichtskontrollmechanismus quantifiziert. Dabei quantifiziert die visuelle Gewichtung den Beitrag der visuellen Informationen zum Gleichgewicht, während die proportionalen und derivativen Feedback-Loop-Gains die Abweichungen von der gewünschten Winkelposition bzw. Winkelgeschwindigkeit korrigieren. Signifikante Effekte wurden hauptsächlich für den visuellen sensorischen Beitrag zum Gleichgewicht ($p = 0{,}002$, $\eta_p^2 = 0{,}41$) und für den abgeleiteten Feedback-Loop-Gain ($p = 0{,}011$, $\eta_p^2 = 0{,}29$) beobachtet. Signifikante Interaktionen zwischen den Gruppen und der Zeit wurden für die Center of Pressure (COP) Sway Speed in der untrainierten Aufgabe ($p = 0{,}023$, $\eta_p^2 = 0{,}23$) zugunsten von BT+VR und für den proportionalen Feedback Loop-Gain beobachtet, wobei nur in der BT+VR-Gruppe eine Verringerung zu verzeichnen war ($p = 0{,}043$, $\eta_p^2 = 0{,}2$). Bei untrainierten Aufgaben verbesserte BT+VR die Leistung stärker als die konventionelle Gleichgewichtstherapie, was höchstwahrscheinlich auf die geringere Abhängigkeit von visuellen Informationen zurückzuführen ist. Dies lässt vermuten, dass die systematische Modulation des sensorischen Input die Fähigkeit zur motorischen Anpassung beim Gleichgewichtstraining verbessert.

51.3 Kommentar

51.3.1 Zusammenfassung

In der Studie wurden die Effekte eines Gleichgewichtstrainings mit Manipulationen des visuellen Feedbacks durch Virtuelle Realität (VR) auf die Gleichgewichtsfähigkeit und sensorische Integration bei gesunden jungen Erwachsenen mit denen eines konventionellen Trainings ohne Variation des visuellen Feedbacks verglichen. Dazu wurden 22 Teilnehmende in zwei Gruppen randomisiert: Eine Gruppe absolvierte ein konventionelles Gleichgewichtstraining, die andere Gruppe erhielt zusätzlich zu diesem Training Manipulationen durch Änderungen des visuellen Feedbacks mittels Virtueller Realität (VR). Es wurde jeweils über vier Wochen mit zwei Trainingseinheiten pro Woche trainiert. Eine einzelne Trainingseinheit dauerte dabei rund 15 Minuten. Es fanden insgesamt zehn Durchgänge mit einer Dauer von 30 Sekunden im Semitandem- später im Einbeinstand auf instabilem Untergrund statt, gefolgt von jeweils 30 Sekunden Pause. Nach fünf Durchgängen – in der Mitte der Trainingseinheit – wurde eine zweiminütige Pause gemacht. In der VR-Gruppe wurde die virtuell eingespielte Szenerie mit unterschiedlicher Geschwindigkeit geneigt und in die reale Ausgangsposition zurückgeführt. Zu Beginn der Intervention erfolgte das Training auf instabilem Untergrund im Semitandemstand und wurde dann zur Anpassung des Schwierigkeitsgrades progressiv ab der dritten Trainingseinheit im Einbeinstand absolviert. Die Ergebnisse zeigten, dass die VR-Gruppe größere Verbesserungen in untrainierten Aufgaben erzielte und weniger auf visuelle Informationen angewiesen war. Dies lässt vermuten, dass die systematische Modulation des sensorischen Inputs die motorische Anpassungsfähigkeit verbessert. Die Studie hebt hervor, dass VR-basiertes Training zusätzliche Effekte hat. Dies kann für die Therapie verschiedener Bevölkerungsgruppen, einschließlich älterer Erwachsener und Personen mit sensorischen Defiziten, relevant sein.

51.3.2 Wissenschaftliche Einordnung

Die experimentellen Befunde der Studie tragen dazu bei, das Wissen über Dosis-Wirkungs-Beziehungen besser zu verstehen. Für die Trainings- und Therapiepraxis ist zudem wichtig, dass die Programme eine Progression beinhalten, um immer einen dem aktuell angepassten Leistungsstand optimalen Trainingsreiz zu bieten. Folglich lohnt sich im Hinblick auf eigene Ableitungsmöglichkeiten ein genauerer Blick auf die Methodik und speziell der Interventionsbeschreibungen der Einzelstudien (Taube et al. 2007, Taube, Gollhofer und Lauber 2020). Dabei ist zu beachten, dass die applizierten Interventionen oft nicht nur in älteren Studien unzureichend beschrieben sind, sodass daraus keine Rückschlüsse gezogen werden können (Tekin, Agopyan und Baltaci 2018). Da es derzeit noch keine groß angelegten Dosis-Wirkungs-Studien gibt, in denen unterschiedliche Trainingsregime gegeneinander getestet werden, ist die Synthese von Einzelstudien das momentan vielversprechendste Mittel, um einen sinnvollen Transfer der Studienergebnisse in die Praxis zu realisieren. Dies unterstreicht die Bedeutung wissenschaftliche Inhalte in die Aus- und Weiterbildung von Physiotherapeutinnen und -therapeuten, wie das kritische Lesen von Studien („Critical Appraisal") und die Durchführung eigener kleiner Projekte zu implementieren. Nur so kann durch Integration von Erfahrungswissen und wissenschaftlichen Befunden eine evidenzbasierte Praxis gelingen (Sackett et al. 1996; Purssell und Mc Crae 2024).

Um zu verstehen, welche physiologischen Anpassungen durch sensomotorische Trainingsformen auf unterschiedlichen Ebenen des sensomotorischen Regelkreises und des neuromuskulären Systems auftreten, sei an dieser Stelle unter anderem auf die Studien von Taube verwiesen (z. B. Taube et al. 2007, Taube, Gruber und Gollhofer 2008, Taube, Gollhofer und Lauber 2020). Neben der sinnvollen Gestaltung der Belastungsnormative zeigen aktuelle Studien, dass weitere Grundsätze des motorischen Lernens wie Training mit externem Aufmerksamkeitsfokus, Implizites Lernen, differenzielles Lernen und kontextuelle Interferenz, also eine hohe Variation von Übungsgestaltung und -reihenfolge sowie Umgebungsbedingungen (z. B. Störreize, Änderung des visuellen Feedback, Dual-Task-Aufgaben) zu optimalen Ergebnissen führen können (Gokeler et al. 2019, Gholami et al. 2023, Wohl et al. 2024).

51.3.3 Praxistipp

Für die physiotherapeutische Praxis können aus der Studie wichtige Eckdaten für die Gestaltung einer progressiven sensomotorischen Trainingstherapie abgeleitet werden. Oft ist in der Praxis unklar wie lange trainiert bzw. therapiert werden muss, bis ein Effekt eintritt und objektiv auch mit entsprechenden Assessments nachgewiesen werden kann. Hier bestätigt die Studie Erkenntnisse, die schon in den ersten Studien zu den Effekten des sensomotorischen Trainings beschrieben wurden. So konnten beispielsweise bereits Bruhn, Kullmann und Gollhofer (2004) zeigen, dass sensomotorisches Training nach vier Wochen (2× pro Woche, 30 Minuten Training [ohne Warm-Up], 5× 40 Sekunden Belastung, 20 Sekunden Pause pro Übung) positive Effekte auf die Maximalkraft und Kraftentwicklungsrate hat. Mit ähnlichen Belastungsnormativen erzielten auch die Testpersonen in einer Studie über ebenfalls acht Trainingseinheiten innerhalb von vier Wochen positive Anpassungen der Kraftentwicklungsrate (Gruber und Gollhofer 2004). Auch neuere Studie ermittelten positive Effekte auf andere Outcomes wie die Schmerzempfindung (Holm et al. 2021). In der Folge konnten weitere Studien positive Effekte durch sensomotorische Trainingsinterventionen auf wichtige Körperfunktionen nachweisen. So ermittelte eine Studie an Tänzern und Tänzerinnen (n = 33) nach einem achtwöchigen Zirkeltraining mit zwei Einheiten pro Woche und etwa zehn Übungen pro Einheit positive Effekte auf Balanceeigenschaften. Leider wurde dabei die spezifischen Belastungsnormative pro Übung nicht detailliert beschrieben (Tekin, Agopyan und Baltaci 2018).

In neueren Studien wie derjenigen von Krause et al. (2018) wurde nach einem vierwöchigen Training, 3× pro Woche für 20 Minuten eine verbesserte neuromuskuläre Ansteuerung in simulierten Sturzsituationen nachgewiesen. Dabei waren die Einzelreize der Übungen auf 40 Sekunden festgelegt (20 Sekunden Pause zwischen den Einzelapplikationen). Ähnlich profitierte auch die Balanceleistung von Testpersonen durch ein vierwöchiges Training 3× pro Woche (Taube, Gollhofer und Lauber 2020). Demgegenüber zeigen Studien mit langer Applikationsdauer eines Einzelreizes über mindestens 1 Minute nur wenige bis keine Effekte auf die Balance (Cheng et al. 2019, Reneker et al. 2019). Daher sollte die Reizdauer pro Einzelreiz 40 Sekunden möglichst nicht überschreiten. Vermutlich verhindert die neuromuskuläre Ermüdung bei dieser Belastungsdauer gepaart mit zu kurzen Pausen eine positive Anpassung.

TAKE HOME MESSAGE

Was bedeuten diese Erkenntnisse für meine physiotherapeutische Tätigkeit?

Sensomotorische Trainingsformen können erfolgreich in Training und Therapie eingesetzt werden. Neben der Anwendung motorischer Bewegungsaufgaben können zusätzlich Variationen des visuellen Feedbacks, Perturbationen (Störreize) oder Dualtask-Aufgaben (motorisch/kognitiv) sinnvolle Erweiterungen im Rahmen einer Therapieprogression sein.

Wie setze ich dieses Wissen in die Praxis um?

Die Ergebnisse zeigen, dass bereits nach wenigen Therapieeinheiten mit positiven Effekten gerechnet werden kann. Im vorgestellten Beispiel werden acht Trainingseinheiten in vier Wochen durchgeführt, wobei jede Einheit nur 15 Minuten dauert. Die weiteren Belastungsnormative aus dem vorgestellten Beispiel können helfen, patientenspezifische Therapiepläne zu entwickeln. Dies sollte dazu ermutigen, diese Trainingsformen vermehrt in der Praxis einzusetzen.

LITERATUR

Berkey R, Sunesara A, Allen L, Pontiff R, DeVries A, Fisher SR (2024): Ankle injury prevention programs for youth sports: A systematic review and meta-analysis. *Sports Health* 16(6): 1029–1037. DOI: 10.1177/19417381241231588

Bruhn S, Kullmann N, Gollhofer A (2004): The effects of a sensorimotor training and a strength training on postural stabilisation, maximum isometric contraction and jump performance. *Int J Sports Med* 25(1): 56–60. DOI: 10.1055/s-2003-45228

Cheng YTY, Wong TKS, Tsang WWN, et al. (2019): Neuromuscular training for children with developmental coordination disorder: A randomized controlled trial. *Medicine (Baltimore)* 98(45): e17946. DOI: 10.1097/MD.0000000000017946

Emery CA, Owoeye OBA, Räisänen AM, et al. (2022): The "SHRed Injuries Basketball" neuromuscular training warm-up program reduces ankle and knee injury rates by 36 % in youth Basketball. *J Orthop Sports Phys Ther* 52(1): 40–48. DOI: 10.2519/jospt.2022.10959

Gholami F, Letafatkar A, Moghadas Tabrizi Y, et al. (2023): Comparing the effects of differential and visuo-motor training on functional performance, biomechanical, and psychological factors in athletes after ACL reconstruction: A randomized controlled trial. *J Clin Med* 12(8): 2845. DOI: 10.3390/jcm12082845

Gokeler A, Neuhaus D, Benjaminse A, Grooms DR, Baumeister J (2019): Principles of motor learning to support neuroplasticity after ACL injury: Implications for optimizing performance and reducing risk of second ACL injury. *Sports Medicine* 49(6): 853–865. DOI: 10.1007/s40279-019-01058-0

Gruber M, Gollhofer A (2004): Impact of sensorimotor training on the rate of force development and neural activation. *Eur J Appl Physiol* 92(1–2): 98–105. DOI: 10.1007/s00421-004-1080-y

Gruber M, Gruber SBH, Taube W, Schubert M, Beck SC, Gollhofer A (2007): Differential effects of ballistic versus sensorimotor training on rate of force development and neural activation in humans. *J Strength Cond Res* 21(1): 274–282. DOI: 10.1519/00124278-200702000-00049

Holm PM, Petersen KK, Wernbom M, Schrøder HM, Arendt-Nielsen L, Skou ST (2021): Strength training in addition to neuromuscular exercise and education in individuals with knee osteoarthritis – the effects on pain and sensitization. *Eur J Pain* 25(9): 1898–1911. DOI: 10.1002/ejp.1796

Kienle G, Meyer E (2015): Sensomotorisches Training. Bundesamt für Sport – BASPO. *Mobilesport.ch* 05/2015. Verfügbar auf: www.mobilesport.ch/assets/lbwp-cdn/mobilesport/files/2015/05/Sensormotorische_d.pdf (letzter Zugriff: 18.12.2025).

Krause A, Freyler K, Gollhofer A, et al. (2018): Neuromuscular and kinematic adaptation in response to reactive balance training – a randomized controlled study regarding fall prevention. *Front Physiol* 9: 1075. DOI: 10.3389/fphys.2018.01075

Myer GD, Faigenbaum AD, Ford KR, Best TM, Bergeron MF, Hewett TE (2011): When to initiate integrative neuromuscular training to reduce sports-related injuries and enhance health in youth? *Curr Sports Med Rep* 10(3): 155–166. DOI: 10.1249/JSR.0b013e31821b1442

Purssell E, McCrae N (2024): Critical appraisal: Assessing the quality of evidence. In: *How to perform a systematic literature review.* Springer, Cham. DOI: 10.1007/978-3-031-71159-6_5

Reneker JC, Babl R, Pannell WC, et al. (2019): Sensorimotor training for injury prevention in collegiate soccer players: An experimental study. *Phys Ther Sport* 40: 184–192. DOI: 10.1016/j.ptsp.2019.09.012

Sackett DL, Rosenberg WM, Gray JA, Haynes RB, Richardson WS (1996): Evidence based medicine: what it is and what it isn't. *BMJ* 312(7023): 71–72. DOI: 10.1136/bmj.312.7023.71

Seidler RD, Carson RG (2017): Sensorimotor learning: Neurocognitive mechanisms and individual differences. *J Neuroeng Rehabil* 14(1): 74. DOI: 10.1186/s12984-017-0279-1

Taube W, Gollhofer A, Lauber B (2020): Training-, muscle- and task-specific up- and downregulation of cortical inhibitory processes. *Eur J Neurosci* 51(6): 1428–1440. DOI: 10.1111/ejn.14538

Taube W, Gruber M, Beck S, Faist M, Gollhofer A, Schubert M (2007): Cortical and spinal adaptations induced by balance training: correlation between stance stability and corticospinal activation. *Acta Physiol* 189(4): 347–358. DOI: 10.1111/j.1748-1716.2007.01665.x

Taube W, Gruber M, Gollhofer A (2008): Spinal and supraspinal adaptations associated with balance training and their functional relevance. *Acta Physiol* 193(2): 101–116. DOI: 10.1111/j.1748-1716.2008.01850.x

Tekin D, Agopyan A, Baltaci G (2018): Balance training in modern dancers: Proprioceptive-neuromuscular training vs kinesio taping. *Med Probl Perform Art* 33(3): 156–165. DOI: 10.21091/mppa.2018.3022

Wohl TR, Criss CR, Haggerty AL, Rush JL, Simon JE, Grooms DR (2024): The impact of visual perturbation neuromuscular training on landing mechanics and neural activity: A pilot study. *Int J Sports Phys Ther* 19(11): 1333–1347. DOI: 10.26603/001c.123958

Zhong YJ, Meng Q, Su CH (2024): Mechanism-driven strategies for reducing fall risk in the elderly: A multidisciplinary review of exercise interventions. *Healthcare (Basel)* 12(23): 2394. DOI: 10.3390/healthcare12232394

KAPITEL

52 Sprungdiagnostik mit Smartphone und gezieltem Feedback

Eric Haschock

52.1 Einleitung

Die Lauf- oder Anlaufsprungtechnik ist im Basketball entscheidend für erfolgreiche Korbleger und Wurfaktionen in Korbnähe. Trotz ihrer Häufigkeit im Spiel werden technische Elemente dieses Sprungtyps im Trainingsalltag selten objektiv analysiert. Die vorliegende Studie untersucht, ob visuelles Feedback über Smartphones neben verbalen Instruktionen eine Leistungssteigerung bewirken kann.

52.2 Abstract der Studie

Soda N, Takayama S, Shimokochi Y (2024): Immediate effects of different feedback methods on running jump height and motion improvement in male college basketball players. *Hum Mov Sci* 98: 103293.
DOI: 10.1016/j.humov.2024.103293
https://doi.org/10.1016/j.humov.2024.103293

Abstract

Soforteffekte verschiedener Feedback-Verfahren auf die Höhe des Anlaufsprungs und die Verbesserung der Bewegungen bei männlichen Spielern von College-Basketball

In dieser Studie sollten Validität und Genauigkeit von Schätzungen der Höhe des Anlaufsprungs mit der Hochgeschwindigkeitskamera eines Smartphones ermittelt werden. Gleichzeitig wurde beurteilt, wie effektiv das mündliche und das visuelle Feedback mittels Smartphone beim Anlaufsprung die Bewegungen und die Sprunghöhe bei erfahrenen Athleten erfasst. Dazu wurden 20 männliche Spieler von College-Basketball nach dem Zufallsprinzip der Gruppe mit mündlichem Feedback (OF) oder der Gruppe mit mündlichem und visuellem Feedback (OVF) zugeteilt. Zunächst führten die Teilnehmer Anlaufsprünge auf Kraftmessplatten durch, wobei sie mit einem iPhone (240 fps) aufgezeichnet wurden. Die Sprunghöhen wurden anhand des Videos, der Daten der Kraftmessplatte und der Positionsdaten der Beckenmarker (JH_{iPhone}, J_{HFP} bzw. J_{HRM}) geschätzt. Anschließend erhielt jede Gruppe ein maßgeschneidertes Feedback anhand der Videoaufnahme des Anlaufsprungs. Nach dieser Rückmeldung führten die Teilnehmer erneut Anlaufsprünge durch, deren Sprunghöhen wiederum geschätzt wurden. Die JH_{iPhone}-Werte waren zwar systematisch höher, wichen aber mit einem noch akzeptablen Zufallsfehler von den JH_{RM}-Werten ab. Dabei war die Reproduzierbarkeit ausgezeichnet und bestand eine starke positive Korrelation mit JH_{FP} und JH_{RM}. Nur in der OVF-Gruppe verbesserte sich die Sprunghöhe nach dem Feedback signifikant. Unsere Ergebnisse legen nahe, dass JH_{iPhone} ein für den Sport wertvolles und präzises Instrument ist. Darüber hinaus zeigten die Ergebnisse, dass visuelles Feedback mit einem Smartphone effektiv ist und das mündliche Feedback ergänzen sollte, um die Sprunghöhe beim Anlaufsprung in realen Sportsituationen zu verbessern.

52.3 Kommentar

52.3.1 Wissenschaftliche Einordnung

In der vorliegenden Studie wurden Lauf- bzw. Anlaufsprünge mit standardisiertem Anlauf und beidbeinigem Absprung untersucht. Dabei wurden 20 männliche College-Basketballer in zwei Gruppen aufgeteilt: oral-visuelles Feedback (OVF) und orales Feedback (OF). Alle Probanden wurden beim Springen beobachtet und via iPhone-Kamera (240 fps), Kraftmessplatte (Force Plate) und Markertracking am Becken analysiert.

Endpunkte waren die Sprunghöhe und die Verbesserung der Sprungtechnik, wobei die OF-Gruppe ausschließlich verbale Hinweise erhielt, während die OVF-Gruppe eine Kombination aus verbalen Hinweisen und Videoaufzeichnungen erhielt.

Die Kombination aus visueller und verbaler Rückmeldung führte zur signifikanten Verbesserung der Sprunghöhen ($\Delta JH = +0{,}045$ m; $p < 0{,}05$) und der Sprungtechnik, wobei diese Verbesserung qualitativ anhand veränderter Gelenkwinkel in den

Bewegungsphasen beschrieben wurde. Rein verbales Feedback führte zu keiner messbaren Veränderung. Entscheidend dabei ist die Korrelation zwischen der Anzahl der korrekt umgesetzten Bewegungshinweise und der Sprunghöhenverbesserung (r = 0,62).

Besonders anschaulich wird die Aussagekraft der Videoanalyse durch den Vergleich mit etablierten biomechanischen Messverfahren (Force Plate und Motion Capturing). Die mithilfe eines iPhones aufgenommenen Videos (240 fps) lieferten Sprunghöhen, die fast identisch mit den Werten waren, die über Kraftmessplatten ermittelt wurden. Die Unterschiede waren mit durchschnittlich 1,9 (SD: ± 1,4 cm) minimal. Die Reproduzierbarkeit der Messung war mit einem ICC von 0,84–0,91 exzellent. Die Messwerte mit dem Smartphone korrelierten sehr stark mit den Daten aus der Kraftmessplatte (r = 0,97). Daher liegt die Vermutung nahe, dass sich auch mit praktikablen Mitteln zuverlässige Aussagen zum Sprungverhalten treffen lassen.

Die Studie erweitert die bestehenden Erkenntnisse zur Wirksamkeit von Feedback-Strategien, wie sie auch von Mödinger, Woll und Wagner (2022) und Potdevin et al. (2018) für andere Sportarten beschrieben wurden. Dass selbst bei erfahrenen Athleten sofort Verbesserungen erzielt werden konnten, spricht für die Wirksamkeit der visuellen Rückmeldung auch jenseits der motorischen Lernphase.

52.3.2 Praxistipp

Die Kamera eines iPhones oder vergleichbaren Smartphones mit Zeitlupenfunktion, um Anlaufsprünge aus der Seitenperspektive zu filmen, ist eine geeignete Technologie für die physiotherapeutische Praxis. Dabei sollten vier Schlüsselmomente (letzter Schritt, Bodenkontakt, tiefste Position, Absprung) mithilfe passender Standbilder zusammengetragen und analysiert werden. Diese Momente sollten gemeinsam mit den Athleten bzw. Athletinnen besprochen werden. Durch klare technische Korrekturhinweise (z. B. „weiter ausholen", „explosiver abdrücken", „Arme höher führen") kann die Leistung optimiert werden und anhand von Prä-Post-Vergleichen eine nachhaltige Veränderung der Technik erzielt werden.

Die Bedeutung biomechanisch präziser Phasenanalysen wurde bereits in früheren biomechanischen Studien zum Weitsprung hervorgehoben (Lees, Graham-Smith und Fowler 1994) und wird durch die Smartphone-gestützte Bildanalyse in ihrer Praktikabilität gesteigert. Auch Azuma und Matsui (2023) zeigten in einer schulischen Umgebung, dass ein Standbild-Feedback mit dem Smartphone die Bewegungsausführung im Hürdensprint verbessern kann und lieferten damit einen Hinweis auf die Breitenanwendbarkeit visueller Rückmeldungen über Alters- und Leistungsgrenzen hinweg.

Die hier beschriebene Herangehensweise eignet sich für Teamsportarten wie Basketball, Volleyball oder Handball, wo horizontale Anläufe mit vertikalen Sprunganteilen verknüpft werden.

TAKE HOME MESSAGE

Smartphones liefern valide Sprunghöhendaten bei Anlaufsprüngen und sind reproduzierbar einsetzbar. Das visuelle Feedback in Form von Zeitlupenvideos verbessert unmittelbar Sprunghöhe und Technik der Athletinnen und Athleten. Besonders effektiv ist das Feedback, wenn die Korrekturen konkret und bildgestützt erfolgen.

ERKLÄRUNG ZU KI UND KI-GESTÜTZTEN TECHNOLOGIEN IM SCHREIBPROZESS

Bei der Vorbereitung dieser Arbeit hat der Autor ChatGPT von OpenAI verwendet, um wissenschaftliche Inhalte zusammenzufassen und sprachlich zu optimieren. Nach der Nutzung dieses Tools hat der Autor den Inhalt überprüft, angepasst und übernimmt die volle Verantwortung für den Inhalt der Veröffentlichung.

LITERATUR

Azuma A, Matsui K (2023): Effects of strobe-image feedback on hurdle sprint times in physical education classes. *Int J Hum Mov Sports Sci* 11(2): 299–305. DOI: 10.13189/saj.2023.110206

Lees A, Graham-Smith P, Fowler N (1994): A biomechanical analysis of the last stride, touchdown, and takeoff characteristics of the men's long jump. *J Appl Biomech* 10(1): 61–78. DOI: 10.1123/jab.10.1.61

Mödinger M, Woll A, Wagner I (2022): Video-based visual feedback to enhance motor learning in physical education – A systematic review. *Ger J Exerc Sport Res* 52(3): 447–460. DOI: 10.1007/s12662-021-00782-y

Potdevin F, Vors O, Huchez A, Lamour M, Davids Keith, Schnitzler C (2018): How can video feedback be used in physical education to support novice learning in gymnastics? Effects on motor learning, self-assessment, and motivation. *Physical Education and Sport Pedagogy* 23 (6): 559–574.

KAPITEL

53

Anne-Kathrin Rausch Osthoff und Marina Bruderer-Hofstetter

Bewegung als Medizin im Alter

53.1 Einleitung

Körperliche Aktivität ist definiert als jede durch die Skelettmuskulatur hervorgerufene Bewegung mit einem höheren Energieverbrauch als im Ruhezustand, die mit unterschiedlicher Intensität in verschiedenen Ausprägungen durchgeführt werden kann (Caspersen, Powell und Christenson 1985, Garber et al. 2011). Training ist eine geplante, strukturierte und repetitive Unterkategorie der körperlichen Aktivität mit dem Ziel, die körperliche Fitness zu verbessern oder zu erhalten (Caspersen, Powell und Christenson 1985, Garber et al. 2011).

Gemäß den Bewegungsempfehlungen der Weltgesundheitsorganisation (WHO, 2020) sollten ältere Menschen pro Woche: 150–300 Minuten mäßig intensive und/oder 75–150 Minuten intensive Ausdaueraktivität, zweimal Krafttraining und dreimal Gleichgewichts- und Koordinationstraining durchführen. Diese Empfehlungen gelten auch für Personen mit nichtübertragbaren chronischen Erkrankungen (Noncommunicable Diseases, NCDs). Dabei wird betont, wie wichtig eine Reduktion der Zeit im Sitzen ist, ebenso die Anpassung des Trainings an die individuellen Voraussetzungen. Es gilt: Jede Bewegung ist besser als keine Bewegung. Allerdings ist die Dosis-Wirkungsbeziehung noch nicht gänzlich geklärt (WHO 2020).

53.2 Abstract der Studie

Izquierdo M, de Souto Barreto P, Arai H, et al. (2025): Global consensus on optimal exercise recommendations for enhancing healthy longevity in older adults (ICFSR). *J Nutr, Health Aging* 29(1): 2025.
DOI: 10.1016/j.jnha.2024.100401
http://doi.org/10.1016/j.jnha.2024.100401

Abstract

Internationaler Konsens über die optimalen Empfehlungen von körperlicher Aktivität bei älteren Menschen, um ihre Gesundheit langfristig zu erhalten (ICFSR)

Der universelle und unumgängliche Prozess des Alterns ist durch die fortschreitende Akkumulation physiologischer Veränderungen und funktioneller Beeinträchtigungen im Laufe der Zeit gekennzeichnet, durch welche mit fortschreitendem Alter eine erhöhte Anfälligkeit für Krankheiten entsteht und es schließlich zu einer höheren Sterblichkeit kommt. Lebensstilfaktoren, insbesondere körperliche Aktivität und Training, beeinflussen den Phänotyp des Alterns erheblich. Beide können lebensstilbedingte Krankheiten verhindern oder lindern, die Gesundheitsspanne verlängern und Körperfunktionen verbessern. Außerdem können sie die gesundheitlichen Einschränkungen durch nichtübertragbare chronische Krankheiten wie kardiometabolische Erkrankungen, Krebs, Erkrankungen von Bewegungsapparat und Nervensystem, chronische Atemwegserkrankungen sowie vorzeitige Todesfälle verringern.

Körperliche Aktivität beeinflusst die maßgeblichen zellulären und molekularen Prozesse des biologischen Alterns und verlangsamt den Alterungsprozess – ein grundlegender Aspekt der Gerontologie. Somit ist körperliche Aktivität bei pathologischen Veränderungen präventiv und therapeutisch wirksam. Eine zu geringe körperliche Aktivität geht in alternden Bevölkerungen mit einer erhöhten Krankheitsprävalenz einher. Daher sollten strukturierte Übungen wie jede andere medizinische Behandlung auch individuell angepasst verordnet und überwacht werden. Dabei sind die Dosis-Wirkungs-Beziehungen und die für die angestrebten Ergebnisse erforderlichen spezifischen Anpassungen zu berücksichtigen. In den aktuellen Leitlinien wird ein vielseitiges Trainingsprogramm empfohlen, das Ausdauertraining, Krafttraining sowie ein Training zur Verbesserung von Gleichgewicht und Beweglichkeit in Form von strukturierten und alltäglichen Übungen umfasst.

Individuell angepasste Trainingsprogramme tragen nachweislich dazu bei, dass sich ältere Menschen ihre funktionellen Fähigkeiten bewahren, länger gesund bleiben und sich ihre Lebensqualität verbessert. Besonders wichtig sind anabole Übungen, wie das progressive Widerstandstraining (PRT), die für den Erhalt oder die Verbesserung der Funktionsfähigkeit älterer Erwachsener unverzichtbar sind. Dies gilt vor allem für gebrechliche, sarkopenische oder osteoporotische Personen, Menschen in stationärer Behandlung sowie für Bewohnern und Bewohnerinnen von Altenpflegeeinrichtungen. Multi-Komponenten-Training, das auch kognitive Aufgaben umfasst, verbessert die Kennzeichen von Gebrechlichkeit (Abnahme von Körpergewicht, Kraft, Beweglichkeit, körperlicher Belastbarkeit und Energie) sowie die kognitiven Funktionen signifikant, verhindert Stürze und optimiert die Funktionsfähigkeit während des Alterns. Wichtig ist in diesem Zusammenhang, die individuell unterschiedliche dosisabhängige Wirkung von körperlicher Aktivität bzw. Training, die individuelle und an die jeweilige medizinische Situation angepasste Übungsprogramme erforderlich macht. Aufgrund der umfassenden Auswirkungen des Alterns und der weitreichenden Effekte körperlicher Aktivität bleibt die präzise Verordnung von Bewegungen ein wichtiger Forschungsbereich.

Wirtschaftliche Analysen unterstreichen die Kostenvorteile von Bewegungsprogrammen und rechtfertigen eine breitere Integration in die Gesundheitsversorgung älterer Menschen. Doch trotz dieser Vorteile ist körperliche Aktivität noch lange nicht vollständig in die medizinische Behandlung älterer Menschen integriert. Viele Angehörige der Gesundheitsberufe, darunter auch geriatrisch tätige Ärzte und Ärztinnen, müssen besser geschult werden, damit sie körperliche Aktivität in Krankenhäusern, im ambulanten Bereich und in Altenpflegeeinrichtungen in die Versorgung ihrer Patienten und Patientinnen einbinden. Gezielte Schulungen zum Einsatz von körperlicher Aktivität als alleinige oder begleitende Behandlungsmaßnahme von geriatrischen Syndromen und chronischen Krankheiten würden erheblich dazu beitragen, die Polypharmazie und die weit verbreitete Verordnung potenziell ungeeigneter Medikamente zu verringern. Diese Schnittstelle zwischen Verordnungspraktiken und körperlicher Aktivität bzw. Training liefert einen vielversprechenden Ansatzpunkt zur Verbesserung des Wohlbefindens älterer Menschen. Durch eine integrierte Strategie, welche die Verordnung von Training mit einer Pharmakotherapie kombiniert, könnten die Vitalität und die funktionelle Unabhängigkeit älterer Menschen optimiert und gleichzeitig unerwünschte Arzneimittelwirkungen reduziert werden.

Dieser Konsens liefert die Grundlage für die Integration von körperlicher Aktivität in Gesundheitsförderung, Krankheitsprävention und Behandlungsstrategien bei älteren Erwachsenen. Er gibt Handlungsanweisungen bestimmte Krankheitsbilder und Dosierungen von Übungen vor, deren Wirksamkeit in randomisierten kontrollierten Studien nachgewiesen wurde. Beschrieben werden günstige physiologische Veränderungen, die Abschwächung von Alterungsphänotypen und die Bedeutung von körperlicher Aktivität bei der Behandlung chronischer Krankheiten und Behinderungen bei älteren Erwachsenen. Besonders betont wird der Einsatz von körperlicher Aktivität bei kardiometabolischen Erkrankungen, Krebs, Erkrankungen des Bewegungsapparats, Gebrechlichkeit, Sarkopenie und Störungen der neuropsychologischen Gesundheit. Es werden Empfehlungen gegeben, um bestehende Wissenslücken und Probleme bei der Umsetzung zu schließen und die körperliche Aktivität vollständig geriatrische Standardtherapie zu integrieren. Besonderes Augenmerk gilt der Notwendigkeit einer personalisierten Medizin in den Bereichen Bewegung und Gerontologie, da die Anpassung an körperliche Aktivität bei älteren Erwachsenen sehr unterschiedlich ist. Insgesamt liefert dieser Konsens eine Grundlage für die Anwendung und Erweiterung des aktuellen Wissens über körperliche Aktivität zur unterstützenden Behandlung alternder Bevölkerungen, damit diese möglichst lange gesund bleiben und eine möglichst optimale Lebensqualität haben.

53.3 Kommentar

53.3.1 Zusammenfassung

Der Artikel von Izquierdo et al. ist das Update einer früheren Empfehlung (Izquierdo 2021), die aus der *International Conference on Frailty and Sarcopenia Research (ICFSR)* hervorging. Die Empfehlungen werden durch umfassende aktuelle Erkenntnisse über den Alterungsprozess sowie über Wirkmechanismen von körperlicher Aktivität und Training gestützt. Diskutiert wird zudem die Bedeutung von körperlicher Aktivität und Training bei der Primär-, Sekundär- und Tertiärprävention zahlreicher NCDs (z. B. Arthrose, Demenz, Depression, Diabetes, Herz-Kreislauferkrankungen, Osteoporose, Schlaganfall). Da es für diese Themen enorm viel Fachliteratur gibt, ist es schwierig, einen Überblick zu behalten. Izquierdo et al. liefern mithilfe der einschlägigen Literatur und namhafter Expertinnen und Experten genau das: eine Zusammenfassung des aktuellen Wissenstandes zur Relevanz und konkrete Empfehlungen für körperliche Aktivität und Training bei älteren Menschen mit und ohne NCDs. Neben allgemeinen (➢ Tab. 53.1) gibt es auch konkrete Trainingsempfehlungen, um das gesunde Altern zu unterstützen:

- Hinweise für sicheres Training
- Steigerung der Muskelfitness
- Steigerung der Knochenmasse und -dichte, Reduktion des Frakturrisikos
- Verringerung des Fettgewebes insgesamt und des Bauchfetts

Tab. 53.1 Empfohlene Übungen für eine optimale Gesundheit und einen Erhalt bzw. eine Verbesserung der Funktionsfähigkeit bei älteren Erwachsenen (Auszug). [F1236-001]

	Krafttraining	Ausdauertraining	Gleichgewichtstraining
Frequenz (Tage/Woche)	2–3	3–7	1–7
Umfang	1–3 Sätze à 8–12 Wiederholungen, alle grossen Muskelgruppen	• 20–60 Min. kontinuierliche, rhythmische Bewegen oder • Kurze, hochintensive Belastungssequenzen, 30 Sek bis 4 Min.	1–2 × 4–10 verschiedene Übungen, vor allem statische und dynamische Bewegungen und Stellungen
Intensität	• Mit 50 % des 1RM beginnen, in den ersten 2 Trainingswochen bis auf 70–80 % des 1RM (15–18 Borg) steigern. Alle 2–4 Wochen 1RM testen und Intensität anhand der Borg-Skala anpassen • 1–3 Min. Pause zwischen den Sätzen • **Explosivkraft** bei 60–80 % 1RM trainieren	• **Ausdauertraining:** Borg-Skala 12–14 (55–70 % des Höchstwertes) oder 4–5 RPE • **Hochintensives Training:** 70–89 % der maximalen Herzfrequenz oder 60–79 % des $\dot{V}O_2$-Höchstwertes bis zu ≥ 90 % der maximalen Herzfrequenz, ≥ 80 % des $\dot{V}O_2$-Höchstwertes. Unterbrechung durch Pausen von bis zu 90 Sek.	• Schwierigkeit progressiv steigern • Unterstützungsfläche reduzieren und variieren • Propriozeptive eindrücke reduzieren • Optische Wahrnehmung beeinflussen • Bewegung des Körperschwerpunktes aus der vertikalen oder statischen Stellung • Dual Tasking: ergänzen einer Gleichgewichtsübung durch einen kognitiven Störfaktor oder einer weiteren körperlichen Aufgabe • Funktionelle Bewegungen und Aktivitäten, die Alltagssituationen ähneln, wie das Greifen nach und Tragen von Gegenständen, Hindernissen ausweichen und Bewegungsübergänge (z. B. vom Sitzen in den Stand, losgehen und anhalten)

1RM = Einwiederholungsmaximum (die Last, die bei korrekter Bewegungsausführung mit maximaler willkürlicher Anstrengung genau einmal bewegt werden kann), BORG-Skala der empfundenen Anstrengung (6 leicht, 20 maximal anstrengend); RPE = Rating Perceived Exertion, modifizierte Skala der Belastungsempfindung, $\dot{V}O_2$ = maximale Sauerstoffaufnahme, Min.= Minute, Sek.= Sekunde

- Management geriatrischer Syndrome
- Kernelemente einer Verschreibung von Training mit verschiedenen Modalitäten
- Körperliches Training zur Behandlung bestimmter Symptome und Nebenwirkungen bei Menschen mit Krebs
- Kombination von körperlicher Aktivität, Pharmakotherapie und Ernährungsinterventionen

53.3.2 Wissenschaftliche Einordnung

Ein Konsens über Empfehlungen hinsichtlich körperlicher Aktivität, der Dosierung des Trainings und dessen zentraler Rolle bei der Gesundheitsversorgung älterer Menschen mit NCDs ist ein wichtiger Schritt zur Qualitätssicherung und effizienteren Ressourcennutzung im Gesundheitssystem. Ein gemeinsames Verständnis von relevanten Definitionen und Dosierungen fördert die Standardisierung von Trainingsansätzen, wodurch Studien besser vergleichbar werden und sich ihre Ergebnisse besser auf den klinischen Alltag übertragen lassen. Zur umfassenden Beschreibung von Trainingsinterventionen können Instrumente wie *Consensus on Exercise Reporting Template* (CERT; Slade et al. 2016) oder *Template for intervention description and replication* (TiDieR; Hoffmann et al. 2014) verwendet werden. Izquierdo et al. berücksichtigen eine beeindruckend große Anzahl an Studien zu den Themen Altern, NCDs und Training und formulieren konkrete Empfehlungen und Leitlinien, was die hohe Relevanz dieser Arbeit unterstreicht. Für die wissenschaftliche Einordnung wäre es wünschenswert gewesen, im Artikel oder im Supplement die Vorgehensweise bei der Erarbeitung des Konsens zu beschreiben. Verschiedene Institutionen (z. B. WHO 2014, De Leo, Bloxsome und Bayes 2023, NHS 2024) geben klare Empfehlungen zum Vorgehen bei der Entwicklung evidenzbasierter Leitlinien, um die Transparenz und Einbindung aller relevanten Interessengruppen (z. B. ältere Menschen) sicher zu stellen.

53.3.3 Praxistipp

Physiotherapeutinnen und -therapeuten verfügen über die notwendige Expertise und Kompetenz für die Anleitung älterer Menschen mit und ohne NCDs zu körperlicher Aktivität und Training (Kunstler et al. 2018). Sie können das Training situativ und individuell an die körperlichen Voraussetzungen und Bedürfnisse der Betroffenen anpassen, sowie die längerfristige Umsetzung eines körperlich aktiven Lebensstils motivierend begleiten (Kunstler et al. 2018). Sie sollten die Bewegungsempfehlungen kennen und bei allen Patientinnen und Patienten thematisieren, die Dosierung nach den FITT-VP-Prinzipien (F = Frequenz, I = Intensität, T = Time/Zeit, T = Typ, V = Volumen, P = Progression) steuern sowie die Grundlagen einer personenzentrierten Kommunikation bei der Formulierung und Begleitung von Trainingszielen beachten. Dabei sollten Faktoren, welche die Adhärenz für körperliche Aktivität positiv beeinflussen, berücksichtigt werden, wie die Klärung von Erwartungen, soziale Einbettung und Spaß an der Aktivität (Collado-Mateo et al. 2021).

TAKE HOME MESSAGE

Der Konsensus appelliert an alle Gesundheitsfachpersonen und die Ärzteschaft, körperliche Aktivität und Training zielgerichtet, individualisiert und in optimaler Dosierung in die Versorgung älterer Menschen zu integrieren und liefert konkrete Empfehlungen, die direkt in der Praxis umgesetzt werden können.

LITERATUR

Beard JR, Officer A, de Carvalhoet IA, et al. (2016): The World report on ageing and health: a policy framework for healthy ageing. *Lancet* 387(10033): 2145–2154. DOI: 10.1016/S0140-6736(15)00516-4

Caspersen CJ, Powell KE, Christenson GM (1985): Physical activity, exercise, and physical fitness: definitions and distinctions for health-related research. *Public Health Rep* 100(2): 126–31.

Collado-Mateo D, Lavín-Pérez AM, Peñacobaet C, et al. (2021): Key factors associated with adherence to physical exercise in patients with chronic diseases and older adults: An umbrella review. *Int J Environ Res Public Health* 18(4): 2023. DOI: 10.3390/ijerph18042023

De Leo A, Bloxsome D, Bayes S (2023): Approaches to clinical guideline development in healthcare: a scoping review and document analysis. *BMC Health Serv Res* 23, 37. DOI: 10.1186/s12913-022-08975-3

Erickson KI, Donofry SD, Sewell KR, Brown BM, Stillman CM (2022): Cognitive aging and the promise of physical activity. *Annu Rev Clin Psychol* 18: 417–442. DOI: 10.1146/annurev-clinpsy-072720-014213

Garber CE, Blissmer B, Deschens MR, et al. (2011): American College of Sports Medicine position stand. Quantity and quality of exercise for developing and maintaining cardiorespiratory, musculoskeletal, and neuromotor fitness in apparently healthy adults: guidance for prescribing exercise. *Med Sci Sports Exerc* 43(7): 1334–1359. DOI: 10.1249/MSS.0b013e318213fefb

Hoffmann TC, Glasziou PP, Boutron I, et al. (2014): Better reporting of interventions: template for intervention description and replication (TIDieR) checklist and guide. *BMJ* 7: 348: g1687. DOI: 10.1136/bmj.g1687

Kunstler BE, Cookl JL, Freene N, et al (2018): Physiotherapist-led physical activity interventions are efficacious at increasing physical activity levels: a systematic review and meta-analysis. *Clin J Sport Med* 28(3): 304–315. DOI: 10.1097/JSM.0000000000000447

Lefferts WK, et al (2022): Exercise as an aging mimetic: a new perspective on the mechanisms behind exercise as preventive medicine against age-related chronic disease. *Front Physiol* 13: 866792. DOI: 10.3389/fphys.2022.86679

National Institute for Health and Care Excellence (2024) Developing NICE guidelines: the manual. https://www.nice.org.uk/process/pmg20 [letzter Zugriff: 29.07.2025]

Slade SC, Dionne CE, Underwood M, Buchbinder R (2016): Consensus on exercise reporting template (CERT): Explanation and elaboration statement. *Br J Sports Med* 50(23):1428–1437. DOI: 10.1136/bjsports-2016-096651

World Health Organization (2014): WHO handbook for guideline development, 2nd ed. World Health Organization https://iris.who.int/handle/10665/145714 [letzter Zugriff: 29.07.2025]

World Health Organization (2015). World report on ageing and health. World Health Organization. https://iris.who.int/handle/10665/186463 [letzter Zugriff: 29.07.2025].

World Health Organization (2020): WHO guidelines on physical activity and sedentary behaviour. https://www.who.int/publications/i/item/9789240015128 [letzter Zugriff: 29.07.2025].

KAPITEL

54

Tobias Braun und Andrés Jung

Wirksamkeit der Prähabilitation vor größeren Operationen

54.1 Einleitung

In Deutschland werden jährlich über 16 Millionen stationäre Operationen durchgeführt (mit steigender Tendenz), wobei die häufigsten größeren elektiven Eingriffe beispielsweise Operationen am Darm und Implantationen von Hüft- oder Kniegelenkprothesen darstellen (Statistisches Bundesamt 2023, STATISTA 2024). Circa 20 % der Patientinnen und Patienten erfahren postoperative Komplikationen bzw. eine beeinträchtigte funktionelle Erholung nach größeren Operationen, die beispielweise mit Einschränkungen in der Selbständigkeit in den Aktivitäten des täglichen Lebens einhergehen kann (International Surgical Outcomes Study group, 2016). Insbesondere (hochaltrige) Patientinnen und Patienten mit Frailty haben ein besonders hohes Risiko für postoperative Komplikationen (Panayi et al. 2019). Das Frailty-Syndrom beschreibt einen Zustand, der mit verringerten physischen Reserven, einer erhöhten Vulnerabilität gegenüber Stressoren und einem erhöhten Risiko für ein schlechtes medizinisches Ergebnis assoziiert ist (Bauer et al. 2024).

Prähabilitation wird definiert als aktive Vorbereitung von Patientinnen und Patienten auf die Operation durch körperliches Training, Ernährungsinterventionen, psychologische Unterstützung, kognitives Training oder eine Kombination dieser Komponenten (McIsaac et al. 2022a, Fleurent-Grégoire et al. 2024, McIsaac et al. 2025). Das Ziel von Prähabilitation ist es unter anderem das Risiko für postoperative Komplikationen zu reduzieren und die Lebensqualität zu verbessern. Das Konzept der Prähabilitation als therapeutische Gesundheitsintervention vor elektiven Eingriffen wurde bereits in den späten 1990er Jahren beschrieben (Fleurent-Grégoire et al. 2024). Typische prärehabilitative Interventionen mit Relevanz für die Physiotherapie sind ein Training der Inspirationsmuskulatur vor Lungenresektionen oder vor Koronararterien-Bypass-Operationen sowie Bewegungstherapie vor elektivem Gelenkersatz (Gränicher et al. 2022, Annema et al. 2023, Fleurent-Grégoire et al. 2024).

Obwohl es mittlerweile eine Vielzahl von randomisierten Studien und systematischen Reviews gibt, in denen deutliche Hinweise auf die Effektivität von Prähabilitation beschrieben werden (McIsaac et al. 2022a), gab es bisher keine umfassende, methodisch hochwertige Analyse, in der die Effektivität von Prähabilitation und deren einzelnen Komponenten auf klinisch relevante Endpunkte untersucht wurden. Die Gruppe um McIsaac et al. (McIsaac et al. 2025) hat daher ein systematisches Review mit Netzwerk- und Komponenten-Netzwerk-Metaanalyse erstellt, um mit diesen komplexen statistischen Verfahren ein tieferes Verständnis der Wirksamkeit von Prähabilitation und deren Komponenten zu gewinnen.

Eine Netzwerk-Metaanalyse ist eine Erweiterung der konventionellen paarweisen Metaanalyse (in der zwei Interventionen oder Behandlungsarten direkt miteinander verglichen werden). Die Frage, welche Interventionen am wirksamsten sind (wenn es mehr als zwei zur Auswahl gibt), kann mit herkömmlichen paarweisen Metaanalysen nicht beantwortet werden (Créquit et al. 2016). Die Netzwerk-Metaanalyse schätzt die Wirkung aller relevanten Interventionen basierend auf der gesamten quantitativen Evidenz, kombiniert direkte Evidenz und indirekte Evidenz und ermöglicht es mehr als zwei Interventionen miteinander zu vergleichen. Die Netzwerk-Metaanalyse ist präziser, vergleicht Behandlungen, die nicht direkt miteinander verglichen wurden, und bietet die Möglichkeit, mehr als zwei Interventionen auf einmal zu vergleichen (Vergleich aller Interventionen), um diese Frage zu beantworten (Salanti 2012). Zusätzlich gibt es die Option der Komponenten-Netzwerk-Metaanalyse, bei der nicht nur mehrere Interventionen miteinander verglichen werden können, sondern auch verschiedene Komponenten innerhalb von komplexen Interventionen (in denen verschiedene Behandlungsmaßnahmen kombiniert werden).

54.2 Abstract der Studie

McIsaac DI, Kidd G, Gillis C, et al. (2025): Relative efficacy of prehabilitation interventions and their components: systematic review with network and component network meta-analyses of randomised controlled trials. *BMJ* 388: e081164.
DOI: 10.1136/bmj-2024-081164
https://doi.org/10.1136/bmj-2024-081164

Abstract

Relative Wirksamkeit von Prähabilitationsmaßnahmen und ihren Komponenten: systematisches Review mit Netzwerk- und Komponenten-Netzwerk-Metaanalysen von randomisierten kontrollierten Studien

Ziel

Einschätzung der relativen Wirksamkeit einzelner und kombinierter Komponenten der Prähabilitation (Bewegung, Ernährung, kognitive und psychosoziale Aspekte) auf wichtige Endpunkte, wie postoperative Komplikationen, Aufenthaltsdauer, gesundheitsbezogene Lebensqualität und körperliche Genesung bei Erwachsenen, die sich einer Operation unterzogen haben.

Studiendesign

Systematisches Review mit Netzwerk- und Komponenten-Netzwerk-Metaanalysen randomisierter kontrollierter Studien.

Datenquellen

Medline, Embase, PsycINFO, CINAHL, Cochrane Library und Web of Science wurden erstmals am 1. März 2022 durchsucht und am 25. Oktober 2023 aktualisiert. Die Vertrauenswürdigkeit der Ergebnisse wurde mit dem CINeMA-Instrument (Confidence in Network Meta-Analysis) bewertet.

Wichtigste Ergebnisse

Vergleich von Behandlungen und einzelnen Komponenten auf der Grundlage von Partnerschaften mit Patienten, Klinikern, Forschern und Führungskräften des Gesundheitswesens unter Verwendung eines integrierten Frameworks für die Wissensübertragung. Eingeschlossen wurden alle randomisierten kontrollierten Studien mit Erwachsenen, die sich auf einen größeren chirurgischen Eingriff vorbereiteten und denen Maßnahmen zur Prähabilitation oder die übliche Versorgung zugewiesen wurden, und in denen wichtige Endpunkte beschrieben wurden.

Ergebnisse

Es wurden 186 einzelne randomisierte kontrollierte Studien mit 15.684 Teilnehmenden berücksichtigt. Beim Vergleich der Behandlungen mit einer Random Effects Netzwerk-Metaanalyse reduzierten körperliches Training alleine (Odds Ratio 0,50 [95 %-Konfidenzintervall 0,39–0,64], sehr geringe Vertrauenswürdigkeit), Ernährungsinterventionen alleine (Odds Ratio 0,62 [95 %-Konfidenzintervall 0,50–0,77], sehr geringe Vertrauenswürdigkeit) und die Kombination aus körperlichem Training, Ernährungsinterventionen und psychosozialer Betreuung (Odds Ratio 0,64 [95 %-Konfidenzintervall 0,45–0,92]; sehr geringe Vertrauenswürdigkeit) als Prähabilitation die Komplikationen verglichen mit der üblichen Versorgung. Die Kombination aus körperlichem Training und psychosozialer Betreuung (–2,44 Tage [95 %-Konfidenzintervall –3,85 bis –1,04]); sehr geringe Vertrauenswürdigkeit) verringerte ebenso wie die Kombination aus körperlichem Training und Ernährungsinterventionen (–1,22 Tage [95 %-Konfidenzintervall –2,54 bis 0,10]; mäßige Vertrauenswürdigkeit), körperliches Training alleine (–0,93 Tage [95 %-Konfidenzintervall –1,27 bis –0,58]; sehr geringe Vertrauenswürdigkeit) und Ernährungsinterventionen alleine (–0,99 Tage [95 %-Konfidenzintervall –1,49 bis –0,48]; sehr geringe Vertrauenswürdigkeit) am ehesten die Aufenthaltsdauer. Die Kombination aus körperlichem Training, Ernährungsinterventionen und psychosozialer Rehabilitation verbesserte am ehesten die gesundheitsbezogene Lebensqualität (mittlerer Unterschied auf der Short Form-36 Physical Component Scale 3,48 [95 %-Konfidenzintervall 0,82–6,14]; sehr geringe Vertrauenswürdigkeit) und die körperliche Genesung (mittlerer Unterschied in Metern beim Sechs-Minuten-Gehtest 43,43 [95 %-Konfidenzintervall 5,96–80,91]; sehr geringe Vertrauenswürdigkeit). Beim Vergleich der einzelnen Komponenten mit einer Komponenten-Netzwerk-Metaanalyse waren körperliches Training und Ernährung die Einzelkomponenten, die am ehesten alle wichtigen Endpunkte verbesserten. Die Vertrauenswürdigkeit der Evidenz war für alle Vergleiche und für alle Endpunkte aufgrund des Verzerrungsrisikos und der Ungenauigkeit der Effekte gering bis sehr gering; die Ergebnisse für körperliches Training und die ernährungsbezogene Prähabilitation waren jedoch robust, wenn die Studien mit hohem Verzerrungsrisiko ausgeschlossen wurden.

Zusammenfassung

Konsistente und potenziell aussagekräftige Effektschätzer weisen darauf hin, dass Erwachsene bei der Operationsvorbereitung von einer Prärehabilitation mit körperlichem Training, Ernährung und Multikomponenten-Interventionen, die körperliches Training einschließen, profitieren, sodass diese bei der klinischen Versorgung in Betracht gezogen werden könnten. Allerdings sind multizentrische Studien erforderlich, die über eine ausreichende Power für die entscheidenden Endpunkte und ein geringes Verzerrungsrisiko verfügen, um die Wirksamkeit der Prähabilitation besser bewerten zu können.

54.3 Kommentar

54.3.1 Wissenschaftliche Einordnung

Bei dem vorliegenden systematischen Review mit Netzwerk-Metaanalyse handelt es sich um eine Studie, die methodisch nach aktuell höchsten Standards und Ansprüchen geplant, durchgeführt und berichtet wurde. Neben der konsequenten Einhaltung der etablierten Kriterien des Cochrane-Netzwerks, der komplexen statistischen Ausführung sowie der Bewertung der Vertrauenswürdigkeit der Evidenz, wurden Patientinnen und Patienten sowie Anwenderinnen und Anwender, die von der Forschung betroffen sein werden, in den Prozess der Planung und Durchführung der Studie einbezogen.

Hervorzuheben ist zudem, dass die umfangreiche Literaturrecherche des Reviews zum Einschluss von 186 randomisierten Studien mit insgesamt über 15.000 Studienteilnehmenden führte. Bemerkenswerterweise war jedoch die Vertrauenswürdigkeit der Evidenz nur gering bis sehr gering, was auf das überwiegend hohe Verzerrungsrisiko der eingeschlossenen Primärstudien und die Ungenauigkeit der Effekte (bzw. der Effektschätzer) zurückzuführen ist. Das hohe Verzerrungsrisiko begründet sich hauptsächlich durch die unzureichende Verblindung der Studienteilnehmenden und des Studienpersonals, was bei Studien mit Bewegungs-, Ernährungs- und psychosozialen Interventionen üblicherweise eine große Herausforderung darstellt (Hohenschurz-Schmidt et al. 2023). Die Ungenauigkeit der Effekte basiert hauptsächlich auf der Heterogenität der Interventions-Komponenten (so wurden beispielsweise verschiedene Trainingsformen als körperliche Trainingsinterventionen zusammengefasst) sowie darauf, dass viele kleinere Studien mit relativ wenigen Teilnehmenden in die Analysen eingeschlossen wurden. Weitere methodisch hochwertige und ausreichend große Multicenter-Studien mit einem geringen Verzerrungsrisiko und genauen Beschreibungen der Interventions-Komponenten sind notwendig, um die Wirkung von verschiedenen Prähabilitations-Komponenten besser zu verstehen (McIsaac et al. 2025). Weil körperliches Training ein elementarer Bestandteil der Prähabilitation ist, können Physiotherapeutinnen und -therapeuten aktiv an der Planung, Durchführung und Dissemination solcher Studien mitwirken. Zurzeit werden in Deutschland und der Schweiz mehrere klinische Prähabilitations-Studien mit physiotherapeutischer Beteiligung durchgeführt (Birrer et al. 2022, Schaller et al. 2022, Beilstein et al. 2023, Guida et al. 2023, Steinmetz et al. 2023).

Die Autorinnen und Autoren adressieren eine Top-10-Forschungspriorität im Bereich der Anästhesie und perioperativen Versorgung (Boney et al. 2015, McKeen et al. 2020). Weitere Stärken der Studie sind, dass die Autorinnen und Autoren diverse Open-Science-Praktiken angewendet haben, indem sie das Studienprotokoll registriert und publiziert (McIsaac et al. 2022b), den Artikel anhand mehrerer Reporting Guidelines verfasst, Patientinnen und Patienten sowie Klinikerinnen und Kliniker aktiv miteinbezogen und den Artikel Open Access im British Medical Journal (BMJ), einer der renommiertesten medizinischen Fachzeitschriften, publiziert haben.

54.3.2 Praxistipp

Das vorliegende systematische Review mit Netzwerk-Metaanalyse belegt die Wirksamkeit von Prähabilitationsmaßnahmen auf die Reduktion von postoperativen Komplikationen (mit moderater Effektstärke) und Krankenhausaufenthaltsdauer sowie auf klinisch relevante Verbesserungen der gesundheitsbezogenen Lebensqualität und der körperlichen Erholung bei Erwachsenen, die sich auf eine größere Operation vorbereiten. Die Vertrauenswürdigkeit der potenziell klinisch relevanten Effekte der Prähabilitation ist gering bis sehr gering.

Obwohl die Evidenz aus anderen systematischen Reviews konsistent die Wirksamkeit von Prähabilitationsmaßnahmen bestätigt (McIsaac et al. 2022a), ist diese Studie von McIsaac et al. (2025) die erste, welche die Wirksamkeit der einzelnen Komponenten der Prähabilitation untersucht. Die stärkste Evidenz zeigte sich für die Effektivität von körperlichem Training und Ernährungs-interventionen als eigenständige Komponenten einer Prähabilitation, sowie für eine Multikomponenten-Prähabilitation mit einem körperlichen Training als „Kernkomponente". Die Effektivität von körperlichem Training zeigte sich auch dann, wenn nur Studien mit einem geringen Verzerrungsrisiko in die Analyse eingeschlossen wurden.

Diese Ergebnisse sind für klinisch tätige Physiotherapeutinnen und -therapeuten äußerst relevant, da die Evidenz darauf hinweist, dass körperliches Training grundsätzlich in eine Prähabilitationsmaßnahme inkludiert werden sollte, sofern die Patientinnen und Patienten die entsprechenden Voraussetzungen dafür erfüllen (Coca-Martinez und Carli 2024). Allerdings haben Prähabilitationsmaßnahmen in Deutschland bisher relativ wenig Aufmerksamkeit erhalten und leider werden Prähabilitationsmaßnahmen im deutschen Gesundheitssystem im Allgemeinen nicht oder nur in bestimmten Fällen (z. B. bei schwerem metabolischem Risiko) finanziert bzw. in bestimmten Einrichtungen eingeführt (Frank et al. 2022). Umso wichtiger ist es, Patientinnen und Patienten vor elektiven Operationen über die möglichen postoperativen Risiken und die möglichen Vorteile von präoperativer Bewegung und körperlichem Training aufzuklären und zu eigenständiger, gesundheitsbezogener körperlicher Aktivität anzuleiten und zu motivieren.

In einer aktuellen qualitativen Studie wurden Physiotherapeutinnen und -therapeuten und andere Gesundheitsfachpersonen mit Prähabilitations-Erfahrung in den Niederlanden zu den Barrieren und Förderfaktoren für Prähabilitation bei Patientinnen und Patienten mit kolorektalen Krebserkrankungen befragt (Heil et al. 2022). Die Ergebnisse können auch für die Implementierung von Prähabilitation in anderen Bereichen und Ländern relevant sein. Wichtige Barrieren waren demnach die widersprüchlichen wissenschaftlichen Erkenntnisse zur (Kosten-)Effektivität der Prähabilitation, die Herausforderung bzw. Unmöglichkeit, ein personalisiertes Prähabilitationsprogramm anzubieten, die komplexe logistische Organisation von Prähabilitation sowie das mangelnde Bewusstsein für (die Bedeutung) eines Prähabilitationsprogramms bei medizinischem Fachpersonal sowie bei Patientinnen und Patienten (Heil et al. 2022). Wichtige Förderfaktoren waren die Verfügbarkeit von Programmkoordinatoren, eine ärztliche Leitung des Prähabilitationsprogramms sowie die frühzeitige Einbindung skeptischer Kolleginnen und Kollegen in den Implementierungsprozess (Heil et al. 2022). Davis et al. (2022) beschreiben die Erfahrungen eines internationalen Teams bei der Implementierung von Prähabilitation in der Onkologie. Die Autorinnen und Autoren geben praktische Tipps anhand eines zehnstufigen Implementierungsprozesses, auf den wir an dieser Stelle gerne verweisen möchten.

McIsaac et al. (2025) haben keine gesonderten Analysen zum Alter der Studienteilnehmenden durchgeführt (das durchschnittliche Alter in den 186 Studien betrug 62 Jahre). Es gibt jedoch deutliche Hinweise darauf, dass hochaltrige Personen sowie Patientinnen und Patienten mit Frailty und/oder Mangelernährung einerseits ein höheres Risiko für postoperative Komplikationen haben als jüngere Patientinnen und Patienten und solche ohne Frailty bzw. Mangelernährung (Frank et al. 2022; Panayi et al. 2019), und andererseits von Prähabilitation in besonderem Maße profitieren können (Chang et al. 2023, Norris and Close 2020, Skorˇepa et al. 2024). Die Durchführung von präoperativen Trainingsinterventionen mit älteren, meist multimorbiden „Hochrisikopersonen" (mit Frailty) ist komplex (Dronkers et al. 2010, Hulzebos et al. 2012). Physiotherapeutinnen und -therapeuten sind sowohl im Management von medizinisch komplexen Patientinnen und Patienten als auch in der Durchführung eines körperlichen Trainings geschult und können daher eine zentrale und verantwortungsvolle Rolle in der interprofessionellen präoperativen Versorgung dieser Patientinnen und Patienten einnehmen (Braun et al., 2014). Die S3-Leitlinie zur perioperativen Versorgung von Patientinnen und Patienten mit Frailty (AWMF-Nummer: 001-048) bietet eine Entscheidungshilfe, die für Physiotherapeutinnen und -therapeuten mit Interesse an Prähabilitation relevant ist.

TAKE HOME MESSAGE

- Es gibt übereinstimmende Evidenz aus 186 randomisierten Studien, dass Prähabilitationsinterventionen mit körperlichem Training oder Ernährungstherapie (jeweils als Monokomponentenintervention), oder Multikomponenteninterventionen mit körperlichem Training, bei Patientinnen und Patienten vor größeren Operationen eine klinisch relevante Wirksamkeit auf vier wichtige Outcomes hat (postoperative Komplikationen, Krankenhausaufenthaltsdauer, gesundheitsbezogene Lebensqualität, körperliche Erholung).
- Körperliches Training sollte zentraler Bestandteil einer Prähabilitation sein, entweder als Monokomponente oder als Teil einer Multikomponentenintervention.
- Das körperliche Training wurde in den Prähabilitations-Studien üblicherweise von Physiotherapeutinnen und Physiotherapeuten angeboten und stellt somit ein Handlungsfeld mit enormem Potential für die Physiotherapie dar, besonders mit Blick auf ältere Patientinnen und Patienten mit Frailty und/oder hohem perioperativem Komplikationsrisiko.

ERKLÄRUNG ZU KI UND KI-GESTÜTZTEN TECHNOLOGIEN TIM SCHREIBPROZESS

Bei der Vorbereitung dieser Arbeit haben die Autoren die KI-Suchmaschine „Perplexity AI" verwendet, um spezifische Recherchen durchzuführen und einzelne Begriffe zu übersetzten. Nach der Nutzung dieses Tools/Dienstes haben die Autoren den Inhalt nach Bedarf überprüft und bearbeitet und übernehmen die volle Verantwortung für den Inhalt der Veröffentlichung.

LITERATUR

Annema C, Smet S de, Castle EM, et al. (2023): European Society of Organ Transplantation (ESOT) consensus statement on prehabilitation for solid organ transplantation candidates. *Transpl Int* 36: 11564. DOI: 10.3389/ti.2023.11564

Bauer JM, Denkinger M, Polidori MC, et al. (2024): Frailty-Management – jetzt! Dtsch Med Wochenschr 149(1-02): 1–2. DOI: 10.1055/a-2033-4757

Beilstein CM, Krutkyte G, Vetsch T, et al. (2023): Multimodal prehabilitation for major surgery in elderly patients to lower complications: protocol of a randomised, prospective, multicentre, multidisciplinary trial (PREHABIL Trial). *BMJ Open* 13(1): e070253. DOI: 10.1136/bmjopen-2022-070253

Birrer DL, Kuemmerli C, Obwegeser A, et al. (2022): INSPIRA: study protocol for a randomized-controlled trial about the effect of spirometry-assisted preoperative inspiratory muscle training on postoperative complications in abdominal surgery. *Trials* 23(1): 473. DOI: 10.1186/s13063-022-06254-4

Boney O, Bell M, Bell N, et al. (2015): Identifying research priorities in anaesthesia and perioperative care: final report of the joint National Institute of Academic Anaesthesia/James Lind Alliance Research Priority Setting Partnership. *BMJ Open* 5(12): e010006. DOI: 10.1136/bmjopen-2015-010006

Braun T, Thiel C and Grüneberg C (2014): Frailty – ein wichtiges Handlungsfeld für die Physiotherapie: Eine Übersicht mit Blick auf aktuelle und zukünftige Handlungsfelder. *PT –- Zeitschrift für Physiotherapeuten* 66(7): 17–30.

Chang MC, Choo YJ and Kim S (2023): Effect of prehabilitation on patients with frailty undergoing colorectal cancer surgery: a systematic review and meta-analysis. *Ann Surg Treat Res* 104(6): 313–324. DOI: 10.4174/astr.2023.104.6.313

Coca-Martinez M, Carli F (2024): Prehabilitation: Who can benefit? *Eur Journal Surg Oncol* 50(5): 106979. DOI: 10.1016/j.ejso.2023.07.005

Créquit P, Trinquart L, Yavchitz A, Ravaud P (2016): Wasted research when systematic reviews fail to provide a complete and up-to-date evidence synthesis: the example of lung cancer. *BMC Med* 14: 8. DOI: 10.1186/s12916-016-0555-0

Davis JF, van Rooijen SJ, Grimmett C, et al. (2022): From theory to practice: an international approach to establishing prehabilitation programmes. *Curr Anesthesiol Rep* 12(1): 129–137. DOI: 10.1007/s40140-022-00516-2

Dronkers JJ, Lamberts H, Reutelingsperger IMMD, et al. (2010): Preoperative therapeutic programme for elderly patients scheduled for elective abdominal oncological surgery: a randomized controlled pilot study. *Clin Rehabil* 24(7): 614–622. DOI: 10.1177/0269215509358941

Fleurent-Grégoire C, Burgess N, McIsaac DI, et al. (2024): Towards a common definition of surgical prehabilitation: a scoping review of randomised trials. *Br J Anaesth* 133(2): 305–315. DOI: 10.1016/j.bja.2024.02.035

Frank F, Kim M, Nüssler N, et al. (2022): Prähabilitation ist so bedeutsam wie Rehabilitation. Dtsch Ärzteblatt 119(37): 1518–1524.

Gränicher P, Mulder L, Lenssen T, Scherr J, Swanenburg J, de Bie R (2022): Prehabilitation improves knee functioning before and within the first year after total knee arthroplasty: a systematic review with meta-analysis. *J Orthop Sports Phys Ther* 52(11): 709–725. DOI: 10.2519/jospt.2022

Guida S, Vitale J, Gianola S, et al. (2023): Effects of tele-prehabilitation on clinical and muscular recovery in patients awaiting knee replacement: protocol of a randomised controlled trial. *BMJ Open* 13(10): e073163. DOI: 10.1136/bmjopen-2023-073163

Heil TC, Driessen EJM, Argillander TE, et al. (2022): Implementation of prehabilitation in colorectal cancer surgery: qualitative research on how to strengthen facilitators and overcome barriers. *Support Care Cancer* 30(9): 7373–7386. DOI: 10.1007/s00520-022-07144-w

Hohenschurz-Schmidt D, Draper-Rodi J, Vase L, et al. (2023): Blinding and sham control methods in trials of physical, psychological, and self-management interventions for pain (article I): a systematic review and description of methods. *Pain* 164(3): 469–484. DOI: 10.1097/j.pain.0000000000002723

Hulzebos EH, Smit Y, Helders PP, van Meeteren NLU (2012): Preoperative physical therapy for elective cardiac surgery patients. *Cochrane Database Syst Rev* 11(11): CD010118. DOI: 10.1002/14651858.CD010118.pub2

International Surgical Outcomes Study group (2016): Global patient outcomes after elective surgery: prospective cohort study in 27 low-, middle- and high-income countries. *Br J Anaesth* 117(5): 601–609. DOI: 10.1093/bja/aew316

McIsaac DI, Gill M, Boland L, et al. (2022a): Prehabilitation in adult patients undergoing surgery: an umbrella review of systematic reviews. *Br J Anaesth* 128(2): 244–257. DOI: 10.1016/j.bja.2021.11.014

McIsaac DI, Hutton B, Veroniki A, et al. (2022b): Identifying relative efficacy of components of prehabilitation in adult surgical patients: protocol for a systematic review and component network meta-analysis. *BMJ Open* 12(11): e068797. DOI: 10.1136/bmjopen-2022-068797

McKeen DM, Banfield JC, McIsaac DI, et al. (2020): Top ten priorities for anesthesia and perioperative research: a report from the Canadian Anesthesia Research Priority Setting Partnership. *Can Journal Anaesth* 67(6): 641–654. DOI: 10.1007/s12630-020-01607-6

Norris CM, Close JCT (2020): Prehabilitation for the frailty syndrome: improving outcomes for our most vulnerable patients. *Anesth Analg* 130(6): 1524–1533. DOI: 10.1213/ANE.0000000000004785

Panayi AC, Orkaby AR, Sakthivel D, et al. (2019): Impact of frailty on outcomes in surgical patients: A systematic review and meta-analysis. Am J Surg 218(2): 393–400. DOI: 10.1016/j.amjsurg.2018.11.020

Salanti G (2012): Indirect and mixed-treatment comparison, network, or multiple-treatments meta-analysis: many names, many benefits, many concerns for the next generation evidence synthesis tool. *Res Synth Methods* 3(2): 80–97. DOI: 10.1002/jrsm.1037

Schaller SJ, Kiselev J, Loidl V, et al. (2022): Prehabilitation of elderly frail or pre-frail patients prior to elective surgery (PRAEP-GO): study protocol for a randomized, controlled, outcome assessor-blinded trial. *Trials* 23(1): 468. DOI: 10.1186/s13063-022-06401-x

Skořepa P, Ford KL, Alsuwaylihi A, et al. (2024): The impact of prehabilitation on outcomes in frail and high-risk patients undergoing major abdominal surgery: A systematic review and meta-analysis. *Clin Nutr* 43(3): 629–648. DOI: 10.1016/j.clnu.2024.01.020

statista (2024): Vollstationäre Operationen und Behandlungsmaßnahmen in Krankenhäusern in Deutschland im Zeitraum 2005 bis 2023. Verfügbar auf: https://de.statista.com/statistik/daten/studie/76889/umfrage/operationen-und-behandlungsmassnahmen-in-deutschen-krankenhaeusern/ (letzter Zugriff 18.12.2025).

Statistisches Bundesamt (2023): Die 20 häufigsten Operationen insgesamt (OPS 5). Verfügbar auf: https://www.destatis.de/DE/Themen/Gesellschaft-Umwelt/Gesundheit/Krankenhaeuser/Tabellen/drg-operationen-insgesamt.html (letzter Zugriff 18.12.2025).

Steinmetz C, Heinemann S, Kutschka I, et al. (2023): Prehabilitation in older patients prior to elective cardiac procedures (PRECOVERY): study protocol of a multicenter randomized controlled trial. *Trials* 24(1): 533. DOI: 10.1186/s13063-023-07511-w

Glossar

Glossar

Adjustierung Statistische Methoden, die den Einfluss von Bias (systematischen Fehlern) auf die Analyse verringern. Bei der Adjustierung für Confounder (Störvariable) wird versucht, deren Einfluss durch Verfahren wie Stratifizierung oder multivariate Modelle zu begrenzen. Bei der Alpha-Adjustierung (z.B. Bonferroni) wird der Fehler erster Art so angepasst, dass die Gesamtwahrscheinlichkeit eines Fehlers trotz mehrerer Tests im üblichen Bereich (5 %) bleibt.

Ätiologie Lehre von den Ursachen von Krankheiten. Für Ätiologie-Fragen gibt es oft Kohorten- und Fall-Kontroll-Studien.

Bias (systematischer Fehler) Eine systematische Verzerrung von Studienergebnissen, die dazu führt, dass Ergebnisse systematisch in eine bestimmte Richtung von den wahren Werten abweichen. Bias entsteht, wenn andere Faktoren als die untersuchten Behandlungs- oder Diagnosealternativen das Ergebnis beeinflussen. Bias kann Ergebnisse verfälschen und sogar einen Nutzen vortäuschen, wo keiner ist. Der Schutz vor Bias ist entscheidend für die Qualität klinischer Studien.

Confounder (Störgröße) Ein Faktor, der sowohl mit der Behandlung als auch mit dem Studienergebnis zusammenhängt und die Interpretation erschwert. Randomisierung und statistische Methoden helfen, Confounder zu kontrollieren.

Critical Appraisal Kritische Bewertung von Studien, um zu prüfen, ob sie geeignet sind, ein medizinisches Problem zu lösen. Bewertet werden Validität, klinische Relevanz und Übertragbarkeit.

Effektmaß Zahl, die die Stärke eines Effekts beschreibt. Beispiele sind relatives Risiko (RR), Odds Ratio (OR) für binäre Variablen, standardisierte Mittelwertsdifferenz (SMD) und gewichtete mittlere Differenz (WMD) für kontinuierliche Variablen. [Quelle: AG Glossar des DNEbM]

Empfehlungsstärke/-klasse/-Härtegrad Leitlinien-Empfehlungen werden nach Aussagekraft in Stufen eingeteilt, oft basierend auf der Evidenzhierarchie. Auch Expertenmeinungen können hohe Empfehlungsgrade erhalten. Derzeit existieren viele Klassifizierungsmodelle, ohne dass sich ein spezielles Verfahren als überlegen erwiesen hätte. Auf der Basis der *Evidenzgrade* der Aussagen erfolgt deren Einstufung durch die Leitlinien-Autorengruppe in die Empfehlungsgrade A, B oder C.
[Quelle: http://www.leitlinien.de/leitlinienmethodik/leitlinien-glossar/glossar?search_letter=e]

Entscheidungsregel (clinical prediction rule) Mathematisches Modell, das anhand von Patientendaten Wahrscheinlichkeiten für Diagnosen oder Prognosen berechnet. Muss validiert und einfach anwendbar sein. Beispiele sind der Wells-Score oder die Ottawa-Regel.

Epidemiologie Untersuchung der Verteilung und Ursachen von Gesundheitszuständen in Bevölkerungsgruppen zur Steuerung von Gesundheitsproblemen. [Quelle: Gordis, L. (2001)]

Evidenzklassifikation Hierarchische Einteilung von Studientypen nach methodischer Qualität, um die Aussagekraft zu bewerten. Systematische Reviews und randomisierte Studien stehen oben, Expertenmeinungen unten. Evidenzstufen erlauben keine Einschätzung der klinischen Relevanz der Studienergebnisse.
[Quelle: http://www.leitlinien.de/leitlinienmethodik/leitlinien-glossar/glossar?search_letter=e]

Externe Validität Gibt an, wie gut Studienergebnisse auf die Routineversorgung übertragbar sind. Unterschiede in Patienten oder Bedingungen können die Übertragbarkeit einschränken.

Fall-Kontroll-Studie Retrospektive Studie, die Personen mit und ohne Erkrankung hinsichtlich möglicher Risikofaktoren vergleicht. Besonders geeignet bei seltenen Erkrankungen.

Good Clinical Practice (GCP) Regeln für Planung, Durchführung, Überwachung und Auswertung klinischer Studien zum Schutz der Teilnehmer und zur Sicherung der Datenqualität.

Health Literacy (Gesundheitskompetenz) Fähigkeit, Gesundheitsinformationen zu finden, zu verstehen und anzuwenden, um gesundheitsförderliche Entscheidungen zu treffen.

Impact-Faktor Maß für die Bedeutung wissenschaftlicher Zeitschriften, basierend auf der Häufigkeit der Zitationen von Artikeln.

Interne Validität Gibt an, wie gut eine Studie den wahren Effekt einer Intervention misst, frei von systematischen Fehlern. Voraussetzung für Anwendung der Ergebnisse in der Praxis.

Inzidenz Anzahl der neu auftretenden Krankheitsfälle in einer definierten Population innerhalb eines Zeitraums.

Irrtumswahrscheinlichkeit alpha, beta Alpha: Wahrscheinlichkeit, durch Zufall einen Unterschied zu beobachten, der in Wahrheit nicht vorhanden ist (Fehler 1. Art).
Beta: Wahrscheinlichkeit, einen vorhandenen Effekt nicht zu erkennen (Fehler 2. Art).
[Quelle: https://www.iqwig.de/download/Glossar_Version_1_0_zu_den_Allgemeinen_Methoden_Version_3_0.pdf]

Kohortenstudie Beobachtungsstudie, die Gruppen mit und ohne Exposition, (z.B. Intervention über Zeit vergleicht, um Erkrankungsrisiken zu ermitteln.

Konfidenzintervall (KI) Bereich, in dem der wahre Wert mit einer bestimmten Wahrscheinlichkeit (meist 95 %) liegt. Gibt die Präzision der Schätzung an.

Likelihood Ratio (LR) Beschreibt einen Wahrscheinlichkeitsquotient: Wie viel wahrscheinlicher ist ein bestimmtes Testergebnis bei einer erkrankten Person als bei einer gesunden Person? Die LR ermöglicht eine Aussage darüber, wie stark sich durch das Testergebnis die Wahrscheinlichkeit für oder gegen das Vorliegen einer Erkrankung ändert (Nachtestwahrscheinlichkeit). [Quelle: AG Glossar des DNEbM]

Median Der Wert, der in einer geordneten Reihe von Messwerten genau in der Mitte liegt.

Meta-Analyse	Statistisches Verfahren zur Zusammenfassung mehrerer Studienergebnisse, um die Aussagekraft zu erhöhen.
Negativer prädiktiver Wert	Anteil der Personen mit negativem Testergebnis, die tatsächlich nicht erkrankt sind.
Nocebo-Effekt	Negative Wirkung einer Behandlung, die auf negativen Erwartungen beruht, ohne spezifischen Wirkmechanismus.
Positiver prädiktiver Wert (PPV)	Anteil der Personen mit positivem Testergebnis, die tatsächlich erkrankt sind.
Prävalenz	Anteil der Erkrankten in einer definierten Population zu einem bestimmten Zeitpunkt.
p-Wert	Wahrscheinlichkeit, dass ein beobachteter Effekt zufällig entstanden ist. Werte $\leq 0{,}05$ gelten als signifikant.
Signifikanz	Statistische Aussage, dass ein Ergebnis wahrscheinlich nicht durch Zufall zustande gekommen ist.
Repräsentativität	Eigenschaft von Studien, gültige Aussagen über die Gesamtpopulation zu ermöglichen.
Risikomarker	Merkmal, das auf ein erhöhtes Risiko für eine Krankheit hinweist, ohne selbst Ursache zu sein.
Standardisierung	Vereinheitlichung von Messungen, um Studienergebnisse vergleichbar zu machen.
Stratifizierung	Aufteilung einer Stichprobe in Gruppen (z.B. nach Alter, Geschlecht), um Subgruppen zu analysieren.
Surrogatparameter	Messgrößen, die indirekt patientenrelevante Endpunkte anzeigen, z.B. Blutdruck als Surrogat für Schlaganfallrisiko.
Transferierbare Evidenz	Wenn keine geeignete Evidenz für eine Fragestellung verfügbar ist, kann von einer ähnlichen Fragestellung die Evidenz übertragen werden. Dies ist aber mit Vorsicht zu nutzen ist. [Quelle: AG Glossar des DNEbM]
Übertragbarkeit (Anwendbarkeit)	Grad, in dem Studienergebnisse unter realen Bedingungen reproduzierbar sind.
Wirksamkeit	Ob eine Maßnahme unter idealen Bedingungen gute Ergebnisse erzielt (Efficacy) bzw. unter Alltagsbedingungen (Effectiveness). Effizienz beschreibt das Verhältnis von Aufwand zu Ergebnis.

In fünf Schritten zum evidenzbasierten Arbeiten

„Evidenzbasierte Medizin (EbM) ist der gewissenhafte, ausdrückliche und vernünftige Gebrauch der gegenwärtig besten externen, wissenschaftlichen Evidenz für Entscheidungen in der medizinischen Versorgung individueller Patientinnen und Patienten. Die Praxis der EbM bedeutet die Integration individueller klinischer Expertise mit der bestverfügbaren externen Evidenz aus systematischer Forschung“

(David Sackett, 1934 – 2015, kanadischer Arzt und einer der Pioniere der evidenzbasierten Medizin, EbM)

Sie sind motiviert, als Physiotherapeutin bzw. als Physiotherapeut evidenzbasiert tätig zu sein, denn andernfalls würden Sie jetzt nicht in diesem Buch lesen. Damit können Sie sich schon einmal der Anerkennung und des Respekts Ihrer Patientinnen und Patienten und der Anerkennung vieler Kolleginnen und Kollegen sicher sein.

Doch wie gelingt eine evidenzbasierte Behandlung von Patientinnen und Patienten? Dafür hat sich seit der Initiierung in den 1990-er Jahren der Ansatz der Evidenzbasierten Medizin (EbM) bewährt, der einem 5-Schritt-Konzept folgt (EbM-Netzwerk, 2025b, Sackett et al., 1996):

1. Stellen einer klinischen Frage

Sie stellen eine konkrete klinische Frage, z.B. „Lindert die manuelle Therapie chronische Kreuzschmerzen?“ Dabei sind konkrete klinische Fragen nicht nur auf die Behandlung reduziert wie im aufgeführten Beispiel, sondern können ganz unterschiedliche Aspekte der Gesundheitsversorgung betreffen (OCEBM Levels of Evidence Working Group, 2011):

1. Wie häufig ist das Gesundheitsproblem, z.B. Nackenschmerzen? (Frage nach der Prävalenz, d.h. der Häufigkeit des Auftretens einer Erkrankung)
2. Ist dieses Diagnostikverfahren (z. B. der 10 Meter-Gehtest) genau? (Frage nach der diagnostischen Genauigkeit von [klinischen] Tests, Fragebögen, etc.)
3. Was würde passieren, wenn keine Intervention durchgeführt wird? (Frage nach der Prognose bzw. dem natürlichen Verlauf der Erkrankung)
4. Hilft die Intervention? (siehe oben, Frage nach dem Nutzen einer Behandlung)
5. Welche häufigen unerwünschten Wirkungen hat die Intervention? (Frage nach den Nebenwirkungen)
6. Welche seltenen unerwünschten Wirkungen hat die Intervention? (Frage nach den Nebenwirkungen)
7. Ist ein Früherkennungs-/Screeningtest nützlich? (Frage nach dem Nutzen von Screening)

2. Suche nach Informationen

Wenn Sie in der Gesundheitsversorgung arbeiten, haben sie für diesen Schritt in der Regel wenig Zeit. Sie wollen sich auf fundierte Zusammenfassungen stützen, z.B.:

Leitlinien
Leitlinien sollen als systematisch entwickelte, wissenschaftlich begründete und praxisorientierte Entscheidungshilfen in der Gesundheitsbranche tätige Personen dabei unterstützen, Entscheidungen bezüglich Diagnose, Therapie oder verwandten klinischen Sachverhalten zu treffen (Kopkow 2017).

Im DACH-Raum werden Leitlinien häufig von der Arbeitsgemeinschaft der wissenschaftlich-medizinischen Fachgesellschaften, AWMF, www.awmf.org) veröffentlicht und sind auch für Physiotherapeutinnen und Physiotherapeuten eine wertvolle Ressource.

Systematische Reviews
Systematische Reviews finden Sie z.B. in den medizinischen Datenbanken „The Cochrane Library“ oder „PubMed“. Sie geben einen nachvollziehbaren Überblick über die zu einer konkreten Frage durchgeführten Studien und bilden nachvollziehbar ganze Forschungsgebiete ab. Dieses Studiendesign kann alle o.g. Fragestellungen beantworten, insbesondere jedoch die Fragen 4 und 2. Sie können auch eine generative KI beauftragen, dies für sie zu tun, sollten dieser aber nicht blind vertrauen.

3. Kritische Bewertung der gefundenen Literatur

Nicht jede medizinisch-wissenschaftliche Veröffentlichung, die Sie finden, ist von hoher Qualität, also Aussage- oder Beweiskraft. Manche sind unsauber durchgeführt, dokumentiert oder beides, manche passen nicht zu Ihren Patientinnen und Patienten und manche erfolgten an zu wenigen Teilnehmerinnen und Teilnehmer, als dass belastbare Rückschlüsse möglich wären.